VERBRENNUNGEN

PATHOPHYSIOLOGIE · PATHOLOGIE
KLINIK · THERAPIE

VON

M. ALLGÖWER   J. SIEGRIST

MIT BEITRÄGEN VON

J. u. J. BAUMANN-GRACE · A. BERNSTEIN
L. ECKMANN · F. GLOOR · H. KAPP · J. OERI · A PLETSCHER
G. SAUBERMANN · A. WALSER

MIT 133 ZUM TEIL FARBIGEN ABBILDUNGEN
UND 26 SCHEMATA

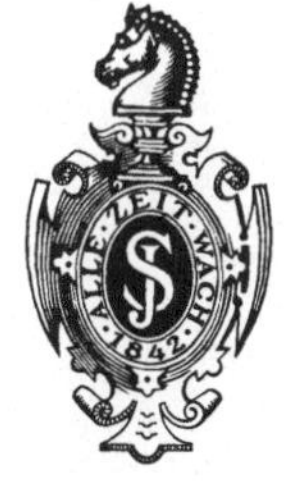

SPRINGER-VERLAG
BERLIN · GÖTTINGEN · HEIDELBERG
1957

ISBN-13: 978-3-540-02114-8   e-ISBN-13: 978-3-642-92692-1
DOI: 10.1007/978-3-642-92692-1

Geleitwort

Die stürmische industrielle Entwicklung, die zunehmende Verarbeitung von energiereichem, hoch explosivem Material zu Friedens- und Kriegszwecken und die Ansammlung von Menschen, die mit gefährlichen labilen Stoffen auf relativ kleinem, meist auch geschlossenem Raum hantieren müssen, lassen die Zahl der Verbrennungsunfälle zwangsmäßig anwachsen. Nach H. A. BAXTER[1] sterben daran schätzungsweise in jedem Jahr sechzigtausend Menschen. Dazu kommen Hunderttausende, die, mit verschiedensten Verbrennungsschäden mehr oder weniger lang hospitalisiert, für den Arbeitsprozeß ausfallen. Über die Notwendigkeit neuer prophylaktischer Maßnahmen und ihre volkswirtschaftliche Bedeutung schreibt BAXTER: "When one calculates the staggering number of man-hours of work lost to industry, the hospital beds required, and the hours of medical and nursing care needed, it is indeed remarkable that so few preventive measures have been adopted. The widespread use of noninflammable or fire-resistant clothing by the civilian population would greatly reduce the number of cases requiring treatment on this continent each year."

Die biologisch-medizinischen Aspekte der thermischen Einwirkungen und ihrer Folgen sind seit etwa 100 Jahren die gleichen geblieben. Den lokalen wundchirurgischen und plastisch-operativen Problemen stehen die weniger durchsichtigen Fragen der Allgemeinreaktion des Organismus gegenüber. Stets wird die Relation zwischen Ausdehnung der Verbrennung und der Prognose diskutiert. Für den Frühtod nach ausgedehnter Verbrennung werden toxische Stoffe im Blut (BILLROTH, zitiert nach SONNENBURG[2]), Lähmung des Tonus der Hautgefäße und Leerlaufen des Herzens (FALK[3]), reflektorische Herabsetzung des Gefäßtonus mit letalem Kollaps durch nervöse Irritation (SONNENBURG[1]) verantwortlich gemacht. 1862 hat BARADUC[4] die Ansicht vertreten, daß der reichliche und plötzliche Verlust an Blutserum mit Bluteindickung und Hemmung des Kreislaufes die Todesursache nach schweren Verbrennungen sei. BARADUCs Theorie hat zu seiner Zeit keinen Beifall gefunden; heute beherrscht sie das Feld der Forschung.

Für die Spättodesfälle nach Verbrennungen sind seit jeher Thrombosen, Embolien und lokale Infektionen mit metastatischem oder toxischem Schaden an Nieren, Leber und anderen Organen oder mit allgemeiner Fieberkachexie verantwortlich gemacht worden (vgl. SILBERMANN[5]).

---

[1] In: MOSELEY, Textbook of Surgery, Mosby, St. Louis 1955.

[2] Deutsche Chirurgie, „Verbrennungen und Erfrierungen". 1879.

[3] Virchows Archiv **53**, 27 (1871).

[4] BARADUC, Hippolyte A. P. Des causes de la mort à la suite de Brûlures superficielles, des moyens de l'éviter, Paris 1862.

[5] Virchows Archiv **119**, 488 (1890).

Die verschiedenen Theorien zur Pathophysiologie der Verbrennungsfolgen sind demnach nicht neu. Dagegen haben Fortschritte in der Physiologie des Stoffwechsels anorganischer und organischer Körperbestandteile auf dem Gebiet der Endokrinologie, der Korrelation von Organfunktion und hämodynamischer Regulationsmechanismen die Kenntnis des pathologischen Geschehens im Verlauf einer Verbrennungsschädigung entscheidend gefördert. Insbesondere dürften jetzt Verbrennungsschock und Funktionsstörungen von Nieren, Leber und Lungen mit den zugehörigen Stoffwechselstörungen und Veränderungen von Wasser- und Elektrolythaushalt in ihrer Genese und ihrer Bedeutung für den Krankheitsverlauf ziemlich abgeklärt sein. Eine sinngemäße, vor allem symptomatische Therapie hat damit auch ihre Grundlagen bekommen; mit Hilfe von Antibiotica und kreislaufstimulierenden Mitteln, Blutserumersatz, Elektrolytausgleich und künstlicher Hypothermie ist sie aussichtsreicher geworden.

Wie an anderen Orten (Cocoanut Grove Feuer Boston 1942[1]) haben sich Chirurgen, Internisten, Ophthalmologen und Pathologen der Universität Basel mit speziellen Fachkenntnissen vereinigt und in der vorliegenden Monographie ihre Beobachtungen an thermisch geschädigten Patienten niedergelegt. Die vielen sorgfältigen Beobachtungen und logisch durchgeführten Behandlungsverfahren haben die unmittelbare Sterblichkeit vermindern, die Heilungszeit verkürzen und Verstümmelungen reduzieren können. Fatale Spätkomplikationen lassen sich aber nur unvollkommen beherrschen. Es ist ein Vorzug der vorliegenden Monographie, daß die Lücken unserer Kenntnisse nicht weniger deutlich gezeigt werden, als die Fortschritte. Schließlich wird das sorgfältige Studium des Buches verhindern, daß widersinnige Maßnahmen angewandt werden.

Chirurgische und Medizinische
Universitätsklinik, Basel.   R. NISSEN · H. STAUB

COPE, O. und 19 Mitarb.: Ann. Surg. **117**, 801—976 (1943).

Vorwort der Herausgeber

1940 veröffentlichte Zinck eine Monographie über die pathologisch-anatomischen Befunde beiVerbrennungen, und 1942 erschien Harkins's Buch,, The Treatment of Burns". Das vorliegende Buch berücksichtigt deshalb im wesentlichen die seit dieser Zeit erschienenen Arbeiten. Im weiteren haben wir uns auf die Besprechung thermischer Schädigungen beschränkt. Was die elektrischen Verbrennungen anbetrifft, so verweisen wir auf die Veröffentlichungen von Fischer und Fröhlicher (Thieme 1951).

Die in dem Buche besprochenen Versuche über die Rolle von toxischen und neurogenen Schockfaktoren sowie über die Entwicklung der Verbrennungsanämie wurden durch namhafte Beiträge der Firma F. Hoffmann-La Roche A.G. ermöglicht, ebenso hat die Abteilung für Sanität EMD die Arbeiten wesentlich unterstützt.

Allen jenen Lesern, die uns kritische Anregungen zukommen lassen wollen, sind wir zu ganz besonderem Dank verpflichtet.

Rätisches Kantonsspital, Chur und
Chirurgische Universitätsklinik, Basel.   M. Allgöwer · J. Siegrist

Anschriften der Mitarbeiter

Privatdozent Dr. MARTIN ALLGÖWER, Chefarzt der Chirurgischen Abteilung des Rätischen Kantonsspitals, Chur.

Dr. JÜRG BAUMANN-GRACE, Assistent der Chirurgischen Universitätsklinik, Basel, Bürgerspital.

Dr. JOYCE BAUMANN-GRACE, Assistentin der Hygienischen Anstalt der Universität, Basel, Petersplatz 10.

Dr. ADOLF BERNSTEIN, Oberarzt der Medizinischen Universitätsklinik, Basel, Bürgerspital.

Dr. LEO ECKMANN, Oberarzt der Chirurgischen Universitätsklinik, Basel, Bürgerspital.

Dr. FRIEDRICH GLOOR, Assistent am Pathologischen Institut der Universität, Basel, Hebelstraße 24.

Privatdozent Dr. HERMANN KAPP, Diätarzt der Medizinischen Universitätsklinik, Basel, Bürgerspital.

Dr. JAKOB OERI, Assistent der Chirurgischen Universitätsklinik, Basel, Bürgerspital.

Privatdozent Dr. ALFRED PLETSCHER, Med. Forschungsabteilung, Hoffmann-La Roche F. & Co. AG., Basel.

Privatdozent Dr. GERHARD SAUBERMANN, Oberarzt der Universitäts-Augenklinik, Basel, Mittlere Straße 91.

Dr. JACQUELINE SIEGRIST, Assistentin der Chirurgischen Universitätsklinik, Basel, Bürgerspital.

Dr. ALBERT WALSER, Oberarzt der 2. Medizinischen Abteilung, Bürgerspital, Basel.

Inhaltsverzeichnis

I. Lokale Wirkungen

A. Wirkungen hoher Temperaturen auf lebende Gewebe

1. Faktoren der thermischen Gewebsschädigungen

Für die Entstehung einer Hitzeschädigung sind 2 Momente ausschlaggebend:

1. die Temperatur, auf welche die betroffenen Gewebe gebracht werden,
2. die Einwirkungsdauer der Wärmequelle.

Die Natur der Wärmequelle ist von sekundärer Bedeutung, sofern lediglich thermische Energie vermittelt wird. Temperaturmessungen der Gewebe in verschiedenem Abstand von der Wärmequelle ergeben eine überraschend schnelle Abnahme der Überhitzung nach der Tiefe zu. PRICE et al. (1953) haben festgestellt, daß bei einer Dampfapplikation von 20 sec Dauer auf die rasierte Haut

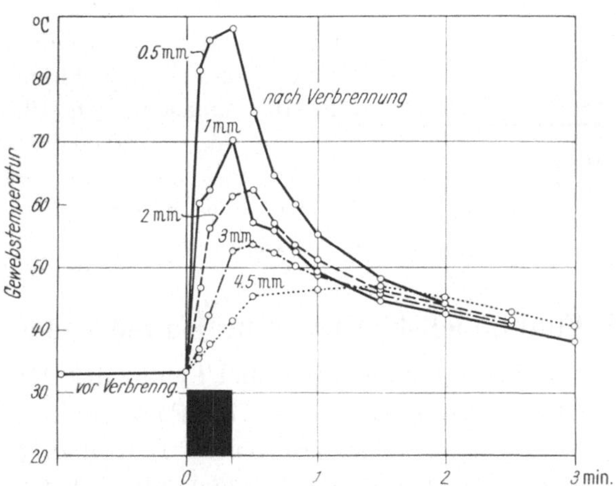

Abb. 1. Gewebstemperaturen bei einer Dampfverbrennung von 20 sec Dauer. [Nach PH. B. PRICE et al. (1953)]. (Zahlen in mm bedeuten Abstand von der Hautoberfläche)

eines Hundes folgende Tiefenwirkungen zu verzeichnen sind: etwa 85°C in 0,5 mm Tiefe, 66°C in 1 mm Tiefe, 60°C in 2 mm Tiefe, und 50°C in 3 mm Tiefe (Abb. 1). Eine Benzinexplosion mit einer Explosionstemperatur von 3200°C, aber einer sehr kurzen Einwirkungsdauer, bewirkt in 1 mm Tiefe eine Temperaturerhöhung auf etwa 47°C und in 1,5 mm Tiefe auf 42°C (Abb. 2). Diese Befunde werden erklärt durch die Messungen von HENRIQUES und MORITZ (1947) über die Wärmekapazität und die Leitungsfähigkeit verschiedener Gewebe (Tabelle 1).

Über die Toleranz verschiedener Gewebe gegenüber Temperaturerhöhungen liegen verschiedene Arbeiten vor. Dabei ist nicht die von außen einwirkende Wärme, sondern die tatsächlich im Gewebe erreichte Temperatur ausschlaggebend. Schon eine Temperatur von 43—44° C, direkt auf die Haut appliziert, kann zur irreversiblen Gewebsschädigung führen, vorausgesetzt, daß die Einwirkungsdauer 6 Std beträgt (MORITZ und HENRIQUES 1947, KELLAWAY und RAWLINSON 1944). Je höher die Temperatur der Wärmequelle liegt, desto kürzer ist die zur irreversiblen Schädigung notwendige Einwirkungsdauer. So wird diese zwischen 44 und 51° C bei jeder Temperaturerhöhung um 1° auf die Hälfte verkürzt. Über 51° C ist die Zellschädigung rascher progredient. Für klinische Belange dürfte die Temperaturgrenze, bei der wesentliche Schädigungen auftreten, zwischen 50 und 55° C liegen. Verbrennt man die rasierte Haut des Meerschweinchens oder der Ratte mit einem erhitzten Eisen während 60 sec bei wechselnden Temperaturen, so tritt erst bei 50° C eine vorübergehende Rötung auf. Bei 55° C bildet sich ein Schorf. Bei 60—65° C läßt sich die Epidermis mit einem Tupfer leicht von der Dermis trennen, ein Phänomen, das ungefähr der menschlichen Blasenbildung entsprechen dürfte. 70—80° C ergeben eigentliche Hitzekoagulation des Gewebes mit Bildung einer steifen, gelben Platte (LEACH et al. 1943).

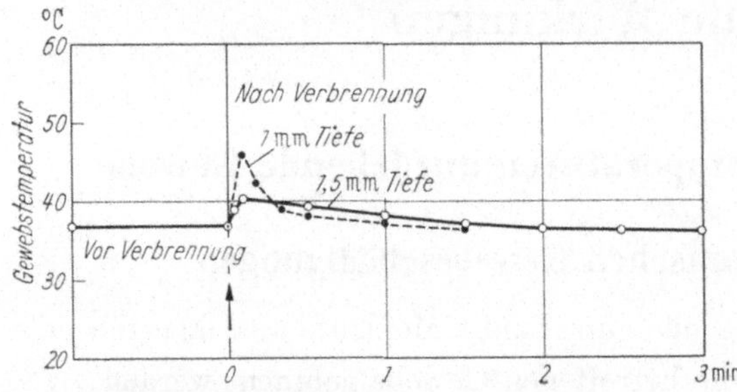

Abb. 2. Gewebstemperaturen bei einer Benzin-Sauerstoffgemisch-Explosion. [Nach PH. B. PRICE et al. (1953)]

Tabelle 1. [Nach F. C. HENRIQUES und A. R. MORITZ (1947)]

	Wärme-kapazität	Leitungs-fähigkeit
Epidermis . .	0,86	0,03
Dermis . . .	0,77	0,05
Subcutis. . .	0,55	0,02
Muskulatur .	0,9	0,07

2. Funktionell-biochemische Veränderungen

a) Veränderungen der Blut- und Lymphzirkulation

Dem Gewebetod geht ein Stadium gestörter Funktion voraus. Klinisch bedeutungsvoll sind vor allem die Veränderungen der Blut- und Lymphzirkulation. COPE und MOORE (1944) untersuchten die Diffusion radioaktiv markierter Kolloide aus der Blut- in die Lymphbahn. Nach Verbrühung eines Beines läßt sich als Beweis für die veränderte Capillarpermeabilität ein starker Anstieg der Radioaktivität in der Lymphe nachweisen. Diese veränderte Permeabilität soll nur im verbrannten Gebiet feststellbar sein. Als Schwellenwert des Hitzeschadens, welcher zur Veränderung der Capillarpermeabilität führt, wurde bei Hunden das Eintauchen eines Fußes in Wasser von 67—70° C während 10 sec gefunden (COPE et al. 1949). Die erhöhte Capillarpermeabilität im Bereich der Verbrennung ist auch durch andere Untersuchungsmethoden nachweisbar. MENDELSSOHN und ROSSITER (1944) fanden massive Ödembildung nach Einwirkung von 50—60° C während 60 sec. Nach FOX und BAER (1947) führt eine Verbrühung von 75° C im geschädigten Gewebe zu starker Ödembildung, während diese bei 94—99⁰ C fast ganz fehlt. Versuche über die Ödembildung in vitro mit Hilfe des durchströmten Kaninchenohres (SCHWIEGK und SCHÖTTLER 1947) ergeben stärkste Ödembildung bei Durchströmungstemperaturen von 55⁰ C, während bei 62⁰ C die Zirkulation aufhört und demzufolge kein Ödem entsteht.

Intravenöse Injektion von „Evans-Blue" führt auf Grund veränderter Capillarpermeabilität zu einer Blaufärbung des verbrannten Gebietes (SEVITT 1954). Ein ähnliches Phänomen läßt sich mit Trypanblau und Tusche nachweisen (MONSAINGEON 1951). Dieser Autor fand 45 min nach einer Verbrennung bei 70⁰ C eine erhöhte Diffusion in die Umgebung der Verbrennung. Nach erfolgter Demarkation war die Diffusion gegenüber normaler Kontrollhaut herabgesetzt.

Einiger Widerspruch besteht in der Frage, ob die veränderte Capillarpermeabilität auf das verbrannte Gebiet beschränkt ist oder nicht. Die Autoren, die mit „Tracers" arbeiten, haben eine veränderte Capillarpermeabilität nur im Gebiet der Verbrennung festgestellt (FINE 1944, COPE und MOORE 1944, COPE et al. 1949). NETSKY (1943) hat Pferdeprotein zur Prüfung der veränderten Capillarpermeabilität an verbrannten Hundepfoten verwendet. Er stellte fest, daß dieses Pferdeprotein nicht nur in der Lymphe des verbrannten Gebietes, sondern auch in unveränderten, von der Verbrennung entfernten Gewebsbezirken nachzuweisen ist.

b) Elektrolyte und Eiweiße

Verschiedene Arbeiten beweisen, daß im verbrannten Gebiet eine Flüssigkeits- und Salzvermehrung stattfindet. Natrium wird in großer Menge angereichert und eine entsprechende Kaliummenge abgegeben. Die verbrannte Partie zeigt einen größeren Natriumgewinn, als nach der Wasseranreicherung zu erwarten wäre (FOX et al. 1947).

Nach MOORE et al. (1948) beträgt der normale Natriumgehalt der Haut 74 ME/kg. Nach einer Verbrennung ist er im unverbrannten Gebiet um 10 ME und im verbrannten Gebiet um 20 ME erhöht. ROSENTHAL et al. (1945) geben an, daß ein Verbrennungsödem von 3% Körpergewicht bei der Maus einen Natriumgehalt aufweist, der dem gesamten Natrium des Blutes entspricht.

Die quantitativen Angaben der einzelnen Autoren in bezug auf die Natriumanreicherung im verbrannten und im unverbrannten Gewebe schwanken. Es unterliegt aber keinem Zweifel, daß die ausgedehnte Verbrennung zu einer akuten Natriumverschiebung in den intracellulären Raum führen kann, die dem gesamten Na-Gehalt des Blutes entspricht.

Gleichzeitig mit dem Natriumgewinn erleidet das Gewebe nach ROSENTHAL einen entsprechenden Kaliumverlust. Aus den Arbeiten von WALKER et al. (1953) sind ähnliche Elektrolytverschiebungen ersichtlich. Dieser Autor hat aber gewisse Unterschiede zwischen verschiedenen verbrannten Körperstellen festgestellt. Wichtig sind seine Befunde vor allem in bezug auf Natrium/Kaliumverschiebungen nach Elektroiytbehandlung. Beim unbehandelten Tier wird im verbrannten Muskel eine geringere Na-Menge festgestellt als beim behandelten. Der Quotient Na/K ist aber gegenüber dem unbehandelten Tier trotzdem kleiner, weil der Kaliumverlust durch die Behandlung vermindert wird.

Der Phosphor verhält sich ähnlich wie das Kalium. In den ersten Tagen nach der Verbrennung findet im Wundgebiet eine Phosphorverarmung statt (ELY 1943). Im Experiment konnte gezeigt werden, daß der Phosphorgehalt im verbrannten Gewebe schon 15 min nach Verbrennung abnimmt. Die Abnahme betrifft anorganische und organische Phosphate und erfolgt während mehrerer Tage.

Die Abnahme der Phosphorkonzentration im Wundgebiet kommt wahrscheinlich — analog dem Kaliumverlust — durch Wanderung der intracellulären Phosphate infolge Permeabilitätsstörung und Energieverlustes der Zellen durch die Hitzewirkung zustande. Im gleichen Sinne spricht die Erhöhung der Phosphatase im Blut und in der interstitiellen Flüssigkeit nach einer Verbrennung.

Neben den Elektrolytverschiebungen besteht im Wundgebiet auch eine Veränderung des Stickstoff-Stoffwechsels. Es kommt hier vor allem zu einem Verlust von N-haltigen Substanzen. Dabei handelt es sich hauptsächlich um Proteine und Polypeptide. Diese Substanzen werden teils durch das Wundgebiet nach außen abgegeben, teils in der Lymphe abtransportiert. Der N-Gehalt des Wundsekretes schwankt je nach Ausdehnung und Therapie der Verbrennung ziemlich stark. Er kann 2—25% der Gesamtstickstoff-Ausscheidung ausmachen (MOORE et al. 1950). Der Stickstoff des Wundsekretes stammt teils aus dem verbrannten Gewebe selbst (thermische Nekrosen, eitrige Einschmelzungen usw.), teils aus dem Blut. Das Freiwerden von N-haltigen Verbindungen aus dem Blut ist z.T. erklärt durch die erhöhte Capillardurchlässigkeit für Kolloide im verbrannten Gebiet. Dies zeigen Versuche mit intravenös injizierten Kolloiden, die radioaktives Brom enthielten. In der Lymphe aus verbrannten Gebieten erscheinen die Kolloide ebenso rasch wie anorganische Ionen. Im gesunden Gewebe aber ist der Übertritt der Kolloide langsamer als der anorganischer Ionen (COPE und MOORE 1944). Proteine, die im verbrannten Gebiet die Blutbahn verlassen, sind für den Organismus nicht restlos verloren. Ein Teil derselben wird mit der Lymphe in das Blut zurückgeführt. Dies geht daraus hervor, daß der Proteingehalt der Lymphe verbrannter Gebiete erhöht ist (Abb. 3). Die Konzentration von Rest-N, Kreatinin und α-Amino-N in der Lymphe verbrannter Gebiete entspricht derjenigen der unverbrannten Gegenseite.

Nach Verbrennung zeigen auch die unversehrten Gewebe eine Tendenz zur Ödembildung. Diese ist teilweise durch die lokalen physiko-chemischen Ver-

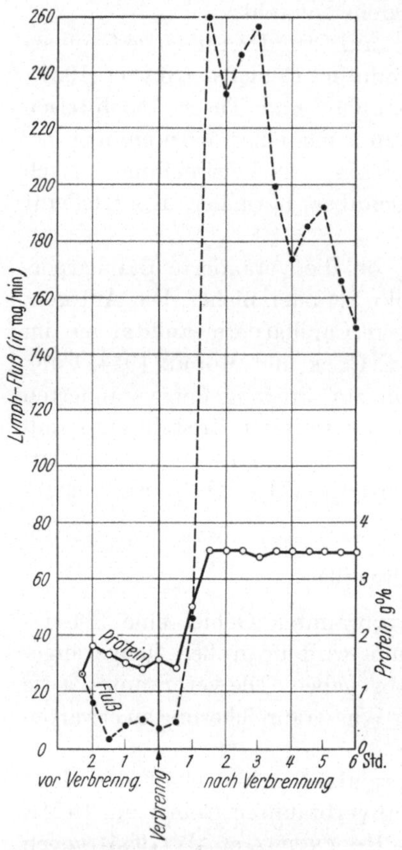

Abb. 3. Die Vermehrung des Lymphflusses und der Eiweißkonzentration in der Lymphe einer verbrannten Hundepfote. [Nach O. COPE et al. (1948)]

änderungen bedingt. Diese betreffen einerseits die Kolloide und andererseits die Elektrolyte und das Wasser des Blutes. Das Blut verliert im verbrannten Gebiet relativ mehr Elektrolyte und Wasser als Proteine. Dadurch steigt der Proteingehalt des venösen Blutes einer verbrannten Körperpartie. Dies hat jedoch in bezug auf den kolloid-osmotischen Druck nur geringe Bedeutung, da vor allem die Albumine durch die veränderten Capillarwände austreten, während die osmotisch wenig aktiven Globuline im Blut zurückbleiben. Andererseits ist der Natriumgewinn des geschädigten Gewebes größer als der Wassergewinn. Daraus folgt, daß das venöse Blut verbrannter Körperteile elektrolytmäßig hypoton sein muß. Das erklärt z.T. die Neigung unverbrannter Gewebe, Wasser aufzunehmen.

Eine Korrektur dieser lokal bedingten Blutveränderung erfolgt bis zu einem gewissen Grade durch den Lymphrückfluß aus dem verletzten Gebiet, durch die Mischung des Blutes im Kreislauf und durch den Austausch zwischen extra- und intracellulärer Flüssigkeit. Sie wird außerdem stark durch äußere Zufuhren beeinflußt.

Der Elektrolyt- und Wassergehalt der Zellen ist aber nicht einfach das Resultat eines osmotischen Gleichgewichtes, sondern beruht auf einer hohen Energieleistung der Zelle, welche ihr die Ausschwemmung von Natrium und Wasser und die Anreicherung von Kalium erlaubt. Energieverluste der Zelle sind sehr oft von einer Vermehrung des intracellulären Natriums und von einer Zellschwellung infolge Wassereintritts gefolgt (AEBI 1956).

c) Denaturierung organischer Gewebsbestandteile

Verschiedene Arbeiten befassen sich mit der Denaturierung einzelner organischer Baustoffe des Gewebes durch die Wärme. SIMONART (1947) sowie CANEGHEM (1951) haben festgestellt, daß Serumproteine verschiedenster Säugetiere bei Erhitzung über 80^0 toxische Eigenschaften annehmen. Als Test dient die Injektion bestimmter Serummengen in den Lymphsack des Frosches. Die Toxicität beruht möglicherweise auf einer veränderten Angreifbarkeit der Proteine durch verschiedene Fermentsysteme. So wird Serumalbumin, das über 80^0 erhitzt wurde, durch Fibrinolysin angreifbar. Die toxische Wirkung ist nicht an die Erwärmung des Serums gebunden, da Serum nach Pepsineinwirkung gleichartige toxische Eigenschaften annimmt wie nach Erwärmung über 80^0 C. Fettabbauprodukte können nach Verbrennungen ebenfalls in Erscheinung treten. KAMEN (1943) konnte mit Acrolein, einem umgewandelten Glycerin, bei Versuchstieren deutliche Allgemeinsymptome auslösen, d.h. Erhöhung des Hämatokrit, Lungenödem, viscerale Stauung und capilläre Hämorrhagien im Bereich des Magen-Darmtraktes. Wieweit Abbauprodukte von Proteinen und Fetten, die infolge Verbrennung entstehen, toxische Allgemeinwirkungen auslösen können, soll in einem späteren Kapitel besprochen werden. Eine eingehendere Diskussion dieser Fragen findet sich im Abschnitt II A 2c.

Thermisch geschädigte Haut zeigt veränderte Verdaubarkeit durch Pepsin und Trypsin. Das Kollagen der normalen Haut ist gegenüber Trypsin in vivo und in vitro sehr widerstandsfähig. Durch die Verbrennung wird Kollagen für Trypsin angreifbar. Die Pepsinverdauung ändert sich nicht wesentlich.

d) Austritt intracellulärer Fermente

Bei mäßigen Temperatureinwirkungen kann es zum Austritt intracellulärer Fermente in die Blut- und Lymphbahn kommen. ZAMECNIK et al. (1945) fanden eine deutliche Vermehrung der Peptidasen im Blut und vor allem in der Lymphe des verbrannten Gebietes. PETERS (1945) hat festgestellt, daß Temperaturen von 50—55° C bei einer Einwirkungsdauer von 30—60 sec einen wesentlichen Fermentaustritt in der Haut bewirken. Nach BELOFF und PETERS (1944, 1946) sind diese „Hautproteinasen" bis zu einer Temperatur von 70° stabil, so daß sie durch die Verbrennung nicht inaktiviert werden. Je nach Temperaturverhältnissen muß somit mit einer beträchtlichen Freisetzung von noch aktiven intracellulären Fermenten gerechnet werden. FELL und DANIELLI (1943) konnten in dem leukocytenbewohnten Verbrennungsschorf eine hohe Phosphataseaktivität nachweisen, die sich im Verlaufe der Heilung in das Granulationsgewebe verlagerte.

3. Morphologische Veränderungen

Die morphologischen Veränderungen als Folge zunehmender Verbrennungsintensität sind folgendermaßen zu charakterisieren (Abb. 4—9):

Epidermis

1. Chromatinumlagerung und Kernschwellung der epidermalen Zellen.

2. Schwellung und Protoplasmadegeneration der Basalzellen mit Kernpyknose. Gleichzeitig bildet sich ein intercelluläres Ödem, das zur Lockerung der Verbindung von Cutis und Epidermis führt und so die Voraussetzung für die Blasenbildung schafft.

3. Transepidermale Koagulation, Übergehen in Austrocknung und eventuell Verkohlung der ganzen Epidermis.

Cutis

1. Konstriktion der oberflächlichen Gefäße, ein Zustand, der sogleich durch Vasodilatation abgelöst wird. Die Vasodilatation ist von ausgesprochener Ödembildung begleitet. Das Ödem seinerseits führt zur Blasenbildung. Sind die oberflächlichen Gefäße so stark geschädigt, daß ihr Inhalt koaguliert, so fällt die Blasenbildung dahin.

2. Zerstörung der Gefäßwände und des umgebenden Gewebes, die je nach Temperatureinwirkung bis zur Verkohlung gehen kann.

Hitzeeinwirkung verändert die Färbbarkeit des Kollagens mit Anilinblau und Phosphormolybdänsäure sowie Orange-G (ROSS und WALKER 1952). Normales Kollagen färbt sich blau, über 70° C erhitztes Kollagen erscheint orange. Es muß angenommen werden, daß gewisse Anteile des Kollagens im Verlaufe des Erhitzungsprozesses wasserlöslich werden.

In der Regel führt Hyperthermie von hoher Intensität zur Koagulationsnekrose, welche nicht autolysiert wird, der Organisation widersteht und sich durch Sequestration ablöst. Bei Hyperthermie von geringerer Intensität wird die Nekrose autolytisch abgebaut und durch einwanderndes Granulationsgewebe organisiert (FARMER 1943, GORDON et al. 1946, HAM 1944 und MORITZ 1947).

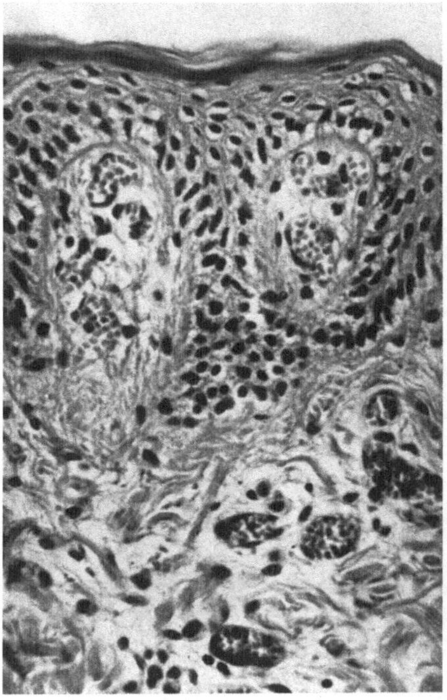

Abb. 4.

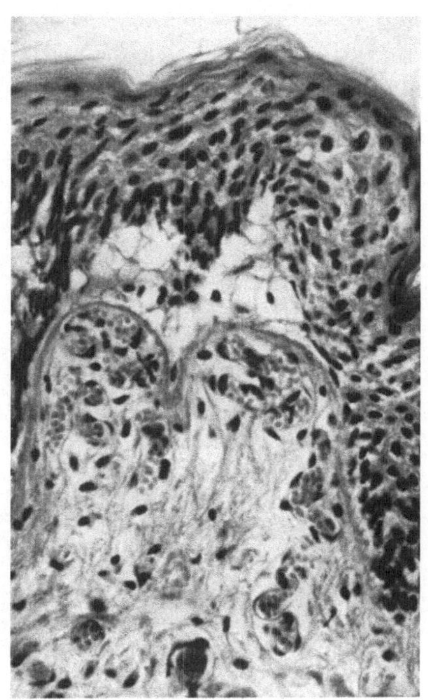

Abb. 5.

Abb. 4—6. Blasenbildung bei oberflächlicher Verbrennung der Haut des Schweines. [Nach A. W. Ham (1944)]

Abb. 4. $^1/_4$ Std nach Verbrühung mit kochendem Wasser während 5 sec. Die Abbildung zeigt Dilatation und Stauung der Capillarschlingen und der kleinen Gefäße des Stratum papillare

Abb. 5. 1 Std nach Verbrühung mit kochendem Wasser während 5 sec. Es besteht die Hyperämie wie in Abb. 4, aber zusätzlich eine Flüssigkeitsansammlung in und unter den tiefsten Epidermiszellen, so daß die Epidermis sich von der Cutis löst. Dies entspricht der beginnenden Blasenbildung durch Austritt von Plasma aus den gestauten Capillaren

Abb. 6. 4 Std nach Verbrühung mit kochendem Wasser während 6 sec. Die Epidermis ist durch Flüssigkeit fast vollständig von der Cutis abgehoben und steht mit ihr nur noch durch einige interpapilläre Zellstränge in Verbindung

Allgöwer/Siegrist, Verbrennungen

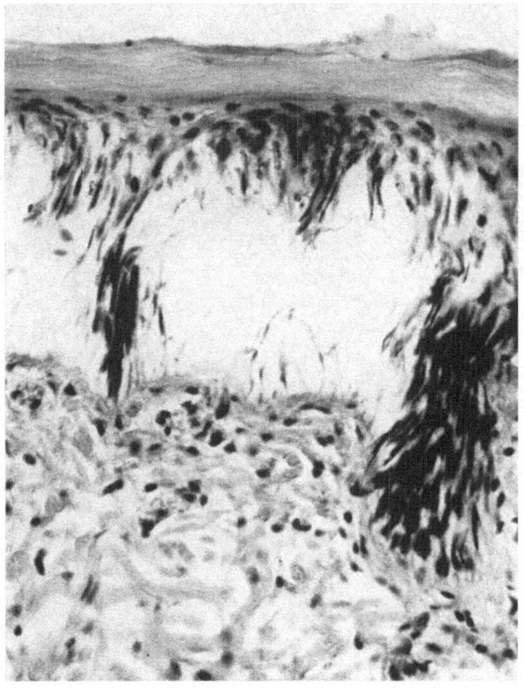

Abb. 6.

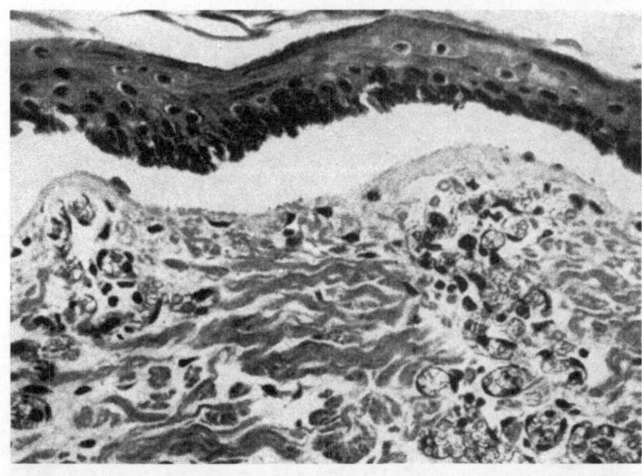

Abb. 7 zeigt ausgesprochene Blasenbildung in der Haut des
Schweines

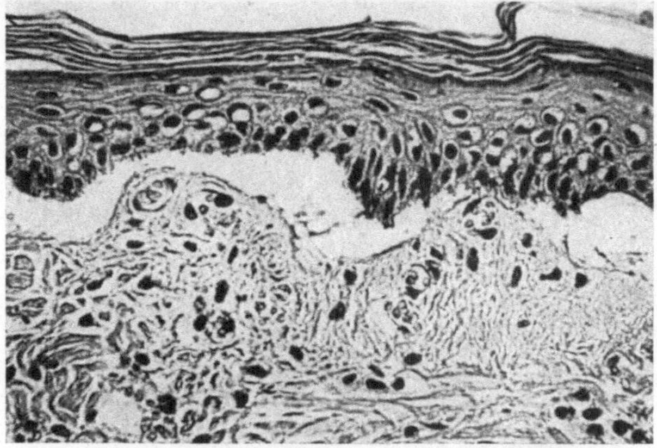

Abb. 8 zeigt starke Blasenbildung
in der menschlichen Haut. In beiden Fällen ist die transepidermale Nekrose vollständig. Beim
Schwein würde die Haut als kom-
pakte Membran in situ bleiben,
und beim Menschen wäre eine
starke Blasenbildung zu erwarten

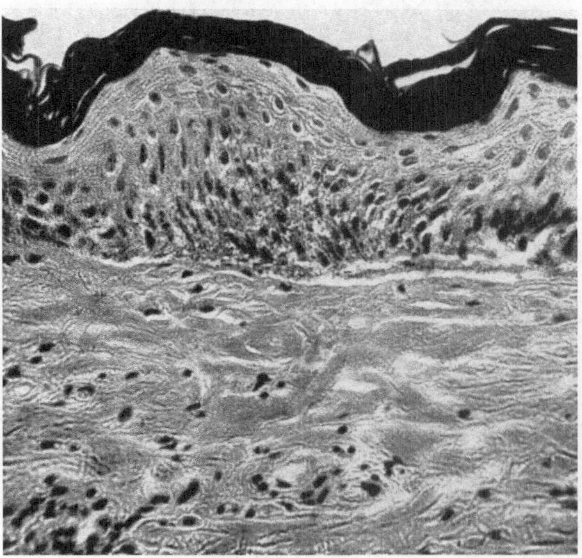

Abb. 9. Vollständige (drittgradige) Verbrennung beim Schwein
mit Koagulation von Epidermis
und Dermis, 24 Std nach Hitzeeinwirkung. Die Verbrennung
wurde hervorgerufen durch Einwirkung von 65° C während 2 min.
Die Bündel des denaturierten
dermalen Kollagens scheinen geschwollen und homogenisiert und
sind vermehrt atrophil. Solche
Hitzenekrosen sind schwer vom
Körper aufzulösen und zu organi-
sieren. [Nach A. R. MORITZ (1947)]

B. Klinik des lokalen Wärmeschadens

1. Haut (Verbrennungsgrade)

Zahlreiche Regulations- und Abwehrmechanismen erlauben dem Menschen, eine unphysiologisch hohe Temperatur der Umgebung auszugleichen. Erst wenn die Schweißabsonderung und die Hautfeuchtigkeit ihre abkühlende und der Fettbelag seine isolierende Funktion eingebüßt haben, treten die schädigenden Temperaturen im Innern der Gewebe auf.

Die Einteilung der Verbrennungen richtet sich nach der Tiefe der irreversiblen Gewebsschädigung. Die heute meist verwendete Einteilung in die klassi-

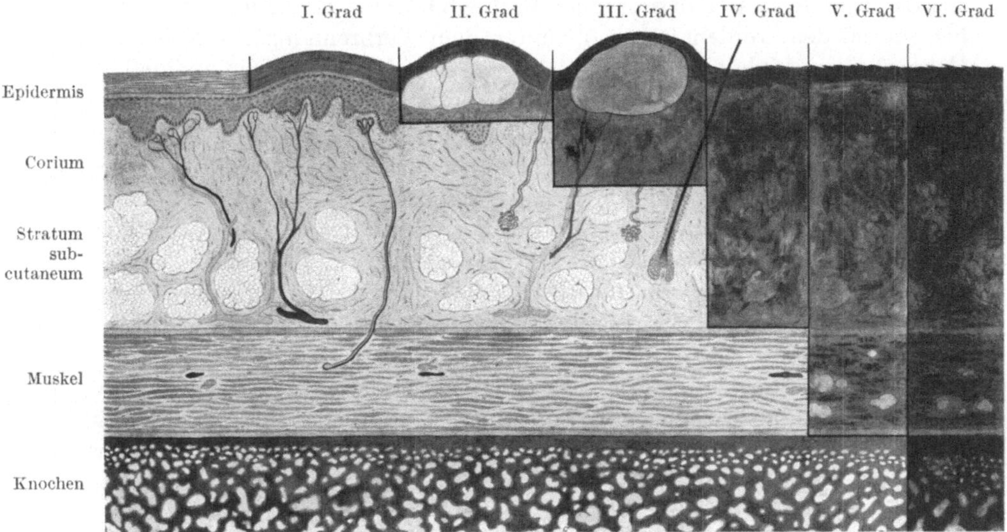

Abb. 10. Schema der verschiedenen Schweregrade der Verbrennung (nach DUPUYTREN)

schen 3 Grade geht nach HENSCHEN (1941) auf das Ende des 14. Jahrhunderts zurück (V. D. TARANTA, F. PECCETTI, D. SENNERT und F. HILDANUS). Schon diese Autoren unterschieden Erythem, Blasenbildung und Schorf. Eine den pathologisch-anatomischen Verhältnissen entsprechende Einteilung wurde von KREIBRICH sowie von GOETZE gegeben. Sie unterscheiden: 1. Erythem, 2. Blasenbildung, 3. Teilnekrose der Haut mit Erhaltenbleiben der sog. Anhangsgebilde (Talg- und Schweißdrüsen), 4. Nekrose der gesamten epidermalen Gebilde, d.h. Verbrennung bis ziemlich tief in die Subcutangewebe, 5. Verbrennung der tieferen Gewebe. 1832 hat DUPUYTREN eine noch präzisere Klassifikation vorgeschlagen, die folgende Unterscheidungsmerkmale aufweist: 1. Erythem, 2. seröse Blasenbildung, 3. hämorrhagische Blasenbildung mit Zerstörung des Stratum basilare aber Erhaltung der Hautanhangsgebilde, 4. Zerstörung aller epidermalen Gebilde und der auf dieser Höhe befindlichen Subcutis, 5. Verbrennung der Muskulatur und 6. Zerstörung aller Integumente (Abb. 10).

Praktisch gesehen basieren auch die modernen Verbrennungsarbeiten auf den klassischen 3 Graden, nämlich: 1. Rötung, 2. Blasenbildung und partielle Zerstörung der Haut, und 3. totale Zerstörung aller epithelialen Hautanteile. Beim Abschluß einer Verbrennungsbehandlung ist es leicht, die Verletzungen nach diesen 3 Kategorien zu klassifizieren, und es ist richtig, den Behandlungserfolg auf die epikritische Beurteilung der Verbrennung zu beziehen. Die Situation ist aber eine völlig andere, wenn eine Verbrennung frisch nach dem Unfallereignis beurteilt werden muß. Die Unterscheidung zwischen tief zweitgradiger und drittgradiger Verbrennung ist häufig unmöglich. Wir begnügen uns damit, eine oberflächliche Verbrennung (Rötung und Blasenbildung) von der tieferen Verbrennung abzutrennen (Abb. 11—13). Auch diese Unterscheidung ist erst etwa 1 Std nach der Verbrennung möglich. Als tiefe Verbrennungen gelten tief zweitgradige und drittgradige Verbrennungen. Es dauert oft 2 Wochen, bis entschieden werden kann, ob unter dem Verbrennungsschorf noch einige Hautanhangsgebilde erhalten sind, oder ob sie alle zerstört sind und definitionsgemäß eine drittgradige Verbrennung vorliegt. Da aber die Rückwirkungen einer tief zweitgradigen und einer drittgradigen Verbrennung auf den Organismus im Anfang identisch sind, fällt die Unterscheidung für die unmittelbare Prognose nicht wesentlich ins Gewicht.

Es hat nicht an Versuchen gefehlt, die zweitgradigen von den drittgradigen Verbrennungen durch verschiedene Testmethoden zu unterscheiden. Zu erwähnen sind hier die Versuche von DINGWALL (1943), der durch intravenöse Injektion von 10 cm³ 20%igem Natriumfluorescin und Betrachtung der verbrannten Stellen im ultravioletten Licht die zweitgradige von der drittgradigen Verbrennung zu trennen sucht. Zweitgradige Verbrennungen erscheinen gelb-grün wie die Umgebung, jedoch meist etwas intensiver (Hyperämie!), während drittgradige Verbrennungen auf Grund der verminderten Durchblutung scharf abgegrenzte blauschwarze Flecken bilden. PATEY (1944) hat eine modifizierte VAN GIESON-Färbung vorgeschlagen, um in vivo die Cutisnekrose von der bloßen epidermalen Schädigung zu unterscheiden. Es wird eine 0,2%ige Lösung von Fuchsinsäure in halbgesättigter wäßriger Pikrinsäurelösung verwendet. Diese Lösung ist normalerweise rot. Je stärker die Cutisnekrose ausgebildet ist, desto mehr färbt sich die aufgegossene Lösung gelb. Der Autor vertritt die Ansicht, daß gelbe Stellen primär excidiert und gethierscht werden sollen. Analgesie verbrannter Partien (BULL et al. 1946, JACKSON 1953) soll ebenfalls auf drittgradige Verbrennung hinweisen. Nach unserer Erfahrung ist allerdings schon die tiefe zweitgradige Verbrennung oft mit weitgehender Analgesie verbunden. PRITCHARD (1945) hat sich wiederholter Probeexcisionen bedient, um die Tiefe der Hautnekrosen zu beurteilen.

Persönlich besitzen wir keine Erfahrung in der Verwendung dieser Methoden zur Früherkennung der zweitgradigen und drittgradigen Verbrennung, da wir uns bei frischen Verbrennungen mit der Unterscheidung der oberflächlichen und der tiefen Verbrennung begnügen. Schon HARKINS (1945) hat darauf hingewiesen, daß am besten nur oberflächliche und tiefe Verbrennungen voneinander unterschieden werden. Nach Ablauf von 8—10 Tagen erlaubt uns der Verlauf der Wundheilung die weitere Differenzierung der sog. tiefen Verbrennungen in die tief zweitgradigen und drittgradigen Schädigungen.

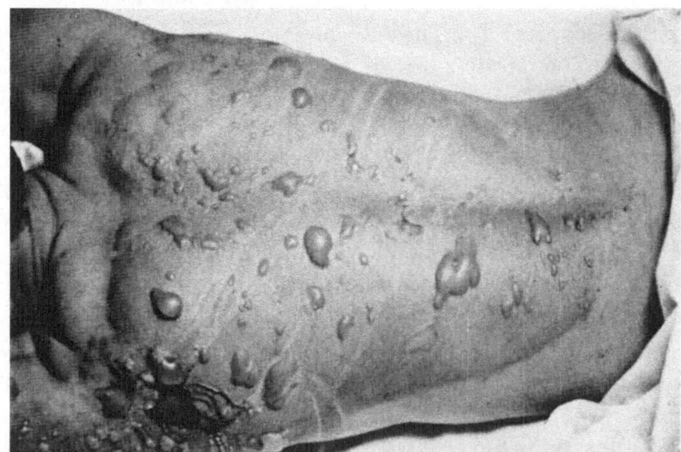

Abb. 11 (Fall 43). Rötung
und Blasenbildung: ober-
flächliche   Verbrennung

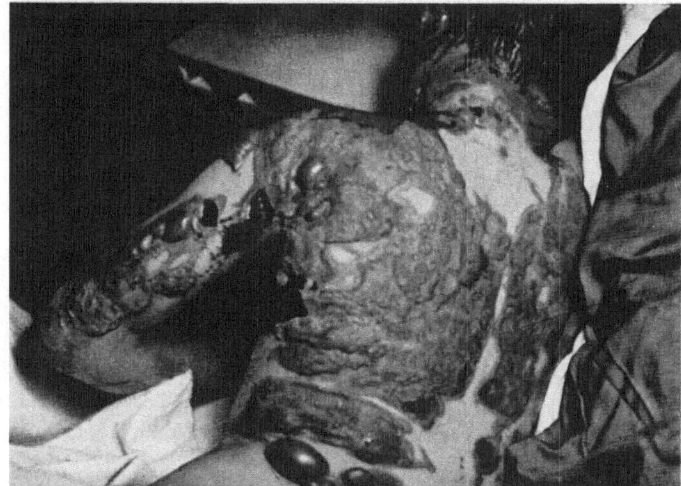

Abb. 12 (Fall 63). Dampf-
verbrennung 12 Std nach
dem Unfall. Es ist mit
ziemlicher Sicherheit zu
erkennen, daß es sich um
eine tief zweitgradige Verbrennung handelt. Die
Abheilung erfolgte in 30
Tagen (s. Abb. 67, 68)

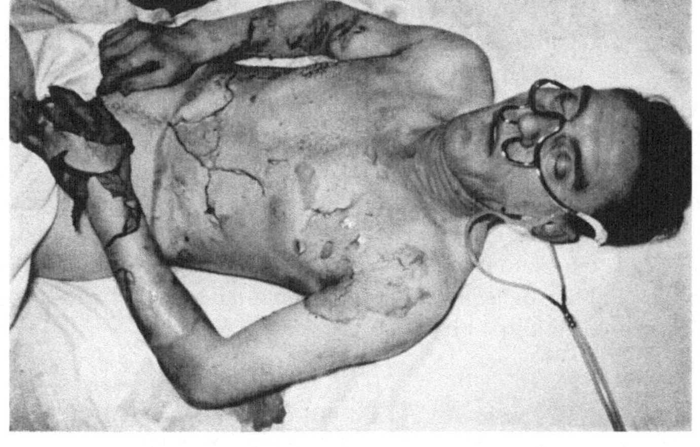

Abb. 13 (Fall 67) zeigt besonders gut die Schwierigkeit in der Beurteilung
tiefer   Verbrennungen.
Thorax und rechter Arm
erwiesen sich als tief
zweitgradig, linker Vor-
derarm und Hand als
drittgradig verbrannt
(s. Abb. 96—105)

Abb. 11—13. Die Beurteilung der frischen Verbrennung (Einteilung in tiefe und oberflächliche Verbrennungen)

2. Respirationstrakt

Sehr oft sind Teile des Respirationstraktes direkt der Hitzeeinwirkung ausgesetzt. Von MORITZ et al. (1945) stammen folgende quantitative Angaben: Trockene Luft von 350° C (Versuchstier Hund) ergibt im Larynx eine Temperatur von 159—182° C. Auf Höhe der Bifurkation ist keine wesentliche Temperatur- steigerung mehr nachzuweisen. Bringt man die Temperatur der inhalierten Luft auf 500°C, so mißt man im Larynx 267—327°C und an der Bifurkation 50°C. Bei Inhalation von Feuer ergibt sich im Larynx eine Temperatur von 327—550° C, an der Bifurkation eine solche von 51—135°C. Inhalation von Dampf über 100°C ergibt im Larynx 94—106° C und an der Bifurkation 53—94° C. Entsprechend dem Temperaturunterschied zwischen Larynx und Bifurkation nehmen auch die pathologisch-anatomischen Schädigungen nach der Peripherie zu ab. Die Befunde lassen sich dahin zusammenfassen, daß die an der Bifurkation erreichte Temperatur ausschlaggebend ist für das Schicksal der peripheren Atemwege bis zu den Bronchiolen. Dampf mit seiner großen spezifischen Wärme weist eine besonders intensive Hitzepenetration auf.

Insufflation heißen Wasserdampfes bewirkt nach AVIADO et al. (1952) reflektorische Atemstörungen wie primäre Apnoe mit folgender Oligopnoe. Vergesellschaftet mit Apnoe findet sich Bradykardie. Durch Wasserdampfinhalation kann außerdem die Bluttemperatur in der Aorta um 0,3—12,6° C ansteigen. Solche Temperatursteigerungen sind mit starker Hämolyse verbunden.

Versuchstiere, die längeren Dampfinsufflationen ausgesetzt sind, sterben innerhalb weniger Minuten bis Stunden unter Zeichen des Lungenödems. Die Permeabilität der Lungencapillaren ist bei postmortaler Prüfung durch Perfusion stark gesteigert. Große Blutentnahmen aus dem arteriellen System zur Bekämpfung dieses Lungenödems sind wirkungslos.

Neben der rein thermischen ist auch an die chemische Schädigung des Atemtraktes zu denken, da im Rauch sehr verschiedene Substanzen enthalten sein können. Starke Raucheinwirkung an sich schädigt die Alveolen. Finden sich Nitrose-Gase oder gar Phosgen in kleinen Mengen beigemischt, so kann ein toxischer Alveolarschaden die Folge sein.

Eine Anzahl entsprechender Beobachtungen wurde bei dem sog. Cocoanut-Feuer in Boston gemacht und von AUB et al. (1943) sowie SCHATZKI (1943) und MALLORY und BRICKLEY (1943) mitgeteilt. Nitrosehaltige Papierdekorationen hatten dort eine toxische Rauchentwicklung zur Folge, die in zahlreichen Fällen zu Alveolar- und Bronchiolenschädigung führte und Tod durch Lungenödem bewirkte. In unserem Material findet sich ein Fall, bei dem eine Rauchschädigung der Alveolen am fatalen Verlauf mitbeteiligt war (Fall 54). Pathologisch-anatomisch fand sich eine ausgesprochene Desquamativpneumonie. Das Röntgenbild ließ eine zunehmende Verschattung beider Lungen erkennen. Es ließ sich in diesem Falle nicht feststellen, ob der eingeatmete Rauch irgendwelche besondere Zusätze enthalten hatte.

C. Wundheilung

1. Normale Wundheilung

Verbrennungen ersten Grades heilen innerhalb 8 Tagen ab. Befinden sich die Wunden an abhängigen Körperpartien, so kann während mehrerer Wochen eine blaulivide Verfärbung zurückbleiben. Die regenerierte Haut ist vollwertig.

Bei den Verbrennungen des sog. zweiten Grades muß zwischen oberflächlichen und tief zweitgradigen Verbrennungen unterschieden werden. Oberflächlich verbrannte, d.h. blasentragende Partien regenerieren meist innerhalb 10 bis 12 Tagen eine vollständige epitheliale Bedeckung. Nach der Abheilung oberflächlicher zweitgradiger Verbrennungen werden noch über Wochen Zirkulationsstörungen in den verbrannten Partien beobachtet.

Bei den sog. tief zweitgradigen Verbrennungen bestehen zahlreiche graduelle Unterschiede, und dementsprechend ist die Heilungszeit verschieden. Die tief zweitgradige Verbrennung unterscheidet sich von der drittgradigen dadurch, daß genügend Hautanhangsgebilde erhalten sind, die eine multizentrische Epithelialisation unter dem Schorf ermöglichen. Je nach der

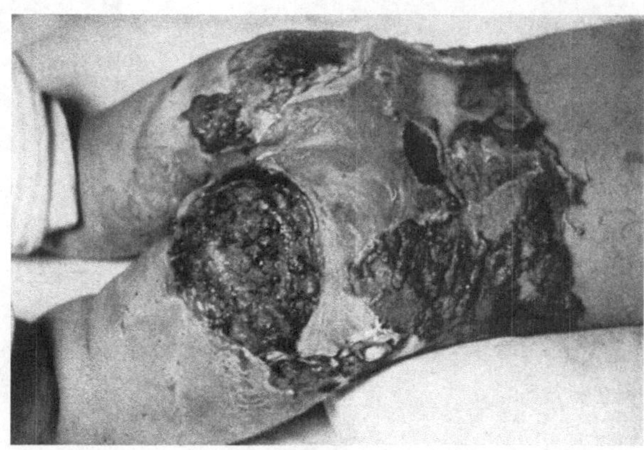

Abb. 14 (Fall 57). Zustand 9 Tage nach tiefer Verbrennung (zum größten Teil tief zweitgradig) bei Knaben von 17 Monaten

Anzahl erhaltener Haarbälgchen und Schweißdrüsen variiert die Heilungsgeschwindigkeit. Unter dem Schorf werden kleinere drittgradige Partien von 10—20 mm Durchmesser ohne Schwierigkeiten spontan überhäutet. Die Heilung der tief zweitgradigen Verbrennung ist nach 14 bis 25 Tagen abgeschlossen, sofern es gelingt, eine macerierende Eiterung zu verhüten (Abb. 14—16). Starke Narbenbildungen mit desmogenen Kontrakturen und Keloiden sind nach solchen Verbrennungen möglich (Abb. 112—114).

Verbrennungen dritten Grades ergeben mehr oder weniger ausgedehnte Gewebsdefekte, an denen

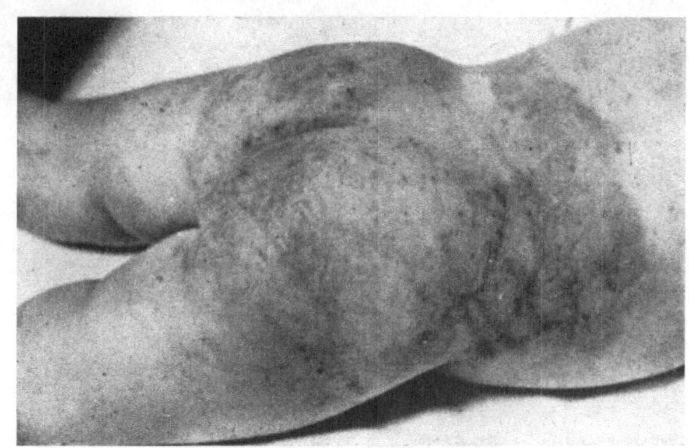

Abb. 15. Zustand 17 Tage nach Verbrennung

sämtliche Phänomene der sekundären Wundheilung ablaufen. Im Verlaufe der Wundreinigung bedeckt sich der Wundgrund mit Granulationen. Die spontane Epithelialisierung vom Rande her hinterläßt eine minderwertige Narbenhaut. Die schlechte Qualität dieser Narbenhaut ist durch mangelhafte Strukturierung der dermalen Hautanteile verursacht, während die regenerierte Epidermis im allgemeinen verdickt ist. Bei verschiedenen Tieren entstehen im Bereich der regenerierten Epidermis neue Haarbälgchen und Drüsenanlagen. Dies trifft für den Menschen nicht zu. Die Fähigkeit zur Pigmentbildung wird meist nur teilweise, vom Rande her fortschreitend, wieder erworben.

Um abzuschätzen, ob eine plastische Deckung notwendig und lohnend ist, wird man sich erinnern, daß auf Grund von Epithelialisierung und Wundkontraktion eine tägliche Verkleinerung des Wunddurchmessers um 2—4 mm

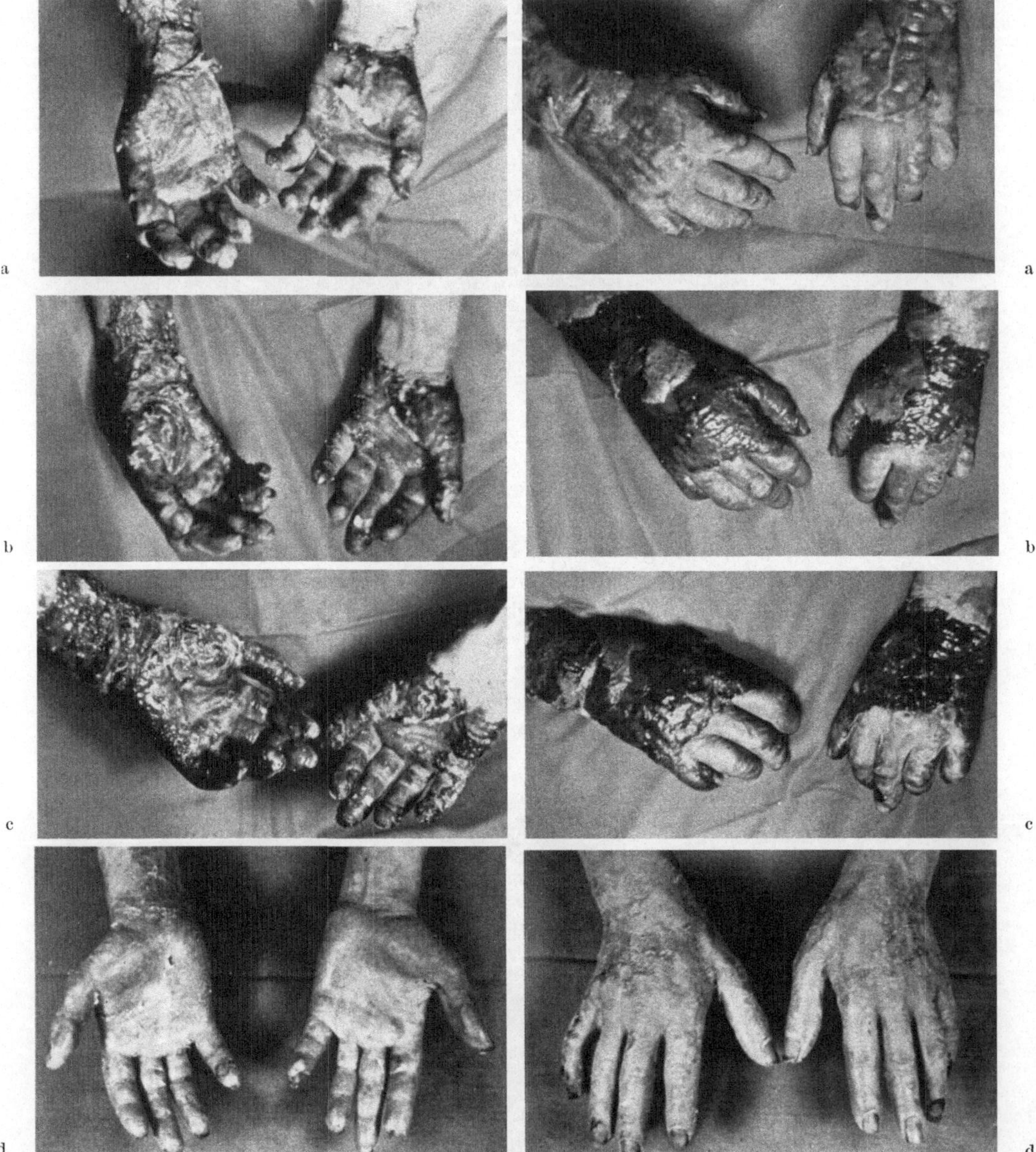

Abb. 16a—d (Fall 9). Handverbrennung eines Feuerwehrmannes (tief zweit-, teilweise drittgradig). a: 24 Std nach Verbrennung; b: 5 Tage nach Verbrennung; c: 8 Tage nach Verbrennung; d: 17 Tage nach Verbrennung

möglich ist. Somit braucht ein sauber granulierter Defekt von 4—5 cm Durchmesser mindestens 2 Wochen zur spontanen Überhäutung. Bei Defekten von mehr als 5 cm Durchmesser lohnt sich eine plastische Deckung schon wegen

der beschleunigten Wundheilung, ganz abgesehen von funktionellen oder kosmetischen
Erwägungen.

Werden größere Granulationsflächen nach
drittgradigen Verbrennungen der spontanen
Heilung überlassen, so verkleinert sich die
Wundfläche im Idealfalle durch Epithelialisation und Wundkontraktion in stetig progredienter Weise. Es ist das Verdienst von
CARREL und HARTMANN (1916) (Abb. 17),
diesen Vorgang durch Planimetrieren der
heilenden Wunde kurvenmäßig erfaßt zu
haben. DU NOUY (1916) hat die Kurven
mathematisch ausgewertet. Es ergibt sich,
daß zwei zeitlich getrennte Messungen mit
einiger Sicherheit eine Voraussage über die
mutmaßliche Heildauer erlauben. Eine einfache, sehr brauchbare Formel der Heilung
von Defektwunden stammt von LUMIÈRE
(1917). Sie lautet $V = L/T$. Dabei bedeutet
V die Geschwindigkeit der Wundheilung,
L den Durchmesser des größten Kreises,
der in der Wunde Platz findet und T die
Anzahl Tage. Die Formel besagt, daß der
Wunddurchmesser jeden Tag um einen kon-
stanten Betrag abnimmt. Die tägliche Ab-

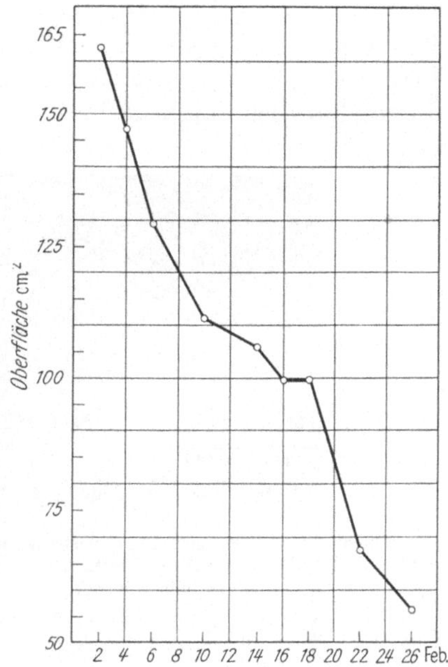

Abb. 17. Wundverkleinerung bei einem Patienten von 21 Jahren mit Abdominalver-
letzung. Der horizontale Strich vom 16. zum
18. Februar entspricht einer Infektionsperiode.
Sobald die Infektion durch chemische Sterilisierung bekämpft war, trat wieder rasches
Fortschreiten der Wundverkleinerung auf.
[Nach A. CARREL und A. HARTMANN (1916)]

nahme beträgt nach LUMIÈRE beim Menschen 2 mm. Wir haben die Epithelialisierung zirkulärer Wunden von 15 mm Durchmesser am Kaninchenohr
untersucht und nach Ablauf der Latenzzeit eine konstante tägliche Abnahme
des Wundradius um 0,8 mm festgestellt (ALLGÖWER 1956) (Abb. 18).

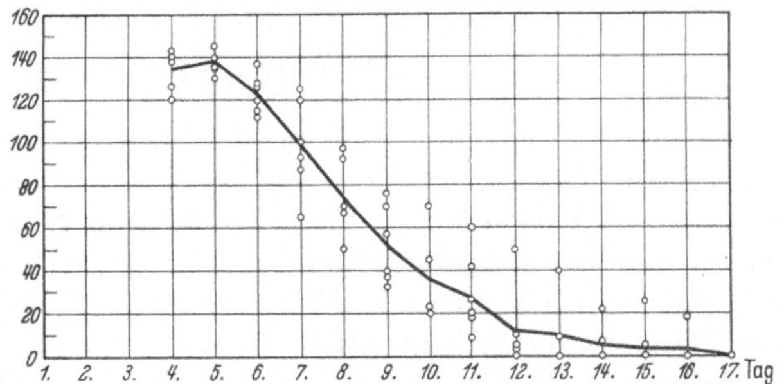

Abb. 18. Wundheilung am Kaninchenohr ohne Wundkontraktion. Tägliche Abnahme des Wunddurchmessers
um etwa 1,6 mm. [Nach M. ALLGÖWER (1956)]

Stetig fortschreitende Epithelialisierung einer größeren Wunde vom Rande
her unter klinischen Verhältnissen wurde in dem Fall, der in Abb. 19—20 wiedergegeben ist, beobachtet. Es handelte sich um eine ausgedehnte Benzinverbrennung des rechten Unterschenkels, die einen Defekt hinterließ. Aus äußeren

Gründen konnte nicht transplantiert werden, und der Defekt mußte sich vom
Rande her epithelialisieren. Der Radius des größten Kreises, der in der Wunde
Platz fand, betrug etwa 10 cm. Die Heilung erfolgte in 35 Tagen, so daß die
durchschnittliche tägliche Verkleinerung des Wundradius etwa 2,5 mm betrug.

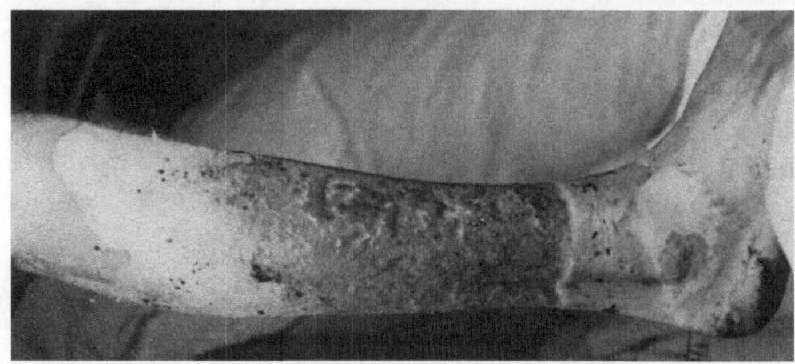

Abb. 19.　Status 27 Tage nach Benzinverbrennung. Wunde mußte der spontanen Epithelialisierung überlassen
werden. Auf Medialseite multiple Epithelinseln, auf Lateralseite Wundheilung vom Rande her (Epithelialisierung
und Kontraktion). Dauer der Epithelialisierung 35 Tage

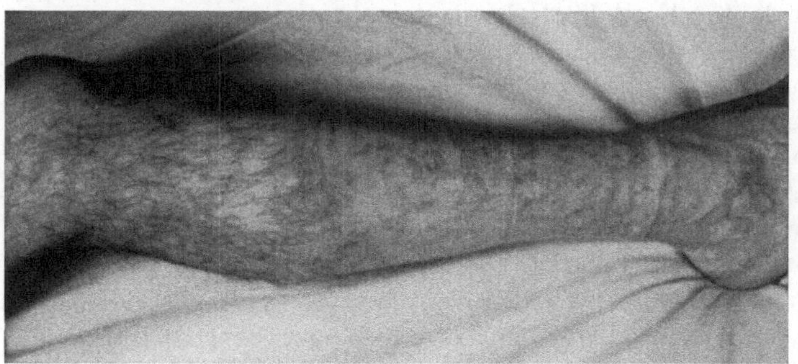

Abb. 20.　Status 5 Monate nach Verbrennung

2. Störungen der Wundheilung

Ein ununterbrochener Heilverlauf ist bei großen Defektwunden der Haut
eine Ausnahme. Bei großen Granulationsflächen schreitet sehr oft die Epithelialisation nach einiger Zeit nicht mehr weiter. Man findet hie und da die Meinung
vertreten, ein solcher stationärer Zustand sei auf die Erschöpfung der regenera-
tiven Kraft des Epithels zurückzuführen. Diese Ansicht ist falsch, wenn man
an die zahlreichen Fälle stetig progredienter Heilung von CARREL und HARTMANN,
von LUMIÈRE, sowie an den in Abb. 19—20 wiedergegebenen Patienten denkt.

CARREL und HARTMANN (1916) haben darauf hingewiesen, daß verschiedene
Infektionen das Weiterschreiten des Epithelrandes aufhalten können. In einem
eigenen Fall von Infektion mit hämolytischen Staphylokokken und in einem
anderen mit hämolytischen Streptokokken konnten wir beobachten, daß neu-
gebildetes Epithel und Teile eines gut angeheilten Transplantates im Bezirk
impetigoartiger Eiterpusteln und Borken zerstört wurden. Ein von auswärts

zugewiesener 8jähriger Knabe mit großer, seit 12 Monaten stationärer Granulationsfläche des Rückens hatte einen Schub von Wundscharlach sowie eine Wunddiphtherie durchgemacht.

Es wird mit Recht behauptet, daß die bakterielle Besiedelung „klinisch sauberer" granulierender Oberflächen für das Angehen von Hauttransplantaten im allgemeinen ohne Bedeutung ist (BUFF 1952). Dies scheint für die spontane Epithelialisation nicht in gleicher Weise zu gelten. Gewisse Keime können hemmend auf den feinen Schleier des Epithelrandes einwirken. CARREL und HARTMANN erzielten ihre stetig progrediente Epithelialisierung durch Anwendung von verdünnter DAKINscher Lösung. Im Fall der Abb. 19—20 wurde eine penicillinhaltige Blutpaste verwendet.

Die Störungen des Heilverlaufes großer Wunden durch Infektion haben heute nur noch beschränkte klinische Bedeutung, da große Defekte durch Transplantate gedeckt werden. Bei verzögerter Heilung kleinerer Brandwunden wird man an die Möglichkeit bakterieller Ursachen denken müssen (s. auch Abschnitt Infektion).

Störungen der Wundheilung können endogener Natur sein. Verbrennungspatienten weisen oft eine starke *Hypoproteinämie* auf. HARVEY und HOWES (1930) konnten nachweisen, daß die Wundheilung bei hypoproteinämischen Versuchstieren wesentlich verzögert ist. Solange größere sezernierende Wundflächen bestehen, gelingt die Hebung tiefer Serumeiweißwerte nur selten. Es kann sich ein Circulus vitiosus ausbilden, indem tiefe Serumeiweißwerte eine schlechte Wundheilung bewirken, und diese wiederum einen übermäßigen Sekretverlust zur Folge hat. Dieser Zustand kann durch Transfusionen allein nicht behoben werden. Erst die plastische Deckung der Wundflächen ermöglicht das Ansteigen der Serumeiweißwerte.

SANDBLOM (1944) hat nachgewiesen, daß die *Anämie* verzögernd auf die Wundheilung wirkt. Diesem Faktor kommt nach der Verbrennung Bedeutung zu, da infolge verminderter Erythrocytenbildung einerseits und vermehrtem Erythrocytenabbau andererseits eine starke Tendenz zur Anämie besteht.

Die Wundheilung ist an einen normalen *Vitamin*haushalt gebunden. Von besonderer Wichtigkeit ist ein genügender Gehalt des Körpers an Vitamin C (LAUBER 1934).

D. Spätfolgen

1. Keloide

Keloide entstehen durch Andauern der Zellproliferation im Gefäßbindegewebe nach Abschluß der Epithelialisierung. Die Gründe für diese überschießende Regenerationsleistung scheinen mannigfach zu sein. Gemeinsam ist allen Ursachen, daß sie zu einem Andauern des Wundödems führen. Proliferationsvorgänge am Gefäßbindegewebe werden eingeleitet durch einen Schwellungszustand der Zellen. Die Zellschwellung geht sowohl in vivo wie auch in vitro der mitotischen Teilung voraus (ALLGÖWER 1956). Ödeme begünstigen die Zellschwellung und damit die mitotische Teilung der Zellen. Es ist eine bekannte klinische Tatsache, daß chronische Ödeme verschiedenster Genese eine beträchtliche Neubildung von Bindegewebe bewirken können. Damit stimmt überein, daß Zustände, die die Ödembildung begünstigen, auch leicht zu Keloiden führen. Dies trifft bei der Hypoproteinämie sowie bei gewissen Avitaminosen zu.

YOFFEY (1953) hat gezeigt, daß die Blutcapillaren in der heilenden Wunde früher gebildet werden als die Lymphcapillaren. Da die natürliche Filtration von Blutflüssigkeit im Bereich der neugebildeten Capillaren vor sich geht ohne entsprechenden Abtransport durch die Lymphcapillaren, so resultiert daraus das Wundödem. Je nach Andauern des Wundödems gehen die Proliferationsvorgänge des Gefäßbindegewebes weiter und führen so unter Umständen zu Keloidbildung.

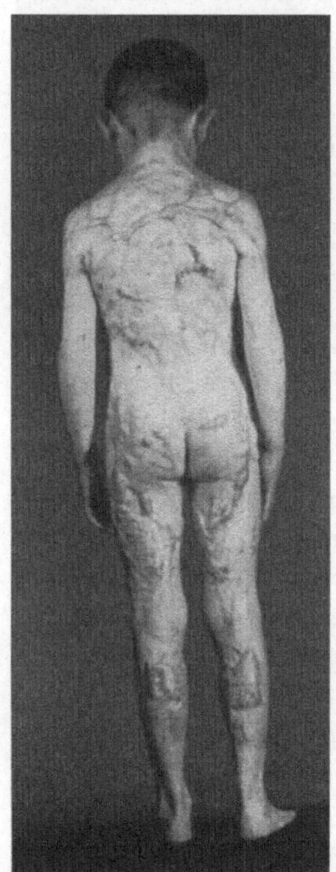

Abb. 21. Status nach Verbrennung des Rückens, Verschluß der Wunde erst 1 Jahr nach Verbrennung. Starke Keloidbildung an den Entnahmestellen (Gesäß und Beine) der sehr dünnen (etwa 0,2 mm) Spaltlappen

Der jugendliche Organismus neigt — besonders nach längeren Regenerationsperioden infolge ausgedehnter Wunden — zu überschießender Bindegewebsregeneration und damit zu Keloidbildung. Bei dem angeführten 8jährigen Knaben mit großer Defektwunde am Rücken nach Verbrennung unternahmen wir 12 Monate nach dem Unfall die plastische Deckung mit sehr dünnen, durchscheinenden Hauttransplantaten von etwa 0,25 mm Dicke. Sämtliche Entnahme-stellen heilten innerhalb 10—12 Tagen nach der Entnahme. Trotzdem bildeten sich an allen Stellen im Verlauf einiger Monate (s. Abb. 21) starke Keloide aus. Bei diesem Fall mag nicht nur das jugendliche Alter, sondern auch das lange Bestehen einer Wunde eine Rolle bei der Keloidbildung gespielt haben — etwa im Sinne der sog. „Zweitwunde".

Setzt man beim Tier kurz nach Abheilen einer ersten eine zweite Wunde, so heilt diese im allgemeinen etwas schneller (SANDBLOM 1944, HEGEMANN 1950, ENGLEY et al. 1955). Der Mechanismus dieser beschleunigten Wundheilung ist nicht klar. ALLGÖWER (1956) konnte nachweisen, daß gewisse einkernige Elemente des Blutes am Aufbau des Granulationsgewebes wesentlich beteiligt sind. Es handelt sich dabei nach HULLIGER (1956) vor allem um die Monocyten und möglicherweise um die größeren Lymphocyten des Blutes. Im Blute scheint also eine mehr oder weniger große, zur Proliferation fähige Zellreserve zu kreisen, bereit sich in jeder Wunde anzusiedeln. Veränderungen der Wundheilung im Sinne der Beschleunigung oder der Keloidbildung treffen denn auch fast immer den ganzen Körper, wenn nicht spezielle lokale Einwirkungen im Spiele sind.

Schwer erklärlich ist die individuelle oder rassische Disposition zur Keloidbildung, wie sie etwa bei den Negern beobachtet wird.

2. Narbenkrebse

Es sind 2 Arten der Carcinomentstehung nach Verbrennungen unterscheidbar (BAUER 1949). Bei gewöhnlichen Verbrennungen entwickeln sich Narbencarcinome erst nach einer langen Latenzzeit. Diese beträgt nach LACASSAGNE

(1945) durchschnittlich 30 Jahre (ESCARRAS 1951). LAWRENCE (1952) berichtet über 11 eigene und 82 der Literatur entnommene Verbrennungscarcinome. Die durchschnittliche Latenzzeit betrug 32 Jahre. Abnorme Blutversorgung, wiederholte Traumen, sowie lange bestehende Ulcerationen scheinen die hauptsächlichen Begleitumstände dieser Carcinomentwicklung zu sein.

In der Zusammenstellung von ARNDT (1933) finden sich unter 100 Carcinomfällen nach Verbrennungen 18 mit kurzer Latenzzeit, d. h. 3 Monate bis 2 Jahre. Diese nach kurzer Zeit entstandenen Brandnarbencarcinome sind nach BAUER (1949) durch spezielle Verbrennungen bewirkt. Meist gelangt dabei stark reizendes oder sogar carcinogenes Material in die Wunde. Hiezu scheint auch ein Fall von SPAETH (1951) zu gehören, der bei einem 60jährigen Patienten ein halbes Jahr nach Verbrennung mit heißem Fett ein Narbenkeloid des Ober- und Unterlides excidierte. Drei Jahre später war das ganze Transplantat exulceriert und durch ein Basalzellcarcinom ersetzt.

WEBER (1953) hat 13 Jahre nach einer Verbrennung ein Spindelzellsarkom im Bereich der Narbe beobachtet.

3. Andere Spätfolgen

Hie und da beobachtet man in Gebieten tief zweitgradiger Verbrennung starke Parästhesien. Die Patienten klagen über brennende oder elektrisierende Sensationen. Verschwinden solche Beschwerden unter Lokalanaesthesie, so weist dies auf lokale Ursachen hin (Kompression der Hautnerven durch die Narbe).

Eine weitere unangenehme und schwer zu beeinflussende Spätfolge ist Pruritus der Narbenpartien, welcher jahrelang anhalten kann.

MORIAME (1951) berichtet über multiple Epidermiscysten nach Verbrennungen an Gesicht, Hals und Händen. Die Cysten erreichten 4 Monate nach dem Unfall Stecknadelkopfgröße und konnten durch Curettieren zur rezidivfreien Abheilung gebracht werden.

II. Allgemeine Wirkungen

A. Schock

1. Ergebnisse der allgemeinen Schockforschung

Der Ausdruck Schock scheint von LE DRAN (1743) erstmals benützt worden zu sein. Nach anderen Autoren soll LATTA (1795) diesen Ausdruck in das medizinische Schrifttum eingeführt haben. Eingehendere Beschreibungen von sog. Schockzuständen stammen von COOPER (1838). Dieser Autor berichtet von Soldaten, die auf dem Schlachtfelde starben ohne wesentliche Schmerzen, und ohne größere Verwundungen oder eindrückliche Blutverluste erlitten zu haben. Diese Auffassung des Schocks als einer geheimnisvollen Verletzungsfolge, die nicht ohne weiteres mit der faßbaren Schädigung übereinstimmt, ist heute noch weit verbreitet.

1870 hat H. FISCHER eine meisterhafte, klinische Beschreibung eines schockierten Unfallpatienten gegeben. Er demonstrierte einen blassen, schweißbedeckten Mann mit bläulichen Lippen, kalten Acren und Nasenspitze, mit jagendem Puls, kaum meßbarem Blutdruck, Übelkeit und Durst. Der Verunfallte war bei klarem Bewußtsein, erschien jedoch eigenartig verlangsamt. Dieses Bild hat seine Gültigkeit im Wandel der verschiedenen Schocktheorien beibehalten.

Der berühmte Klopfversuch von GOLTZ (1864) wandte die Aufmerksamkeit nervösen (vagalen) Inhibitionsmechanismen der Herztätigkeit zu. GROSS (1872), LEYDEN (1875), BLUM (1876) sahen darin ein wesentliches Moment der Schockpathogenese. Das plötzliche Eintreten des Schockbildes mit deutlichen Zeichen des Zirkulationsversagens ließ diese Erklärung plausibel erscheinen. Wenig später (1870) erfolgte die Entdeckung des Vasomotorenzentrums durch DITTMAR im LUDWIGschen Institut. H. FISCHER (1870) stellte fest, daß das Herz infolge Stase des Blutes in den Abdominalgefäßen im Schock weniger Blut erhält. Dies führt zu einer Verminderung des Schlagvolumens, und die Organe beginnen unter der Anämie zu leiden. Auf Grund solcher, auch heute zu Recht bestehender Beobachtungen postulierte FISCHER eine Reflexparalyse des Vasomotorenzentrums. GROENINGEN (1885) erklärt das Versagen des Kreislaufs in ähnlicher Weise durch eine infolge intensiver Reizung peripherer Nerven eingetretene Erschöpfung von Medulla und Medulla oblongata.

CRILE (1899) stellte im Tierexperiment fest, daß intensive Vagusreizung keinen Schockzustand auszulösen vermag. Haut- und Nervenreize bewirken aber mit zunehmender Schwere des Schockzustandes immer geringere Blutdruckerhöhungen. CRILE sah deshalb die von FISCHER und GROENINGEN postulierte Erschöpfung der Vasomotoren als experimentell begründet an. Demgegenüber konnte PORTER (1903, 1908) nachweisen, daß Depressorreizung auch beim fortgeschrittenen Schock den Blutdruck senkt, und daß Reizung des Vasomotorenzentrums im Schock mit Blutdrucksteigerung beantwortet wird. MANN (1914) zeigte an einseitig denervierten Tieren, daß die Gefäße auf der innervierten Seite im progredienten Schock kontrahiert bleiben.

HENDERSON (1908) hat, ähnlich wie schon FISCHER, als wesentliches pathogenetisches Moment des Schocks einen mangelhaften venösen Rückfluß nachgewiesen. Nachdem verminderte Herzleistung und Vasomotorenschwäche auf Grund der oben erwähnten Arbeiten das Versagen der Zirkulation nicht erklären konnten, war es gegeben, nach peripheren Mechanismen des Zirkulationsversagens zu suchen, vielleicht Toxinen. HENDERSON glaubte dem CO_2-Gehalt des Blutes eine direkte Gefäßwirkung zusprechen zu können. Das hat sich später nicht bestätigen lassen. Unter dem Impuls des ersten Weltkrieges hat sich die Schockforschung von HENDERSONs Arbeiten ausgehend sehr intensiv mit der Suche nach gefäßaktiven Substanzen im Blut befaßt. DALE und RICHARDS (1918) stellten fest, daß die Histamininjektion einige wesentliche Erscheinungen des Schocks auszulösen vermag, nämlich den Abfall des Blutdruckes, die Hämokonzentration und die Capillarlähmung. Die Histamintheorie (H-Substanzen) wurde sehr begeistert aufgenommen, um so mehr als sie auch durch die wichtigen Arbeiten von CANNON und BAYLISS (1919) bestätigt schien. Diese Autoren untersuchten an Katzen den nach Traumatisierung der Hinterbeine eintretenden Schockzustand. Sie bestimmten die Volumveränderungen der verletzten Extremitäten. Die Menge des Exsudates, umgerechnet in verlorenes Blut oder Plasma, schien unzureichend, um das Zirkulationsversagen aus hämodynamischen Gründen zu erklären. Damit blieben nervös oder toxisch bedingte Gefäßschäden als Erklärung. Da sich der Schock auch nach Denervation einstellte, hielten CANNON und BAYLISS einen toxischen Schaden der Capillaren für sehr wahrscheinlich. Auch MOON (1938) sowie SCUDDER (1940) sahen im Flüssigkeitsverlust durch die geschädigte Capillarwand ein sehr wichtiges pathogenetisches Moment des Schocks. Der Capillarschaden soll zur Hämokonzentration führen — nach MOON geradezu das wichtigste Charakteristikum des Schocks.

Die Theorie der H-Substanzen hat in den folgenden Jahren wieder an Überzeugungskraft verloren. Differenzierte Untersuchungen ergaben wesentliche Unterschiede zwischen dem durch Histamin erzeugten Zustand und dem eigentlichen Schock. Histamin senkt primär den Blutdruck und vermindert, im Gegensatz zum traumatischen Schock, sekundär das Schlagvolumen. Die Arbeiten über den Histamingehalt des Blutes im Schock erwiesen sich als widersprechend. So konnte gezeigt werden, daß der klinische Verlauf nicht parallel dem Histamingehalt des Blutes geht. Blut aus traumatisierten Muskeln zeigt keine Histaminanreicherung (BARSOUM und GADDUM 1936, CODE und McDONALD 1937, ROSE und BROWNE 1942).

1919 haben KEITH, sowie ROBERTSON und BOCK auf Grund genauer Blutvolumenbestimmungen an schockierten Kriegsverletzten festgestellt, daß diese in der Regel ein stark vermindertes Blutvolumen aufweisen, d. h. daß der Blutverlust im allgemeinen wesentlich unterschätzt wird. 1940 konnte BLALOCK — im Gegensatz zu CANNON und BAYLISS — nachweisen, daß Traumatisieren einer Extremität durch Hammerschläge zu einer Exsudation führt, die einem tödlich wirkenden Blutvolumenverlust gleichkommt. Toxische oder neurogene Momente scheinen diesem Autor daher zur Erklärung des traumatischen Schocks und seiner deletären Folgen nicht notwendig. RICHARDS und COURNAND (1943, 1944) konnten bei verschiedenen Schockzuständen ebenfalls eine Verminderung des Schlagvolumens und des Blutvolumens nachweisen (Abb. 22).

Der zweite Weltkrieg gab Gelegenheit, die zentrale Bedeutung des Blutvolumenverlustes für die Schockgenese an großen Reihen von Verwundeten zu überprüfen. Eine englische, sowie eine amerikanische Forschergruppe haben in den letzten Jahren ihre Erfahrungen zusammenfassend publiziert (s. BEECHER et al.: The Physiologic Effect of Wounds, Dept. of the Army, Washington D.C. 1952, sowie GRANT und REEVE 1951). Beide Gruppen führten mit Hilfe der Farbstoffmethoden (T 1824) zahlreiche Blutvolumenbestimmungen durch. Nach ihren Ergebnissen ist ein Blutdruck unter 100 mm Hg bei einem Puls deutlich über 100 meist mit einem Blutvolumenverlust von 30% oder mehr vergesellschaftet. Negative Befunde besagen, wie so oft in der Medizin, weniger. Schmerzen können selbst bei größeren Blutverlusten den Blutdruck künstlich hoch halten. Vagusreizung vermag den Puls täuschend zu verlangsamen. Pulsanstieg bei Blutdruckabfall bedeutet wohl bei allen Schockgefährdeten einen zunehmenden Blutvolumenverlust.

Wir stehen vor der Tatsache, daß die zu Ende des 19. Jahrhunderts gültige nervöse Schocktheorie von der Toxintheorie und diese später von der Blutvolumenverlusttheorie abgelöst wurde. Heute dürfen wir feststellen, daß jede einzelne dieser Theorien zu einseitig ist.

Verschiedene Arbeiten der neueren Zeit haben eine wesentliche Beteiligung neurogener Faktoren bei der Ausbildung bestimmter Schockzustände nachweisen

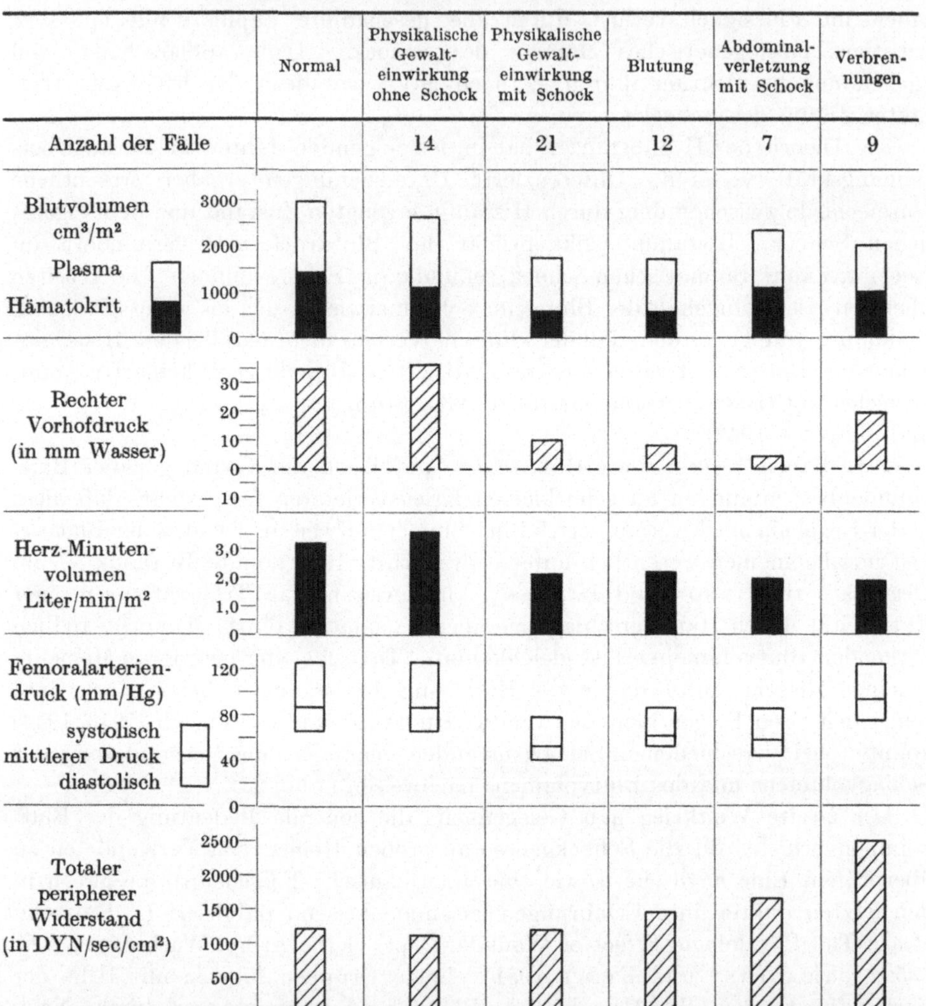

Abb. 22. Hämodynamische Größen bei traumatisierten Patienten (physikalische Gewalteinwirkung, Blutung, Abdominalverletzungen, Verbrennungen). [Nach D. W. RICHARDS jr. u. A. COURNAND (1943/44)]

können. WANG und OVERMAN (1949) konnten zeigen, daß die Ausschaltung afferenter Impulse aus einer traumatisierten Extremität den zur Ausbildung eines Schockzustandes notwendigen Blutvolumenverlust wesentlich erhöht. Andererseits führt bei intensiver Reizung des N. ischiadicus eine viel geringere Blutung zum Schock als bei der reinen Blutung (Tabelle 2). Vegetative Blockade vermag gegenüber den verschiedensten schockierenden Einwirkungen protektiv

Tabelle 2. *Blutvolumenverluste beim Hund.* [Nach S. C. WANG und R. R. OVERMAN (1949)]

Durch Blutung	Muskel-trauma	Blutung + Nervenreizung	Muskel-trauma nach Denervierung
Blutvolumen am Anfang (cm³/kg) . . .	$97,9 \pm 1,3$	$100,7 \pm 1,5$	$96,7 \pm 1,5$	$99,1 \pm 1,5$
Blutvolumen bei 50% Mortalität . . .	$59,1 \pm 2,9$	$73,4 \pm 3,0$	$69 \pm 2,5$	$64,7 \pm 1,8$
Prozent überlebender Tiere bei einem Blutvolumen von 66 cm³/kg	$76 \pm 8,7$	$25 \pm 8,3$	$37 \pm 9,5$	$59 \pm 10,8$

zu wirken (HEMINGTON 1951, LABORIT 1952). Im allgemeinen gilt dies nur für vorbehandelte Tiere. Bei verschiedenen Schockarten, bei denen jedoch die schockauslösenden Faktoren nach dem initialen Trauma weiterbestehen, wie beispielsweise bei Verbrennungen, führt auch eine sofort nach dem Trauma einsetzende Nachbehandlung mit Ganglienblockern zu einem gewissen Erfolg (LAVER 1956) (Abb. 23).

SHORR und ZWEIFACH (1951) haben die Aufmerksamkeit wieder auf humorale Schockfaktoren hingelenkt. Sie konnten im Blut schockierter Tiere vasopressorische und vasodepressorische Substanzen nachweisen. Die ersteren fanden sich in der reversiblen, die letzteren in der irreversiblen Schockphase. Nach den neuesten Ergebnissen von ZWEIFACH und METZ (1955) sind diese Stoffe eher Folge als Ursache der verschiedenen Schock-

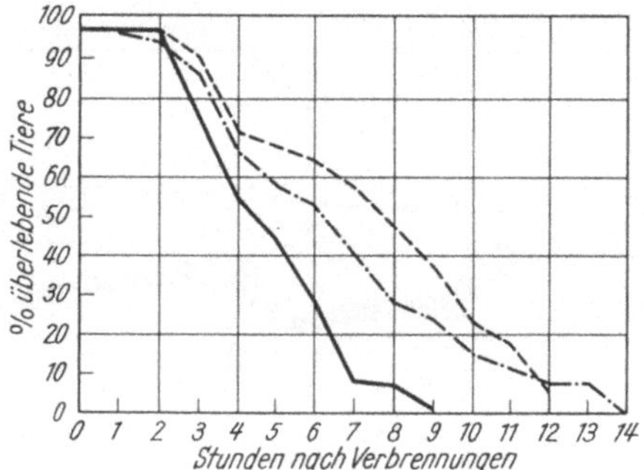

Abb. 23. Absterbeordnung verbrannter Ratten unter Pendiomidbehandlung. [Nach M. B. LAVER (1956)]

. . . . . Vorbehandelte Ratten (15) (174—244 gm) $\left.\begin{array}{l} t = 4,366 \\ p < 0,01 \end{array}\right.$

——— Kontrollen (57 Ratten) (150—265 gm)

. . . . Nachbehandelte Ratten (38) (151—249 gm) $\left.\begin{array}{l} t = 3,265 \\ p = 0,01—0,001 \end{array}\right.$

zustände. Jedenfalls vermögen sie beim gesunden Versuchstier kein dem Schock vergleichbares Zustandsbild zu bewirken. Das heißt aber nicht, daß sie am fatalen Ausgang nicht beteiligt sind, wenn das schockierte Tier schon in einem geschwächten Zustand ist. Von besonderem Interesse sind Beobachtungen von FINE (1955), wonach bei verschiedenen Tierarten bakterielle Produkte bei der Ausbildung des experimentellen, irreversiblen Schocks eine wesentliche Rolle spielen. Tiere mit reduziertem Blutvolumen weisen eine wesentlich größere Toxinempfindlichkeit auf als normale Kontrolltiere. So werden Kaninchen in einem an sich reversiblen Blutungsschock durch eine hunderttausendmal kleinere Dosis von Colitoxin getötet.

Es ist richtig, den Blutvolumenverlust in seiner Bedeutung den nervösen und toxischen Schockfaktoren voranzustellen, denn ohne ihn gibt es keinen eigentlichen Schock. Es soll nicht bestritten werden, daß verschiedene Ursachen, die zur Störung der Förderleistung des Herzens führen, ähnliche periphere Folgeerscheinungen und daher auch ähnliche Symptome bewirken können, wie der eigentliche Blutvolumenverlust.

Die moderne Schockforschung hat in mannigfachen Versuchsanordnungen und an zahlreichen Tierarten die Folgen des reinen Blutverlustes einer eingehenden Analyse unterzogen. Diese Art der Schockauslösung hat den Vorteil genau standardisiert werden zu können. Anaesthesie ist nicht erforderlich. Die Entblutung kann so vorgenommen werden, daß eine bestimmte Menge Blut je Kilogramm Körpergewicht entnommen wird, oder daß man das Tier auf einen gewissen tiefen Blutdruck entblutet und durch wiederholte Entnahmen den gewollten Druck konstant hält.

WIGGERS (1950) hat Hunde innerhalb weniger Minuten auf einen Blutdruck von 50 mm Hg entblutet, dann 30 min durch kleine Entnahmen auf dieser Höhe gehalten, durch eine erneute massive Entnahme auf 30 mm Hg gesenkt und sie dort wiederum 45 min gehalten. Infundiert man nach dieser Zeit die ganze entnommene Blutmenge, so tritt eine scheinbare Wiederherstellung des Tieres ein, der Blutdruck steigt wieder auf normale Werte. Im Verlauf einiger Stunden sinkt jedoch der Blutdruck unaufhaltsam, und der Exitus kann durch zusätzliche Transfusionen nicht verhindert werden (Abb. 24).

Nach dem Vorgehen von BAYLISS (1893) sowie FINE (1952) wird der Hund an

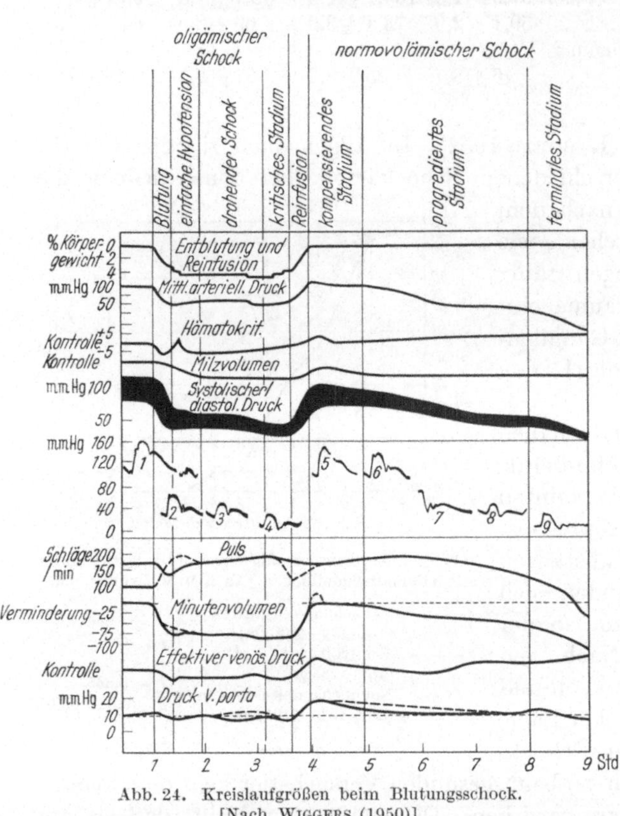

Abb. 24. Kreislaufgrößen beim Blutungsschock.
[Nach WIGGERS (1950)]

seiner Femoralarterie mit einem heparinisierten Gefäß verbunden und in das Reservoir entblutet. Das Niveau reguliert sich automatisch auf 30 mm Hg. Ist der Blutdruck des Hundes so weit gesunken, so wird er automatisch aufrechterhalten, denn bei jedem weiteren Absinken nimmt das Tier Blut aus dem Reservoir auf. Die Erfahrung lehrt, daß der Übergang vom reversiblen zum irreversiblen Zustand dann erfolgt, wenn das Tier mehr als $^2/_5$ des ursprünglich verlorenen Blutes spontan wieder aufgenommen hat. Infundiert man nach dieser Zeit die ganze entnommene Blutmenge, so ist der fatale Verlauf nicht mehr aufzuhalten.

ZWEIFACH (1951) hat die Veränderung verschiedener Gefäßgebiete während der Blutung untersucht. Dabei stellte er fest, daß die Hautzirkulation nach einem Blutverlust von 2% des Körpergewichtes fast völlig sistiert. Ähnlich verhält sich die Zirkulation in den Muskeln. Als bestes Studienobjekt wählte er schließlich das Omentum maius verschiedener Tiere, wo sich die kleinen Gefäße gut beobachten lassen. Das Omentum kann aus dem Abdomen herausgezogen werden, ohne daß sich seine Zirkulation wesentlich verändert.

Im reversiblen Zustande des Blutungsschocks zeigt sich eine starke Kontraktion der Arteriolen und der präcapillaren Sphincteren, so daß das Blut zum großen Teil durch direkte Anastomosen in die Venulen übergeleitet wird. Trotz abnehmender Blutmenge bleibt der venöse Rückfluß relativ gut. Im irreversiblen Zustand läßt die Kontraktion der Arteriolen und der präcapillaren Sphincteren nach. Dadurch kommt es zur Auffüllung der an sich muskellosen Capillaren. Dies führt zur Verlangsamung des Blutflusses und schließlich zur Stagnation in den Capillaren und Venulen und damit zu einem stark verminderten Rückfluß aus den größeren Venen. So entsteht ein Circulus vitiosus.

Der verminderte venöse Rückfluß ist die wichtigste hämodynamische Manifestation des Schocks. Abb. 25 läßt erkennen, daß der venöse Rückfluß auch nach früh im irreversiblen Schockstadium erfolgter Reinfusion der entnommenen Blutmenge abnimmt. Die gleiche Abbildung zeigt auch, daß der Druck im rechten Vorhof lange nicht ansteigt. Das Herz wird erst spät im irreversiblen Schock insuffizient. Nur der verminderte venöse Rückfluß vermag also die schlechte Förderleistung des Herzens zu erklären.

Solange Blut- oder Plasmaverluste im entzündeten oder traumatisierten Gebiet vor sich gehen, ist der verminderte venöse Rückfluß leicht erklärlich. Schwieriger zu verstehen ist die Tatsache, daß die Verminderung des Rückflusses auch nach Ersatz der Verluste andauern kann.

Von verschiedenen Autoren wird angenommen, daß die überfüllten Capillaren eine pathologische Durchlässigkeit, insbesondere für das Blutplasma, haben, und daß so ein Abstrom von Blutflüssigkeit ins Gewebe stattfindet. Dadurch wäre

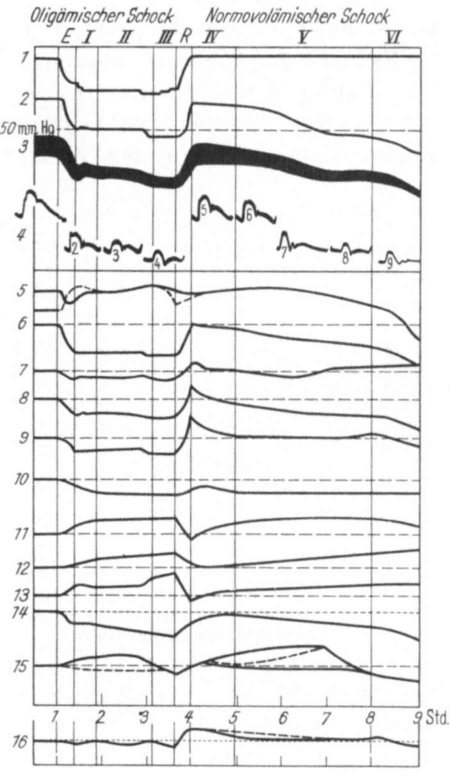

Abb. 25. Übersicht der Kreislaufgrößen im hämorrhagischen Schock. [Nach WIGGERS (1950)]. E Entblutung; R Reinfusion; 1 Menge und Zeitpunkt der Blutentnahmen; 2 mittlerer Femoralisdruck; 3 systolischer und diastolischer Druck; 4 Pulskurven der Aorta; 5 Pulszahl; 6 Minutenvolumen; 7 effektiver venöser Druck; 8 Durchfluß der V. cava inferior; 9 Coronardurchfluß; 10 Milzvolumen; 11 Durchströmungswiderstand der Extremitäten; 12 Durchströmungswiderstand der Nieren; 13 Durchströmungswiderstand im Mesenterialgebiet; 14 Durchströmungswiderstand in den Coronarien; 15 totaler peripherer Widerstand; 16 portaler Druck

der erhöhte Hämatokrit gewisser Schockformen und auch der verminderte venöse Rückfluß erklärt. Blutvolumenmessungen im hämorrhagischen Schock haben diese Ansicht nicht bestätigt. Es läßt sich nachweisen, daß die Verweildauer der mit Isotopen markierten Proteine in der Blutbahn sich bei schockierten Tieren nicht ändert. Die Mischungszeit ist allerdings viel länger als beim normalen Versuchstier. Dies muß berücksichtigt werden, wenn die Methode zur Messung des Blutvolumens benutzt wird, sonst werden zu kleine Blutvolumina festgestellt, und irrtümlicherweise ein Blutvolumenverlust diagnostiziert. Beim normalen Tier beträgt die Mischungszeit etwa 5—10 min, beim Schocktier 40 min (NYLIN und PANNIER 1947, FINE 1953). Im Verbrennungsschock, wo tatsächlich ein großer Teil des Blutvolumens ins Gewebe verlorèn geht, fanden COPE und MOORE (1944) markierte Proteine des Blutes nur in der Lymphe des geschädigten Gebietes, nicht aber in der Lymphe gesunder Partien.

Es muß angenommen werden, daß die Verminderung des venösen Rückflusses durch eine verminderte Entleerung verschiedener Capillargebiete zustande kommt. Die direkten Beobachtungen des omentalen Capillarnetzes im fortgeschrittenen Schock durch ZWEIFACH (1951) sprechen für diese Annahme.

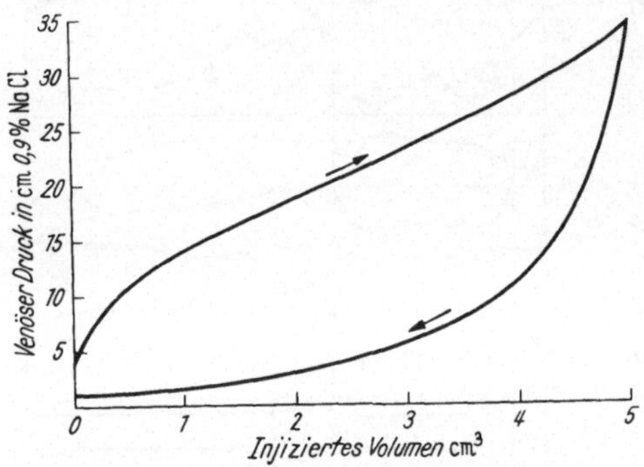

Abb. 26. Relation von Druck und Volumen in der Mesenterialvene einer isolierten Dünndarmschlinge. Obere Kurve: Druckanstieg bei Auffüllen des Systems; untere Kurve: Druckabfall bei Entleeren des Systems. [Nach R. S. ALEXANDER (1953)]

PRINZMETAL und BERGMAN (1945), sowie GIBSON et al. (1946) haben die Anhäufung von Erythrocyten im Capillarnetz bei verschiedenen Schockformen quantitativ erfassen können. Das Zustandekommen der peripheren Stase ist nicht restlos klar. Versuche von ALEXANDER (1953) über das Verhältnis von Druck und Volumen in venösen Systemen zeigten, daß bei der Entleerung große Volumenveränderungen sehr geringe Druckschwankungen auslösen (Abb. 26). Dies erklärt das Verbleiben großer Blutmengen im capillaren Venensystem. Nach den Beobachtungen von ZWEIFACH (1952) würde das Erlahmen der präcapillaren Sphincteren das Vollaufen der Capillaren erklären. Anoxie könnte die Öffnung der präcapillaren Sphincteren und Arteriolen bewirken. Es ist aber wohl möglich, daß dabei auch humorale Faktoren, wie sie von SHORR, ZWEIFACH und FINE vermutet wurden, eine Rolle spielen. Jedenfalls gibt es Schockformen, bei denen erst die Kombination von Blutvolumenersatz, Nor-Adrenalin und Nebennierenrindenhormonen den verminderten venösen Rückfluß verbessert.

In der experimentellen Schockforschung gilt der Blutdruck als hauptsächliches Leitmotiv. Behebbarer Blutdruckabfall nach Trauma wird als reversibler, therapieresistenter Blutdruckabfall als irreversibler Schock bezeichnet. Die Verwendung der beiden Ausdrücke in der Klinik ist abzulehnen, denn die Beobachtungen von GRANT und REEVE (1951) sowie von BEECHER et al. (1951) zeigen, daß der Mensch — wenn überhaupt — viel später als die meisten Versuchstiere in das irreversible Schockstadium kommt. Aus der experimentellen Schockforschung sollte dagegen die Lehre gezogen werden, daß die intuitive Schockdiagnose, wie sie heute von den meisten Ärzten geübt wird, durch die fortlaufende Messung von Puls und Blutdruck gesichert werden muß. Die Nierenfunktion, ausgedrückt durch stündliche Urinsekretion, ergibt ebenfalls wertvolle Hinweise auf die Nierendurchblutung, die ihrerseits in direkter Beziehung zum vorhandenen Blutvolumen zu stehen scheint.

Neben diesen meßbaren Größen behalten die anderen klinischen Schockzeichen wie die reduzierte Durchblutung der Acren und der Nasenspitze, die vermehrte Schweißabsonderung, der Durst und der Brechreiz ihre Bedeutung. Zu- oder Abnahme dieser Symptome sind besonders wertvoll bei der Beurteilung der Entwicklung des Schockzustandes und zur Leitung der Schocktherapie. Es wird zu wenig beachtet, daß die Ausbildung des Schocks ein dynamischer Vorgang ist, daß also die wiederholte Beurteilung des Patienten durch den gleichen Beobachter mehr aussagt als die noch so sorgfältige einmalige Untersuchung.

Die folgende Einteilung traumatisierter Patienten scheint uns geeignet, die Schockdiagnose objektiv faßbar zu machen und auf die wirklich gefährdeten Fälle zu beschränken:

1. Drohender Schock. Dazu gehören

a) die *kalte, normotone Tachykardie* (kalte Acren, Puls 100—120, Blutdruck über 100 mm Hg). Solche Patienten haben im allgemeinen nicht mehr als 30% ihres Blutvolumens verloren. Transfusionen sind empfehlenswert. Es besteht keine unmittelbare Lebensgefahr, aber genaue Beobachtung ist notwendig, da der Blutdruck infolge Schmerzen täuschend hoch sein kann.

b) Die *kalte, hypotone Bradykardie* (kalte Acren, Puls unter 100, Blutdruck unter 100 mm Hg). Dabei wird es sich meist um das sog. *vasovagale Bild* handeln. Das ist ein der Ohnmacht nahestehender Zustand. Infolge starker Vagusreizung erweitern sich die Muskelgefäße ohne entsprechende Vermehrung des Schlagvolumens. Es kommt zur relativen Hirnanämie und, in aufrechter Körperhaltung, zum Bewußtseinsverlust. Dieser Zustand wird sehr oft durch psychische Faktoren ausgelöst und ist rasch reversibel.

2. Eigentlicher Schock. Dieser Zustand kann schlagwortartig als *kalte, hypotone Tachykardie* bezeichnet werden. (Kalte Acren, schweißbedeckte Haut, Puls meist deutlich über 100, Blutdruck unter 100, meist um 80 mm Hg oder noch tiefer, fehlende Urinsekretion.) Solche Patienten haben im allgemeinen mehr als 30% ihres Blutvolumens eingebüßt. Unmittelbare Lebensgefahr besteht bei Abfall des Blutdruckes unter 70 mm Hg und Anstieg des Pulses über 140. Solche Patienten leiden oft an Brechreiz, klagen über Durst und können äußerst unruhig sein, insbesondere nach starken Blutungen, bei denen der Mangel an Sauerstoffträgern zu Lufthunger führt.

2. Verbrennungsschock

a) Blutvolumenverlust

Methodik. Die Messung des Blutvolumens normaler Individuen basiert im allgemeinen auf Injektion von Farbstoffen wie des Evans-Blau, dessen Verdünnung ein Maß für die totale Plasmamenge ergibt. Durch Kombination mit dem Hämatokrit läßt sich das gesamte Blutvolumen bestimmen. Der Wert dieser klassischen Blutvolumenbestimmung im Schock ist verschiedentlich diskutiert worden. Im hämorrhagischen Schock ergibt sie relativ verläßliche Werte. Bei allen Schockformen mit stark veränderter Permeabilität des Gefäßsystems in der verletzten Körperzone führt diese Art der Blutvolumenbestimmung leicht zu einem irrtümlich hohen Wert. Vergleichsweise Bestimmungen des Blutvolumens bei Verbrennungen mit der klassischen Farbstoff- und Hämatokritmethode einerseits

und mit radioaktiven roten Zellen andererseits haben diese Tatsachen klargemacht
(EVANS 1951) (Abb. 27). Die verläßlichsten Werte ergeben sich, wenn man einerseits die Erythrocytenmasse durch Markierung einer gewissen Testmenge von
Erythrocyten mit P^{32} oder mit Cr^{51} und andererseits das Plasmavolumen mit
markierten Serumalbuminen bestimmt (BRADY und Mitarbeiter 1953).

BARADUC hat schon 1862 auf die Bluteindickung Verbrannter hingewiesen.
UNDERHILL und Mitarbeiter (1923, 1930) waren wohl die ersten, die die Bedeutung des Blutvolumenverlustes im Verbrennungsschock klar erkannten. Für
diese Autoren war die sog. Hämokonzentration der Maßstab des Blutvolumenverlustes. LEE und Mitarbeiter (1942) haben festgestellt, daß bei ausgedehnteren
Verbrennungen etwa 40—50% des Plasmas in das verbrannte Gebiet verlorengehen. Genauere quantitative Angaben über den Blutvolumenverlust je nach

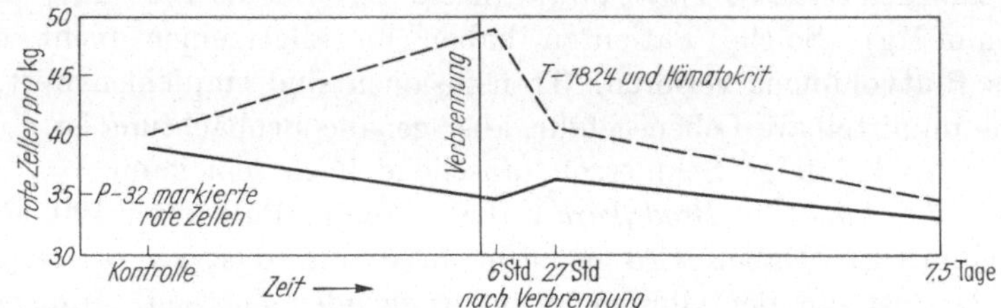

Abb. 27. Vergleich der Blutvolumenmessungen im Verbrennungsschock, basierend auf Farbstoff und Hämatokrit
(obere Kurve) und mit markierten roten Zellen (untere Kurve). [Nach E. I. EVANS (1951)]

Ausdehnung der Verbrennung gehen auf COPE und MOORE (1947) zurück.
Nach diesen Untersuchungen wäre anzunehmen, daß eine Verbrennung von 30%
der Körperoberfläche den extracellulären Raum von 20 auf 30% des Körpergewichts vergrößert.

Die mit der Farbstoffmethode gewonnenen Zahlen von COPE und MOORE
sind wohl etwas zu hoch. BROOKS, in Zusammenarbeit mit EVANS et al. (1951),
hat beim Hund 6 Std nach einer 20%igen, tief zweitgradigen Verbrennung ungefähr 17—18 cm³ Exsudat je Kilogramm Körpergewicht im verbrannten Gebiet
festgestellt, d.h. praktisch 1 cm³ je 1% verbrannte Körperoberfläche und je 1 kg
Körpergewicht. Indem sie diese Befunde auf die Exsudationsvorgänge beim
Menschen übertrugen, kamen sie zum Schluß, daß innerhalb 24 Std eine Ersatztherapie mit 1 cm³ Kolloidlösung (Blut, Plasma und Plasmaersatzstoffe), sowie
1 cm³ NaCl 0,9%ig je 1% verbrannte Oberfläche und je 1 kg Körpergewicht
und zusätzlich etwa 2 Liter Glucose notwendig ist. MILLICAN und Mitarbeiter
(1952) bestimmten bei Mäusen das Blutungsvolumen vor und nach ausgedehnten Verbrennungen. Verbrennungen, die innerhalb 3—7 Std zum Tode
führen, reduzieren das Blutungsvolumen auf ein Drittel.

Rückschlüsse auf die Menge der Exsudation können auch gezogen werden,
wenn man die zur Lebenserhaltung verbrannter Tiere notwendigen Infusionslösungen quantitativ bestimmt. ROSENTHAL (1943) zeigte an der verbrannten
Maus, daß 35 cm³ physiologische Kochsalzlösung (etwa 18% des Körpergewichtes)
genügen, um die Mortalität einer bestimmten Verbrennung von 100% auf 0% zu
senken. Auch MCCARTHY (1953) konnte bei der Ratte eine innerhalb von 8 bis
10 Std tödliche Verbrennung durch Gaben von 1,4%igem NaCl in einer Menge

von 10—15% des Körpergewichtes erfolgreich behandeln. Unsere eigenen Erfahrungen in der Therapie schwerer Verbrennungen des Menschen bestätigen die Angaben von Evans (1951), daß je 1 kg Körpergewicht und je 1% verbrannte Körperoberfläche etwa 2 cm³ ersetzt werden müssen, d.h. etwa $^1/_{500}$ des Körpergewichtes je 1% verbrannte Oberfläche. Diese Werte ergeben sich, wenn man eine Urinsekretion von 40—50 ml je Stunde als Maßstab einer genügenden Flüssigkeitstherapie nimmt.

Die Bedeutung des Blutvolumenverlustes durch Exsudation ergibt sich auch aus Versuchen von Sellers und Goranson (1944), die durch Gipsverbände nach Extremitätenverbrennung die Ausbildung eines Schocks verhindern konnten.

Über den zeitlichen Ablauf der Ödemphase ist ebenfalls einiges bekannt. Brooks et al. (1951) stellten fest, daß 6 Std nach einer Verbrennung schon etwa die Hälfte der Exsudationsmenge im geschädigten Gewebe liegt. Dobson und Warner (1955) fanden bei Hunden den maximalen Blutvolumenverlust 3—6 Std nach der Verbrennung. Lee et al. (1942) glauben, daß schon nach 15 min ein Fünftel der Exsudationsmenge aus dem Gefäßsystem ausgetreten ist. Nach den Arbeiten von Georges (1951) aus dem Laboratorium von Simonart ist es aber nicht wahrscheinlich, daß die Exsudation so rasch erfolgt. Nimmt man den Hämatokrit als Maßstab des Plasmaverlustes an, so bestehen verschiedene später zu besprechende Fehlerquellen.

Die Exsudationsphase dauert im allgemeinen 30—40 Std (Lee et al. 1942) und ist nach allgemeiner Ansicht nach spätestens 50 Std abgeschlossen.

Aus den Befunden von Underhill (1923) über die Hämokonzentration nach Verbrennungen ergibt sich, daß im verbrannten Gebiet mehr Plasma als Zellen verlorengehen. Henschen (1941) sowie Gordon (1945) unterstreichen die Bedeutung des Plasmaverlustes. Cope und Mitarbeiter (1948) haben die Lymphe verbrannter Hundepfoten und die Brandblasenflüssigkeit des Menschen untersucht. Die höchste in der Brandblasenflüssigkeit bzw. in der Lymphe verbrannter Pfoten gefundene Proteinkonzentration war 1,7 g-% tiefer als im Plasma. Die Lymphflüssigkeit ist wesentlich reicher an Albumin als an Globulin. Dieses beruht auf der leichteren Diffusion des Albumins durch die geschädigte Capillarmembran. Die im Abschnitt I A 2 b behandelten Elektrolytverschiebungen zeigen, daß der Natriumgewinn des verbrannten Gewebes größer ist als der Wassergewinn. Die Folge davon ist ein größerer Salz- als Wasserverlust und eine entsprechende Hypotonie des Blutes, das aus dem verbrannten Gebiet zurückfließt. Osmotische Phänomene können deshalb auch in unversehrten Geweben zu Wasserverschiebungen in die Zelle führen.

Im verbrannten Gebiet gehen nicht nur Wasser, Salze und Proteine, sondern durch die beträchtlichen Blutextravasate auch große Mengen von Erythrocyten verloren, u.U. bis zu 50% der vorhandenen Zellen (Salzberg und Evans 1950, Evans 1951). (Siehe dazu auch Veränderungen der Blutelemente.) In diesem Zusammenhang sei auch auf den vermehrten Erythrocytenabbau hingewiesen. Brooks et al. (1950) fanden vermehrte Erythrocytenphagocytose in Milz, Leber und Knochenmark. Tatsächlich besteht nach ausgedehnter Verbrennung ein rascher Erythrocytenabbau mit verkürzter Lebensdauer der Erythrocyten (Siegrist, Miescher und Allgöwer 1957).

Nach Ablauf der Exsudationsphase setzt die Resorption des Verbrennungsexsudates oft recht stürmisch ein. Polyurie ist das klinische Zeichen des Flüssigkeitsrückstromes. Nach BERMAN et al. (1944) würde dabei den Capillaren die Rückresorption der Kristalloide und den lymphatischen Gefäßen der Rücktransport der Kolloide zufallen.

Die Bedeutung des Blutvolumenverlustes wird sehr verschieden eingeschätzt. Auf der einen Seite stehen Versuche von ANTOS et al. (1944), die beim Hund mit Diathermiestrom intramuskuläre Verbrennungen setzten. Brachte man die Hunde durch zusätzliche Blutung in Schock, so war die Summe des Flüssigkeitsverlustes aus Exsudation und Blutung nicht höher als der Flüssigkeitsverlust bei reinem Blutungsschock. Der Blutvolumenverlust scheint nach diesen Arbeiten den Schockzustand genügend zu erklären. Diese Auffassung schließt sich eng an die BLALOCKschen Schockarbeiten an.

Auf der anderen Seite stehen Arbeiten von PRINZMETAL et al. (1944), die bei Ratten die Auswirkung zweier Verbrennungen verschiedener Intensität untersuchten. Eintauchen eines Hinterbeines während 10 sec in Wasser von 75° C führt zu starker Ödembildung, währenddem Eintauchen während 2—3 min in Wasser von 100° C eine Koagulationsnekrose des Beines ohne Ödembildung bewirkt. Die Tiere mit dem großen Blutvolumenverlust zeigen eine geringere Mortalität, als die stärker verbrannten Tiere mit geringem Blutvolumenverlust. Dies spricht gegen eine alleinige Bedeutung des Blutvolumenverlustes im Verbrennungsschock. Nach den Arbeiten von BERGMAN et al. (1948) scheint es wahrscheinlich, daß Todesfälle 24 Std nach der Verbrennung nicht mehr dem Blutvolumenverlust zugeschrieben werden können.

In den ersten Stunden nach der Verbrennung steht der Blutvolumenverlust in der Pathogenese des Verbrennungsschocks im Vordergrund. Dementsprechend hat der Ersatz der verlorenen Blutmenge einen lebensrettenden oder mindestens lebensverlängernden Einfluß. Mit zunehmendem zeitlichen Abstand vom Unfallereignis tritt die Bedeutung des Blutvolumenverlustes immer mehr in den Hintergrund.

Verschiedene Pharmaka können den Blutvolumenverlust bei bestimmten Standardverbrennungen vermindern. BEECHER und McCARRELL (1943) stellten fest, daß der Flüssigkeitsverlust verbrannter Oberflächen unter Nembutal geringer ist. Morphin hat bei gleicher Versuchsanordnung keinen solchen Effekt. BERGMAN und PRINZMETAL (1946) erzielten durch intraperitoneale Vorbehandlung der Tiere mit Äthanol eine wesentliche Lebensverlängerung. Diese Wirkung führten sie auf eine Verminderung des lokalen Flüssigkeitsverlustes (gemessen an der Ödembildung), sowie auf eine Hemmung der verbrennungsbedingten Capillaratonie zurück. Ähnliche Wirkungen erzielten die Autoren mit Natriumpentobarbital, Morphin, Histamin, Aceton, Glycerol und Propylenglykol. Nach SEVITT (1954) vermindert Denervierung die Exsudation nach Hitzetrauma.

b) Wasser und Elektrolyte

Veränderungen des *Wasserstoffwechsels* und der Wasserausscheidung bei Verbrennung beruhen auf verschiedenen Ursachen. Wichtige Faktoren sind der Wasserverlust und die Wasseransammlung im Verbrennungsgebiet. Aber auch Veränderungen des osmotischen Druckes im Blut, sowie Störungen der Nieren-

funktion sind von Bedeutung. An dieser Stelle soll lediglich auf Störungen des
Wasserhaushaltes infolge der Wasserverschiebungen im traumatisierten Gebiet
eingegangen werden. Veränderungen des osmotischen Druckes im Blut sowie
Störungen der Nierenfunktion werden in anderem Zusammenhang besprochen.
(Siehe weiter unten und Kapitel über Schockniere III A.)

Im Wundgebiet können große Wasserverluste durch Abfließen von Plasma
und Blut nach außen zustande kommen. Aber auch in das traumatisierte Gewebe
selbst werden durch Ödembildung und Blutung beträchtliche Flüssigkeitsmengen abgegeben (COPE und MOORE 1947). Bei experimenteller Verbrennung
an Mäusen wurde z.B. eine Flüssigkeitsmenge, die 3% des Körpergewichtes entspricht, in der ödematösen Schwellung gefunden (ROSENTHAL und TABOR 1945).
Nach experimentellem Extremitätentrauma bei Hunden betrug der Wasserverlust im traumatisierten Gebiet 50% des zirkulierenden Blutvolumens (NICKER-
SON 1945). Beim Abwandern von Körperwasser in das traumatisierte Gebiet
spielen vor allem 2 Mechanismen eine Rolle:

Erstens besteht im Verbrennungsgebiet oft erhöhte Capillarpermeabilität.
Dies konnte mit Hilfe von Farbstoffen und radioaktiv markierten Proteinen gezeigt werden, welche im traumatisierten Gewebe rascher als im gesunden Gewebe
aus der Blutbahn austraten (COPE und MOORE 1944, FINE et al. 1943).

Zweitens entstehen im traumatisierten Gebiet Elektrolytverschiebungen.
Hauptsächlich die Ansammlung von Natrium ist von Bedeutung (s. Kapitel
„Biochemische Veränderungen im Wundgebiet" I A 2). Aus osmotischen Grün-
den kommt es dabei auch zu Wasseraufnahme im geschädigten Gewebe.

Die beschriebenen Wasserverschiebungen haben oft schwerwiegende Folgen
für den Gesamtorganismus. Im wesentlichen kann es zu folgenden Veränderungen kommen:

Verminderung des zirkulierenden Blutvolumens. Diese ist zum größten Teil
direkte Folge des Wasserverlustes und der Wasseransammlung im traumatisierten
Gebiet.

Erhöhung der Blutviscosität. Infolge von Plasmaverlust und Ödembildung im
Wundgebiet wird das Blut eingedickt, wodurch die Hämodynamik erschwert
werden kann.

Interne Dehydrierung. Durch Abwandern des Körperwassers in das traumatisierte Gebiet kann es zu Entzug von extra- und intracellulärem Wasser im nicht-
traumatisierten Gewebe kommen (RANDALL 1952, ASHWORTH und KREGEL 1942).
Wie weiter oben besprochen wurde, ist infolge von Elektrolytabwanderung
auch vermehrte Wasseraufnahme im nicht traumatisierten Gewebe möglich
(s. S. 5). Die Mechanismen, welche das eine Mal zu interner Dehydrierung,
das andere Mal zu Ödembildung in nicht verletzten Gebieten führen, sind nicht
vollständig geklärt.

Im Verlauf der Verbrennung kann lokal angesammeltes Wasser relativ rasch
wieder in das Blut abgegeben werden („Autotransfusion"). Dadurch kommt
eine plötzliche Mehrbelastung des Kreislaufs zustande, was möglicherweise zu
Kreislaufversagen führt (RANDALL 1952).

Zusammenfassend ergibt sich, daß Wasserverschiebung bei Verbrennung
primär hauptsächlich durch Veränderungen im Wundgebiet bedingt ist. Es
kommt zu Wasserentzug aus dem Kreislauf infolge Flüssigkeitsverlustes und

Ödembildung im Wundgebiet. Dies kann zu Verminderung der zirkulierenden
Blutmenge, interner Dehydrierung, Erschwerung der Hämodynamik und Kreislaufversagen führen.

Veränderungen des *Elektrolythaushaltes* spielen wahrscheinlich eine wichtige
Rolle bei der Schockentstehung. Dies geht z.B. daraus hervor, daß man im
Experiment durch Entzug von Elektrolyten schockähnliche Zustände erzeugen
kann (WIGGERS 1950, ELKINTON et al. 1946). Auch bei der Verbrennung findet
sich meist eine ausgeprägte Störung des Elektrolytstoffwechsels. Am wichtigsten
ist das Verhalten von Natrium, Kalium, Phosphor und Chlorid.

Natrium und Kalium. Während der Initialphase der Verbrennung besteht
meist positive Natriumbilanz und, sofern keine An- oder Oligurie vorhanden ist,
negative Kaliumbilanz. Es können große Mengen Natrium retiniert werden (6 bis
48 g in 3 Tagen) (MOORE et al. 1950). Die positive Natriumbilanz wird bei Besserung
des Zustandes meist negativ; gleichzeitig wird die Kaliumbilanz weniger negativ oder
positiv (ROSENTHAL und TABOR 1945, MOORE et al. 1950, FOX und KESTON 1945,
BRAASCH et al. 1950 u.a.m.). Die Ausscheidung von Natrium und Kalium erfolgt in Urin
und Wundsekret. Im Exsudat

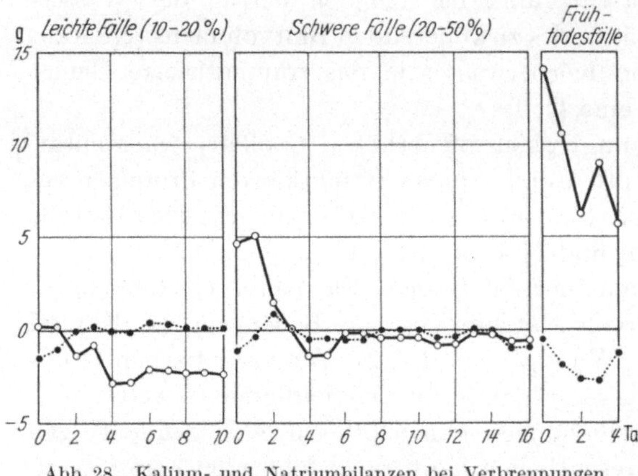

Abb. 28. Kalium- und Natriumbilanzen bei Verbrennungen
verschiedener Intensität. —— Na; ---- K.

können 45—90% des total ausgeschiedenen Natriums vorhanden sein. Kalium wird
höchstens zu 20% im Wundsekret eliminiert. Typisches Verhalten von Natrium
und Kalium bei Verbrennung geht aus Abb. 28 hervor. Es handelt sich um
18 Fälle mit Verbrennungen verschiedener Ausdehnung infolge Explosion eines
Lösungsmittel-Luftgemisches. Alle Patienten wurden gleichzeitig in die Klinik
eingewiesen. Die totale Natrium- und Kaliumaufnahme wurde aus infundierter
Flüssigkeit (Blut, Plasma, Salzlösungen) und der durch Magensonde zugeführten
Nahrung berechnet. Die Bilanzen wurden während der Zeit bestimmt, in der
fast ausschließlich parenterale und Sondenernährung erfolgte. Bei den leichten
Fällen wurde vom 5. Tag an nur noch die Ausfuhr gemessen. Die schweren
Fälle hatten auch nach dem 5. Tag überwiegend parenterale und Sondenernährung. Die spontane orale Nahrungsaufnahme war so geringfügig, daß sie in den
Bilanzen vernachlässigt wurde. Die Messung von Natrium- und Kaliumausscheidung im Urin erfolgte flammenphotometrisch. Die Elektrolytausscheidung
im Wundsekret wurde vernachlässigt, da sie, verglichen mit der Urinausscheidung,
gering war und dadurch wahrscheinlich keine wesentliche Beeinflussung der
Elektrolytbilanz zustande kam.

Es zeigte sich, daß bei den Fällen, die nicht frühzeitig ad exitum kamen, in
den ersten Tagen nach Verbrennung oft positive *Natriumbilanz* bestand. Die
Natriumretention nahm im weiteren Verlauf meist ab, die Bilanz wurde z.T.

negativ. Ein Ausgleich der Natriumbilanz trat innerhalb der Untersuchungsperiode (maximal 16 Tage) nur in wenigen Fällen ein. Die durchschnittliche
initiale Natriumretention war bei den schweren Fällen größer als bei den leichten
Fällen. Die Frühtodesfälle zeigten stark positive Natriumbilanz während der
ganzen Beobachtungsperiode (Abb. 29).

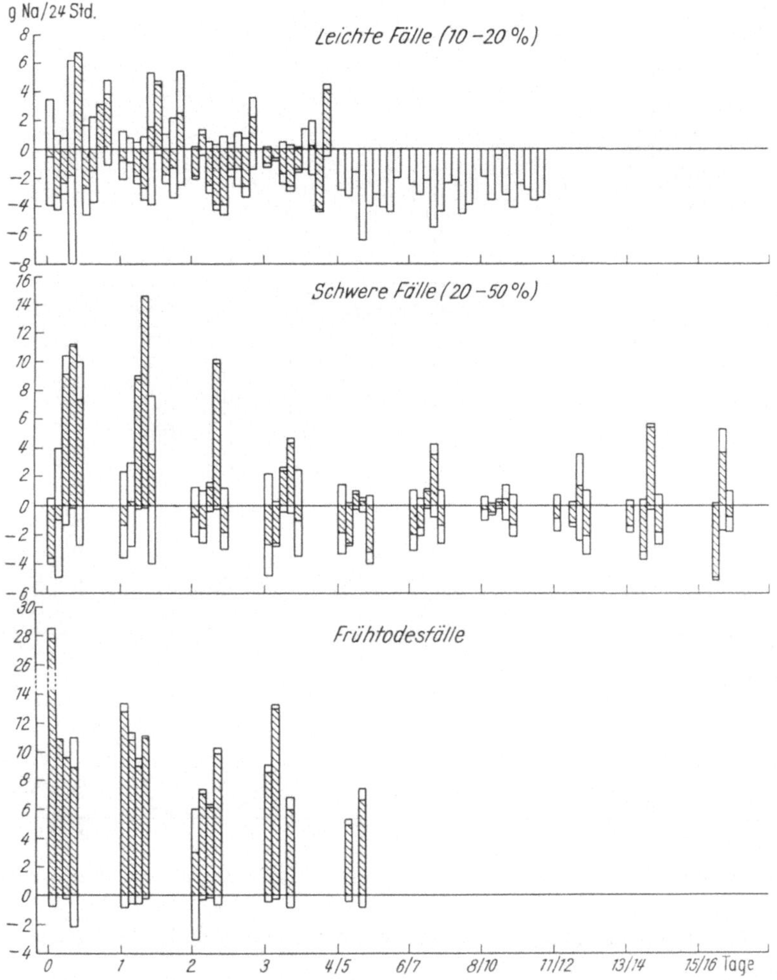

Abb. 29. Na-Bilanz. Über dem Strich = Einfuhr; unter dem Strich = Ausfuhr; schraffiert = Bilanz

Die *Kaliumbilanz* war bei den meisten nicht tödlich verlaufenden Fällen
während der ersten Tage negativ. Bei den leichten Fällen kam es im weiteren
Verlauf oft zu positiver oder ausgeglichener Kaliumbilanz. Die schweren Fälle
zeigten weniger einheitlichen Verlauf der Kaliumbilanz. Diese blieb teilweise
negativ, teilweise wurde sie positiv, im Durchschnitt ergab sich jedoch fast
gleiches Verhalten wie bei den leichten Fällen. Bei den Frühtodesfällen bestand
meist stark negative Kaliumbilanz während der ganzen Beobachtungszeit
(Abb. 30).

Die Veränderungen der Natrium- und Kaliumbilanz gingen also im allgemeinen parallel zur Schwere des klinischen Zustands. Im Anfang und bei großer
Ausdehnung der Verbrennung war die Störung meist stärker und häufiger als im
weiteren Verlauf und bei geringerer Verbrennungsausdehnung. Im Initialstadium
der Verbrennung bestand oft positive Natriumbilanz, die bei günstigem Verlauf
weniger positiv oder negativ wurde. Die Kaliumbilanz verhielt sich umgekehrt;

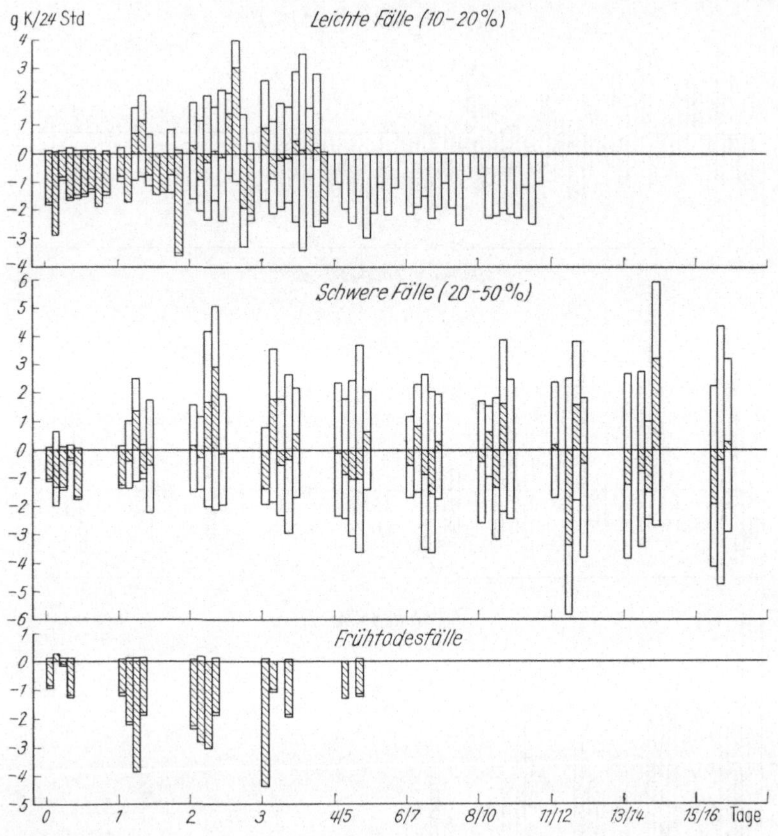

Abb. 30. K-Bilanz. Über dem Strich = Einfuhr; unter dem Strich = Ausfuhr; schraffiert = Bilanz

anfangs war sie meist negativ und wurde bei günstigem Verlauf ausgeglichen
oder positiv.

Phosphate. Die Phosphorbilanz verhält sich im allgemeinen ähnlich wie die
Kaliumbilanz. Auch dies geht aus unseren Befunden hervor. Abb. 31 zeigt den
durchschnittlichen Verlauf der Phosphorbilanz bei unseren Fällen. Die Aufnahme
von anorganischem Phosphor wurde aus infundierter Flüssigkeit und Sondennahrung berechnet, die Ausscheidung von anorganischem Phosphor im Urin nach
FISKE und SUBBARROW bestimmt. Es zeigte sich, daß die Phosphorbilanz bei
der Mehrzahl der Patienten während mehrerer Tage negativ war, am ersten Tag
im allgemeinen stärker als später. Diese Befunde werden durch experimentelle
Resultate bestätigt, wonach im initialen Verbrennungsstadium vermehrt Phosphor im Urin ausgeschieden wird (BRAASCH et al. 1950). Die geringe Phosphat-

ausscheidung bei den Frühtodesfällen am ersten Tag hängt wahrscheinlich mit der Oligurie zusammen.

Chlorid. Chlorid zeigt im allgemeinen ähnliches Verhalten wie Natrium. Seine Gesamtausscheidung geht derjenigen des Natriums parallel, es wird prozentual jedoch weniger Chlor als Natrium im Wundsekret, dafür mehr im Urin ausgeschieden (MOORE et al. 1950, MAGEE und SPECTOR 1952).

Infolge des gestörten Elektrolytstoffwechsels zeigen sich auch Veränderungen des Elektrolytgehaltes im Blut, welche besonders bei Verbrennungsschock ausgeprägt sind. Es besteht oft Erniedrigung des Natrium- und Chlorgehaltes, während Kalium-, Phosphor- und Magnesiumkonzentration erhöht sein können (MOORE et al. 1950, ASHWORTH und KREGEL 1942, MAGEE und SPECTOR 1952, WIGGERS 1950).

α) Ursachen des gestörten Elektrolytstoffwechsels

Der Störung des Elektrolytstoffwechsels bei Verbrennung können verschiedene Ursachen zugrunde liegen. Sie sollen im folgenden kurz einzeln behandelt werden.

An- oder Oligurie. Nach Verbrennungen können An- und Oligurie zu Störungen des Elektrolytstoffwechsels führen. Oligurie mit 100—400 cm³ Urin in den ersten 24 Std haben wir 4mal beobachtet (Fälle 73, 75, 78, 81). Alle diese Fälle hatten eine ungenügende Flüssigkeitstherapie erhalten. Beurteilt nach den Regeln des Abschnitts über Flüssigkeitstherapie betrug das Manko an Blut, Plasma und Kochsalzlösung zwischen 2500 und 5000 cm³, also etwa 50—100% des totalen Blutvolumens. Bei ausreichender Schocktherapie spielt die mengenmäßig ungenügende Urinsekretion als ursächlicher Faktor keine Rolle. Trotz genügender Urinmenge kann aber Natrium retiniert werden. Auch das gleichzeitige Bestehen von guter Kaliumausscheidung und positiver Natriumbilanz bei vielen unserer Fälle spricht dafür, daß andere Faktoren wesentlicher sind. Dies geht auch aus experimentellen Untersuchungen hervor, in denen Natriumretention bei genügender Nierentätigkeit oder bei gleichzeitiger Kaliumdiurese festgestellt wurde (ROSENTHAL und TABOR 1945).

Veränderungen im Wundgebiet. Im geschädigten Gewebe nimmt die Natriumkonzentration zu und die Kaliumkonzentration ab (s. Kapitel „Biochemische Veränderungen im Wundgebiet" I A 2). Das Eindringen von Natrium ins Gewebe kann die initial erniedrigten Natriumwerte im Blut (ROSENTHAL und TABOR 1945, FOX und BAER 1947, FOX und KESTON 1945) und somit die verminderte Natriumausscheidung z.T. erklären. Die Abwanderung von Kalium aus den Zellen in die interstitielle Flüssigkeit und das Blut ist z.T. verantwortlich für

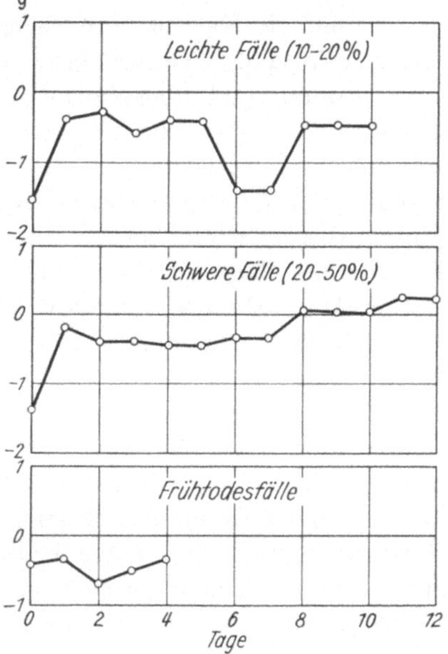

Abb. 31. Phosphorbilanzen bei Verbrennungen verschiedener Intensität

3*

die erhöhte Kaliumausscheidung im Urin. Auch die erhöhte Blutkonzentration
und die vermehrte Ausscheidung von Phosphor im Initialstadium der Verbrennung ist wahrscheinlich größtenteils durch lokale Gewebsschädigung bedingt. Die Muskulatur ist besonders reich an Phosphorverbindungen, welche im
verbrannten Gebiet vermehrt aus dem Gewebe ins Blut abgegeben werden.
Möglicherweise stammt ein Teil des anorganisch gebundenen Phosphors aus
energiereichen Verbindungen nichttraumatisierter Gewebe (ATP, ADP, Kreatininphosphat). Bei länger dauerndem Schock kommt es wahrscheinlich infolge
Hypoxie der Gewebe zu Verarmung an energiereichem Phosphat und Freisetzung
von anorganischen Phosphorverbindungen (LE PAGE 1946, ENGEL 1952).

Verminderte Kalium- und Phosphorzufuhr. Negative Kalium- und Phosphorbilanz kann Folge verminderter Kalium- und Phosphoraufnahme sein, wobei
noch Kalium- und Phosphormengen, die in den vorausgegangenen Tagen aufgenommen wurden, zur Ausscheidung gelangen. Dieser Faktor spielt wahrscheinlich im Initialstadium der Verbrennung eine Rolle. Er ist jedoch nicht
verantwortlich, wenn negative Kalium- und Phosphorbilanz trotz genügender
Zufuhr dieser Stoffe besteht. Auch bei unseren Patienten war die negative
Kalium- und Phosphorbilanz teilweise durch verminderte Zufuhr dieser Elektrolyte erklärt. Daneben spielten aber auch andere Faktoren eine Rolle. Dies
zeigen die Fälle, bei denen trotz genügender Kalium- und Phosphorzufuhr eine
negative Bilanz weiter bestand.

Hämolyse. Bei Verbrennung kommt es oft zu Erythrocytenschädigung, wobei
intracelluläres Kalium freigesetzt wird. Hitzeeinwirkung von 75° C auf ausgedehnte Teile der Körperoberfläche bewirkt infolge Erythrocytenschädigung eine
Zunahme der Kaliumkonzentration im Plasma (MCLEAN et al. 1947). Auch in vitro-
Versuche zeigten, daß Hitze Kalium aus den Erythrocyten freisetzt (MCLEAN
et al. 1947). Beim Menschen scheint jedoch das Freiwerden von Kalium aus
Erythrocyten keine wesentliche Rolle für die Kaliumbilanz bei Verbrennung zu
spielen (MOORE et al. 1950).

Nebenniere. Wahrscheinlich spielt die Nebenniere eine wesentliche Rolle bei
den Veränderungen des Elektrolytstoffwechsels bei Verbrennungs-Stress und
Schock. Das Bestehen einer Hyperaktivität der Nebennierenrinde bei Verbrennung geht aus verschiedenen Untersuchungen hervor (s. S. 48). Ferner ist
von den Mineralocorticoiden bekannt, daß sie Natriumretention und vermehrte
Kaliumausscheidung verursachen. Es ist allerdings nicht so, daß die Stoffwechselveränderungen bei Stress und Schock lediglich durch Überfunktion der
Nebennierenrinde zustande kommen. (Siehe auch Abschnitt über endokrine
Organe III D 2.)

β) Folgen des veränderten Elektrolytstoffwechsels

Durch Elektrolytabwanderung kommt Hypotonie des Plasmas zustande. Dies
führt möglicherweise zu vermehrter Wasseraufnahme innerer Organe (osmoti-
scher Ausgleich) und kann Mitursache bei der Entstehung von Lungen- und
Hirnödem sein (FOX und BAER 1947).

Elektrolytabwanderung bedingt unter Umständen Abnahme der Alkalireserve des Blutes. Dies kann für die Entstehung der Verbrennungsacidose
bedeutungsvoll sein.

In schweren Fällen kann es infolge von Kaliumfreisetzung zur Ausbildung einer Kaliumintoxikation kommen. Im Tierexperiment konnte gezeigt werden, daß im Schock die Kaliumempfindlichkeit bedeutend erhöht ist (ROSENTHAL und TABOR 1945). Die Gefahr einer Kaliumintoxikation ist besonders groß bei Niereninsuffizienz.

Zusammenfassend ergibt sich, daß die wichtigsten Störungen des Elektrolythaushaltes bei Verbrennung in Retention von Natrium und Chlor (positive Natrium- und Chlorbilanz) und vermehrter Ausscheidung von Kalium und Phosphor (negative Kalium- und Phosphorbilanz) bestehen. Die wichtigsten Ursachen für diese Veränderungen sind: Veränderte Nierenfunktion, Elektrolytverschiebungen im traumatisierten Gebiet, Stress, verminderte Elektrolytzufuhr. Störungen des Elektrolytstoffwechsels können unter anderem zu Hypotonie des Plasmas, Verminderung der Alkalireserve und eventuell Kaliumintoxikation führen. Sie sind wahrscheinlich ein wichtiger Faktor für die Entstehung des Verbrennungsschocks.

c) Toxine

Verbrennungen hinterlassen eindrückliche Gewebsnekrosen. Es ist allgemeines chirurgisches Erfahrungsgut, daß jedes größere Gewebstrauma eine Allgemeinreaktion des Körpers hervorruft, gekennzeichnet durch Fieber und Stoffwechselveränderungen, wie sie heute etwas schlagwortartig als „Alarmreaktion" bezeichnet werden. In der Pathogenese dieser posttraumatischen Zustände wurde Eiweißabbauprodukten eine wesentliche Rolle zugesprochen (GOHRBANDT 1955). Im Schrifttum der letzten 20 Jahre gibt es zahlreiche Arbeiten, die von der Toxämie der Verbrennungen als einem selbstverständlichen Begriff sprechen. Bei näherem Zusehen stellt sich jedoch heraus, daß Natur und Bedeutung dieser hypothetischen toxischen Stoffe bis jetzt völlig ungeklärt geblieben sind (HENSCHEN 1941). Die Beweise für die Entstehung toxischer Stoffe im verbrannten Gewebe werden von einigen Autoren als ungenügend angesehen (HARKINS 1942, HARRISON und BLALOCK 1932, ANTOS et al. 1944).

Die Entstehung der sog. Verbrennungstoxine scheint weitgehend von Temperatur und Einwirkungsdauer der Wärmequelle abzuhängen. Dieser Umstand ist bis jetzt zu wenig beachtet worden. Zudem muß unterschieden werden zwischen einer akut-toxischen und einer langsam schädigenden Wirkung der Verbrennungsnekrosen. Die akut-toxische Wirkung kann einen Faktor des Verbrennungsschocks darstellen. Die langsam schädigende Wirkung vermag gewisse Erscheinungen der Verbrennungskrankheit zu erklären. Es sollen deshalb die Toxinwirkung im Frühstadium der Verbrennung (während der ersten 48 Std) und die Toxinwirkung im Spätstadium gesondert besprochen werden.

α) Toxinwirkung im Frühstadium (erste 48 Std)

Eine Reihe von Arbeiten macht die Entstehung von Toxinen mit akuter Wirkung wahrscheinlich. Unter ihnen sind die Beobachtungen von SIMONART und seiner Schule (1947, 1955) von besonderem Interesse. SIMONART stellte beim Frosch fest, daß eine Standardverbrennung der Hinterbeine bis zum Knie, bei 50—60° C während 15 sec, in wenigen Tagen zum Exitus führt. Wird unmittelbar nach der Verbrennung am Oberschenkel eine Ligatur angebracht, so überlebt das Tier. Nach Abnahme der Ligatur treten die gleichen Erscheinungen auf wie unmittelbar nach der Verbrennung ohne Ligatur. Die abgeschnürte Extremität nimmt aus der umgebenden Flüssigkeit Wasser auf. Nach Abnahme der Ligatur tritt keine weitere Schwellung mehr ein. Trotzdem stirbt das Tier. Der Blutvolumenverlust kann den Tod nicht erklären. Das bloße Abschnüren und spätere Losbinden des Hinterbeines hat keine tödlichen Konsequenzen. Die Ödemflüssigkeit der verbrannten Extremität ist für normale Frösche stark toxisch, währenddem die Ödemflüssigkeit einer abgeschnürten Extremität ohne Verbrennung keine Toxicität besitzt.

In einer Reihe von Arbeiten der gleichen Schule wird über den Effekt verschiedener Temperaturen auf das Säugetierplasma und einzelne seiner Fraktionen berichtet. Diese verschieden behandelten Plasma und Plasmafraktionen werden dem Frosch in den Lymphsack injiziert. VAN CANEGHEM (1951) hat gezeigt, daß bei 80⁰ C eine wichtige Temperaturstufe besteht. Serum, das über 80⁰ C erhitzt wurde, tötet den Frosch innerhalb weniger Tage; normales Serum oder Serum, das auf weniger als 80⁰C erhitzt wurde, ist nicht toxisch. Die Vergiftungserscheinungen sind sehr typisch und entsprechen dem Bild, das beim verbrannten Frosch beobachtet wird. Es besteht eine allgemeine Neigung zu Ödembildung und zu Magen-Darmblutungen. Intravenös verabreicht wirken die gleichen Seren bei Kaninchen und Mäusen toxisch, während bei intraperitonealer Injektion anscheinend kein Effekt nachgewiesen werden kann. (Die intravenöse Verabreichung war dadurch möglich, daß die Seren vor der Erhitzung mit physiologischer Kochsalzlösung verdünnt wurden. Dieses Vorgehen läßt anscheinend eine massive Koagulation vermeiden.)

Nach DEPRÉ (1952) sind verschiedene Fraktionen des Pferdeserums nach Erhitzung auf 80⁰ C für den Frosch giftig. Der toxische Effekt ist an die Proteine gebunden; das Dialysat zeigt keine Wirkung. Nach GODFRAIND (1954) wirkt Albumin des Stieres nach Erhitzung auf 80⁰C während 45 sec toxisch. SCHOTTE und VAN ROY (1954) zeigten, daß dies auch für γ-Globulin humaner und boviner Herkunft zutrifft.

GODFRAIND (1954) konnte zeigen, daß Serumalbumin durch Erhitzen über 80⁰ C für Fibrinolysin leicht angreifbar wird. Andererseits hat VANDENBERGHE (1954) nachgewiesen, daß nicht nur die Erhitzung, sondern auch die peptische Verdauung dem Serum toxische Eigenschaften verleiht. Nach den Arbeiten der Schule von SIMONART liegt deshalb der Schluß nahe, daß die Temperatur über 80⁰ C eine abnorme Dekomposition verschiedener Eiweiße ermöglicht. Dabei ist nicht klar, ob quantitative oder qualitative Veränderungen der Abbauprodukte für die toxischen Wirkungen verantwortlich sind. Wir haben selber, gemeinsam mit MÉGEVAND (1957), eine größere Reihe von Kaninchen intraperitoneal mit zwei verschieden erhitzten Blutkoagula beschickt. Eine Gruppe von 30 Kaninchen erhielt 50—100 cm³ Blut, das während 1 Std auf 100⁰ C erhitzt worden war. Nahezu 50% dieser Tiere starben innerhalb von 48 Std, ohne daß der Tod auf eine schockierende Peritonealexsudation zurückgeführt werden konnte. Intraperitoneale Verabreichung von Blut, das während 1 Std auf 80⁰ C erhitzt worden war, ergab bei 11 Tieren keinen Exitus in den ersten 48 Std.

Barac (1951) hat festgestellt, daß intravenös injiziertes Blut, das auf 65 bis 70° C erwärmt wurde, antidiuretisch wirkt. Bei tieferen Temperaturen ist die antidiuretische Wirkung an die Erythrocyten gebunden, währenddem nach eingetretener Eiweißkoagulation auch Plasma diese Wirkung hat.

Eine außerordentlich interessante Arbeit stammt von Prinzmetal et al. (1944). Diese Autoren untersuchten an der Ratte die Wirkung von zwei verschiedenartigen Verbrennungen. Einerseits tauchten sie ein Hinterbein während 10 sec in Wasser von 75° C. Diese Verbrennung führt zu starker Ödembildung. Bei anderen Tieren ließen sie Wasser von 100° C während 2—3 min auf das Hinterbein einwirken. Die Ödembildung nach dieser intensiven Verbrennung ist gering. Die weniger intensiv verbrannten Tiere verloren 5% ihres Körpergewichtes als Exsudation. Von dieser Serie ist kein Tier gestorben. Die Exsudation der stärker verbrannten Tiere betrug nur 2% des Körpergewichtes. Trotzdem entwickelten sie einen schweren Schock, und 50% der Tiere starben innerhalb 40 Std. Prinzmetal und Mitarbeiter kamen deshalb zum Schluß, daß sie eine Schockform ausgelöst hätten, die weniger durch Blutvolumenverlust als durch Toxin- oder Nervenwirkung bedingt ist.

Humorale Faktoren im Blut verbrannter Tiere wurden von Prinzmetal et al. (1946) auch noch in anderem Zusammenhang nachgewiesen. Injektion von Blut verbrannter Ratten in die Aorta normaler Tiere dicht oberhalb der Nierenarterie führt zu einer deutlichen Capillaratonie der Niere. Versuche von Monsaingeon (1949) weisen in ähnlicher Richtung. Kabat und Levine (1942) konnten nachweisen, daß auf 56—65° C erwärmtes Plasma durch Zentrifugieren in eine toxische (Bodensatz) und eine nicht toxische Fraktion (überstehende Flüssigkeit) getrennt werden kann. Das toxische Zentrifugat verliert seine Wirkung durch Homogenisieren. Das deutet auf eine rein physikalische Wirkung im Sinne einer Embolisierung hin. (Autoptisch findet man Lungenstauung, subendokardiale Blutungen, punktförmige Leberblutungen und submuköse Blutungen im Duodenum).

Greuer (1948) stellte aus verbrannter Haut von Ratten einen Extrakt her, der für Mäuse in 75% der Fälle tödlich war, sofern er mehr als 0,2 mg Stickstoff enthielt. Basset und Mitarbeiter (1950) stellten am isolierten Froschherz eine stark toxische Wirkung von Extrakten aus kauterisiertem Skeletmuskel fest. Etwas schwer zu beurteilen sind die Versuche von Cullumbine et al. (1947). Sie stellten fest, daß entzündliches Verbrennungsexsudat von Kaninchen erst 48 Std nach der Verbrennung (70° C) toxisch wird. Als Testobjekt dienten gesunde Mäuse und Kaninchen. Möglicherweise handelte es sich bei diesen „Verbrennungstoxinen" um Stoffe bakteriellen Ursprungs.

Eine Reihe von Versuchen betrifft die gekreuzte Zirkulation zwischen einem normalen Spendertier und einem verbrannten Empfängertier. Sogenannt toxische Symptome finden sich vor allem beim Spendertier. Diese Versuchsanordnung läßt keine Unterscheidung zu zwischen der Wirkung des reinen Blutvolumenverlustes und derjenigen allfälliger Toxine (Giraldi et al. 1947).

Es wurden verschiedene Versuche unternommen, um die toxischen Substanzen chemisch zu definieren. Es sei dabei auf die Histamintheorie hingewiesen (s. dazu II A 1). Als wesentliches Ergebnis dieser Arbeiten ist festzuhalten, daß der Histamingehalt des Blutes in den Stunden unmittelbar nach der Verbrennung stark ansteigt, um nachher ebenso rasch wieder abzufallen und sogar unter die

Norm zu sinken. Der Histamingehalt des Blutes geht den klinischen Erscheinungen nicht parallel. Ähnliches gilt für die von verschiedenen Autoren in den Vordergrund gesetzte Adenosintriphosphorsäure mit ihrem vagomimetischen Effekt (BIELSCHOWSKY und GREEN 1943, SIEDEK et al. 1950, FISCHER und ROSSIER 1947).

Nach WALKER (1946) ist der Anstieg des Rest-N im Blut vor allem der unbestimmbaren Fraktion des Rest-N zuzuschreiben. Allerdings behauptet SCHÜMMELFEDER (1949), daß der Polypeptid-N-Gehalt des Serums bzw. die Differenz zwischen Polypeptid-N und sonstigem Stickstoff nicht ansteigt. Der Anstieg des Rest-N kann deshalb nach diesem Autor nicht den hochmolekularen Eiweißspaltprodukten zugeschrieben werden.

ASCHIERI und ALLGÖWER (1957) haben das Blut von Kaninchen nach intraperitonealer Verabreichung hitze-denaturierter Proteine (Vollblut) papierchromatographisch untersucht. Die Denaturierung des Vollblutes erfolgte bei der einen Serie durch einstündiges Erhitzen auf 80 und bei der anderen auf 100⁰ C. Frühtodesfälle fanden sich nur nach Verabreichung von Blut, das auf 100⁰ C erhitzt worden war. Bei diesen Frühtodesfällen waren verschiedene Aminosäuren im Blut stark vermehrt. Damit ist nicht gesagt, daß die Aminosäuren selber als toxische Stoffe in Frage kommen. Sie sind wohl lediglich der Ausdruck eines schweren Leberversagens. Ohne daß diese Tiere einen eigentlichen Schock erlitten, wurden im Blut die von ENGEL (1952) im Schock beobachteten Störungen des Eiweißstoffwechsels manifest. Diese Störung scheint auf einer direkten Leberschädigung durch die Abbauprodukte der erhitzten Proteine zu beruhen.

Für die Bedeutung der Cholinesteraseaktivität sei auf Abschnitt II A 2d verwiesen.

Die Bedeutung der Kaliumanhäufung im Blut infolge Zellnekrose wurde im Kapitel über Elektrolytverschiebungen (s. II A 2b) behandelt.

Allen Arbeiten, die das Vorkommen von Toxinen im Frühstadium nachweisen, ist gemeinsam, daß toxische Wirkungen erst auftreten, wenn Gewebe, Blut oder Eiweißfraktionen des Blutes während längerer Zeit Temperaturen von mehr als 80⁰ C ausgesetzt sind.

Eine Reihe von Versuchen scheinen eher gegen eine wesentliche Rolle von Toxinen im Verbrennungsschock zu sprechen. ANTOS et al. (1944) haben bei Hunden mit Hilfe von Diathermiestrom tiefe Muskelverbrennungen gesetzt. Diese Verbrennungen lösten an sich keinen schweren Schock aus. Die verbrannten Hunde waren jedoch wesentlich anfälliger für den Blutungsschock als Kontrolltiere. Der Flüssigkeitsverlust durch Exsudation plus Blutung war nicht größer als die beim normalen Tier zur Schockauslösung notwendige Blutentnahme. Die Schockanfälligkeit dieser Tiere ließ sich somit allein durch das im verbrannten Muskel verlorene Blutvolumen erklären. Temperaturmessungen im diathermiegeschädigten Muskel während der Stromeinwirkung wurden von den Autoren nicht ausgeführt.

McCARTHY und PARKINS (1946) haben nachgewiesen, daß Ratten, deren Rücken während 15 sec in Wasser von 90⁰ C eingetaucht wird, in 50% der Fälle sterben. Bei Verabreichung von Blut in einer Menge von 2% des Körpergewichtes überleben sämtliche Versuchstiere. Erhalten die Tiere dagegen Blut verbrannter Tiere, so fällt die protektive Wirkung weg, d.h. die Mortalität entspricht derjenigen bei unbehandelten Kontrolltieren. Nach ROSENTHAL und MCCARTHY (1947) bleibt die protektive Eigenschaft des Blutes bis zu 2 Std nach der Verbrennung erhalten. Transfusion von Blut verbrannter Tiere auf gesunde Tiere hat keine nachweisbar nachteiligen Folgen. Bei getrennter Verabreichung von Plasma und Erythrocyten verbrannter Tiere wirken Erythrocyten gleichermaßen protektiv wie normale Erythrocyten. Plasma verbrannter Tiere wirkt nicht protektiv, so daß MCCARTHY annimmt, daß die Veränderungen des Plasmas für den Wegfall der protektiven Eigenschaften des Blutes verbrannter Tiere verantwortlich sind. MCCARTHY stellt also wohl eine Veränderung im Blut verbrannter Tiere fest, aber diese führt nicht zu einer toxischen Wirkung, sondern zum Wegfall protektiver Eigenschaften des Blutes im Verbrennungsschock.

Wird die Hitzeeinwirkung auf den Rücken verlängert (40 sec), so sterben sämtliche Tiere innerhalb von 8—10 Std (MCCARTHY 1945). Bei Verabreichung von 1,4%iger Kochsalzlösung in einer Menge von 10 bis 15% des Körpergewichts überleben sämtliche Versuchstiere. Die Tatsache, daß durch alleiniges Angebot von Salz und Wasser eine in kurzer Zeit letale Verbrennung erfolgreich behandelt werden kann, scheint gegen eine wesentliche Wirkung von Toxinen im Frühstadium zu sprechen.

Unter klinischen Verhältnissen ist die Mitwirkung toxischer Faktoren im Verbrennungsschock schwer zu beurteilen. Früher starben ausgedehnt Verbrannte innerhalb weniger Stunden. Die rasch zunehmende Verschlechterung des Allgemeinzustandes imponierte als eigentliches Vergiftungsbild. Daher stammt wohl auch die fast axiomatische Sicherheit, mit der früher viele Autoren von den Verbrennungstoxinen sprachen. Wir haben in den letzten Jahren keine auch noch so schwere klinische Verbrennung gesehen, die nicht mindestens 5 Tage durch entsprechende Flüssigkeits-, Salz- und Blutzufuhr am Leben erhalten werden konnte.

Extreme Hitzeeinwirkungen auf das Blut oder die Gewebe sind bei klinischen Verbrennungen relativ selten im Spiel. Wollte man die Versuche von PRINZMETAL et al. (2minütige Verbrennung einer Rattenextremität bei 100° C) auf den Menschen übertragen, wären wesentlich höhere Temperaturen oder längere Einwirkung notwendig, um entsprechende Gewebstemperaturen in den Extremitäten zu erreichen. Immerhin lassen die Versuche erkennen, daß wir im Frühstadium mit Toxinen rechnen müssen, wenn in größeren Gewebsbezirken Temperaturen über 80° C vorhanden waren. Bei Fall 55 (s. Kasuistik) waren vermutlich Toxine mit im Spiel, die bei einer Verbrennung von 20% schon in den ersten 24 Std ein schweres klinisches Bild entstehen ließen.

β) Toxinwirkung im Spätstadium (nach 48 Std)

Aus den Bilanzuntersuchungen ergibt sich, daß der Stoffwechsel verbrannter Patienten während längerer Zeit gestört ist (s. II. B). Der Stickstoffverlust ist größer als die Zufuhr. Besonders charakteristisch für die Verbrennungskrankheit sind eine Anämie sowie eine starke Abmagerung, die sich in kurzer Zeit ausbilden. Nach ausgedehnten Verbrennungen scheint auch eine verminderte Infektionsabwehr vorhanden zu sein. Hier erhebt sich die Frage, wieweit die ständige Intoxikation mit Produkten aus dem geschädigten Gewebe im Spiele ist. Unsere

Versuchsanordnung mit intraperitonealer Applikation von erhitztem Blut scheint geeignet, die Wirkung erhitzter Proteine auf gesunde Versuchstiere zu untersuchen. 8—10 Tage nach Applikation des denaturierten Blutes ist eine deutliche Anämie vorhanden. Die Lebensdauer der Erythrocyten ist stark verkürzt (SIEGRIST et al. 1957) (Abb. 49). 50% der Tiere sterben an schwerer Leberdegeneration begleitet von einem terminalen Leukocytensturz. Die im Spätstadium sterbenden Tiere zeigen papierchromatographisch — allerdings weniger deutlich als die im Frühstadium sterbenden Tiere — einen starken Anstieg verschiedenster Aminosäuren im Blut (ASCHIERI und ALLGÖWER 1957).

Applikation hitzedenaturierter Proteine auf eine große Resorptionsfläche (Peritonaeum) löst beim normalen Kaninchen viele Erscheinungen der sog. Verbrennungskrankheit aus: insbesondere eine Anämie, die mit einer Reduktion des allgemeinen Zustandes und einer starken Abmagerung verbunden ist. Es ist also zu vermuten, daß die Abbauprodukte der Verbrennungsnekrosen weniger für die Ausbildung des Verbrennungsschocks als viel mehr für die Entstehung der Verbrennungskrankheit verantwortlich sind.

d) Neurogene Faktoren

Eine ausgedehnte Verbrennung setzt den Verunfallten in bezug auf Schreckerlebnis und Schmerzen einer großen „nervösen" Belastung aus. Man ist deshalb geneigt, nervösen Faktoren eine wesentliche Rolle in der Genese des Verbrennungsschocks zuzuerkennen.

Im Abschnitt über allgemeine Ergebnisse der neueren Schockforschung wurde schon darauf hingewiesen, daß eine experimentelle Schockauslösung durch alleinige Nervenreizung bis jetzt nicht beschrieben worden ist. PHEMISTER und SCHACHTER (1942) haben beim Kaninchen durch stundenlange Reizung des Sinus caroticus oder des Depressornervs eine starke Blutdrucksenkung erzielt. Dieser lang dauernde Blutdruckabfall ist reversibel, währenddem ein Blutdruckabfall von gleicher Dauer nach Trauma oder Hämorrhagie einen irreversiblen Schock auslöst. WANG und Mitarbeiter (1947) (Tabelle 2) sowie WIGGERS (1951) konnten andererseits nachweisen, daß die zur Auslösung des Blutungsschocks notwendige Hämorrhagie nach Nervenreizung wesentlich geringer ist. Starke afferente Reize können also die Wirkungen anderer Schockfaktoren, insbesondere des Blutvolumenverlustes, steigern.

Ein deutlicher Effekt der frischen Verbrennung ist die von OLSON und NECHELES (1943) genauer untersuchte Blutdrucksteigerung. Verbrennt man eine denervierte Pfote, so fällt diese Blutdrucksteigerung dahin. Nach Hypophysektomie ist eine Blutdrucksteigerung durch die Verbrennung nicht mehr auszulösen. RICHARDS und COURNAND (1944) haben beim Menschen festgestellt, daß von allen zum Schock führenden Traumen Verbrennung die größte Steigerung des peripheren Kreislaufwiderstandes bewirkt (Abb. 22). Die Versuche von OLSON und NECHELES weisen auf eine zentralnervöse Ursache der Blutdrucksteigerung hin. Versuche von PAGE (1943) zeigen, daß im Blut verbrannter Tiere Stoffe vorhanden sind, die am isolierten Kaninchenohr eine Vasoconstriction bewirken. OLSON und NECHELES konnten den Blutdruck gesunder Tiere durch Injektion von Blut verbrannter Tiere steigern. Damit sind auch humorale

Mechanismen bei der Auslösung der Blutdrucksteigerung durch Verbrennungen wahrscheinlich gemacht.

In den erwähnten Arbeiten von OLSON und NECHELES wird weiter darauf hingewiesen, daß das Verbrennungsereignis eine starke Hypermotorik des Magens und der Eingeweide hervorruft. Vagotomie und Splanchnikektomie sind ohne Einfluß, dagegen bremst Atropin diese Hypermotorik sofort.

Indirekte Hinweise auf die Bedeutung nervöser Faktoren sind die Wirkungen vegetativ blockierender und narkotisierender Pharmaka im Schock. Es ist außerordentlich schwer, diese Wirkungen näher zu charakterisieren und festzustellen, wieviel von der anscheinend protektiven Eigenschaft solcher Mittel auf hämodynamische Faktoren, wie Herabsetzung des Blutdruckes usw., zurückzuführen ist. Es sei in diesem Zusammenhang an die von BEECHER und McCARRELL (1943) gemachten Beobachtungen erinnert, daß unter Barbituratanaesthesie der Flüssigkeitsverlust verbrannter Oberflächen geringer ist, sowie an die Arbeiten von BERGMAN und PRINZMETAL (1946), wonach verschiedenste Narkotica bei verbrannten Tieren schützend wirken. Die bisherigen Arbeiten scheinen zu zeigen, daß nur die Verabreichung dieser Pharmaka vor dem Schock (Hämorrhagie oder Trauma) eine günstige Wirkung entfaltet. Die älteste in dieser Richtung genau untersuchte Substanz ist wohl das Dibenamin (REMINGTON 1951, ZWEIFACH 1951/1952).

Über die Wirkung vegetativer Pharmaka im Verbrennungsschock liegt eine Arbeit von ROMANI (1952) vor. Pendiomid, 8—30 min vor der Verbrennung verabreicht, verhindert weitgehend die Ausbildung der pathologisch-anatomischen Veränderungen, die 1 Std nach der Verbrennung bei Kontrolltieren beobachtet werden (interstitielles Ödem, Exsudat in serösen Höhlen, allgemeine Kongestion der Intestinalorgane, Nieren und Lungen). LAVER (1956) hat die Vor- und Nachbehandlung verbrannter Ratten durch die Ganglienblocker Pendiomid und Hexamethonium eingehend studiert. Er konnte nachweisen, daß beide Behandlungsarten eine signifikante Lebensverlängerung bewirken (Abb. 23). Die Tatsache, daß auch nach der Verbrennung eine wirksame Behandlung möglich ist, kann darauf zurückgeführt werden, daß nach einer Verbrennung der Blutvolumenverlust erst im Verlauf einiger Stunden auftritt, und daß deshalb in einem gewissen Sinne — bezogen auf den Flüssigkeitsverlust — eine Vorbehandlung betrieben wird. Es ist anzunehmen, daß die Blutdrucksenkung aus hämodynamischen Gründen den Blutvolumenverlust einschränkt. Daneben besteht vielleicht eine schwer zu erklärende Wirkung, die in ähnlicher Richtung weist, wie eine von WANG gemachte Beobachtung (1947). Nach Denervierung einer Extremität bedarf es zur Auslösung eines irreversiblen Schocks einer stärkeren Traumatisierung als vor der Denervierung.

Die Erkenntnis, daß bei den meisten Schockformen der Blutvolumenverlust viele Symptome erklären kann, und daß die Therapie des Blutvolumenverlustes meist lebensrettend wirkt, darf nicht dazu verleiten, experimentelle und klinische Daten, die auf die Bedeutung des Nervensystems hinweisen, zu übersehen. HOWARD (1953) hat in Korea beobachtet, daß Verwundete mit Blutdruckwerten um 100 mm Hg und ordentlichem Puls durch einfache Umlagerungsmanöver (z.B. auf den Röntgentisch) in einen dekompensierenden Schockzustand gerieten und nach kurzer Zeit starben. Die Tatsache, daß Nervenreizung allein keinen

Schock auszulösen vermag, darf uns nicht vergessen lassen, daß ein eben noch kompensierter Patient durch bloße Nervenreizung sehr leicht in einen schweren Schockzustand kommen kann.

Im allgemeinen Kapitel über Pathogenese des Schocks wurde auseinandergesetzt, daß der Blutvolumenverlust zur reflektorischen Drosselung der Nierendurchblutung führt. Kommt es zur Organschädigung, so entsteht das Bild der tubulären Nephrose. HOFF und Mitarbeiter (1951) haben bei der Katze durch elektrische Reizung im Bereich der vorderen sigmoidalen Gyri eine vorübergehende Steigerung des Blutdruckes mit ausgesprochener corticaler Ischämie der Niere provoziert. Wird die Reizung über längere Zeit fortgeführt, so ergeben sich pathologisch-anatomisch faßbare Tubulusschädigungen, die sich in nichts von dem Bild der tubulären Nephrose unterscheiden. Diese Veränderung kann durch Nierendenervation verhindert werden. Damit ist nicht gesagt, daß bei verbrannten Tieren die gleichen Mechanismen wirksam sind. Die Versuche zeigen aber, daß die Zirkulation der Niere durch zentralnervöse Reizung im gleichen Sinne verändert werden kann wie im reinen Blutvolumen- oder im Verbrennungsschock.

Eine weitere, mit nervösen Mechanismen im Zusammenhang stehende Beobachtung ist die Beeinflussung der Hämokonzentration durch die Narkose (GEORGES 1951, BEECHER und McCARRELL 1943). Unter bestimmten Bedingungen verhindert die tiefe Narkose die Hämokonzentration. Diese Beobachtung trifft bei Verbrennungen in den ersten Stunden zu und dürfte im wesentlichen auf veränderte Strömungsbedingungen in der Peripherie mit vermehrtem Abtransport von Plasma zurückzuführen sein. Die Frage soll eingehender im Kapitel über Veränderungen des Blutes diskutiert werden.

SIMONART (1947) hat bei Hunden und Kaninchen im Moment der Verbrennung eine allgemeine Capillardilatation festgestellt. Sie ist sichtbar an isolierten Darmschlingen und an den Augengefäßen. Entsprechende Beobachtungen beim Menschen liegen aus verständlichen Gründen nicht vor.

Der Versuch, die nervösen Reaktionen auf das Verbrennungsereignis der Wirkung einzelner chemischer Substanzen zuzuschreiben (Histamin, Adenosintriphosphorsäure) hat — wie schon im allgemeinen Kapitel über Schock ausgeführt — nicht zu beweisenden Ergebnissen geführt. Es liegen auch Untersuchungen über die Cholinesteraseaktivität im Verbrennungsschock vor. Diese zeigen, daß unmittelbar nach der Verbrennung zwar eine Steigerung vorhanden ist, daß sie aber schon nach wenigen Minuten bis Stunden abfällt. Die Erhöhung der Cholinesterase wurde von verschiedenen Autoren (FROMMEL et al. 1943, SCHÜMMELFEDER 1947) in ihrer Bedeutung als kompensatorischer Mechanismus gegen vermehrte Acetylcholin-Wirkung diskutiert. Die Übereinstimmung des Cholinesterasegehaltes im Blut mit dem klinischen Verlauf ist nicht überzeugend, und SCHÜMMELFEDER kommt zum Schluß, daß die Veränderungen der Cholinesteraseaktivität sekundärer Natur sind und keineswegs für die Auslösung des Schocks verantwortlich gemacht werden können.

Wenn dem Nervensystem in der Auslösung des schweren Verbrennungsschocks keine zentrale Bedeutung zufällt, so ergeben doch die experimentellen Befunde von WANG, WIGGERS, OLSON und NECHELES, sowie HOFF, daß nervöse Mechanismen eine wesentliche zusätzliche Rolle spielen können. In der gleichen

Richtung weisen die Versuche über die protektive Wirkung von Narkotica und Ganglienblockern gegen mannigfache schockierende Traumen. In der Klinik und insbesondere bei der Therapie des Verbrennungsschocks und der folgenden Verbrennungskrankheit wird deshalb diesen Befunden Rechnung getragen werden müssen. Im frischen Verbrennungsschock, wie auch später, unterstützt die Schmerzbekämpfung und die sedative Beeinflussung des zentralen und des vegetativen Nervensystems die Blutvolumentherapie. Treten im Verlauf des Verbrennungsschocks oder der Verbrennungskrankheit Erregungszustände auf, so kann die vegetative und zentralnervöse Dämpfung geradezu zum Hauptanliegen der Therapie werden. Diese Fragen sollen im Kapitel „Allgemeine Therapie" näher besprochen werden.

B. Stoffwechsel

1. Eiweiße

Der Eiweißstoffwechsel ist bei Verbrennung meist gestört. Die Veränderung drückt sich am deutlichsten aus im Verhalten der Stickstoffbilanz und der stickstoffhaltigen Substanzen im Blut.

a) Die Stickstoffbilanz

Nach Verbrennung besteht in vielen Fällen negative Stickstoffbilanz, die oft erst nach mehreren Wochen positiv wird (MOORE et al. 1950, KEYSER 1947/1948, ABBOTT et al. 1945). Dies geht deutlich aus dem Verlauf der N-Bilanz bei unseren 18 eigenen Fällen hervor. Die totale *N-Aufnahme* wurde aus infundierter Flüssigkeit (Blut, Plasma, Aminosäurengemische usw.) und zugeführter Sondennahrung berechnet. Dabei wurde lediglich der durch Blut- und Plasmatransfusion zugeführte Nichteiweiß-N berücksichtigt. Die transfundierten Bluteiweißkörper werden intermediär nur langsam umgesetzt, weshalb sie für kurzfristige Bilanzen vernachlässigt werden dürfen.

Die Messung der *N-Ausscheidung* im Urin erfolgte nach KJELDAHL. Die Ausscheidung durch Wundsekret und Stuhl wurde vernachlässigt. Es darf nämlich angenommen werden, daß in unseren Fällen die N-Ausscheidung im Wundsekret im Vergleich zur N-Ausscheidung im Urin meist bedeutungslos war. Ebenso ist die N-Ausscheidung im Stuhl gegenüber derjenigen im Urin gering und bei Verbrennung wahrscheinlich nicht erhöht (BRAASCH et al. 1950).

In Abb. 32 ist die N-Bilanz unserer 18 Fälle dargestellt. Es zeigte sich, daß in allen Fällen während der ganzen Untersuchungsperiode (maximal 16 Tage), negative N-Bilanz bestand. Bei den meisten Fällen trat innerhalb der Untersuchungsperiode keine wesentliche Besserung der N-Bilanz auf.

Die relativ schwach negative N-Bilanz bei den Frühtodesfällen hing wahrscheinlich mit verminderter N-Ausscheidung bei Oligurie zusammen (s. unten).

Ursachen der negativen N-Bilanz

Die negative N-Bilanz nach Verbrennung kann verschiedene Gründe haben. Allgemein wird sie durch Faktoren verursacht, welche entweder die N-Zufuhr beeinträchtigen oder die N-Ausscheidung erhöhen. Meist ist eine Kombination von solchen Faktoren vorhanden.

Die N-Aufnahme. Die Zufuhr adäquater Nahrung und damit genügender N-Mengen ist bei Patienten mit Verbrennungen oft schwierig. Dies gilt besonders während des Schockstadiums und erklärt bei unseren Fällen z.T. die negative N-Bilanz in den ersten Tagen. Ungenügende N-Zufuhr ist aber nicht die einzige Ursache der negativen N-Bilanz. Bei schwer Verbrannten kann das N-Gleichgewicht durch proteinreiche Nahrung nicht wiederhergestellt werden (Taylor et al. 1943). Ferner bestand bei verschiedenen unserer Fälle negative N-Bilanz nicht nur in den ersten Tagen, sondern war auch im späteren Verlaufe vorhanden, als für Normalbedarf bei Bettruhe genügende N-Mengen zugeführt wurden (Abb. 32). Auch experimentelle Untersuchungen ergeben, daß für die negative N-Bilanz nach Verbrennung nicht nur verminderte N-Zufuhr verantwortlich ist. Verbrannte Hunde zeigten z.B. ein N-Defizit bei einer N-Zufuhr, die vor der Verbrennung zur Aufrechterhaltung des N-Gleichgewichtes genügt hatte (Meyer et al. 1945). Es muß also noch andere wesentliche Faktoren geben, die für negative N-Bilanz bei schwerer Verbrennung verantwortlich sind.

Die N-Ausscheidung. Nach Verbrennung werden die hauptsächlichsten N-Mengen im Wundsekret und Urin ausgeschieden. Die N-Ausscheidung im Stuhl ist gering und kann vernachlässigt werden (s. S. 45). Der *N-Gehalt des Wundsekretes* schwankt je nach Ausdehnung der Verbrennung und Art der Therapie. Er kann 25—30% der Gesamt-N-Ausscheidung ausmachen (Moore et al. 1950, Fox und Baer 1947). Der Stickstoff des Wundsekretes ist z.T. in Proteinen und Polypeptiden enthalten. Dies geht aus experimentellen Untersuchungen hervor, wonach der Proteingehalt der Lymphe aus verbrannten Gebieten höher ist als auf der gesunden Gegenseite. Die Konzentration von Rest-N, Kreatinin und α-Amino-N zeigte dabei sowohl in der Lymphe aus verbranntem wie aus normalem Gewebe keinen Unterschied (Glenn et al. 1943). Der Stickstoff des Wundsekretes stammt teils aus dem verbrannten Gewebe selbst (thermische Nekrosen, infektiöse Einschmelzungen usw.), teils aus dem Blut. Das Freiwerden von N-haltigen Verbindungen aus dem Blut ist z.T. durch Erhöhung der Capillardurchlässigkeit für Kolloide im verbrannten Gebiet erklärt. Dies zeigten Untersuchungen mit radioaktiven Kolloiden, welche ebenso rasch wie anorganische Ionen in der Lymphe verbrannter Gebiete erschienen. Im gesunden Gewebe dagegen erfolgte der Übertritt der Kolloide in die Lymphe langsamer als derjenige anorganischer Ionen (Cope und Moore 1944, Fine et al. 1943). Die *N-Ausscheidung im Urin* ist bei Verbrennung oft erhöht (Taylor et al. 1943, Braasch et al. 1950, Taylor 1943 u. a. m.) und lediglich dann vermindert, wenn Oligurie oder Anurie besteht. Die tägliche N-Ausscheidung bei 18 eigenen Fällen geht aus Abb. 32 hervor. Es zeigt sich, daß, abgesehen von den ersten Tagen und den Frühtodesfällen, die N-Ausscheidung bei mehreren Fällen erhöht war. Bei den meisten schweren Fällen trat während des beobachteten Verlaufes (16 Tage) keine Abnahme der erhöhten N-Ausscheidung ein. In 2 Fällen betrug die tägliche N-Ausscheidung über 25 g, an 1 Tag sogar über 40 g. Dies entspricht einer täglichen Eiweißausscheidung von 160 bzw. 250 g. Die relativ geringe N-Ausscheidung der ersten Tage und der Frühtodesfälle hängt wahrscheinlich mit der relativ geringen Urinausscheidung zusammen.

Die erhöhte N-Ausscheidung kann z.T. auf Proteinurie beruhen. Bei ungenügender Schocktherapie oder vorbestehender Nierenerkrankung kommt es unter Umständen zu Nierenschädigung und Proteinurie. Die hauptsächlichste N-Menge wird als Nichteiweiß-N ausgeschieden. Im Urin schwer verbrannter Menschen wurde vor allem eine Erhöhung des Rest-N festgestellt, welcher bis zu 80% der gesamten ausgeschiedenen N-Menge betrug (TAYLOR 1943). Bei unseren

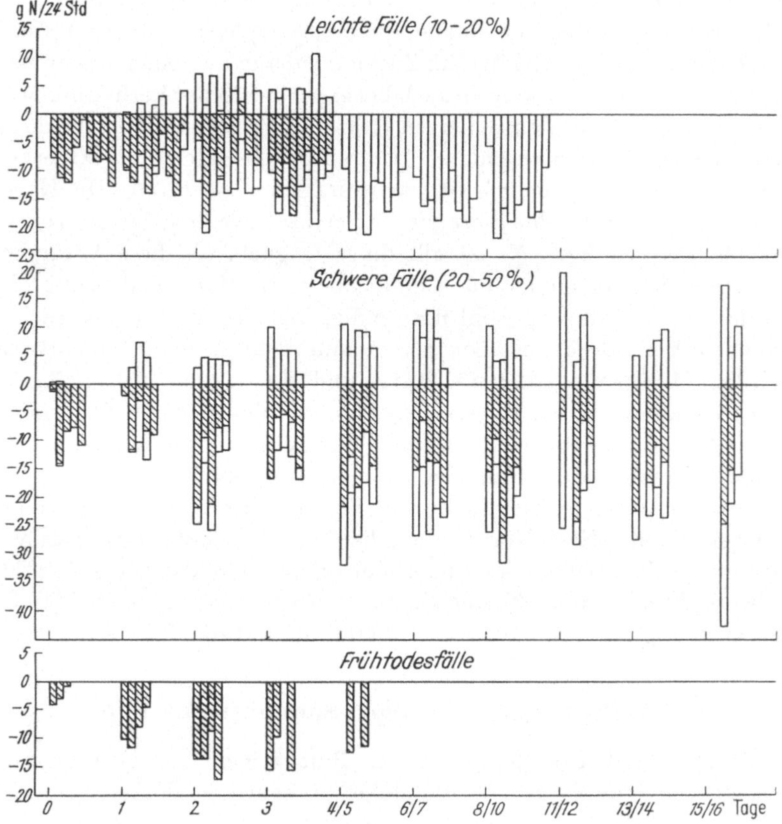

Abb. 32. N-Bilanz. Über dem Strich = Einfuhr; unter dem Strich = Ausfuhr; schraffiert = Bilanz

Patienten bestand erhöhte N-Ausscheidung ohne wesentliche Proteinurie. Lediglich während der ersten Tage konnte bei einigen Fällen im Urin Eiweiß in Spuren nachgewiesen werden. Der vermehrt ausgeschiedene Rest-N stammt wahrscheinlich z.T. aus Proteinen und Peptiden des Wundgebietes, welche in die Blutbahn und in die Leber gelangen. Die Proteinmobilisierung im traumatisierten Gebiet geht aus den erwähnten Befunden hervor, wonach Lymphe aus verbrannten Gebieten im Vergleich zur gesunden Gegenseite proteinreicher ist (GLENN et al. 1943). Die Proteine und Polypeptide des traumatisierten Gebietes sind aber wahrscheinlich nicht die einzige Quelle für vermehrte N-Ausscheidung im Urin. Bei Schock wird auch vermehrt Eiweiß in nichtverbrannten Geweben abgebaut (RUSSELL et al. 1944, RUSSELL und LONG 1946, KLINE 1946, ENGEL

1952). Dieser allgemein vermehrte Eiweißabbau ist wahrscheinlich z.T. durch den *Verbrennungs-Stress* und die *Hypoxie der Organe* bedingt.

Beim *Verbrennungs-Stress* spielt wahrscheinlich die Nebenniere eine Rolle. Das Bestehen einer Hyperaktivität der Nebenniere bei Verbrennung geht aus verschiedenen Beobachtungen hervor. Bei Patienten mit Verbrennungen finden sich, wie nach ACTH-Injektion, stark erhöhte Corticoidausscheidung und Eosinopenie, deren Grad von der Schwere der Verbrennung abhängt (EVANS und BUTTERFIELD 1951). Experimentelle Verbrennung bewirkte deutliche Abnahme des Cholesteringehaltes der Nebenniere, die bei hypophysektomierten Tieren ausblieb (HARKINS und LONG 1945). Ein Zusammenhang zwischen Nebenniere und vermehrter N-Ausscheidung konnte auch bei experimenteller Verbrennung demonstriert werden. Bei adrenalektomierten Ratten nahm die N-Ausscheidung nach Verbrennung nicht oder nur wenig zu, während sie bei gleich stark verbrannten Kontrolltieren meist deutlich erhöht war (SELLERS et al. 1950). Die Nebenniere ist also wahrscheinlich an den Veränderungen des Eiweißstoffwechsels beim Verbrennungs-Stress beteiligt. Es ist allerdings fraglich, ob diese Veränderungen direkte Folgen der Nebennierenüberfunktion sind. Man neigt heute eher zur Ansicht, daß die Nebenniere wohl notwendig, nicht aber verantwortlich für die metabolischen Veränderungen bei Stress und Schock ist (permissive action) (ENGEL 1952, McSHAN et al. 1945, HAIST und HAMILTON 1949).

Bei Schock kommt es zu *Hypoxie der Organe*. Verschiedene Befunde deuten darauf hin, daß der im Schock allgemein vermehrte Proteinabbau eine Folge mangelnder Sauerstoffversorgung der Gewebe ist (Zusammenstellung s. ENGEL 1952). Möglicherweise spielt auch die Vermehrung von eiweißabbauenden Fermenten eine Rolle. Nach Verbrennung bei Menschen und beim experimentellen und hämorrhagischen Schock konnte erhöhte Peptidaseaktivität in Lymphe und Plasma beobachtet werden (ZAMECNIK et al. 1945, ENGEL 1952). Als Ursache dieser Erscheinung wurden Gewebsschädigung und Hypoxie angenommen.

b) Verhalten der N-haltigen Substanzen im Blut

Eiweißkörper und Eiweißderivate im Blut zeigen bei Verbrennung teils charakteristische Veränderungen. Besonders in schweren Fällen kommt es zur Verminderung des Bluteiweißgehaltes. Von 9 unserer Patienten mit Verbrennungen über 20% Körperoberfläche hatten 8 während der ersten Tage erniedrigte Konzentration der Plasmaproteine (zwischen 5,3 und 6,4 g-%). In anderen Fällen wurde nach Verbrennung Abfall des Albumins bei Zunahme des γ- und α-2-Globulins beobachtet (PRENDERGAST et al. 1952). Auch bei experimenteller Verbrennung kam es zu Abfall von Albumin und Albumin-Globulinquotienten in Blut und Lymphe (LISCHER et al. 1944, PERLMAN et al. 1943). Die Globuline zeigten weniger charakteristisches Verhalten als die Albumine. Ihre Konzentration war je nach Schwere der Verbrennung und Natur der untersuchten Fraktion erniedrigt oder erhöht (PRENDERGAST et al. 1952, LISCHER et al. 1944, GJESSING und CHANUTIN 1947).

Der Nichteiweiß-Stickstoff im Blut ist bei Verbrennung allgemein erhöht. Dies betrifft Rest-N, Amino-N, Harnstoff, Ammoniak und meist Kreatinin (ROSENTHAL und McCARTHY 1947, LEVENSON et al. 1946, HARKINS und LONG

1945, GLENN et al. 1943, TAYLOR 1943, ENGEL 1952 u. a. m.). Bei experimentellem Schock scheint hauptsächlich Erhöhung der Aminosäurenkonzentration im Blut charakteristisch zu sein (ENGEL 1952).

α) Ursachen des pathologischen Verhaltens der N-haltigen Substanzen im Blut

Proteine. Der Proteinabfall im Plasma kommt zum Teil durch Verlust im Wundgebiet zustande. Hauptsächlich die Albuminabnahme ist darauf zurückzuführen. Die Gefäßpermeabilität im Verbrennungsgebiet scheint für Albumine besser zu sein als für Globuline. Dies geht aus Befunden hervor, wonach der Albumin-Globulinquotient in der Wundflüssigkeit erhöht, im Blutplasma erniedrigt war. Elektrolyte, Nichteiweiß-N und Kohlenhydrate zeigten in Plasma und Wundflüssigkeit dieselbe Konzentration (LEVENSON et al. 1946, COPE 1944).

Die Konzentrationsveränderungen der Globuline sind wahrscheinlich z.T. durch infektiös-toxische Einflüsse von seiten des Wundgebietes bedingt. Auch Globulinverlust im Wundgebiet und verschiedener Wassergehalt des Blutes spielen dabei eine Rolle. Die ungewöhnliche Zusammensetzung der Globulinfraktion kann durch Auftreten abnormer Proteine bedingt sein. Dafür spricht, daß in der Lymphe verbrannter Gebiete ein elektrophoretisch halb so schnell wie die γ-Globuline wanderndes Protein gefunden wurde. Es machte 5—15% der Gesamtproteine aus; wahrscheinlich handelte es sich um ein durch Zelldestruktion freigesetztes Gewebsprotein (PERLMAN et al. 1943).

Nichteiweiß-N. Die Vermehrung der niedermolekularen, N-haltigen Stoffe im Blut ist komplexer Natur. Folgende Faktoren spielen dabei eine Rolle:

Mangelhafte Ausscheidung infolge Störung der Nierenfunktion. Dieser Faktor ist hauptsächlich im Initialstadium der Verbrennung von Bedeutung, wenn Oligo- oder Anurie besteht.

Eindickung des Blutes infolge Plasmaverlustes im Wundgebiet und Ödembildung. Es kommt dabei zur allgemeinen Konzentrationserhöhung der Blutbestandteile (s. S. 84f.).

Vermehrter Eiweißabbau. Dadurch kommt es zu vermehrtem Anfall von Aminosäuren und, bei intakter Leberfunktion, zu vermehrter Bildung von Harnstoff.

Hemmung des Abbaus der Aminosäuren. Experimentell konnte in vitro und in vivo gezeigt werden, daß die Fähigkeit der Leber, aus Aminosäuren Harnstoff zu bilden, im Schock herabgesetzt war (WILHELMI et al. 1945, ENGEL und ENGEL 1946, ENGEL 1952). Wahrscheinlich handelt es sich bei dieser Schädigung um eine Folge der Hypoxie der Leber (ENGEL et al. 1944). Möglicherweise spielt auch eine Substanz eine Rolle, welche die Aminooxydase hemmt und in der hypoxämischen Leber entsteht (DE TURK und CUEIG 1945, CUEIG und DE TURK 1954, ENGEL 1952). Die Erhöhung des NH_3-Gehaltes im Blut kommt wahrscheinlich dadurch zustande, daß die Harnstoffsynthese stärker gestört ist als die Desaminierung der Aminosäuren (ENGEL 1952).

β) Folgen des gestörten Eiweißstoffwechsels

Die Störung des Eiweißstoffwechsels ist wahrscheinlich ein wesentlicher Grund für die oft starke Beeinträchtigung des Allgemeinzustandes nach Verbrennung.

Der meist erhebliche Rückgang des Körpergewichts z.B. muß zum Teil auf das lang dauernde Bestehen der negativen Eiweißbilanz zurückgeführt werden. Infolge von Hypoproteinämie und Hypalbuminämie kommt es ferner zu Erniedrigung des kolloid-osmotischen Druckes im Plasma, eine Veränderung, die bei der Entstehung von Organödemen wichtig ist. Der relativ starke Abfall der osmotisch aktiven Blutalbumine kann sich aber im Initialstadium der Verbrennung möglicherweise auch günstig auswirken. Dadurch wird die infolge Wasserverlustes unter Umständen eintretende Erhöhung des totalen osmotischen Druckes etwas gemäßigt (COPE et al. 1948, COPE 1944).

γ) Zusammenfassung

Die Störung des Eiweißstoffwechsels bei Verbrennung äußert sich in oft lang dauernder negativer Eiweißbilanz durch die Veränderungen der N-haltigen Substanzen im Blut. Die negative Eiweißbilanz ist hauptsächlich durch Eiweißverlust im Wundgebiet und durch vermehrten Eiweißabbau bedingt. Die wichtigsten Blutveränderungen bestehen in Abnahme des Albumins und des Albumin-Globulinquotienten sowie in Vermehrung der niedermolekularen N-haltigen Substanzen im Blut. Ein wichtiger Faktor für die Albuminabnahme ist der Albuminverlust im Wundgebiet. Die Zunahme der niedermolekularen N-haltigen Substanzen kommt teils durch vermehrten Eiweißabbau, teils durch Störung der Desaminierung von Aminosäuren und durch Störung der Harnstoffbildung in der Leber zustande. Eine wichtige ursächliche Rolle für die Veränderungen des Abbaus von Eiweiß und Aminosäuren ist die Hypoxie im Schock.

2. Kohlenhydrate

Über die Ursachen des gestörten Kohlenhydratstoffwechsels bei Verbrennungen ist nur wenig bekannt. Die meisten experimentellen Untersuchungen beziehen sich auf Stress und Schock anderer Genese als Verbrennung. Es darf immerhin angenommen werden, daß Störungen des Kohlenhydratstoffwechsels auch bei Verbrennungen im wesentlichen auf Stress und Schock zurückzuführen sind und so den Veränderungen bei Stress und Schock anderer Genese entsprechen.

Nach Verbrennung findet sich Hyperglykämie und Glucosurie. Dies ist hauptsächlich im Anfangsstadium der Fall, bei länger dauerndem schwerem Schock kann auch Hypoglykämie vorhanden sein. Bei zahlreichen unserer eigenen Patienten konnte Glucosurie während der ersten Tage beobachtet werden. Die Zuckerausscheidung betrug bis zu 16 g je Tag und war häufiger bei den schweren als bei den leichten Fällen (3 von 9 leichten, 2 von 4 schweren, nichttödlichen und 4 von 5 tödlichen Fällen zeigten Glucosurie). Eine weitere charakteristische Veränderung nach länger dauerndem Schock ist die Vermehrung von Brenztraubensäure (BTS) und Milchsäure im Blut, wobei das Verhältnis dieser beiden Säuren zugunsten der letzteren verschoben werden kann (ENGEL et al. 1943, BEATTY 1945, McSHAN et al. 1945).

Hyperglykämie und Glucosurie bei Schock kommen hauptsächlich durch vermehrte Glykogenolyse und Gluconeogenese aus Eiweiß und Fett zustande (LE PAGE 1946, ENGEL 1952). Das Ausmaß der Hyperglykämie scheint dabei hauptsächlich vom Glykogengehalt der Leber und vom Zustand der Nebenniere abzuhängen (SELYE und DASNE 1941, ENGEL et al. 1943). Wenn die Glykogendepots in der Leber erschöpft sind und keine entsprechende kompensatorische Gluconeogenese stattfindet, kann auch Hypoglykämie eintreten (z.B. im Spätstadium des Schocks) (ENGEL et al. 1943, DAVIDSON et al. 1946, HAIST und HAMILTON 1949). Vermehrte *Glykogenmobilisierung* ist möglicherweise z.T. durch Wirkung von Adrenalin bedingt (ENGEL et al. 1943, MYLON und WINTERNITZ 1945), welches vermehrt ausgeschüttet wird und die Glykogenolyse aktiviert. Der Glykogenabbau wird wahrscheinlich auch durch verminderte Sauerstoffversorgung der Organe gefördert. Hypoxie spielt besonders bei länger dauerndem Schock eine Rolle. Sie führt zur Aktivierung des anaeroben Kohlenhydratstoffwechsels und damit zur Steigerung der Glykogenolyse in der Leber (ENGEL et al. 1943, ENGEL 1952). Bei der vermehrten *Gluconeogenese* spielt wahrscheinlich die Nebennierenrinde eine Rolle. Die Gluconeogenese wird bekanntlich durch die Glucocorticoide gefördert. Die vermehrte Tätigkeit der Nebennierenrinde bei Schock darf aber nicht als einziger Faktor für die vermehrte Gluconeogenese betrachtet werden. Wie schon früher angeführt, bestehen Anhaltspunkte dafür, daß die Nebennierenrinde wohl notwendig, aber nicht allein verantwortlich für die metabolischen Veränderungen beim Stress und Schock ist (ENGEL 1952, INGLE 1952, 1951). Wahrscheinlich spielen also auch Faktoren eine Rolle, die zur Zeit noch nicht bekannt sind.

Die Zunahme von Brenztraubensäure und Milchsäure im Blut ist wahrscheinlich durch verminderte Sauerstoffversorgung der Organe bei länger dauerndem Schock bedingt. Es kommt zu Aktivierung des anaeroben Kohlenhydratabbaus. Der oxydative Weiterabbau der BTS wird dabei gehemmt. Dadurch entsteht Akkumulation dieser Säure im Blut und vermehrter Übergang von BTS in Milchsäure. Eine wichtige Folge dieser Verschiebung von aerobem zu anaerobem Kohlenhydratabbau ist wahrscheinlich die Verarmung der Zellen an energiereichem Phosphat (ATP, ADP, Kreatininphosphat). Sie geht parallel mit der Anhäufung von BTS und Milchsäure und ist, wie diese, wahrscheinlich ursächlich mit der Störung des oxydativen Kohlenhydratabbaus verknüpft (LE PAGE 1946, ENGEL 1952).

Zusammenfassung

Störungen des Kohlenhydratstoffwechsels bei Verbrennungen sind hauptsächlich Folge von Stress und Schock. Es kommt dabei zu Hyperglykämie und Glucosurie, Vermehrung von BTS, Milchsäure und Zunahme des Verhältnisses Milchsäure : Brenztraubensäure. In späteren Stadien kann auch Hypoglykämie vorhanden sein. Hyperglykämie und Glucosurie werden wahrscheinlich durch vermehrte Glykogenolyse und Gluconeogenese verursacht. Dabei spielen hormonale Wirkungen (Adrenalin, Nebennierenrindenhormone) und Hypoxie der Organe eine Rolle. Hypoglykämie kann zustande kommen, wenn die Glykogenreserven erschöpft sind. Die Zunahme von Milch- und Brenztraubensäure ist wahrscheinlich durch Aktivierung des anaeroben Kohlenhydratstoffwechsels infolge von Hypoxie bedingt. Eine mögliche Folge der Beeinträchtigung des oxydativen Kohlenhydratstoffwechsels ist die Verarmung der Gewebe an energiereichem Phosphat.

3. Fette

Über den Fettstoffwechsel bei Verbrennung und bei Schock im allgemeinen ist wenig bekannt. Es scheint wahrscheinlich, daß Hypoxie bei schwerem Schock Veränderungen des Fettstoffwechsels verursacht. Dies darf deshalb vermutet werden, weil beim fastenden Tier ein beträchtlicher Teil des Sauerstoffverbrauches der Leber auf den Fettstoffwechsel entfällt. Der Sauerstoffverbrauch für die Ketokörperbildung macht z. B. 25 % des Gesamtsauerstoff-Verbrauches der Leber aus. Im Experiment konnte gezeigt werden, daß bei schwerem hämorrhagischem Schock sehr bald ein Abfall der Ketokörper im Blut zustande kam (ENGEL 1952). Dieser Abfall schien unabhängig von Adrenalinausschüttung zu sein und kann vieleicht als Folge verminderter Fettoxydation bei Hypoxie erklärt werden. Möglicherweise besteht im Initialstadium der Verbrennung als Reaktion auf den Stress auch vermehrte Fettmobilisierung, was gelegentlich zu Leberverfettung und Ketose führt (ENGEL 1952).

Die Kenntnis des Fettstoffwechsels bei Verbrennung ist also rudimentär. Immerhin sind Anhaltspunkte dafür vorhanden, daß die bei Verbrennungsschock bestehende Hypoxie Störung des Fettstoffwechsels verursachen kann. Es ist denkbar, daß es dabei sowohl zu verminderter Ketokörperproduktion durch die Leber als auch zu vermindertem Weiterabbau der Ketokörper durch die Muskulatur kommen kann.

C. Infektion

1. Prophylaxe

Die septische Allgemeininfektion stellt heute die wichtigste unmittelbare Todesursache der Verbrennungspatienten dar, nachdem Todesfälle im Schock selten geworden sind. Die Keime, welche die Sepsis verursachen, werden regelmäßig auch in den Brandwunden des betreffenden Verletzten gefunden (LIEDBERG et al. 1954).

Neben dem bakteriellen Faktor spielt bei der Sepsis die Schwächung der spezifischen und unspezifischen Infektabwehr eine bedeutende Rolle (s. Abschnitt Infektion und Schockleber III B 3).

Die Verbrennungswunde ist mit ihrem Nekrosematerial ein idealer Brutplatz für Bakterien; die geschwächte Resistenz öffnet das Tor zur Allgemeininfektion. Es ist behauptet worden, daß eine verbrannte Hautfläche unmittelbar nach der Verbrennung steril sei. Wahrscheinlich ist dies nur bei tiefen Verbrennungen der Fall. Bei erstgradigen und oberflächlich zweitgradigen Verbrennungen entgehen die Keime in den Haarfollikeln und Hautdrüsen der Vernichtung. Die Wundumgebung wird nicht sterilisiert, so daß eine rasche Besiedelung der Brandfläche möglich ist (MELENEY und WHIPPLE 1945). GISSANE und JACKSON (1952) fanden, daß 90% der ins „Birmingham Accident Hospital" aufgenommenen Patienten keine pathogenen Bakterien auf ihren Brandwunden aufwiesen. ALTEMEIER (1951) stellte fest, daß Wunden, die kurz nach der Verbrennung keimfrei schienen, wenig später eine Reihe von Bakterien beherbergten. Er wies in débridierter Haut coagulasepositive hämolytische Staphylokokken in

31% der Fälle, hämolytische Streptokokken in 11% und gramnegative Bacillen in 84% nach.

Im Bestreben, eine exogene Infektion zu verhindern, stehen heute zwei Hauptmethoden in Konkurrenz, nämlich die offene und die geschlossene Behandlung. Beide Methoden haben ihre Vor- und Nachteile. Soweit sie bakteriologische Fragen betreffen, seien sie nachstehend besprochen.

Bei der offenen Behandlung braucht es zur Austrocknung des Schorfes 1 bis 3 Tage. Von ARTZ et al. (1953) wird während dieser Trocknungszeit örtliche antibiotische Behandlung empfohlen. Die Antibiotica diffundieren ins Exsudat und werden in die Wundkruste eingegliedert. Der trockene Schorf zeigt eine tiefere Temperatur als die übrige Körperoberfläche und stellt so einen schlechten Nährboden für Bakterien dar (ARTZ et al. 1953). Es kommt bei der offenen Behandlung nicht zu einer Sterilisierung des Wundgebietes, doch wird die Zahl der Keime deutlich herabgesetzt (LOWBURY und FOX 1953). Die Bakterienpopulation unter dem Schorf entspricht qualitativ derjenigen geschlossen behandelter Brandwunden (BLOCKER et al. 1951, LOWBURY et al. 1954). Immerhin finden sich Pseudomonas pyocyanea und coliforme Bakterien besonders häufig in geschlossen behandelten Wunden. ARTZ et al. (1953) sahen bei 152 offen behandelten Patienten nur in 5% der Fälle eine deutliche Eiterung. ROUSSELOT et al. (1953) beobachteten bei 37 offen behandelten, zweitgradigen Verbrennungen 2 leichte, bei 15 drittgradigen 5 Infekte.

Die geschlossene Behandlung mit Kompressionsverbänden schützt vor exogener Infektion, solange der Verband nicht durchnäßt ist. Feuchte Verbände werden rasch von Bakterien durchwachsen (COLEBROOK und HOOD 1948). Die Verbände müssen deshalb häufig gewechselt werden. Dies begünstigt kreuzweise Infektionen zwischen verschiedenen Patienten. BOURDILLON und COLEBROOK (1946), COLEBROOK (1951), LOWBURY (1954) untersuchten den Keimgehalt der Luft eines Verbandzimmers mit Hilfe eines Schlitzsammlers (slit-sampler), welcher Luft über eine langsam rotierende Agarplatte streichen läßt. Verbandwechsel — ja schon bloße Bewegungen des Pflegepersonals — wirbeln große Bakterienmengen auf. COLEBROOK (1950) entwarf deshalb ein Ventilationssystem, welches beim Verbandwechsel die bakterienreiche Luft aus dem Verbandzimmer absaugt. Dadurch wurde die Zahl der Kreuzinfektionen wesentlich herabgesetzt. LOWBURY (1954) sah bei 138 Patienten, deren Verbände regelmäßig im luftfiltrierten Raum erneuert wurden, 17,4% Infektionen mit Pseudomonas pyocyanea. Bei Benützung desselben Raumes ohne Belüftung waren 38,2% mit Pyocyaneus infiziert. Die Infektion mit Staphylococcus aureus und Streptococcus pyogenes zeigte ähnliche, allerdings weniger deutliche Unterschiede. Das Nasensekret von Patienten, die unter Belüftung verbunden wurden, wies einen niedrigeren Prozentsatz penicillin- und aureomycinresistenter Staphylokokken auf als dasjenige der übrigen Patienten.

Der geschlossene Verband schafft ein Milieu, das durch Wärme, Dunkelheit und Feuchtigkeit gekennzeichnet ist. Dadurch wird das Bakterienwachstum, die Produktion von Bakterientoxinen und Enzymen begünstigt (WALLACE 1951, COLEBROOK 1951). Unter dem Einfluß der Bakterienfermente lösen sich deshalb die Nekrosen im Verband meist etwas schneller als bei der offenen Behandlung (ARTZ et al. 1953).

Zur Frage der Infektionsverhütung bei Brandwunden ist zusammenzufassen, daß sowohl offene wie geschlossene Methode bei geeigneter Indikationsstellung und Durchführung wertvoll sind. Trotz aller lokalen und allgemeinen Maßnahmen werden aber die meisten Brandwunden von einer Mikroflora besiedelt, welche bald lokale, bald allgemeine Symptome auslöst.

2. Vorkommen und Bedeutung verschiedener Bakterien auf Brandwunden

Die Bedeutung der verschiedenen pathogenen, potentiell pathogenen und saprophytischen Mikroorganismen für den Heilungsverlauf der Brandwunden ist schwierig zu beurteilen. Qualitative und quantitative Faktoren lassen sich nur schlecht auseinanderhalten.

Eine Reihe von Untersuchungen weist auf die besondere Gefährlichkeit von β-hämolytischen Streptokokken der Gruppe A, Staphylococcus aureus und Pseudomonas pyocyanea hin. Auch einer Anzahl anderer Bakterien kommt jedoch eine mindestens potentielle Pathogenität zu. Dazu gehören β-hämolytische Streptokokken anderer Gruppen, besonders B und D, selten α- und γ-hämolytische Streptokokken, Staphylococcus albus und andere Mikrokokken, coliforme Bakterien, Proteus, diphtheroide Stäbchen, Sporenbildner — besonders Gasbranderreger und Clostridium tetani.

Die Art und Zahl der von Wunden isolierten Bakterien hängt nicht nur von der Infektion, sondern auch in hohem Maße von der Methode der Abimpfung, sowie der Zahl und Zusammensetzung der verwendeten Kulturmedien ab.

In der Literatur finden sich viele Angaben über die Zusammensetzung der Mikroflora von Brandwunden — sie seien zunächst besprochen.

β-hämolytische Streptokokken bei Verbrennungen in Zusammenhang mit einem ungünstigen klinischen Verlaufe werden von PACK (1926), ALDRICH (1933), CRUICKSHANK (1935), BODENHAM (1943), COLEBROOK et al. (1945 und 1948) erwähnt. Umfangreiche Untersuchungen von JACKSON et al. (1951) und LIEDBERG et al. (1954 und 1955) haben deren Gefährlichkeit für die lokale Wundheilung bestätigt. Streptokokkeninfektionen sind recht häufig, wobei allerdings geographische Unterschiede bestehen. So wurden vor der Ära der Antibiotica in der „Royal Infirmary" in Glasgow in 80% der Brandwunden hämolytische Streptokokken gefunden (COLEBROOK et al. 1945). ARTZ et al. (1953) sahen dagegen in Texas überhaupt keine Streptokokkeninfekte. JACKSON et al. (1951) stellten bei 112 von 832 (13%) in den Jahren 1949 und 1950 ins „Birmingham Accident Hospital" aufgenommenen Verbrennungspatienten β-hämolytische Streptokokken fest. COLEBROOK et al. (1948) sahen eine Streptokokkeninfektion nur bei 5% von 244 Patienten.

Staphylococcus aureus wurde von LIEDBERG et al. (1955) auf fast allen Brandwunden nachgewiesen. Das gleiche Bild fanden auch HEGGIE und HEGGIE (1942) bei 30 schwer verbrannten Patienten und FINLAND et al. (1946) bei 15 Opfern des „Cocoanut Grove disaster" in Boston. COLEBROOK et al. (1948) isolierten von 1945—1948 bei annähernd 70% von 721 Verbrennungspatienten Staphylococcus aureus. Wegen ihres praktisch ubiquitären Vorkommens ist die Pathogenität der Staphylokokken auf Brandwunden kaum beurteilbar.

Pseudomonas pyocyanea wird häufig auf Brandwunden gefunden. MELENEY (1948) sah dabei jedoch selten deutliche Zeichen eines Infektes. Bei ihren 721 Patienten isolierten COLEBROOK et al. (1948) beim Spitaleintritt in 1,8% der Fälle Pseudomonas pyocyanea von den Wunden. Bei geschlossener Verbrennungsbehandlung und Verbandwechsel im belüfteten Verbandzimmer erwarben 8,3% die Keime im Laufe der Behandlung. Die Bedeutung von Pyocyaneus-Infekten für den Heilungsverlauf wurde von JACKSON et al. (1951) besonders betont. Bei geschlossener Behandlung sind Pyocyaneus-Infektionen im allgemeinen häufiger, ihre Verbreitung wird ohne umfangreiche Vorsichtsmaßnahmen besonders beim Verbandwechsel gefördert (LOWBURY et al. 1954). LOWBURY und FOX (1954) wiesen allerdings auch bei offen gepflegten Gesichtsverbrennungen in 38% der Fälle Pyocyaneuskolonien nach. Auch GREELEY (1945) fand die granulierenden Verbrennungswunden einer Gruppe von wochenlang unbehandelten Soldaten ausnahmslos mit Pyocyaneus bevölkert.

Die Häufigkeit der Wundbesiedelung mit den übrigen erwähnten Bakterien ist selten untersucht worden. COLEBROOK et al. (1948) wiesen bei 1% ihrer 721 Patienten Proteus, bei 2% β-hämolytische Streptokokken, die nicht zur Gruppe A gehören, sowie α- und γ-hämolytische Streptokokken nach. Diese Keime wurden auch von LANGOHR et al. (1947), LIEDBERG et al. (1955) und anderen Autoren gelegentlich gefunden. HERRMANN und PÜTZ (1943) geben an, bei 43 von 80 Patienten Diphtheriebacillen nachgewiesen zu haben. Clostridien werden nicht selten auf Brandwunden angetroffen. HOGE (1945) fand sie bei 4,5% von 267 Patienten. In wenigstens 4 Fällen soll es sich um Clostridium tetani gehandelt haben. FINLAND et al. (1946) wiesen bei 2 von 15 Opfern des „Cocoanut Grove disaster" Clostridium Welchii nach, ohne daß klinisch ein Gasbrand manifest wurde. LOWBURY und LILLY (1955) konnten auf NAGLER-Platten mit Neomycinzusatz aus 1291 Abstrichen von Verbrennungswunden 105mal Clostridium Welchii züchten.

3. Infektion und Wundheilung bzw. Transplantation

Da die Brandwunden fast ausnahmslos mischinfiziert sind, ist die pathogene Rolle der einzelnen Keime schwer zu beurteilen. Einen guten klinischen Maßstab für allfällige Störungen des Heilungsverlaufes stellt die Geschwindigkeit der Epithelialisierung und das Anwachsen von Transplantaten dar (LIEDBERG et al. 1955).

Versucht man, die lokale Schädlichkeit der besprochenen Erreger am Erfolg oder Mißerfolg von Hauttransplantationen zu messen, so zeigt sich folgendes Bild: Wenn größere Teile der transplantierten Haut nicht anwachsen, bestehen bisweilen klinisch Zeichen einer Infektion (Exsudat, Eiter), häufiger fehlen sie aber. Die Rolle der Bakterien kann einzig aus den statistischen Beziehungen zwischen Angehen der Transplantate (in Prozent der transplantierten Oberfläche) und Bakterienflora erkannt werden (JACKSON et al. 1951). HIRSHFELD et al. (1944) sowie CLARKSON und LAWRIE (1946) führten Mißerfolge bei Hauttransplantationen auf Streptokokkeninfekte zurück. Die ausführlichen Untersuchungen von JACKSON et al. (1951) und LIEDBERG et al. (1954, 1955) lassen keinen Zweifel am nachteiligen Einfluß β-hämolytischer Streptokokken offen. Bei 86 Patienten mit drittgradigen Verbrennungen und mindestens einer streptokokkenbesiedelten Wundfläche fanden JACKSON et al. (1951) Mißerfolge bei Hauttransplantation am häufigsten (34—41%), wenn das Bacterium bei oder unmittelbar nach der Operation vorhanden war, seltener dagegen (24%), wenn zuvor nachgewiesene pyogene Streptokokken zur Zeit der Operation nicht mehr feststellbar waren und am seltensten (20%), wenn die Wunde nie Streptokokken beherbergt hatte. LIEDBERG et al. (1954) fanden bei 20 Patienten mit 40 drittgradigen, von hämolytischen Streptokokken besiedelten Brandwunden ein um 36% geringeres Angehen der Transplantate verglichen mit Granulationsflächen ohne Streptokokken. Beide Autorengruppen sahen nie einen Einfluß anderer Streptokokken auf Hauttransplantate.

Da es unmöglich ist, Staphylokokken dauernd von einer Verbrennungswunde fernzuhalten, kann deren Schädlichkeit kaum beurteilt werden (LIEDBERG et al. 1955). HIRSHFELD et al. (1944) führten Transplantationsversager auf Staphylococcus aureus zurück.

Über den Einfluß von Pseudomonas pyocyanea auf das Angehen von Transplantaten stimmen die Ansichten in der Literatur nicht überein. Die stets vorhandene Coli-Begleitinfektion erschwert die Beurteilung. GREELEY (1946) fand keine schädliche Wirkung, wenn die zu deckende Fläche vorgängig der Operation gründlich gewaschen wurde. GERRIE (1948) sowie ACKMAN und SMITH (1948) fanden die Keime harmlos. JACKSON et al. (1951) fanden dagegen besseres Anwachsen, wenn Pseudomonas pyocyanea vorgängig mit Polymyxin bekämpft worden war. Pyocyanin scheint jedenfalls transplantiertes Epithel zu schädigen (CRUICKSHANK und LOWBURY 1952).

Zusammenfassend läßt sich feststellen, daß gereinigte Brandwunden im allgemeinen ein nahezu vollständiges Angehen dünner Hauttransplantate erlauben. Deshalb kann die Bedeutung der verschiedenen, auf der Wunde vorhandenen Keime nicht sehr groß sein. Immerhin können sog. unerklärliche Mißerfolge korrekt durchgeführter Transplantationen bakteriologische Ursachen haben.

Der Einfluß bestimmter bakterieller Faktoren auf die Wundheilung ist verschieden beurteilt worden (s. auch Störungen der Wundheilung). GORDON et al. (1945) sahen weder von Strepto- noch von Staphylokokken eine Störung der Heilung bei zweitgradigen Verbrennungen. Bei drittgradigen Verbrennungen verzögerten diese Keime die Heilung und beeinflußten auch benachbarte zweitgradige Brandflächen nachteilig. BODENHAM (1943) unterstreicht die Heilungsverzögerung durch Streptokokken. COLEBROOK et al. (1947) und ALTEMEIER (1951) sind der Ansicht, Infektion mit Pseudomonas pyocyanea verzögere die Heilungszeit schwerer Verbrennungen infolge Zerstörung der benachbarten gesunden Gewebe. JACKSON et al. (1951) halten E. coli, einen häufigen Begleiter des Pyocyaneus, ebenfalls verantwortlich für die Verzögerung der Heilung.

4. Allgemeine Folgen lokaler Infekte

a) Lokale Reaktionen

Lokale Entzündungszeichen werden häufig durch Strepto- oder Staphylokokken, seltener durch coliforme Bakterien und Pseudomonas pyocyanea hervorgerufen (LANGOHR et al. 1947, JACKSON et al. 1951).

b) Allgemeine Reaktionen

Die infizierte Brandwunde kann eine auf Toxinwirkung beruhende Allgemeinreaktion des Körpers auslösen. *Scarlatiniforme Ausschläge* bei Streptokokkeninfekten von Brandwunden wurden durch CRUICKSHANK (1935) und JACKSON et al. (1951) beschrieben.

Klinischer *Tetanus* bei Verbrennungen scheint sehr selten zu sein, obschon tetanusartige Bakterien auf Brandwunden häufig gefunden werden. CLARKSON (1951) sah 3 Fälle von Tetanus unter 2000 Verbrennungspatienten und erwähnt das Buch von HARKINS „Treatment of burns", in welchem 100 Tetanusfälle aufgezählt sind. COLEBROOK (1951) hat dagegen unter 6000 Verbrannten keinen einzigen Fall von Tetanus gesehen. Er hält deshalb eine Serumprophylaxe nicht für notwendig. Unsere eigene Stellungnahme ist im Abschnitt Tetanusprophylaxe niedergelegt. Sowohl McLAREN (1951) als auch CLARKSON (1951) schlagen vor, die Tetanusprophylaxe in jenen Gegenden durchzuführen, wo die Keime besonders häufig vorkommen. Die Gefahr von Tetanus und Serumkrankheit läßt sich in solchen Gegenden am besten durch aktive Impfung der Bevölkerung bekämpfen.

5. Allgemeininfektion

Wie groß die Bedeutung der örtlichen Infektion von Brandwunden sein mag, so steht sie doch zurück hinter der Gefahr der Allgemeininfektion. Diese läßt sich oft trotz intensiver Antibioticaverabreichung nicht beherrschen. Die Frage der gestörten Abwehr ist im Kapitel über Infektion und Schockleber diskutiert (III B 3). Jedenfalls ist es unrichtig, das Problem nur von der Seite der Bakterien her zu studieren. Bei den therapieresistenten Infektionen nach Schockzuständen scheint das veränderte Verhalten des Wirtes von größerer Bedeutung zu sein als das Vorhandensein von Bakterien.

12 von 35 schwer verbrannten Patienten von LIEDBERG et al. (1954) sind an einer Septicämie gestorben. Zur Zeit des Todes fanden sich bei sämtlichen Patienten dieselben Bakterien in den Wundabstrichen und in den Blutkulturen. Staphylococcus aureus, Proteus, Aerobacter und Pseudomonas pyocyanea waren am häufigsten vertreten. Tabelle 3 zeigt die aus dem Blut isolierten Keime bei tödlich verlaufenen Verbrennungsfällen. Negative Blutkulturen schließen eine Sepsis nicht aus.

Vor der Einführung des Penicillins war die tödliche Streptokokkensepsis häufig. Zur Zeit ist sie selten geworden (ALTEMEIER 1951). Dieser Autor sah 3mal eine tödliche Sepsis durch gramnegative Bacillen, darunter Proteus. Er führte dies z.T. auf den Umstand zurück, daß die Veränderung anderer Keime durch die antibiotische Therapie ein ungehindertes Wachstum dieser Bakterien ermögliche. JACKSON et al. (1951) stellten fest, daß auch Allgemeininfektionen mit Pseudomonas pyocyanea wesentlich zu den Spättodesfällen beitrugen. Die Verbreitung der Staphylokokken und ihre Fähigkeit zur Resistenzbildung bringen es mit sich, daß sie die bei der Septicämie am häufigsten gefundenen Erreger darstellen (Tabelle 3).

Tabelle 3. *Septische Todesfälle, 1954*
(Aus: Annual Report 1954 Surgical Res. Unit. Brooke Army M. Center)

Patient	Alter	Oberfläche %	Verbrennung 3. Grades %	Tag nach Verbrennung Sepsis nachgewiesen	tot	Blutkulturen	Bakteriologische Befunde [1], Resistenzprüfung	Antibiotische Therapie
1. B.L.A.	23	65	10	4	6	11	6 M. pyogenes BE 4 Pseudomonas Px	P C B E
2. L.S.	23	36	32	9	37	24	11 M. pyogenes BE 1 { Proteus C / Ps. resistant	E B
3. J.D.	25	95	0	6	9	7	4 M. pyogenes BE 2 Proteus C	Px C B
4. E.G.	20	74	48	8	8	4	1 M. pyogenes BE	unbekannt
5. W.D.M.	36	58	58	2	7	6	3 Aerobacter C 2 Pseudo. CTPx	T P Px T C Px
6. J.L.E.	14	40	35	12	14	5	1 { M. pyogenes C / Paracolon res.	
7. J.D.L.	65	38	38	23	34	11	4 M. pyogenes CB 2 Pseudo. ACTPx 19 M. pyogenes B 5 M. pyogenes res.	T C E Px S B T P S C B M E
8. C.E.B.	20	50	25	20	60	75	8 M. pyogenes BM 11 Yeast resistant	
9. C.I.G.	20	59	45	8	10	3	3 M. pyogenes B 3 M. pyogenes CB	P C B E P S C B
10. F.J.L.	25	30	15	3	106	88	19 M. pyogenes B 10 M. pyogenes BNE 3 Paracolon N	N E

[1] Die Zahlen vor den Erregern bedeuten Anzahl der positiven Kulturen

P Penicillin   A Aureomycin   C Chloromycetin   Px, Polymyxin B   E Erythromycin
S Streptomycin   N Neomycin   T Terramycin   B Bacitracin   M Magnamycin

III. Organveränderungen

A. Nieren

1. Einleitung

Wenn wir die Nierenfunktion nach einer Verbrennung untersuchen wollen, müssen wir zwischen Funktionsstörungen als Folge extrarenaler Vorgänge und Nierenveränderungen im engeren Sinne unterscheiden. Von welch großer Bedeutung diese extrarenalen Vorgänge sind, und in welcher Weise Blutvolumenverlust, Wasser- und Elektrolytverschiebungen, Toxine und nervöse Faktoren zum Verbrennungsschock führen, wurde im Kapitel über die Pathogenese des Verbrennungsschocks gezeigt.

Damit die Niere ihre Aufgabe als *Regulations-* und *Exkretionsorgan* erfüllen kann, bedarf sie normaler extrarenaler Verhältnisse und einer eigenen normalen Funktion. Umgekehrt äußert sich eine Störung der Nierenfunktion nicht nur in einer Herabsetzung der Exkretion, sondern auch in einer Störung der extrarenalen Regulation. Es soll vorerst auf die normale Nierenfunktion und ihre Störung bei Verbrennung eingegangen werden. In zweiter Linie wird die Wirkung extrarenaler Vorgänge auf die Nierentätigkeit zu besprechen sein. Davon ausgehend werden die Leitsätze zur Therapie der Verbrennungsniere abgeleitet. Für die Literatur zum Thema sei auf folgende Publikationen hingewiesen:

D. D. van Slyke (1948), H. D. Lauson, S. E. Bradley, A. Cournand (1944), H.W. Smith (1951), W. Goldring, H.Chasis (1944): Pathologische Physiologie und Klinik der Nierensekretion; Drittes Freiburger Symposion, Berlin: Springer 1955.

Die Vorstellung, die wir vor. der *Nierenfunktion* besitzen, gründet sich auf die Ergebnisse vieler Arbeiten über die Zusammensetzung des Harnes, vergleichende Untersuchungen von Blut und Urin und die histologische Beurteilung der Niere selbst. Das *Nephron* als anatomische Einheit führt die Regulation und Exkretion durch. Seine Funktion ist durch 4 Vorgänge charakterisiert:

Die Filtration des Blutplasmas durch die Glomerula.

Eine selektive Rückresorption von Substanzen durch die Tubuli, welche zur Erhaltung des „Inneren Milieus" nötig ist.

Die Sekretion von Substanzen durch die Tubuli aus dem Blut in das Lumen der Tubuli, d.h. zum Urin.

Der Austausch von Wasserstoffionen und die Produktion von Ammoniak zum Säure-Basenausgleich.

Der Urin ist das Resultat dieser 4 Vorgänge, welche sich in den etwa 1 Million Nephren jeder Niere abspielen. Der erste Schritt zur Urinbildung, die *Filtration*, basiert auf einem großen Blutdurchfluß durch die Nieren. In 1 min fließt etwa 1 Liter, d.h. etwa 25% des Schlagvolumens in Ruhe, durch beide Nieren. Die gesamte Blutmenge des Körpers passiert also in 4—5 min durch die Nieren. Ein ausgedehntes Blutgefäßsystem ermöglicht diese intensive Durchblutung der Niere. Dementsprechend ist die Niere äußerst empfindlich auf eine Störung der Zirkulation durch Erkrankung der Blutgefäße. Der *hydrostatische Druck* wird den Capillaren der Glomerula vom Herzen als Energiequelle übermittelt. Der Capillardruck beträgt in der Niere etwa 65—75 mm Hg (Abb. 33), und ist also wesentlich höher als der Capillardruck von 25—30 mm Hg im übrigen Körper. Die Capillaren vereinigen sich nachher wieder, und das Blut fließt durch die wegführende Arteriole direkt in das peritubuläre Capillarsystem, den Plexus medullaris, welcher die Tubuli umgibt. In diesem zweiten Capillarnetz findet jedoch keine Filtration mehr statt. Beide Capillargebiete sind für die Erhaltung der Nierenfunktion von großer Bedeutung. Man darf annehmen, daß der hohe arterioläre und capilläre Druck in der Niere nötig ist, um die Zirkulation in beiden Capillarsystemen aufrechtzuerhalten. Eine Herabsetzung der Nierendurchblutung wird eine Funktionsverminderung zur Folge haben, die sich zuerst im medullären Plexus auswirken wird.

Dem hydrostatischen Druck wirken der *osmotische* Druck der Plasmaproteine von etwa 25 mm Hg, der *interstitielle* Nierendruck und der *intratubuläre* Druck von je 10 mm Hg entgegen. Bei einem hydrostatischen Druck von 65 mm Hg beträgt deshalb der effektive *Filtrationsdruck* nach Abzug des osmotischen, interstitiellen und tubulären Druckes noch etwa 20 mm Hg.

Es ist offensichtlich, daß die Menge des Glomerulumfiltrates vom effektiven Filtrationsdruck und von der durchströmenden Blutmenge abhängt. Normalerweise werden diese Faktoren durch Kompensation relativ konstant gehalten. Wenn der Druck in der Aorta auf 65 mm Hg fällt, ergibt sich für die Niere noch ein hydrostatischer Druck von 45 mm Hg, der durch die entgegengesetzt wirkenden Drucke gerade aufgehoben wird. Der effektive Filtrationsdruck beträgt dann 0, und die Bildung des Primärharnes hört auf. Andere Gründe verminderter Filtratmengen sind Veränderungen des capillären Stromgebietes der

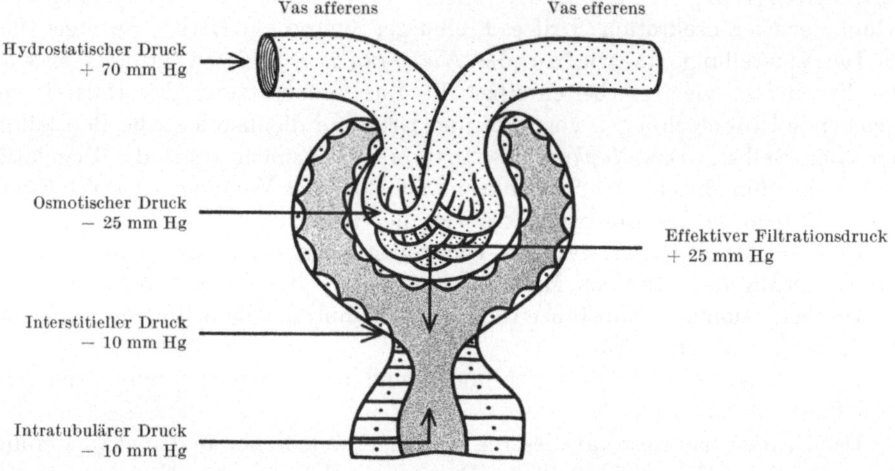

Abb. 33. Filtrationsdruck im Glomerulum. [Aus SHARP und DOHM (1947)]

Glomerula, Druckerhöhung im Interstitium durch Ödeme oder durch Entzündung, Erhöhung des intratubulären Druckes durch Widerstand oder Verschluß der Sammelröhren, Nierenbecken und Ureteren. Auch können die Membran oder die Capillaren des Glomerulums so verändert sein, daß sie als Filter nicht mehr genügen. Als Folge davon finden sich Blutkörperchen und Plasma-Eiweiß im Urin. Für die Bestimmung des *Glomerulumfiltrates* braucht man Stoffe, welche vollständig und unverändert durch das Glomerulum filtriert werden. Beim normalen Erwachsenen wird jede Minute 1 Liter Blut durch die 2 Millionen Glomerula beider Nieren filtriert. Bei einem effektiven Filtrationsdruck werden je Minute 120 cm³ glomerulären Filtrates — genannt Primärharn — gebildet. Chemisch besteht das Glomerulumfiltrat aus einem eiweiß- und zellfreien Filtrat des Gesamtblutes. Wenn ein Stoff quantitativ durch das Glomerulum ausfiltriert wird und den Tubulus unverändert passiert, kann die glomeruläre Filtration aus der Menge dieses Stoffes im Blute und der in der Zeiteinheit im Urin vorhandenen Menge berechnet werden. Der von VAN SLYKE eingeführte Begriff der „Clearance" bezeichnet dasjenige Plasmavolumen, welches in der Zeiteinheit von einer bestimmten Substanz vollkommen befreit wird. In der Formel: Clearance $= UV/P$ bedeutet U die Urinkonzentration, V das Urinminutenvolumen und P die Plasmakonzentration des untersuchten Stoffes.

Ursprünglich wurde der Begriff der Clearance von VAN SLYKE für die Ausscheidung von Harnstoff eingeführt. Später konnte nachgewiesen werden, daß der Harnstoff wohl glomerulär filtriert, jedoch teilweise tubulär wieder rückresorbiert wird. Im Primärharn des Glomerulums ist der Harnstoffgehalt höher als im Harn, der die Tubuli passiert hat. Im Vergleich zur Clearance von Inulin, der klassischen Substanz zur Bestimmung der glomerulären Filtration, ist die Harnstoffclearance deshalb kleiner. Inulin, ein körperfremdes Polysaccharid, wird von den Tubuli nicht rückresorbiert. Das Inulin gelangt auf dem

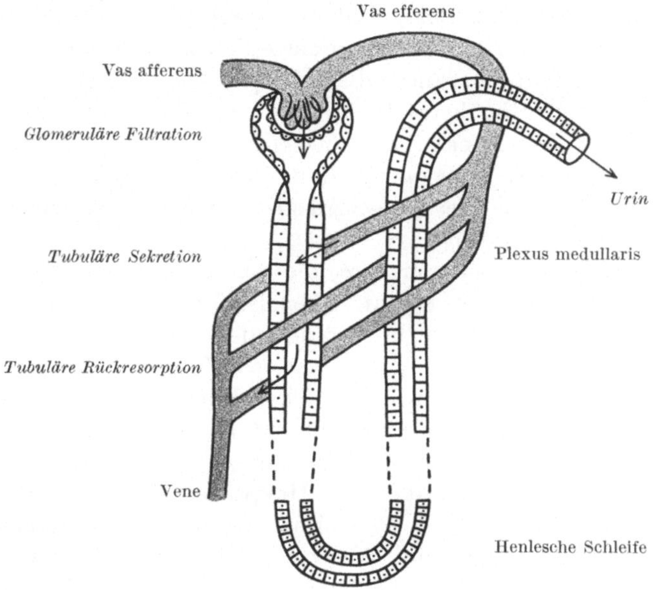

Abb. 34. Schematische Darstellung des Nephrons

Blutweg durch eine kurze weite Arteriole, die sich in 2—4 Zweige aufteilt, zum Glomerulum. In den je etwa 50 Capillarschlingen erfolgt die Filtration zum Primärharn (Abb. 34). In gleicher Weise wie Inulin werden noch andere körperfremde Substanzen nur glomerulär filtriert.

In der Klinik haben sich außer dem Inulin auch Mannitol und Natriumthiosulfat zur Bestimmung der Glomerulumfiltration als geeignet erwiesen. An Patienten mit schweren Verbrennungen ist die Bestimmung der Nierenfunktion auf solche Weise nur selten durchführbar. Jede intravenöse Injektion oder Infusion, für die meist nur wenige Venen zur Verfügung stehen, muß der Therapie reserviert bleiben, obgleich die laufende Urinkontrolle mit einem Dauerkatheter die Bestimmung der Inulin- oder Mannitclearance erleichtern würde. Bei diesen Fällen kommen nur einfach durchführbare Untersuchungsmethoden in Betracht wie die Bestimmung der Harnstoffclearance oder der endogenen Kreatininclearance. Die seit vielen Jahren auch zur Messung der Glomerulumfiltration gebrauchte Kreatininclearance hat in den letzten Jahren an Zuverlässigkeit gewonnen, da nun spezifische Methoden zur Verfügung stehen, um das Kreatinin im Blut und im Urin zu bestimmen. Bei der Bestimmung der Harnstoff- oder

der Kreatininclearance genügt es, die Urinmenge je Zeiteinheit zu messen und gleichzeitig den Gehalt im Urin und im Blut zu bestimmen, ohne daß weitere Clearancesubstanzen zugeführt werden müssen.

Die Bestimmung der *renalen Plasmadurchblutung* mit Paraaminohippursäure oder Diodrast, welche bei niederer Blutkonzentration glomerulär und tubulär vollständig aus der Blutbahn ausgeschieden werden, läßt erkennen, ob eine verminderte glomeruläre Funktion das Resultat einer Durchblutungsverminderung ist. Bei einem Gehalt von 3—6 mg-% PAH im arteriellen Nierenblut ist die Ausscheidung von PAH fast vollständig, wie durch Kathetrisierung der Nierenvene gezeigt werden konnte (REUBI 1950). Lediglich wenige Prozente gehen verloren, welche von der Nierenarterie durch das perirenale Fett in die Nierenvene gelangen. Die Bestimmung der PAH-Clearance gibt auf diese Weise die Menge der renalen Plasmadurchblutung an. Sie beträgt normalerweise für Männer etwa 500 bis 700 cm³/min und für Frauen etwa 450—600 cm³/min. Bei einer Erhöhung der Paraaminohippursäurekonzentration im Blute ist der Entzug aus dem Blute nicht mehr vollständig. Die Clearance wird niederer und entspricht nicht mehr der renalen Plasmadurchblutung.

An Stelle von Paraaminohippursäure, die von H. SMITH eingeführt wurde, wurde lange Jahre Phenolrot gebraucht. Phenolsulfophthalein wurde schon 1912 von ROWNTREE und GERAGTHY zur Prüfung der Nierenfunktion angegeben. Diese Autoren hatten die Beobachtung gemacht, daß es außerordentlich schnell von der Niere ausgeschieden wird. Die Phenolrotclearance beträgt 200 bis 500 cm³/min. Auf Grund ihrer Einfachheit hat die Phenolrotprobe bis heute ihren Wert behalten und leistet bei kritischer Anwendung und Berücksichtigung der Fehlerquellen wertvolle Dienste. Der Hauptnachteil der Phenolprobe besteht in der starken Bindung des Phenolrots an die Plasmaproteine. Wegen dieser starken Eiweißbindung wird nur wenig Phenolrot glomerulär filtriert, dafür aber den Tubuli zur Ausscheidung übertragen. Die Bestimmung der Ausscheidung von Phenolrot gibt auf einfache Weise eine Orientierung über die Größe der renalen Plasmadurchblutung. Während üblicherweise das Phenolrot im Urin 1 und 2 Std nach der Injektion bestimmt wird, ist die Probe am empfindlichsten, wenn die Ausscheidung schon 15 min nach der Injektion gemessen wird.

Die Filtrationsfraktion (FF), d.h. derjenige Plasmaanteil, welcher beim Passieren durch die Niere glomerulär filtriert wird, wird errechnet, indem die glomeruläre Clearance durch die PAH-Clearance dividiert wird. Sie wird in Prozent ausgedrückt und beträgt normalerweise 0,2, d.h. 20%.

Die Bestimmung der *Rückresorption* von Glucose ergibt ein Maß für das Resorptionsvermögen derjenigen Tubuli, durch welche das Glomerulumfiltrat fließt. Bei einem Glucosegehalt von 100 mg-% im Plasma und einer Glomerulumfiltration von 120 cm³/min gelangen 120 mg Glucose je Minute in das Glomerulumfiltrat. Wenn der Glucosegehalt im Plasma stark erhöht ist, enthält das Glomerulumfiltrat mehr Glucose, als von den Tubuli wieder resorbiert werden kann. Durch Bestimmung der Glucose im Plasma und Urin bei gleichzeitiger Messung der Glomerulumfiltration läßt sich die maximale tubuläre Rückresorption berechnen. Sie beträgt normalerweise etwa 250—450 mg Glucose je Minute.

2. Physiopathologie der Verbrennungsniere

Die Ergebnisse der Nierenfunktionsprüfungen bei Patienten mit Verbrennungen widersprechen sich. Zum großen Teil rührt dies davon her, daß aus der Urinmenge und der Retention harnpflichtiger Substanzen im Blute allein Schlüsse über das Versagen der Nierenfunktion als direkte Wirkung der Verbrennung auf die Niere gezogen werden. Die Bestimmung der ausgeschiedenen Urinmenge stellt ein einfaches Mittel dar, um den Blutvolumenverlust zu erkennen (s. S. 26). Wenn ein größerer Blutvolumenverlust besteht, dann sinkt die Diurese, da der Niere nur eine verminderte Blutmenge zur Filtration und Sekretion angeboten

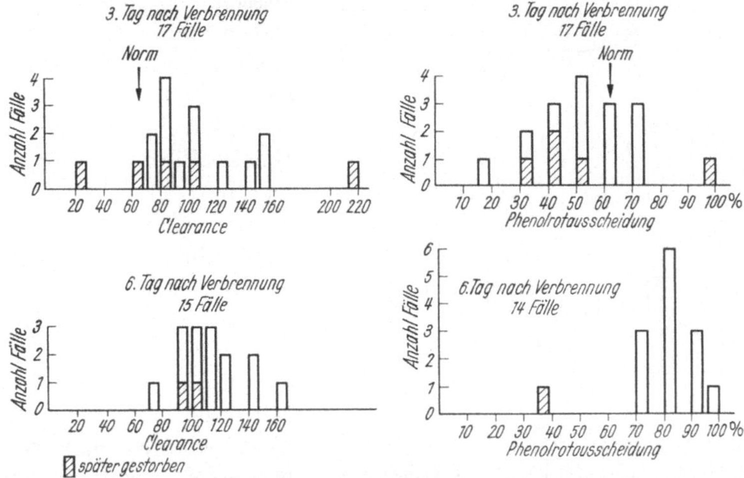

Abb. 35. Harnstoffclearance und Phenolrotausscheidung bei 17 gleichzeitig eingewiesenen Patienten mit Verbrennung. [Nach M. ALLGÖWER et al. (1956)]

wird. Absinken der Diurese deutet nicht notwendigerweise auf eine Nierenschädigung hin. Die Schädigung tritt aber ein, wenn das fehlende Blutvolumen nicht ersetzt wird. Wir haben bei 17 gleichzeitig eingewiesenen Verbrennungen die Nierenfunktion untersucht und folgende Ergebnisse erhalten (Abb. 35):

Bei allen Patienten wurden stets die üblichen Blut- und Urinuntersuchungen vorgenommen und in regelmäßigen Abständen die Harnstoffclearance und Phenolrotausscheidung bestimmt. Fünf dieser 17 Patienten starben später. Diese Ergebnisse sind sehr aufschlußreich und sollen die Basis zur Diskussion geben, ob es überhaupt eine Verbrennungsniere gibt. Bei diesen 17 Patienten, die Verbrennungen von 10—80% der Körperoberfläche aufwiesen, wurde während der ganzen Zeit keine Albuminurie festgestellt. Gelegentlich fiel die Eiweißreaktion im täglich untersuchten Urin opal aus. Dies weist darauf hin, daß weniger als $1^0/_{00}$ Eiweiß im Urin ausgeschieden wurde. Die regelmäßige Kontrolle des Urinsedimentes ergab ein ähnliches Resultat. Keiner der 17 Fälle, trotz z.T. sehr schweren, zum Exitus führenden Verbrennungen, wies eine Cylindrurie auf. Meistens bestand eine Mikrohämaturie, die in erster Linie durch den bei Beginn der Therapie eingelegten Dauerkatheter bedingt ist. Gelegentlich fanden sich spärlich Leukocyten im Sediment. Die Resultate der Harnstoffclearance und Phenolrotausscheidung sind in Abb. 35 wiedergegeben. Die Verteilungskurve der Resultate der *Harnstoffclearance* zeigt eindeutig, daß am 3. Tage nach der Verbrennung der Gipfel unterhalb der Grenze der Norm liegt. Die 5 Fälle, welche später starben, verteilen sich auf das ganze Kollektiv. Auffallend sind einige sehr hohe Werte von 140—220 cm³/min, welche darauf hinweisen, daß die Harnstoffclearance gesteigert werden kann. Bei diesen Fällen betrug der Harnstoff im Blut 22—49 mg-%, so daß die hohe Clearance durch die große Diurese und hohe Konzentration des Urinharnstoffes erzeugt wird. Es scheint am wahrscheinlichsten, daß bei diesen Fällen die glomeruläre Filtration erhöht wird, eher als daß die Rückresorption von Harnstoff vermindert würde. Die glomeruläre Filtration beträgt, mit Inulin gemessen, normalerweise 110 bis 130 cm³/min. Es ist nicht anzunehmen, daß bei einer Erhöhung der Harnstoffclearance ein tubulärer Weg beschritten wird. Die Harnstoffiltration durch das Glomerulum muß deshalb erhöht werden. Die theoretisch denkbare tubuläre Harnstoffiltration ist aber nicht bekannt. Unsere Befunde einer normalen bis erhöhten Harnstoffclearance weisen darauf hin, daß die glomeruläre Filtration bei allen Fällen unabhängig von der Schwere der Verbrennung erhalten bleibt. Am 6. Tage nach der Verbrennung sowie bei allen späteren Kontrollen zeigten die gleichen Patienten wiederum normale oder

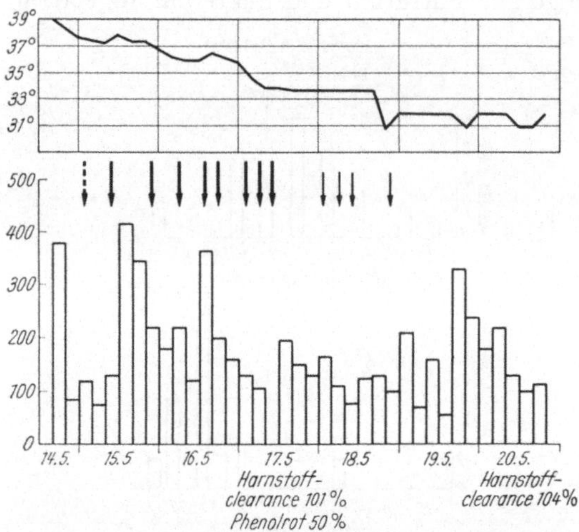

Abb. 36 (Fall 82). Ausscheidungsdiagramm eines Patienten mit einer tiefen Verbrennung von 80%, mit zentralnervöser Dämpfung und Ganglioplegica behandelt. (Pfeile = Gaben von Largactil, Phenergan und Dolantin.) Harnstoffclearance und Phenolrotausscheidung 3 und 6 Tage nach Verbrennung. (Obere Kurve = Temperatur)

erhöhte Werte der Harnstoffclearance. Darunter befinden sich auch 2 Patienten, die im weiteren Verlauf ad exitum gekommen sind. Der Harnstoffgehalt des Blutes geht nicht bei allen Fällen entgegengesetzt der Harnstoffclearance. Zwei Patienten mit einem Blut-Harnstoffgehalt von 96 bzw. 173 mg-% hatten eine Harnstoffclearance von 87 bzw. 64 cm³/min.

Die Ergebnisse der *Phenolrotprobe* sind ebenso eindeutig. Die Verteilungskurve aller Fälle zeigt, daß am 3. Tage nach der Verbrennung eine Verminderung der Phenolrotausscheidung vorhanden ist. Wiederum weisen jene 5 Patienten, die später starben, keineswegs die schlechtesten Resultate auf. Gegenüber dem 3. Tag kann am 6. Tag eine deutliche Verbesserung der Phenolrotausscheidung festgestellt werden. Fast alle Fälle liegen nun im Bereich der Norm. Lediglich bei einem Fall war noch eine Verminderung der Phenolrotausscheidung festzustellen. Diese Ergebnisse wären vermutlich noch deutlicher ausgefallen, wenn der 15 min-Wert bestimmt worden wäre. Die Herabsetzung der Phenolrotausscheidung kurz nach der Verbrennung weist darauf hin, daß die Tubulusfunktion anfänglich vermindert ist. Eine Herabsetzung der renalen Plasmadurchblutung führt ebenfalls zu einer Funktionsstörung der Tubuli. Die Verminderung der Phenolrotausscheidung ist sicher der Ausdruck einer tubulären Störung, aber noch kein Beweis dafür, daß die Ursache der tubulären Störung in der Verminderung der renalen Plasmadurchströmung liegt.

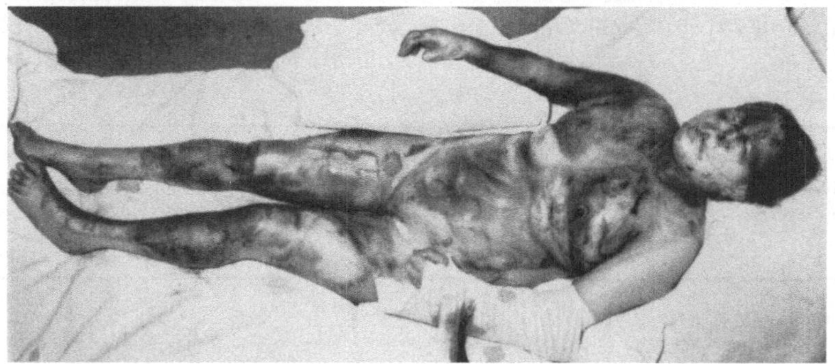

Abb. 37 (Fall 78). Verbrennung von 70% Körperoberfläche durch Benzinexplosion. [Nach M. ALLGÖWER (1956)]

Die Abhängigkeit der Nierenfunktion vom Flüssigkeitsersatz geht aus der Wiedergabe von drei eigenen Fällen hervor. Bei adäquater Flüssigkeitszufuhr bleibt die Nierenfunktion trotz schwerster Verbrennung erhalten.

<table>
<tr><td colspan="3">Schocktherapie erste 24 Std</td></tr>
<tr><td></td><td>gegebene
Menge</td><td>mutmaßliches
Defizit</td></tr>
<tr><td>Kolloide</td><td>3750</td><td>— 750</td></tr>
<tr><td>Elektrolyte</td><td>2960</td><td>— 1500</td></tr>
<tr><td>Glucose</td><td>1850</td><td>—</td></tr>
<tr><td>Totale
Flüssigkeit</td><td>8560</td><td>— 2250
(— 1580 Erbr.)</td></tr>
<tr><td>Stundenurin</td><td></td><td>12 cm³</td></tr>
</table>

<table>
<tr><td colspan="3">Funktionsprüfung im späteren Verlauf</td></tr>
<tr><td>Tag</td><td>Harnstoffclearance</td><td>Phenolrot</td></tr>
<tr><td>3.</td><td>87</td><td>40%</td></tr>
<tr><td>6.</td><td>98</td><td>35%</td></tr>
<tr><td>10.</td><td>39</td><td>55%</td></tr>
<tr><td>14.</td><td>51</td><td>75%</td></tr>
</table>

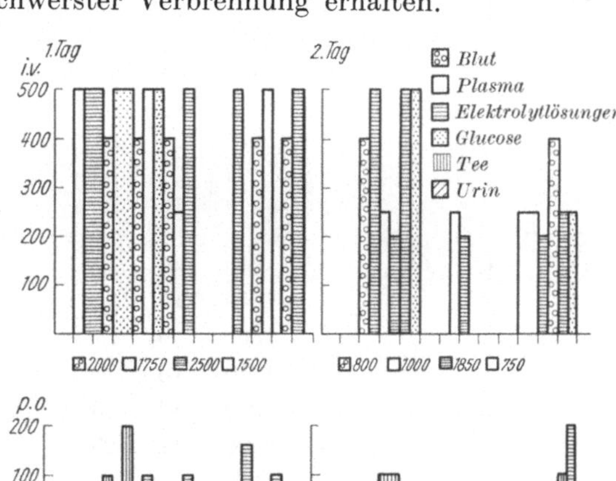

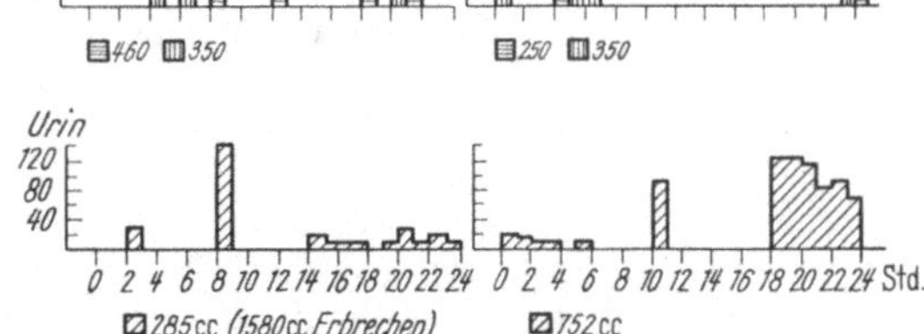

Abb. 38 (Fall 75). Flüssigkeitsdiagramm der ersten 48 Std bei tiefer Verbrennung von 55% Körperoberfläche. Ungenügende Schocktherapie in den ersten 24 Std (Manko etwa 3800 cm³, wenn man das Erbrochene einrechnet). Funktionsproben fallen über längere Zeit pathologisch aus

Abb. 36 betrifft einen 6 Tage überlebenden Patienten (Fall 82), der eine meist drittgradige Verbrennung von 80% Körperoberfläche erlitten hatte. Das Diagramm seiner Ausscheidung ergibt unter adäquater Zufuhr eine mengenmäßig sehr gute Nierenleistung. 3 Tage nach der Verbrennung hatte dieser

Patient eine Phenolrotausscheidung von 50% und eine Harnstoffclearance von 101%. Die Nierenleistung blieb bis zum Tod eine sehr gute. Anurie oder Oligurie stellen also keinen unvermeidlichen Folgezustand nach Verbrennung dar. Sie treten nur bei ungenügender Flüssigkeitszufuhr auf. Die Flüssigkeitsbilanz einer Patientin (Fall 78) mit einer Verbrennung von 70% Körperoberfläche (Abb. 37)

Tabelle 4

Patient	Alter (Jahre)	Ausdehnung der Verbrennung %	Tage nach Verbrennung	Urinmenge je 24 Std	Spezifisches Gewicht		Urinbefund	Harnstoffclearance	Phenolrotausscheidung	Exitus nach
					min	max				
54	47	20	3	1500	10	20				
			6	1250	07	26				
			8	1340	20	25				9 Tagen
72	46	45	3	1400	15	26	E opal	230	100	5 Tagen
73	40	50	3	950	12	20	E opal	64	45	3 Tagen
75	42	55	3	1670	24	35	E opal, wenig hyal. + gran. Zyl.	87	40	
			6	1560	14	34	vereinzelt gran. Zyl.	98	35	
			10	1140	28	31	E Spur opal, viel gran. Zyl.	39	55	
			14	1820	17	25	E opal	51	75	17 Tagen
76	44	58	3	940	20	27	E neg.			
			6	1650	15	23	E Spur opal			
			11	1360	20	27	E Spur			
			15	1870	16	20	E neg.			
			19	1260	12	15	E Spur			
			23	2720	12	20	E Spur opal, spärlich hyal. + gran. Zyl.			
			26	990	15	15	E Spur opal			26 Tagen
78	59	70	2	93	20					
			4	18						
			6	—						6 Tagen
79	39	70	3	497	31	34	E Spur opal, einz. gran. Zyl.	19	30	4 Tagen
80	42	75	3	994	20	40	—			
			6	1090	20	30	E stark opal			
			9	1610	14	22	E opal			11 Tagen
82	27	80	3	1102	10	35	E Spur opal	101	50	
			6	414	27	29	E opal	104		7 Tagen

ergibt ein mutmaßliches Defizit von 5600 cm³ während der ersten 24 Std. In dieser Zeit betrug die Urinmenge total nur 245 cm³, also 10 cm³ je Stunde. Auch eine vorübergehend ungenügende Flüssigkeitstherapie kann zu einem Nierenschaden führen (Abb. 38). Bei einer 55%igen Verbrennung (Fall 75) wurden in den ersten 24 Std etwa 2250 cm³ Flüssigkeit zu wenig verabreicht. Die Phenolrotausscheidung war während der ersten 10 Tage vermindert. Die Harnstoffclearance war anfänglich normal, sank aber später allmählich ab. Dieses vorübergehende Flüssigkeitsdefizit dürfte in diesem Falle zu einer länger dauernden Nierenschädigung geführt und zum letalen Ausgang dieses Falles beigetragen haben. Tabellen 4 und 5 geben eine Übersicht über die funktionellen und pathologisch-anatomischen Befunde bei den Fällen 54, 72, 73, 75, 76, 78, 79, 80, 82.

Da Harnstoffclearance und Phenolrotprobe halbquantitative Methoden sind, sollten die Befunde mit der Inulin- und Paraaminohippursäureclearance überprüft werden, was bei schweren Verbrennungen jedoch technisch sehr schwierig ist. HAYNES, DE BAKEY und DENMAN (1951) untersuchten die Nierenfunktion bei schweren Verbrennungen. Sie stellten fest, daß die glomeruläre Filtration (Inulinclearance) nach einer Verbrennung erhöht ist. Die renale Plasmadurchblutung (gemessen mit Paraaminohippursäure) blieb normal. Im Laufe

Tabelle 5. *Morphologische Nierenveränderungen*

Fall-Nr.	Sekt.-Nr.	Tubulusapparat Hauptstücke: trübe Schwellung	Hauptstücke: hydropische Degeneration	Hauptstücke: Nekrosen	Dünner Schleifenteil: Nekrosen	Dicker Schleifenteil: vacuolige Degenerat.	Dicker Schleifenteil: Epithelnekrosen	Dicker Schleifenteil: Regenerate	Mittelstücke: Lumen erweitert	Mittelstücke: Epithelnekrosen	Mittelstücke: Regenerate	Mittelstücke: Kalkablagerungen	Sammelrohre: Nekrosen	Granulierte Zylinder	Pigmentzylinder
54	657/55	++	∅	∅	∅	∅	++	(+)	+	+	+	∅	(+)	∅	++
72	694/54	+	∅	∅	∅	∅	∅	∅	(+)	(+)	∅	∅	∅	(+)	∅
73	684/54	+	∅	∅	∅	∅	(+)	∅	∅	(+)	∅	∅	∅	∅	+
75	741/54	+	∅	∅	∅	+	∅	∅	∅	∅	∅	∅	∅	(+)	∅
76	1325/54	∅	++	∅	∅	∅	∅	∅	+	∅	+	∅	∅	∅	(+)
78	169/52	∅	∅	∅	∅	+	++	+	++	++	+	+	∅	∅	+++
79	690/54	+	∅	∅	∅	+	∅	∅	+	∅	∅	∅	∅	+	+
80	933/55	+	∅	∅	∅	∅	∅	∅	∅	∅	∅	∅	∅	∅	+
82	700/54	+	∅	∅	∅	∅	∅	∅	∅	∅	∅	∅	(+)	∅	∅

Fall-Nr.	Sekt.-Nr.	Glomerula Synechien Halbmondbildungen	Schlingen-verquellungen	Exsudat im Kapselraum	Interstitium Kalkablagerungen	Ödem	Rundzellen, Histiocyten	Gefäße Wandverquellungen
54	657/55	∅	∅	+	∅	+	∅	∅
72	694/54	∅	∅	+	∅	∅	∅	∅
73	684/54	∅	(+)	+	∅	∅	∅	∅
75	741/54	∅	(+)	+	∅	∅	∅	∅
76	1325/54	∅	∅	∅	∅	∅	∅	∅
78	169/52	∅	(+)	+	∅	++	++	∅
79	690/54	+	∅	++	∅	∅	∅	∅
80	933/55	∅	(+)	∅	∅	(+)	+	∅
82	700/54	∅	∅	+	+	∅	∅	∅

von $2^1/_2$ Wochen kam es zur Normalisierung der glomerulären Filtration. Wie auch im Kapitel über den Schock dargelegt wurde, hängt die Diurese vom Ausgleich des Blutvolumenverlustes ab. Bei adäquater Zufuhr von Blut und Plasma steigt die verminderte Urinmenge sofort wieder an. Die Verminderung der Phenolrotausscheidung ist ebenfalls flüchtiger Natur. Dies weist darauf hin, daß die Veränderungen am Tubulusapparat reversibel sein müssen. Die Konzentrationsfähigkeit, gemessen am spezifischen Gewicht des Urins, war bei allen unseren Fällen normal. Wenn die Blutzirkulation in der Niere im Gleichgewicht gehalten werden kann, treten keine irreversiblen Schädigungen der Niere als Folge einer Verbrennung auf. Sobald der arterielle Druck in der Niere sinkt, wird zuerst der Plexus medullaris, der den niedersten arteriellen Druck in der Niere besitzt, schlechter durchblutet. Die Folge davon ist eine verminderte Durchblutung der Tubuli, welche zu einer Funktionsverminderung führt. Der Begriff der ,,*Verbrennungsniere*'' kann daher nicht von der Schockniere oder Crushniere abgetrennt werden, da die Verbrennung auf Grund extrarenaler Vorgänge zur Nierenschädigung führt. Die Nierenschädigung wird erst irreversibel, wenn der Schock nicht behoben werden kann. Solange der Filtrationsdruck und die Nierendurchblutung erhalten bleiben, ist eine direkte Schädigung der Niere durch die Verbrennung nicht anzunehmen. Diese Feststellung führt zu den Richtlinien für die Therapie, die die Behandlung des Schocks in den Vordergrund stellen.

3. Pathologisch-anatomische Befunde

Pathologisch-anatomische Befunde an den Nieren nach Verbrennungen sind schon lange bekannt. Die Literatur über dieses Gebiet ist sehr umfangreich. Im vorliegenden Abschnitt soll deshalb nur versucht werden, einen kurzen pathologisch-anatomischen Überblick über das vielschichtige Problem der Verbrennungsniere zu geben.

Es war vor allem die Hämoglobinurie, die neben Oligurie und Urämie bei Verbrennungskranken frühzeitig die Aufmerksamkeit auf die Niere lenkte. So beschreibt WELTI (1889) eine makroskopisch sichtbare Braunfärbung der Nieren, welche von der Hämoglobinausscheidung herrühre. Zahlreiche ältere Autoren finden bei der histologischen Untersuchung in den Harnkanälchen pigmentierte Cylinder, die sie als Hämoglobincylinder deuten (PONFICK 1876, WERTHEIM 1867, FRÄNKEL 1889). Aber bereits MARCHAND (1908) und WILMS (1901) machen darauf aufmerksam, daß die Cylinder bei leichteren Fällen fehlen können. Unter den weiteren, histologisch faßbaren Nierenveränderungen, werden schon früh bald die entzündlichen Veränderungen im Interstitium (PONFICK 1876, SCHJERNING 1884), bald die degenerativen Erscheinungen am Tubulusapparat (WILMS 1901, MARCHAND 1908) in den Vordergrund gestellt.

Die Erfahrungen des ersten Weltkrieges (HACKRADT 1917, MINAMI 1923) und vor allem diejenigen des zweiten Weltkrieges (BYWATERS und DIBLE 1942, LUCKÉ 1946, MALLORY 1947 u. a.) zeigten dann, daß die klinischen und histologischen Nierenbefunde nach Verbrennung in das große Gebiet der analogen Nierenveränderungen nach verschiedenen blutigen und unblutigen Traumen, nach Verschüttung und Hitzschlag gehören. Im Kriegsfall sind diese Nierenschäden außerordentlich häufig. Sie sollen 7—15% der Todesfälle bei Kriegsverletzten verursachen (SNYDER und CULBERTSON 1948, ANGEVINE und HARMAN 1946).

Die entscheidende Bedeutung einer unter Kriegsverhältnissen erschwerten Schockbekämpfung für diese hohen Mortalitätsziffern wird später zu erörtern sein.

Gleichartige Nierenveränderungen finden sich auch bei Transfusionszwischenfällen und Hämolysen anderer Genese, bei Myolyse verschiedenster Art wie bei elektrischen Schäden (FISCHER et al. 1947), bei Kohlenmonoxydvergiftungen (HEDINGER 1948, KOSZWESKI und KAISER 1951) und bei Haffkrankheit (STOELZNER 1932). HOLLMANN (1956) beschreibt sie beim orthostatischen Kollaps des Kaninchens.

Die Vielfalt der Ursachen spiegelt sich in der Mannigfaltigkeit der Namengebung wieder, wobei die verwendeten Bezeichnungen oft subjektive pathogenetische Deutungen enthalten. Viel gebrauchte Namen wie Crushniere oder Hämolyseniere erfassen nur einen Teil der ursächlichen Momente. LUCKÉ (1946) hat 538 Fälle posttraumatischer renaler Insuffizienz histologisch genau untersucht und dabei als Hauptveränderung Degenerationen im distalen Tubulusabschnitt gefunden. Er prägte deshalb den Ausdruck der „lower nephron nephrosis". Da jedoch, wie spätere Untersuchungen gezeigt haben, häufig auch der proximale Tubulusabschnitt ergriffen ist, kann die Bezeichnung LUCKÉs heute nicht mehr als vollkommen zutreffend angesehen werden (IVERSEN und BRUN 1951, OLIVER et al. 1951).

MALLORY (1947) und ALLEN (1951) sprechen von hämoglobinurischer Nephrose, wobei sie ebenfalls die degenerativen Veränderungen in den Vordergrund stellen. Demgegenüber sehen KIMMELSTIEL (1938) und BRUN (1954) in den interstitiellen serös-entzündlichen Befunden das wichtigste Moment und wählen darum die Bezeichnung akute tubulo-interstitielle Nephritis. Wie ZOLLINGER (1952) in seiner Monographie hervorhebt, finden sich interstitiell sowohl entzündliche als auch degenerative Veränderungen. Er spricht von einer Kombination von serös-interstitieller Nephritis mit einer Glomerulo-Tubulonephrose mit Pigmentcylindern. In der pathogenetischen Deutung legt ZOLLINGER das Hauptgewicht auf die interstitielle Entzündung mit Ödem. Er schlägt aber zur Bezeichnung der ganzen Krankheitsgruppe den neutraleren Ausdruck Chromoproteinniere vor. Wenn gleichzeitig betont wird, daß mit diesem Namen über die Bedeutung der Chromoproteine im Krankheitsgeschehen nichts ausgesagt werden soll, so scheint uns der Ausdruck vom Standpunkt des Morphologen aus zutreffend. Es wird damit ein histologisches Leitsymptom in den Vordergrund gestellt, das regelmäßig nachweisbar ist, im Gegensatz zu den übrigen Befunden, die bald mehr entzündlicher, bald mehr degenerativer Natur sein können.

Für nähere Angaben über klinisch-funktionelle und morphologische Befunde bei Chromoproteinnieren müssen wir auf die ausführlichen Monographien von ZOLLINGER (1952) und BRUN (1954) verweisen. Reichlich Literaturangaben finden sich auch bei LOUSTALOT (1950). Die Pathologie der Verbrennungsniere deckt sich weitgehend mit diesen Angaben (BRENNER 1936, GÜNTHER 1939, ZINCK 1940, BLÜTHGEN 1944, LUCKÉ 1946, GOODPASTOR et al. 1946, MARTINEAU und HARTMAN 1947).

Bei Durchsicht der Literatur fällt auf, daß die Häufigkeit schwerer Nierenveränderungen bei Verbrennungstodesfällen in den letzten Jahren abgenommen hat. Baker (1945) bezeichnet Nierenschädigungen an Hand seiner 96 Fälle als selten. Zollinger findet bei Kontrolle von 18 Verbrennungstodesfällen nur einmal Veränderungen im Sinne der Chromoproteinniere. Goodpastor et al. (1946) können bei 47 Verbrennungstodesfällen nur 20mal Nierenbefunde nachweisen, wobei sie auf die Übereinstimmung zwischen klinisch-funktionellem Bild und Schwere der morphologischen Veränderungen hinweisen. Wir selbst konnten nur in 2 von 9 Fällen deutliche Nierenbefunde erheben. Der eine Fall (Fall 78) betraf eine Patientin mit ungenügender Schocktherapie, welche unter den Zeichen der Urämie ad exitum kam (Abb. 37). Beim anderen Fall (Fall 54) lagen trotz schweren morphologischen Nierenveränderungen klinisch keine Anhaltspunkte für einen Nierenschaden vor. Eine solche Diskrepanz zwischen funktionellen Befunden und morphologischen Veränderungen wurde schon von verschiedenen Autoren festgestellt (Allen 1951, Brun 1954).

Wir fassen nun kurz die pathologisch-anatomischen Befunde der Verbrennungsniere zusammen, wie sie sich aus den Literaturangaben und den eigenen Beobachtungen ergeben. *Makroskopisch* fällt eine Vergrößerung des Organs auf. Diese soll nach Lucké bei Verbrennungen ausgeprägter sein als bei anderen Fällen von Chromoproteinniere (vgl. unsere Befunde in der Gewichtstabelle im kasuistischen Teil). Die Schnittfläche ist bräunlich, meist feucht, das Gewebe brüchig. Das Mark ist dunkler als die Rinde, die Mark-Rindengrenze unscharf. Das Organ quillt mehr oder weniger aus der Faserkapsel hervor. Die *histologischen* Veränderungen sind am 3.—4. Tag nach der Verbrennung am ausgeprägtesten. Die *Glomerula* sind dabei nach den meisten Autoren wenig verändert. Die Endothelien und die Mesothelien sind oft etwas geschwollen. Nach Zollinger findet sich bei Membranfärbung nach Allen und Hotchkiss häufig eine geringgradige Verdickung des Grundhäutchens, was auch andere Autoren bestätigen. Im Kapselraum trifft man häufig ein körniges Exsudat, jedoch keine Erythrocyten. Blüthgen (1944) beschreibt Fettbestäubung der Schlingen. Schwere degenerative und proliferative Veränderungen der Glomerula werden einzig von Zinck (1940) angegeben. Er findet Synechien, Halbmondbildungen, Histiolysen und Verödung ganzer Glomerula. Von Loustalot (1950) werden beim Crushsyndrom frische Glomerulauntergänge erwähnt. In den *Hauptstücken* erscheint das Lumen durch Abflachung der Epithelien ausgeweitet. Eine tatsächliche Erweiterung soll aber nur bei schweren Fällen vorkommen (Zollinger, Brun). Das Protoplasma ist oft trüb geschwollen oder hyalintropfig entmischt. Auch Vacuolen kommen vor. Eine hydropische Degeneration umschriebener Hauptstückabschnitte wird ebenfalls erwähnt (Brun). Wir konnten sie bei einem Fall nachweisen. Die Verfettung ist geringgradig oder fehlt vollkommen. Auch eine nennenswerte Eisenspeicherung läßt sich nicht nachweisen. Castiglioni und Macchitella (1953) konnten im Tierversuch eine Verminderung der alkalischen Phosphataseaktivität feststellen. Nekrosen im Hauptstückepithel sind selten; sie kommen jedoch vor, wie dies Oliver und Mitarbeiter (1951) durch Mikrodissektion mit Isolierung einzelner Nephren und Iversen und Brun (1951) durch Untersuchung bioptischen Materials nachgewiesen haben. Die frühzeitige Autolyse des Hauptstückepithels erklärt, warum Nekrosen in Autopsiematerial so selten beschrieben werden. Der *dünne Teil* der Henleschen *Schleife* ist nicht wesentlich verändert. Die stärksten Veränderungen finden sich regelmäßig im *dicken Schleifenteil* und vor allem im *Mittelstück*, also im Bereich des distalen Tubulusabschnittes (Abb. 39). Hier ist das Lumen oft deutlich erweitert, das Epithel abgeflacht, die Epithelkerne pyknotisch, das Protoplasma eosinophil angefärbt. Relativ häufig finden sich Epithelnekrosen, welche bis zur Zerstörung der Basalmembran gehen können. Daneben trifft man schon vom 4. Tag an Mitosen und Epithelregenerate. Diese Regenerate sind oft sehr ausgeprägt. Bei Zerstörung der Basalmembran kann es zur Ausbildung von tubulovenösen Aneurysmen kommen, wie sie von verschiedenen Autoren, zwar nicht

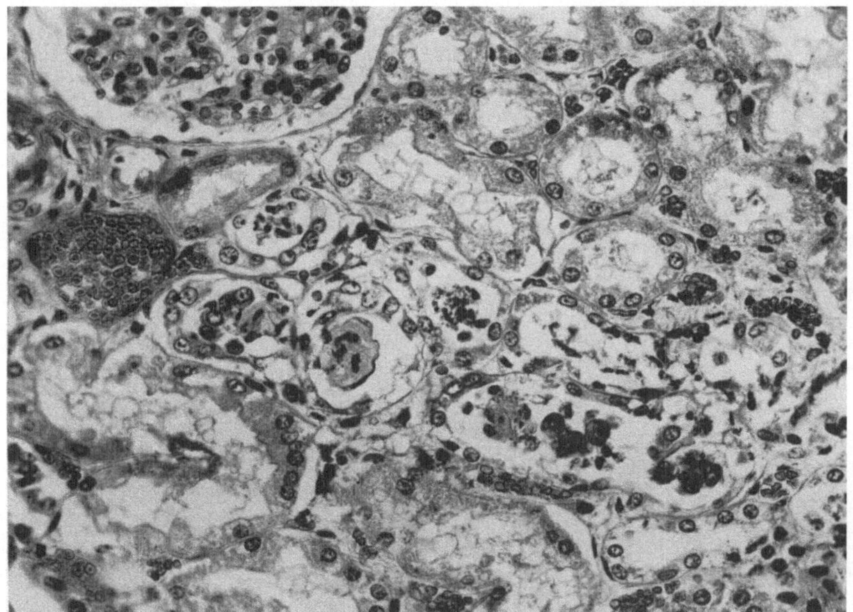

Abb. 39 (Fall 78). (S.-N. 169/52), Niere: Nekrosen der Mittelstückepithelien, trübe Schwellung der Hauptstückepithelien. Hämalaun-Eosin, 280fach

bei Verbrennungen, aber bei analogen Nierenschädigungen beschrieben wurden (Corcoran und Page 1945, Oliver 1945, Zollinger 1952 u. a.). Diese Aneurysmen sind selten. Wir konnten sie bei unseren Fällen nie nachweisen. Ein Austritt von Pigmentcylindern durch die zerstörte Basalmembran hindurch ins Interstitium ist möglich (Dunn et al. 1941). In den *Sammelrohren* fehlen Epithelnekrosen meistens, hingegen finden sich, vor allem im Bereich von Cylindern, deutliche Epithelproliferationen. Im *Interstitium* trifft man regelmäßig vom 3.—5. Tag an ein Ödem, welches vor allem im Bereich der Mark-Rindengrenze lokalisiert ist. Daneben finden sich mehr oder weniger starke rundzellige und histiocytäre Infiltrate. Sie sind anfangs perivasculär, später mehr diffus angeordnet. Wieweit durch das interstitielle Ödem eine intrarenale Drucksteigerung hervorgerufen wird, die zur Anurie führt, ist noch umstritten. Die Nierendekapsulation als therapeutische Konsequenz bei erhöhtem intrarenalem Druck führt nicht immer zum Erfolg (positive Resultate bei Zollinger 1951, 1956, Heim 1954, negative Resultate bei Culpepper und Findley 1947, Brun 1954, Reubi 1956). Kalkablagerungen werden im Interstitium und im Tubulusepithel beobachtet. Schwere

Verkalkungen fand ZINCK bei seinen Verbrennungsfällen. Er spricht sogar von Kalknephrose. BLÜTHGEN beschreibt bei seinen Tierversuchen am Meerschweinchen ebenfalls Nierenverkalkungen. Gelegentlich trifft man auch Oxalatkristalle in den Harnkanälchen.

Pigmentcylinder treten vor allem in den Sammelrohren auf, finden sich aber auch im Mittelstück und im dicken Teil der HENLEschen Schleife. Sie stellen bei allen Fällen mit Nierenveränderungen einen regelmäßigen Befund dar. Wir trafen sie in unserem Material 5mal, davon 2mal in großer Zahl, verbunden mit

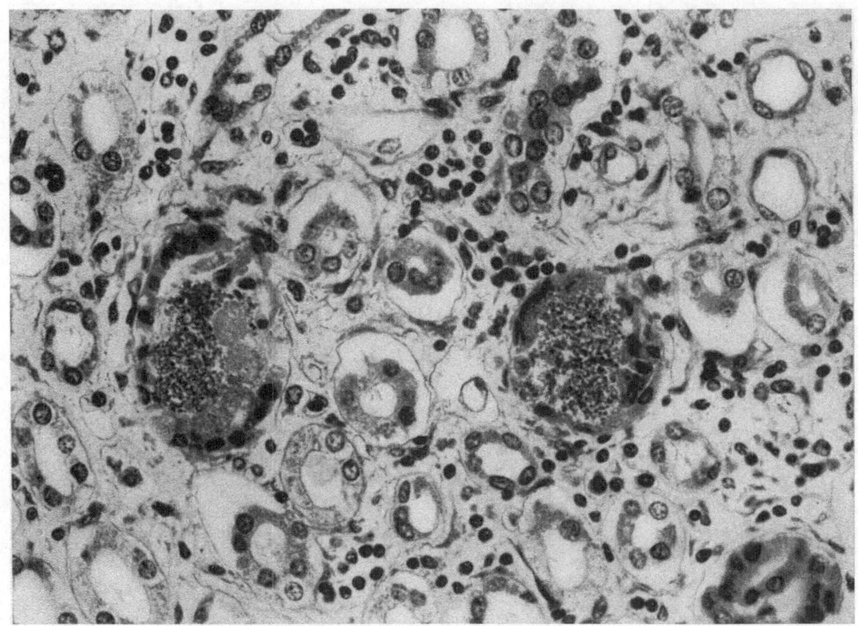

Abb. 40 (Fall 78). (S.-N. 169/52), Niere: Pigmentzylinder in den Sammelrohren des Markes, H.-E., 380fach

schweren Nierenveränderungen (Abb. 40) und 3mal ganz vereinzelt in Nieren, die sonst keine nennenswerten Schädigungen zeigten. Bei 4 Fällen ohne Nierenbefunde konnten wir auch keine Cylinder nachweisen. GOODPASTOR und Mitarbeiter (1946) finden eine quantitative Übereinstimmung zwischen Stärke der Hämoglobinurie und Anzahl der Cylinder im histologischen Schnitt. Die Bedeutung der Pigmentcylinder ist umstritten. Es besteht einmal die Möglichkeit einer rein mechanischen Verlegung der Harnkanälchen mit Behinderung der Urinausscheidung. Diese „Verstopfungstheorie" geht auf PONFICK (1876) zurück und hat viele Anhänger gefunden. Es lassen sich jedoch zahlreiche Argumente gegen die Annahme einer Tubulusverstopfung anführen, so vor allem, daß häufig ein Mißverhältnis zwischen Cylinderzahl und Schwere der Ausscheidungsstörung besteht. Eine wesentliche Bedeutung dürfte deshalb nach neuer Auffassung der Verstopfung der Harnkanälchen durch Pigmentcylinder nicht zukommen. Wichtiger ist die Frage nach einer toxischen Nierenschädigung durch die Chromoproteine. Auf die zahlreichen, vor allem tierexperimentellen Arbeiten über dieses Gebiet kann hier nicht eingegangen werden (Literatur bei SMITH 1951, ALLEN

1951, ZOLLINGER 1952, BRUN 1954). Zusammenfassend läßt sich feststellen, daß die gesunde Niere durch Hämoglobin, Myoglobin und verwandte Stoffe auch bei saurem Urin nicht geschädigt wird. Möglicherweise aber haben die Chromoproteine eine ungünstige Wirkung auf die bereits geschädigte Niere.

Auf *Gefäßveränderungen* machen vor allem WERTHEMANN und ROESSIGER (1930) im Tierversuch und ZINCK (1940) bei Verbrennungen beim Menschen aufmerksam. An den Gefäßen finden sich Wandverquellungen, Kernverlust, seltener Entzündungsinfiltrate und Verkalkungen. In Spätfällen trifft man außerdem Intimaverdickungen, Wandverfettungen und Elastose. Betroffen werden vorwiegend kleine Arterien und Venen. Neuerdings beschreibt SCHUESSLER (1956) Verquellungen der Wand des Vas afferens bei der Hämolyse- und Crushniere.

Es ist nicht möglich hier ausführlicher auf die komplizierte und viel diskutierte Pathogenese der Nierenveränderungen bei Verbrennung einzugehen. Etwas schematisch können wir mit BRUN (1954) zwischen anoxischen, toxischen und allergischen Schädigungen unterscheiden. Die größte Rolle spielen sehr wahrscheinlich die Schädigungen durch Anoxie. Besonders bei der Verbrennungsniere stehen sie sicher im Vordergrund der Pathogenese. OLIVER und Mitarbeiter (1951) konnten in schönen Untersuchungen mit einer speziellen Mikrodissektionstechnik einzelne Nephren isolieren und so die Schädigungen genau lokalisieren und ihre Ausdehnung bestimmen. Sie haben auf diese Weise bei zahlreichen menschlichen Fällen und an einem großen tierexperimentellen Material 2 Typen von tubulärer Nierenschädigung herausgearbeitet. Einerseits führen spezifische Nierengifte wie Uran, Sublimat und Bichromat zu Nekrosen der Hauptstückepithelien mit Erhaltenbleiben der Basalmembran. Alle Nephren werden dabei gleichzeitig betroffen. Andererseits kommt es bei der anoxischen Nierenschädigung zu einer Zerstörung der ganzen Tubuluswand mitsamt der Basalmembran, also zur sog. Tubulorhexis. Von der anoxischen Schädigung werden alle Tubulusabschnitte betroffen, vorwiegend jedoch die distalen Anteile. Im Gegensatz zum toxischen trifft der ischämische Nierenschaden nur einzelne Nephren.

Da sich in der Chromoproteinniere vorwiegend Bilder vom Typus der Tubulorhexis nachweisen lassen (Austritt von Pigmentcylindern ins Interstitium, tubulo-venöse Aneurysmen), und da die Schädigungen hauptsächlich im distalen Tubulusabschnitt lokalisiert sind, dürfte pathogenetisch die Anoxie die Hauptrolle spielen. Wie schwer die Nierendurchblutung beim Verbrennungsschock leidet, wurde bereits in früheren Abschnitten eingehend erörtert.

Allergische Nierenschäden spielen möglicherweise bei den der Verbrennungsniere analogen Befunden nach Sulfonamidtherapie (SCHEIDEGGER 1940, FRENCH 1946, MORE et al. 1946) und beim Schwarzwasserfieber eine Rolle. Bei der Verbrennung haben sie jedoch keine Bedeutung (BERNHARD 1936). Die Frage nach den Verbrennungstoxinen wurde in einem anderen Kapitel eingehend erörtert (S. 37 ff.). Eine toxische Nierenschädigung durch die ihrer Natur nach immer noch weitgehend hypothetischen Verbrennungstoxine kann sicher nicht ganz von der Hand gewiesen werden. Wie jedoch bereits erwähnt, spricht das morphologische Bild der Verbrennungsniere eher für einen anoxischen als für einen toxischen Schaden, soweit eine solche Unterscheidung morphologisch überhaupt möglich ist. Die Tatsache, daß eine gute Schockbekämpfung Nierenschädigungen nach

Verbrennung weitgehend verhindern kann, spricht ebenfalls zugunsten der Annahme eines anoxischen Nierenschadens. Tabellen 4 und 5 geben eine Übersicht über die funktionellen und pathologisch-anatomischen Befunde bei den gestorbenen Fällen 54, 72, 73, 75, 76, 78, 79, 80, 82.

B. Leber

1. Veränderungen der Leberzirkulation im Schock

HEINEMANN und Mitarbeiter (1953) haben die Leberdurchblutung schockierter Tiere mit Bromsulfalein bestimmt. Gleichzeitig wurde die Nierendurchblutung mittels der Paraaminohippursäuremethode gemessen. Bei mäßigem hämorrhagischem Schock war die Nierendurchblutung stärker gedrosselt als die Leberdurchblutung. Die Durchblutungsstörung hielt aber in der Leber länger an als in der Niere (Abb. 41). Beim Vergleich verschiedener Schockformen des Menschen haben

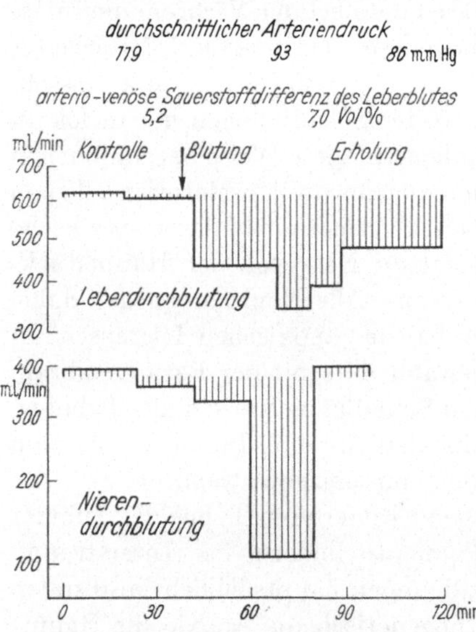

Abb. 41. Die Wirkung einer experimentellen Blutentnahme auf den durchschnittlichen Blutdruck (arteriell), auf die arteriovenöse Sauerstoffdifferenz des Leberblutes, auf den Blutdurchfluß der Leber und der Niere beim Hund. [Nach H. HEINEMANN et al. (1953)]

RICHARDS und COURNAND (1944) (Abb. 22) die stärkste Steigerung des peripheren Widerstandes nach Verbrennungen gefunden. Obschon Messungen der Leber- und Mesenterialwiderstände im Verbrennungsschock nicht vorliegen, so scheint es doch wahrscheinlich, daß diese starke Steigerung des peripheren Widerstandes bei Verbrennungen mit einer entsprechenden Drosselung im renalen und im mesenterialen Stromgebiet einhergeht. Tatsächlich haben DOBSON und WARNER (1955) bei Hunden mit Hilfe der Chromsulfatclearance eine starke Verminderung der Leberdurchblutung im Verbrennungsschock festgestellt.

Von ENGEL und Mitarbeitern (1952) stammen interessante Angaben über die Reversibilität der Leberschädigung nach Drosselung der Leberzirkulation. Als Testobjekte dienten eviscerierte Ratten mit intakter A. hepatica. Nimmt man die Desaminierung intravenös verabreichter Aminosäuren als Maß für die Erholungsfähigkeit der Leber nach verschiedener Dauer der Zirkulationsdrosselung, so liegt die kritische Dauer der Abklemmung bei 2 Std. Nach dieser Zeit ist die Schädigung irreversibel. Die oxydative Fähigkeit isolierter Leberschnitte wird im gleichen Zeitraum irreversibel geschädigt. In diesem Zusammenhang ist zu erwähnen, daß VAN SLYKE (1944) die Grenze der irreversiblen Nierenschädigung durch Zirkulationsdrosselung bei 4 Std gefunden hat. Der Reduktion der Leberzirkulation im Schock kommt also darum so große Bedeutung zu, weil Lebergewebe durch Anoxie besonders leicht geschädigt wird.

2. Funktionsstörungen der Leber

RUSSEL, LONG und WILHELMI (1944) fanden bei Tieren in mäßigem Schock die Sauerstoffaufnahme des Lebergewebes vermindert. Das Nierengewebe zeigt ähnliche Veränderungen erst nach schweren Schockzuständen.

Eine der wesentlichsten Aufgaben der Leber besteht darin, die Aminosäuren entweder zu Eiweißen aufzubauen oder zu Harnstoff zu desaminieren. Im Schock findet sich eine Vermehrung der Blutaminosäuren (VAN SLYKE 1944, ENGEL 1952). Nach ENGEL (1952) besteht eine enge Beziehung zwischen Anstieg des Plasmaaminostickstoffs und Abfall der portalen Sauerstoffsättigung. Die Beziehungen der Aminoacidämie zum peripheren, venösen Sauerstoffgehalt sind viel weniger deutlich. Damit ist der anoxische Leberschaden als Ursache der Aminosäureanhäufung im Blut wahrscheinlich gemacht. LEVENSON und Mitarbeiter (1946) konnten bei 8 von 12 Verbrennungspatienten eine signifikante Erhöhung des α-Aminostickstoffgehaltes im Blut feststellen. ASCHIERI und ALLGÖWER (1957) haben bei Kaninchen durch intraperitoneale Verabreichung denaturierter Eiweiße (Blut, das während 60 min auf 98° erhitzt worden war) eine analoge Anhäufung verschiedener Aminosäuren hervorgerufen. Alle Tiere, die eine erhöhte Aminoacidämie aufwiesen, starben innerhalb 48 Std. Eine toxische Wirkung des erhitzten Bluteiweißes scheint wahrscheinlich. Nach MÉGEVAND zeigten die Lebern solcher Tiere starke histologische Veränderungen. BECK und LINKENHEIMER (1952) fanden in der Leber verbrannter Mäuse eine Verminderung des nicht an die Eiweiße gebundenen Sulfhydrils.

Der Kohlenhydratstoffwechsel ist im Schock stark verändert. Nach ENGEL verändert sich der Blutzucker in verschiedener Weise. Bei gutem Ernährungszustand steigt er zuerst an und fällt später ab. Bei schlechtem Ernährungszustand tritt lediglich der Abfall auf. Mit dem Absinken des Blutzuckers nimmt das Verhältnis von Milchsäure zu Brenztraubensäure zu. Dies weist auf eine Zunahme des anaeroben Stoffwechsels hin. Das Leberglykogen nimmt ab. Dabei handelt es sich nur z.T. um einen adrenergischen Mechanismus. Insulin, Glucose oder Fructose können die Verminderung des Leberglykogens nicht verhindern. Alle intermediären Produkte, insbesondere die energiereichen Phosphatverbindungen sind vermindert. Diese Veränderungen sind auch im Verbrennungsschock nachzuweisen. CLARK und ROSSITER (1944) haben bei Kaninchen 4 Std nach einer Verbrennung von $^1/_3$ der Körperoberfläche (30 sec bei 70° C) in vitro vermehrte anaerobe Glucolyse und verminderte Glykogenbildung der Leber festgestellt (s. auch II B 2).

Nach FINE (1954) ist der Prothrombingehalt ein besserer Indicator gestörter Leberfunktionen als die Oxydation und Desaminierung, die erst bei ausgesprochenen Leberschädigungen reduziert sind. Unter unseren schweren Verbrennungsfällen hatten mehrere einen erniedrigten Prothrombinwert.

JAMES et al. (1951) haben bei 15 Verbrennungen als konstante Symptome erhöhte Urobilinogenausscheidung und Störung des Albumin-Globulinquotienten gesehen. Erhöhte Bromsulfaleinretention, pathologische Thymoltrübungsreaktion und pathologischer Hängertest weisen nach diesem Autor ebenfalls auf einen Leberschaden infolge schwerer Verbrennungen hin.

Zusammenfassend läßt sich sagen, daß verschiedene Stoffwechselfunktionen der Leber im Verbrennungsschock schwer gestört sind.

3. Infektion und Schockleber

Versuche von Fine (1954) weisen auf eine wesentliche Rolle bakterieller Faktoren beim Übergang des reversiblen in den irreversiblen Schockzustand ausgebluteter Hunde hin. Wird die Leber eines Hundes im Blutungsschock mit sauerstoffhaltigem, arteriellem Blut durchströmt, so entwickelt sich kein irreversibler Schockzustand. Vorerst wurde vermutet, daß sich die in der Hundeleber normalerweise vorhandenen Clostridien in der hypoxämischen Leber vermehren und Toxine bilden. Tiere, die gegen Clostridien geimpft sind, geraten aber in gleicher Weise in den irreversiblen Schock wie Kontrolltiere.

Dagegen verhindert peroral oder intraportal verabreichtes Aureomycin, Terramycin oder Neomycin (letzteres unwirksam gegen Clostridien!) die Ausbildung des irreversiblen Schocks. Parenterale Verabreichung der gleichen Antibiotica ist wesentlich weniger wirksam. Chemotherapie beeinflußt also den Schockzustand nur, wenn sie direkt an der Leber angreifen kann. Die verschiedenen Antibiotica schützen nicht nur Hunde, sondern auch andere Tierspecies vor der Ausbildung eines irreversiblen Schockzustandes.

Im irreversiblen Stadium scheinen in der Leber Stoffe zu entstehen, die auf den übrigen Organismus deletär wirken können. Fine begründet diese Ansicht vor allem damit, daß ein hepatektomiertes Tier weniger rasch stirbt als ein schockiertes Tier. Es ist in diesem Zusammenhang auch an die von Shorr und Zweifach (1951) beschriebenen, vasodepressorischen Substanzen zu erinnern, die im Verlauf des späten reversiblen und insbesondere des irreversiblen Schockstadiums in der Leber gebildet werden. Obwohl nach neueren Ergebnissen (Zweifach und Metz 1955) diese vasodepressorischen, ferritinähnlichen Stoffe mehr Folge als Ursache der irreversiblen Organschädigung sind, stellen sie doch einen guten Beweis dafür dar, daß die anoxische Leber Substanzen entstehen läßt, die das periphere vasculäre Bett in seinem Verhalten (beispielsweise gegenüber Epinephrin) verändern.

Von besonderem Interesse ist eine Beobachtung von Fine (1955), wonach Kaninchen in einem an sich reversiblen Blutungsschock durch eine hunderttausendmal kleinere Dosis von Colitoxin getötet werden als Kontrolltiere.

Die normale Bakterienflora der Hundeleber erfährt im Schock eine Veränderung. Gibt man Meerschweinchen Leberbrei gesunder Hunde intraperitoneal, so hat das keine schädigende Wirkung. Die Leber von Hunden im irreversiblen Blutungsschock führt beim Meerschweinchen zu einer tödlichen Clostridieninfektion. Clostridienantitoxine vermögen die Tiere zu schützen (Fine 1954). In ähnlicher Richtung weisen Versuche, wonach intraperitoneal verabreichter Leberbrei schockierter Hunde bei anderen, im reversiblen Schockstadium befindlichen Hunden innerhalb von 18 Std ad exitum führt. Es handelt sich dabei um eine bakterielle Wirkung. Die letale Wirkung des Gewebsbreies aus Schockleber läßt sich durch Penicillin aufheben.

Die Reaktion schockierter Tiere auf intravenöse Injektion von Bakterienaufschwemmungen unterscheidet sich wesentlich von der Reaktion der Kontrolltiere. Intravenöse Injektion von E. coli oder von coagulasepositiven Staphylokokken bleiben beim gesunden Hund ohne Folgen; die Bakterien verschwinden in kurzer Zeit aus dem Blut. Beim Hund im reversiblen, hämorrhagischen Schock verschwinden die Bakterien nahezu gleich schnell aus dem Blut, sind aber meist 2—4 Tage nach der Injektion wieder im Blut nachweisbar. Wird bei solchen Hunden die Bakterieninfusion innerhalb von 12 Std nach Retransfusion des entnommenen Blutes vorgenommen, so sterben alle Tiere. Bakterieninfusionen 24—36 Std nach der Retransfusion verursachen schwere Krankheitssymptome.

Bei Tieren im irreversiblen Schockzustand verschwinden injizierte Bakterien nur noch in einem Teil der Fälle aus der Blutbahn, und 6 Std nach der Injektion sind die im Blut nachweisbaren Keime oft vermehrt.

Diese Befunde finden eine gewisse Parallele in den Veränderungen des reticulo-endothelialen Systems der Leber im Verbrennungsschock. WARNER und DOBSON (1954) injizierten Hunden mit P^{32} markiertes Chromphosphat. Dieses Phosphat wird normalerweise innerhalb weniger Minuten aus dem Blut eliminiert und zu 80—90% in den reticuloendothelialen Zellen der Leber abgelagert. Erleiden Tiere mit gespeichertem Chromphosphat eine Verbrennung, so wird es wieder freigesetzt. Das freigesetzte Chromphosphat wird von den reticuloendothelialen Zellen normaler Hunde nur noch sehr langsam aufgenommen. Diese Phänomene sind an eine Verbrennungstemperatur von minimal 80° C gebunden.

Die experimentellen Befunde der verminderten Infektionsabwehr haben ihre klinischen Parallelen. Dies ist besonders deutlich geworden, seit wir durch adäquate Schocktherapie die akute posttraumatische Anurie und ihre Folge, die Urämie, vermeiden können. Es hat sich gezeigt, daß schwerschockierte Patienten im späteren Verlauf sehr oft das Opfer septischer Komplikationen werden. In Korea (BALCH 1955) ist eine Reihe von traumatisch bedingten Anurien mit der künstlichen Niere in bezug auf Urämie erfolgreich behandelt worden. 75% dieser Patienten sind aber trotz intensiver antibiotischer Therapie an septischen Komplikationen gestorben. Etwas Ähnliches erleben wir oft bei der Behandlung ausgedehnt Verbrannter. Es gelingt heute durch entsprechende Infusionstherapie, den Verbrennungsschock zu überwinden und funktionelle wie auch morphologische Nierenveränderungen zu verhindern. Verschiedene septische Komplikationen führen aber doch oft im Verlauf der ersten 30 Tage einen fatalen Verlauf herbei. Bei zwei unserer verstorbenen Patienten mit ausgedehnten Verbrennungen (Fälle 76 und 80) haben wir bei der Sektion kleine Abscesse in den verschiedensten Organen vorgefunden. Auch im Schrifttum sind Fälle ausgedehnter Verbrennungen, die an septischen Komplikationen gestorben sind, nicht selten. Sehr oft steht dabei eine eitrige Bronchopneumonie im Vordergrund (DUFFIN 1942, JACKSON 1944, ARTZ 1954). Die Befunde zum Abschnitt „Infektion und Schockleber" lassen sich folgendermaßen zusammenfassen:

Das reversible, wie das irreversible Stadium des experimentellen Schocks sind von einer verminderten Infektionsresistenz gefolgt. Klinisch äußert sich dies in der großen Zahl septischer Komplikationen nach schweren, von einem wesentlichen Blutvolumenverlust begleiteten, Schockzuständen.

Verbrennungsfälle sind bei solchen Beobachtungen besonders häufig vertreten. Nach den Versuchen FINES spielt die Leberschädigung eine wesentliche Rolle in der schockbedingten Widerstandsverminderung gegen Infektionen. Dabei handelt es sich nicht nur um ein Versagen der Leber als Organ. Die deletären Folgen der Injektion von Schockleber an gefährdete, aber erholungsfähige Tiere weisen darauf hin, daß in der Leber Stoffe entstehen, die den

Verlauf des Schocks beeinflussen. Vermutlich handelt es sich dabei unter anderem
um Stoffe bakterieller Herkunft, wobei Clostridien nicht die einzigen Keime sind,
die in Frage kommen. Die Tatsache, daß die „Clearance der Bakterien aus dem
Blute" auch bei gefährdeten Tieren so rasch und radikal erfolgt, läßt erkennen,
daß negative Blutkulturen eine bakterielle Komponente des Schocks nicht aus-
schließen können.

Antischockwirkung der Leber

Von Prinzmetal und Mitarbeitern wurde 1949 mitgeteilt, daß Injektion
von Leberextrakt 30 min vor Verbrennung die Mortalität wesentlich senkt. Es
handelt sich dabei nicht um eine Wirkung des antianämischen Prinzips. Die
Deutung dieses Befundes ist schwierig.

4. Pathologisch-anatomische Befunde

Da klinisch nach schweren Verbrennungen neben den lokalen Schädigungen
die Nierensymptome im Vordergrund stehen, ist auch die Aufmerksamkeit der
Morphologen vorwiegend auf dieses Organ gelenkt worden. Die Leberveränderungen nach Verbrennung haben lange Zeit wenig Beachtung gefunden. So erwähnen ältere Autoren wie Dohrn (1901), Wilms (1901) und Marchand (1908) bei
ihren Untersuchungen von Verbrennungstodesfällen keine Leberveränderungen.
Auch Vogt (1929) findet lediglich Glykogenschwund und Verfettung der Sternzellen. Erst in neuerer Zeit werden häufig schwere Leberschäden beschrieben
(Brenner 1936, Wilson et al. 1938, Zinck 1940, Belt 1939, Blüthgen 1944).
Wilson und Mitarbeiter stellen bei 65 Patienten 12mal einen Ikterus fest und
finden bei der Autopsie von 33 Fällen oft zentrale Läppchennekrosen. Die Leber-
nekrosen finden sich bereits nach 24 Std. Sie treten jedoch am häufigsten, ebenso
wie der Ikterus, am 3.—5. Tag nach der Verbrennung auf. Septische Komplikationen und therapeutische Maßnahmen sollen nach Ansicht von Wilson und
Mitarbeitern keine ursächliche Bedeutung für das Auftreten der Nekrosen haben.
Blüthgen bezeichnet auf Grund seiner Tierversuche die Leber als dasjenige
Organ, das am empfindlichsten und am frühesten auf Verbrennung reagiere.
Wie stark die Leber bei Früh- und Spättodesfällen nach Verbrennung beteiligt
ist, geht auch aus der Darstellung von Zinck hervor.

Störungen der Leberfunktion lassen sich, wie im vorhergehenden Kapitel
erwähnt, relativ oft nachweisen (Walker et al. 1946, James et al. 1951). Sie
treten auch ohne Behandlung mit gerbenden Stoffen (Tannin!) auf (Cope und
Rhinelander 1943, Saltonstall et al. 1945). Nicht selten findet sich eine
Diskrepanz zwischen histologischem Befund und Ausfall der Funktionsproben,
wie er von anderen Lebererkrankungen her bekannt ist (Kalk und Wildhirt
1951).

Die wichtigsten Beziehungen der Leber zur Infektionsabwehr sind in einem
früheren Kapitel bereits besprochen worden (S. 76f.). Auch bei unseren Todesfällen stellt die Sepsis eine häufige Spätkomplikation dar. Auf eine gestörte
Infektionsabwehr weisen Schädigungen am reticuloendothelialen System der
Leber hin. So fand Zinck bei seinen Spättodesfällen eine deutliche Verminderung der Zahl der Sternzellen. Auffallend ist auch, daß verschiedene Autoren

nach Verbrennungen keine Hämosiderinspeicherung in den Sternzellen sahen, während sonst bei gesteigerter Hämolyse regelmäßig Hämosiderose gefunden wird. Auch wir vermißten in unseren Fällen eine Hämosiderinablagerung in den Sternzellen der Leber. ZOLLINGER (1952) macht auf eine geringe Hämosiderinspeicherung in der Leber bei der Hämolyseniere aufmerksam und deutet seine Befunde als Reduktion der normalen Leberfunktion. Ebenfalls als Zeichen einer Beeinträchtigung des reticuloendothelialen Systems der Leber müssen die Befunde von WARNER und DOBSON (1954) gedeutet werden. Diese Autoren konnten im Tierversuch nach Verbrennung eine Entspeicherung des vorher von den KUPFFERschen Sternzellen phagocytierten, mit radioaktivem Phosphor markierten Chromphosphates nachweisen.

Aus diesen morphologischen und funktionellen Leberbefunden nach Verbrennung darf geschlossen werden, daß die Leber schockierter Patienten, die das Stadium der Niereninsuffizienz überstanden haben, vermehrte Beachtung verdient. LOUSTALOT (1950) hat dies vom pathologisch-anatomischen und ALLGÖWER (1955) vom klinischen Standpunkt aus bereits für das mit der Verbrennungskrankheit verwandte Crushsyndrom betont.

Die in der Literatur beschriebenen histologischen Leberbefunde bei Verbrennungstodesfällen (bioptische Untersuchungen liegen unseres Wissens nicht vor), sind, der verschieden langen Überlebenszeit und den verschiedenartigen Komplikationen entsprechend, nicht sehr einheitlich. Bei den begrenzten morphologischen Reaktionsmöglichkeiten des Lebergewebes ist kein für die Verbrennungskrankheit pathognomonisches Bild zu erwarten. Die zu erhebenden Befunde sind vorwiegend degenerativer Natur. Am Parenchym gehen sie über Glykogenschwund, trübe Schwellung, vacuolige Degeneration und hyaline Tropfenbildung bis zur Einzelnekrose oder häufiger zur Gruppennekrose (Abb. 42). Diese Befunde stellen das morphologische Korrelat des gestörten Wasser-, Eiweiß- und Kohlenhydratstoffwechsels dar. Für Störungen des Fettstoffwechsels finden sich im histologischen Bild keine Anhaltspunkte. Wenigstens gehört eine nennenswerte Parenchymverfettung nach Ansicht zahlreicher Autoren nicht zum morphologischen Befund nach Verbrennung. Wir konnten dies bei unseren Fällen bestätigen. Die Nekrosen können sowohl im Läppchenzentrum als auch in der Intermediärzone lokalisiert sein (Abb. 43). Möglicherweise lassen sich aus dieser Lokalisation Schlüsse auf die Pathogenese ziehen (KETTLER 1954). Eine blasige Entartung der Parenchymzellen („wasserhelle Zellen" von B. FISCHER 1922) ist bei Verbrennungen beschrieben worden (ZINCK, BLÜTHGEN). Sie scheint aber selten zu sein, besonders wenn sie, wie dies ALTMANN (1949) und KETTLER (1952) erneut mit Recht fordern, streng von der viel häufigeren vacuoligen Degeneration unterschieden wird. Bei den eigenen Fällen konnten wir nie blasige Entartung nachweisen. Eine Verkleinerung der läppchenzentralen Parenchymzellen mit Ablagerung von reichlich Lipofuscin findet sich relativ häufig. ZINCK hat diese Veränderung, da sie schon nach 8 Std bei vorher gesunden jungen Leuten auftreten kann, als akute braune Atrophie bezeichnet.

Während über die Veränderungen am Parenchym relative Einigkeit herrscht, trifft dies für die Befunde am Mesenchym nicht zu. Einige Autoren stellen hier Zirkulationsstörungen, Capillarwandverquellungen und Permeabilitätssteigerungen in den Vordergrund mit Austritt einer mehr oder weniger eiweißreichen

Flüssigkeit aus der Blutbahn in den pericapillären Raum zwischen Gefäßwand und Leberzelle. Sie leiten die Parenchymveränderungen davon ab (BRENNER 1936, GÜNTHER 1939, ZINCK 1940, 1954, STÖR 1952). Andere Autoren finden demgegenüber keine morphologisch faßbaren Capillarwandschädigungen und bestreiten das Austreten von Flüssigkeit in den pericapillären Raum (BLÜTHGEN 1944, ALTMANN 1949). Bei den eigenen Untersuchungen konnten wir nur selten kleinere Ergüsse im pericapillären Raum vor allem in den Läppchenzentren nachweisen. ALTMANN (1949) und POPPER (1948) nehmen an, daß es sich bei

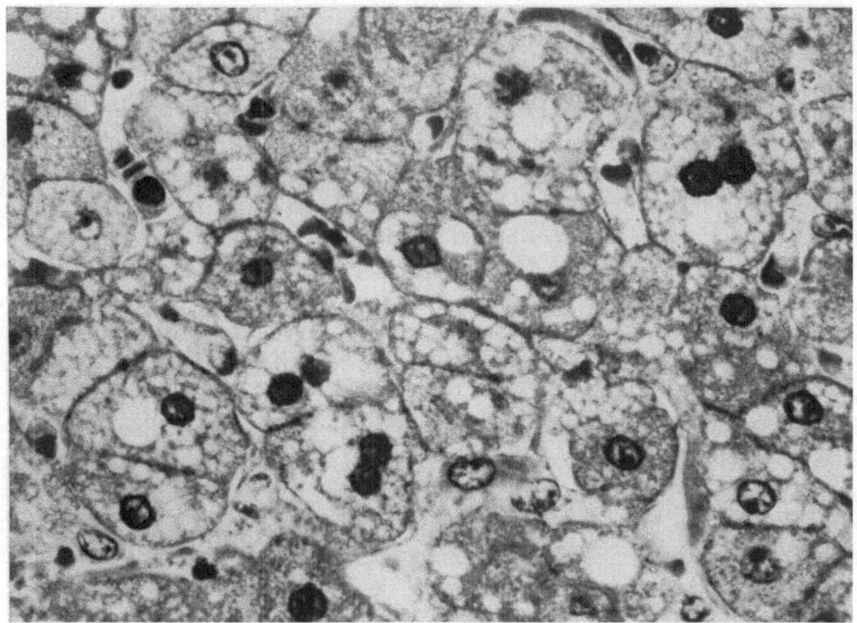

Abb. 42 (Fall 75). (S.-N. 741 54), Leber: Starke vacuolige Degeneration der Leberparenchymzellen. Trichrom-Masson, 680fach

der Exsudation in den pericapillären Raum („seröse Entzündung") um eine agonale Erscheinung handle, die sich nur über absterbenden Zellen zeige, welche nicht mehr fähig seien die austretende Blutflüssigkeit aufzunehmen. Die lebende Parenchymzelle hingegen soll die austretende Blutflüssigkeit sofort aufnehmen. Eine Eröffnung des virtuellen DISSÉschen Spaltes tritt deshalb nicht auf. ALTMANN (1949) kann bei seinen Unterdruckversuchen an Katzen pericapilläre Ergüsse nur bei spontan zugrunde gehenden, nicht aber bei getöteten Tieren finden. Für die Erklärung von ALTMANN und POPPER sprechen auch die Feststellungen bei Hepatitis epidemica. Eine seröse Entzündung findet sich auch hier nur im Autopsiematerial (SIEGMUND 1944 u. a.), nicht aber im Biopsiematerial (KÜHN 1947). Ohne auf die vieldiskutierte Frage einzutreten, ob eine seröse Entzündung existiert oder nicht, möchten wir annehmen, daß sie bei der Verbrennungskrankheit keine wichtige Rolle spielt.

Wenn wir etwas genauer auf die Frage der serösen Entzündung eingegangen sind, so vor allem deshalb, weil diese in der Pathogenese der morphologischen

Verbrennungsschäden eine wesentliche Rolle spielen soll. So haben BRENNER (1936) und vor allem ZINCK (1940) die Organveränderungen nach Verbrennung als Ausdruck einer schweren serösen Entzündung aufgefaßt. Durch toxische Eiweißzerfallsstoffe soll es dabei zu einer Capillarschädigung mit Austritt von Flüssigkeit in den pericapillären Raum und in die Parenchymzellen kommen [„Dyshorie" SCHÜRMANN (1933), „Albuminurie ins Gewebe" EPPINGER (1949)]. Dies führt dann entweder infolge einer direkten gewebsfeindlichen Wirkung des ausgetretenen Serums oder durch einen verlängerten Diffusionsweg Capillarwand-Parenchymzelle zu einer sekundären Epithelschädigung.

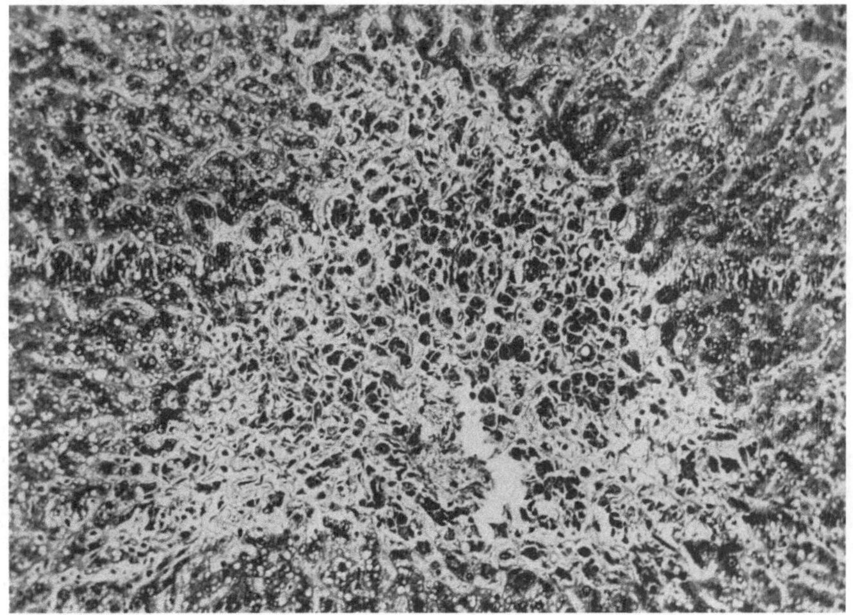

Abb. 43 (Fall 73). (S.-N. 684/54), Leber: Läppchenzentraler Nekroseherd. Trichrom-Masson, 120fach

Gegenüber der Annahme einer serösen Entzündung wird von BÜCHNER und seinen Schülern (1956, dort weitere Literatur) der Sauerstoffmangel in den Vordergrund der Pathogenese gestellt. Durch Kreislaufkollaps und örtliche Zirkulationsstörungen wird ein Sauerstoffmangel hervorgerufen, welcher die Organschädigungen bedingt. Für die Bedeutung von Schock und Sauerstoffmangel in der Pathogenese der Verbrennungskrankheit sprechen zahlreiche Untersuchungen. So lassen sich der Verbrennungskrankheit analoge Leberveränderungen auch feststellen bei orthostatischem Kollaps (MEESSEN 1939), bei sekundärem Schock nach Infektionen, Vergiftungen, Hitzschlag und akuten abdominalen Erkrankungen (MOON 1948), nach Crushsyndrom (BYWATERS 1946), nach Unterdruckversuchen (LUFT 1936, PICHOTKA 1942, ALTMANN 1949), nach Höhentod (MÜLLER und ROTTER 1942), nach Unterkühlung (MÜLLER et al. 1943) und nach Hyperthermie (GORE und ISAACSON 1949).

Während BÜCHNER und MEESSEN die durch den Sauerstoffmangel hervorgerufene Gefäßwandschädigung besonders hervorheben, betont demgegenüber

ALTMANN eine direkte Parenchymschädigung durch den Sauerstoffmangel. Neuerdings schließt sich auch BÜCHNER (1956) der Auffassung von ALTMANN an. KETTLER (1948) zeigt, daß durch Sauerstoffmangel allein keine vacuolige Degeneration der Leberzellen auftritt. Es ist dazu vielmehr noch eine Blutstauung nötig. Ein erhöhter portaler Widerstand ist für den Verbrennungsschock anzunehmen (S. 25). Ob dabei allerdings auch beim Menschen die beim Hund bekannten Sperrmechanismen in den Lebervenen eine Rolle spielen, ist noch umstritten (POPPER 1931, CORONINI 1944).

BLÜTHGEN (1944) setzt sich für die Annahme einer direkten toxischen Parenchymschädigung durch Verbrennungsgifte ein. Zur Unterstützung dieser Ansicht läßt sich anführen, daß auch andere direkt am Parenchym angreifende Gifte vacuolige Degeneration und Leberzellnekrosen hervorrufen können, wie dies GLYNN und HIMMSWORTH (1948) für Tetrachlorkohlenstoff, TÖPPICH (1943) für Blausäure und LOEWENTHAL (1949) für Phosphorwasserstoff nachgewiesen haben, um nur einige zu nennen. Dabei ist allerdings für verschiedene Parenchymgifte (z.B. Blausäure) anzunehmen, daß sie an den cellulären Oxydationen angreifen und so auch auf dem Weg über Hypoxydose zu Parenchymschäden führen.

Da das Epithel auf verschiedene Schädigungen, vor allem auf Sauerstoffmangel empfindlicher reagiert als das Endothel (ALTMANN 1949, KETTLER 1954, BÜCHNER 1956), liegt die Annahme einer primären hypoxydotischen oder toxischen Schädigung des Parenchyms nahe. Eine primäre Endothelschädigung ist zur Erklärung der Parenchymveränderungen nicht nötig, da die Permeabilität der Lebercapillaren schon physiologischerweise höher ist als diejenige anderer Capillaren. Nach fluorescenzmikroskopischen Untersuchungen von HAITINGER und GEISER (1944) sollen die Lebercapillaren normalerweise für Eiweiß durchlässig sein. Während bei Frühtodesfällen nach Verbrennung toxische Schädigungen nur bei ganz schweren Fällen eine Bedeutung haben dürften und die durch den Schock hervorgerufene Hypoxie die Hauptrolle spielt, ist bei Spättodesfällen der Entscheid, was auf Sauerstoffmangel und was auf Toxinwirkung zurückgeht, schwierig. Wahrscheinlich spielen beide Faktoren eine Rolle (vgl. S. 37ff.).

Nur kurz sei noch die Frage nach der Bedeutung allergischer Momente bei der Verbrennung gestreift. BRANCATI (1923) fand beim Meerschweinchen nach wiederholter Verbrennung in verschiedenen parenchymatösen Organen reticuloendotheliale Zellknötchen, welche er als allergischer Natur deutete. BERNHARD (1936) ist auf Anregung von WERTHEMANN der Frage der Anaphylaxie bei Spättod nach Verbrennung nachgegangen. Er konnte dabei auf verschiedene Arten im Tierversuch nie eine Sensibilisierung erreichen und lehnt deshalb eine allergische Genese der Organveränderungen nach Verbrennung ab. Kleine Retothelknötchen in der Leber konnten wir bei 2 Fällen nachweisen. Auch BLÜTHGEN (1944) beschreibt sie. Ihre Bedeutung kennen wir nicht. Auf eine Hyperergie dürfen wir aus diesen Befunden sicher nicht schließen. WILSON und Mitarbeiter (1938) fanden bei zwei kleinen Kindern, welche wenige Stunden nach relativ geringfügigen Hautverbrennungen starben, auffallend starke eosinophile Infiltrate in den portalen Feldern. Die Frage nach einer eventuellen anaphylaktischen Reaktion lassen sie offen.

Die Frage nach den Auswirkungen der Tanninbehandlung auf die Leber nimmt in der Diskussion über die Leberschädigungen nach Verbrennungen, vor allem in der angloamerikanischen Literatur einen breiten Raum ein. Aus dem umfangreichen Schrifttum der letzten Jahre läßt sich entnehmen, daß Tannin bei verschiedensten Versuchstieren nach subcutaner, intramuskulärer und intravenöser Verabreichung auch ohne gleichzeitige Verbrennung zu Lebernekrosen führt (WELLS et al. 1942, CAMERON et al. 1943, BAKER und HANDLER 1943). Ferner steht fest, daß das auf Brandwunden applizierte Tannin resorbiert und teilweise im Urin ausgeschieden wird (CAMERON 1945). Auch ist die Mortalität bei Meerschweinchen mit Verbrennungen gleicher Ausdehnung unter Tanninbehandlung höher (BARNES und ROSSITER 1942). Die Beurteilung beim Menschen ist schwierig, da selten vergleichbare Fälle vorliegen. Immerhin scheint Tanninbehandlung die Leberfunktion zu verschlechtern (SALTONSTALL und WALKER 1945, WALKER et al. 1946). Bei der Autopsie finden sich nach Tanninbehandlung schwerere Lebernekrosen als sonst (HARTMAN und ROMENCE 1943, JACKSON 1944, KORPASSY 1949). Auf Grund aller dieser Feststellungen muß die Tanninbehandlung heute abgelehnt werden (CAMERON et al. 1943, GREEN 1945, OLLINGER 1947, dort ausführliche Literatur), GROSSE-BROCKHOFF 1954). (Siehe Kapitel über

Tabelle 6. *Morphologische Leberbefunde*

Parenchym:

Fall-Nr.	Sekt.-Nr.	Trübe Schwellung	Vacuolige Degeneration	Hyaline Tropfen	Blasige Entartung	Einzelzellnekrose	Zentrale Gruppennekrosen	Intermediäre Gruppennekrosen	Lipofuscinablagerung	Hämosiderin	Verfettung
54	657/55	+	∅	∅	∅	+	(+)	∅	∅	∅	(+)
72	694/54	+	(+)	∅	∅	+	∅	∅	++	∅	++
73	684/54	+	++	(+)	∅	∅	++	+	+	∅	(+)
75	741/54	+	+	∅	∅	∅	∅	∅	∅	∅	(+)
76	1325/54	+	+	∅	∅	∅	+	(+)	+	∅	∅
78	169/52	∅	∅	∅	∅	∅	∅	∅	∅	?	+
79	690/54	++	(+)	∅	∅	+	∅	∅	++	∅	(+)
80	933/55	++	∅	∅	∅	∅	∅	∅	∅	∅	++
82	700/54	+	(+)	∅	∅	+	+	∅	+	(+)	∅

Mesenchym:

Fall-Nr.	Sekt.-Nr.	Rundzellinfiltrate portale Felder	Ödem portale Felder	Bindegewebsvermehrung	Pericapilläre Ergüsse	Capillarwandverdickung	Capillarwandauflösung	Verquellung Gefäßbindegewebe	Verminderung der Sternzellzahl	Schwellung der Retothelien	Retothelknötchen	Hämosiderin
54	657/55	(+)	∅	+	∅	∅	∅	∅	∅	(+)	∅	∅
72	694/54	++	+	∅	∅	+	+	∅	∅	+	+	∅
73	684/54	∅	∅	∅	(+)	∅	(+)	∅	∅	+	∅	∅
75	741/54	+	+	∅	∅	∅	∅	∅	(+)	∅	∅	∅
76	1325/54	∅	∅	∅	+	+	∅	∅	∅	+	∅	∅
78	169/52	++	+	∅	∅	∅	∅	∅	∅	∅	∅	?
79	690/54	(+)	∅	∅	(+)	+	+	+	∅	+	∅	∅
80	933/55	+	∅	(+)	∅	?	?	∅	∅	++	∅	∅
82	700/54	∅	∅	∅	∅	∅	∅	∅	(+)	+	∅	∅

Lokalbehandlung.) OLLINGER weist darauf hin, daß die vermeintlichen Erfolge der Tanninbehandlung wahrscheinlich auf eine verbesserte Schocktherapie zurückzuführen sind. Sicher gibt es, entgegen den Behauptungen von PRIOR (1948) und ERB und Mitarbeitern (1943), auch ohne Tanninbehandlung Lebernekrosen. So beschreiben verschiedene Autoren schon vor Einführung der Tanninbehandlung (DAVIDSON 1925) Lebernekrosen (BARDEEN 1897, WEISKOTTEN 1919, PACK 1926). Auch in neuerer Zeit stellen verschiedene Autoren bei Verbrennungsfällen ohne Tanninbehandlung Lebernekrosen fest (BAKER 1945, MOON 1948). Sie lassen sich auch im Tierversuch erzeugen (HARTMAN und ROMENCE 1943). Bei unseren eigenen neun ohne Tannin behandelten Verbrennungstodesfällen konnten wir einmal schwere, zweimal mittelschwere und dreimal leichte Lebernekrosen nachweisen (Abb. 43). Die Ergebnisse sind in Tabelle 6 zusammengefaßt.

Zum Schluß sei noch die Frage der Spätschäden nach Verbrennung gestreift. Sehr wahrscheinlich sind alle beschriebenen Leberveränderungen rückbildungsfähig. Bei schweren Fällen ist jedoch ein Übergang in Sklerose und Cirrhose denkbar (ZINCK 1954). Wichtig in dieser Hinsicht ist die Feststellung von ALTMANN (1949), daß die einmal geschädigte Leberzelle auf erneuten Sauerstoffmangel empfindlicher reagiert als die gesunde Zelle. Für das Gehirn konnte ALTMANN eine solche nach Erstschädigung erhöhte Anfälligkeit nicht nachweisen. Im Unterdruckversuch (ALTMANN) und beim orthostatischen Kollaps (MEESSEN 1939) sind bei wiederholten Schädigungen die Bedingungen zur Bindegewebsvermehrung gegeben. Bei unseren Fällen (längste Überlebenszeit 26 Tage) konnten wir nie eine Bindegewebsvermehrung feststellen, hingegen fanden wir in einem Fall nach 9 Tagen eine Aufsplitterung der Grenzlamelle gegen das portale Feld.

C. Blut

1. Hämokonzentration

BARADUC hat schon 1862 auf die Bluteindickung bei verbrannten Patienten hingewiesen. Es waren UNDERHILL et al. (1923), welche die klinische Bedeutung der Hämokonzentration bei ausgedehnten Verbrennungen erkannten. Als Maß der Hämokonzentration nahmen diese Autoren den Hämoglobingehalt des peripheren Blutes. Sie stellten fest, daß die Hämokonzentration durch perorale Zufuhr von Wasser und Natrium bic. — allenfalls rectal oder intravenös verabreicht — erfolgreich behandelt werden kann. Gleichzeitig besserte sich der Allgemeinzustand des Patienten, und Erscheinungen wie Delirium, Koma, gastrointestinale Störungen traten nicht auf.

Die Hämokonzentration wird heute häufiger durch den Hämatokrit als durch das Hämoglobin ausgedrückt. Der Hämatokrit stellt das Verhältnis zwischen den Zellen und dem Plasma des Blutes nach standardisierter Zentrifugierung dar. Der normale Wert liegt bei 45, d.h., daß im normalen zentrifugierten Blut die Säule der roten und weißen Zellen 45% der Gesamtblutsäule ausmacht, und daß die restlichen 55% dem Plasma zukommen. Der Hämatokrit hat sich in den letzten Jahren als wertvoller Gradmesser für die Schwere von Verbrennungen erwiesen. Werte um 70 sind keine Seltenheit. Es muß aber schon an dieser Stelle betont werden, daß hoher Hämatokrit als solcher nicht Zeichen einer schlechten Prognose sein muß. Insbesondere ist das Hochbleiben des Hämatokrits bei Verwendung von Vollblut in der Therapie des Verbrennungsschocks ohne Bedeutung für die Prognose (Quinby und Cope 1952). Normalisierung des Hämatokrits vermag die Prognose bei experimentellen Verbrennungen nicht zu verbessern (McCarthy und Draheim 1952). Siehe zu dieser Frage auch die Kapitel über Beurteilung des Verbrannten (IV D) sowie über Flüssigkeitstherapie (V B 3).

Die Hämokonzentration kommt im wesentlichen durch den Plasmaverlust im verbrannten Gebiet zustande und besteht in einer relativen Vermehrung der geformten Blutbestandteile. Der Hämatokritwert ist meist stärker erhöht als der Hämoglobinwert oder die Erythrocytenzahl (Tabelle 7). Es muß somit angenommen werden, daß noch andere Ursachen für die Erhöhung des Hämatokritwertes in Frage kommen.

Tabelle 7

Patient	Ausdehnung der Verbrennung %	Hämatokrit %	Erythrocyten-zahl	Erythrocyten-volumen μ^3	Hämoglobin %	Index
32	10	39	5,0	78,0	84	0,84
33	10	42,5	3,8	111,8	85	1,11
34	10	44	4,7	93,6	95	0,90
44	15	46	5,17	89,0	104	1,01
45	15	33	4,2	78,5	69	0,82
46	15	45	4,7	95,8	89	0,94
50	20	48	4,9	98,0	86	0,88
51	20	45	5,0	90,0	86	0,86
52	20	33	3,6	91,8	72	1,00
58	25	51	4,8	106,0	104	1,08
64	30	50	4,9	102,0	96	0,97
71	45	37	3,7	100,0	80	1,08
72	45	57	4,8	119,0	113	1,17
73	50	49	4,7	104,0	91	0,96
79	70	62	6,0	103,0	129	1,08

2. Veränderungen der Zellen

a) Erythrocyten

Berechnet man das Erythrocytenvolumen aus Hämatokrit und Erythrocytenzahl

$$\left(\text{Erythrocytenvolumen} = \frac{\text{Hämatokrit}}{\text{Erythrocytenzahl}/1\,\text{mm}^3\,\text{Blut}}\right),$$

so ergibt sich in vielen Fällen unmittelbar nach der Verbrennung eine deutliche Erhöhung des Erythrocytenvolumens. Die Größe des Erythrocytenvolumens zeigt eine gewisse Abhängigkeit von der Schwere der Verbrennung (s. Abb. 44). Die Ursache der Zunahme des Erythrocytenvolumens in unseren Fällen ist nicht geklärt. Möglicherweise handelt es sich um eine mehr oder weniger starke Sphaerocytose, wodurch eine Volumenzunahme entstehen würde. Ein solcher Mechanismus darf in Anbetracht der Beobachtungen von SHEN und HAM (1943), HAM et al. (1947) und BROWN (1946) als wahrscheinlich angenommen werden. Sie haben schon wenige Stunden nach Verbrennung an den Erythrocyten ihrer Patienten morphologische Veränderungen beobachtet. Im Blutausstrich fanden sich zahlreiche Sphaero- und Mikrosphaerocyten, sowie auch Erythrocyten mit pseudopodienähnlichen Auswüchsen, welche sich später als kleine kugelige bis längliche Gebilde ablösen. Solche Fragmentationen von Erythrocyten sind am deutlichsten in frühzeitig angefertigten Ausstrichpräparaten zu beobachten. Die Tatsache, daß das Erythrocytenvolumen nach Verbrennung oft zunimmt, ist bedeutungsvoll. Der Hämatokrit ist somit nicht immer ein zuverlässiges Maß für den Flüssigkeitsverlust. Es muß auch das Erythrocytenvolumen berücksichtigt werden, was nur

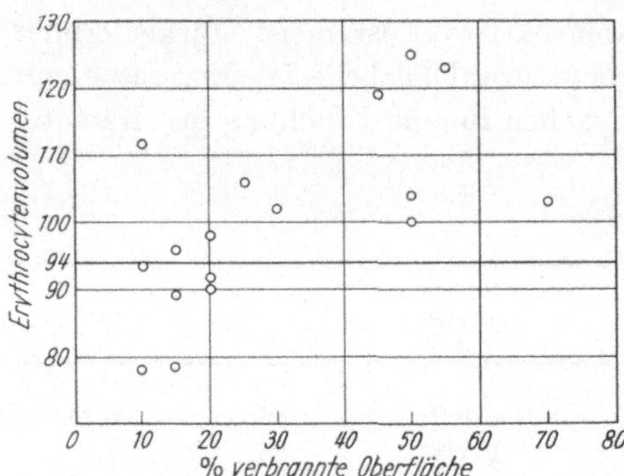

Abb. 44. Erythrocytenvolumen in Relation zur Ausdehnung der Verbrennung

geschehen kann, wenn neben dem Hämatokrit die Erythrocytenzahl bestimmt wird.

Parallel mit diesen morphologischen Veränderungen der Erythrocyten geht eine Verminderung ihrer osmotischen Resistenz. Bei Erwärmung von Blut in vitro (im Wasserbad) konnten dieselben Veränderungen der Erythrocyten beobachtet werden, jedoch erst bei Temperaturen von 47—50°C. Nach BROWN (1946) führen starke Hitzewirkungen zu Fragmentation, leichtere zu Mikrosphaerocytose, wobei aber diese Zellen gegenüber physiologischen Traumen der Zirkulation außerordentlich empfindlich sein sollen.

Es ist wahrscheinlich, daß bei verschiedenen Krankheiten ein Zusammenhang zwischen Erythrocytenfragilität und sphärischem Index der Erythrocyten besteht [hämolytischer Ikterus, Thalassämie, Hepatitis usw. (PLETSCHER 1953)].

HAM et al. (1948) haben einerseits erhitztes Plasma mit normalen Erythrocyten und andererseits erhitzte Erythrocyten mit normalem Plasma vermischt. Danach sollen obengenannte Veränderungen eine Folge der Erhitzung der corpusculären Elemente und nicht des Mediums sein.

Auch BARAC und NIZET (1946) haben sowohl in vivo nach Verbrennung als auch nach Erhitzung des Blutes in vitro Mikrocyten in großer Zahl gefunden, deren Durchmesser bis $^1/_4$ des normalen Erythrocytendurchmessers beträgt. Bisweilen wurden in Erythrocyten Granula, ähnlich den HEINZschen Innenkörpern, beobachtet.

ALPEN et al. (1954) haben im Gegensatz zu den anderen Autoren bei Ratten 24 Std nach Verbrennung eine erhöhte osmotische Resistenz der Erythrocyten beobachtet. Daraus schließen sie, daß die empfindlichsten Elemente zu diesem Zeitpunkt alle schon zerstört sind. Die erhöhte osmotische Resistenz wird durch die frühzeitig einsetzende massive Reticulocytenausschwemmung erklärt (DAVIS et al. 1954). Veränderungen der mechanischen Resistenz konnte ALPEN nicht feststellen.

Im Zusammenhang mit ihren Untersuchungen über den Kaliumgehalt des Plasmas nach Verbrennungen (s. auch unter III C 4) haben McLEAN et al. (1947), im Gegensatz zur Mikrosphaerocytose von SHEN, HAM und BROWN, bei Erhitzung von Blut in vitro (55—61⁰ C) eine Schwellung der Erythrocyten beobachtet, welche mit einem bedeutenden Kaliumaustritt aus den Erythrocyten verbunden ist. Bei Erhitzung des Blutes über 62⁰ C ist die Hämolyse für die Freisetzung von Kalium verantwortlich.

b) Weiße Zellen

Nach GORDON (1945) und BROOKS et al. (1951) tritt wenige Stunden nach einer Verbrennung eine Vermehrung der polymorphkernigen Leukocyten ein. BROOKS et al. (1951) fanden schon 4 Std nach der Verbrennung 96—98% Granulocyten mit zahlreichen jungen Formen. Die Leukocytose erreicht ihr Maximum etwa am 10. Tag, d. h. zu dem Zeitpunkt, wo gewöhnlich die Infektion am stärksten ist.

Auch SEVITT (1951) fand schon wenige Stunden nach Verbrennung eine neutrophile Leukocytose, verbunden mit Eosinopenie und Lymphopenie.

AUGUSTI (1953) hat folgende Veränderungen des weißen Blutbildes beschrieben. Schon wenige Stunden nach der Verbrennung ist eine bedeutende Zunahme der neutrophilen Granulocyten zu bemerken, welche in der Regel Werte über 30000 erreicht und 2—3 Tage bestehenbleibt. Vom 5. Tag an setzt eine zweite Neutrophilenflut ein, wobei aber ihre Zahl meist nicht mehr über 20000 steigt; diese 2. Periode der Neutrophilie soll unabhängig von einer allfälligen Infektion auftreten. Während 5—6 Tagen besteht ferner eine starke

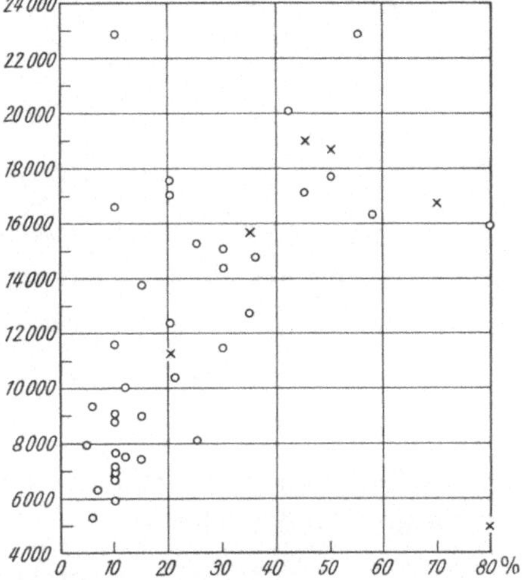

Abb. 45. Leukocytenzahlen in Beziehung zur Ausdehnung der Verbrennung. ○ Patienten mit kombinierter Flüssigkeitstherapie (oral und intravenös); × Patienten mit zentralnervöser Dämpfung und Ganglienblockade

Eosinopenie, welche sich nachher langsam zurückbildet. Die Lymphocytenzahl hält sich konstant um 3000—4000. Monocyten sind in den Frühstadien nach Verbrennung außerordentlich selten, und nehmen später bis zur Heilung progredient zu. Nach AUGUSTI soll eine bei stetigem Anstieg der Neutrophilen andauernde Eosinopenie ein prognostisch ungünstiges Zeichen sein.

Bei unseren Patienten fanden wir im Verlauf der ersten 18 Std nach der Verbrennung erhebliche Leukocytosen. Die gefundenen Werte sind in Abb. 45 in Relation zur Ausdehnung der Verbrennung wiedergegeben. Wenn auch die Werte bei den leichteren Verbrennungen große Unterschiede zeigen, so läßt sich doch eine Abhängigkeit der Leukocytose von der Ausdehnung der Verbrennung erkennen. Ein ungewöhnlich tiefer Leukocytenwert wurde bei einem hibernierten Patienten beobachtet (Fall 82).

Das typische Verhalten der Eosinophilen ist in Abb. 46 wiedergegeben. Am längsten hielt die Eosinopenie bei einem Patienten mit einer Verbrennung von 50% (Fall 74) an. Während 11 Tagen waren keine Eosinophilen im Blut nachweisbar.

Gelegentlich nach Verbrennung auftretende Agranulocytosen sind nach Ansicht von GORDON (1945) eher eine Folge der Sulfonamidtherapie als der Verbrennung selbst.

WEISS und HAINES (1944) haben eine Einzelbeobachtung von akuter myeloischer Leukämie publiziert. Diese ist im Anschluß an eine ausgedehnte Ver-

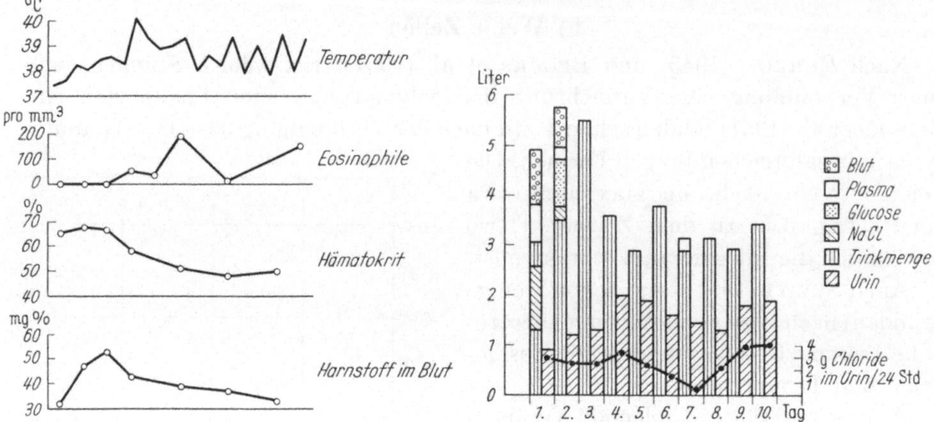

Abb. 46 (Fall 69). Diagramm der Zu- und Ausfuhr von Flüssigkeit bei tiefer Verbrennung von 40% Körperoberfläche. In der Abbildung sind außerdem der Temperaturverlauf, die Eosinophilenzählung, der Hämatokrit, der Harnstoff im Blut und die Chloridausscheidung im Urin wiedergegeben

brennung bei einem früher gesunden 28jährigen Mann aufgetreten und hat am 13. Tag zum Tode geführt. Das Blutbild wies bei Spitaleintritt keinen pathologischen Befund auf.

c) Thrombocyten

Die Veränderungen der Thrombocyten werden in Abschnitt IV C 5 (Gerinnungsstörungen) besprochen.

3. Anämie

Patienten mit schweren Verbrennungen werden oft schon nach wenigen Tagen anämisch. Bei der Ausbildung dieser Anämie wirken verschiedene pathogene Momente zusammen. DRAGSTEDT et al. (1945) und BROOKS et al. (1950) haben in Tierversuchen nach Verbrennungen die Gefäße der Conjunctiva bulbi sowie des Omentum maius, des Mesenteriums und der Darmwand im lebenden Zustand mikroskopisch untersucht. Dabei fanden sie intravasale Erythrocytenagglutinationen und extravasculär liegende Erythrocyten. Autoptisch konnten sie feststellen, daß schon $^1/_2$—72 Std nach der Verbrennung solche agglutinierte Erythrocyten in Milz, Leber und Knochenmark phagocytiert sind. Diese rasche Zerstörung geschädigter Erythrocyten genügt aber sicher nicht, um die oft erheblichen Anämien zu erklären.

Von zahlreichen Autoren wird die Verbrennungsanämie als Bildungsanämie gedeutet. So haben MOORE et al. (1946) und COPE (1947) Verbrennungspatienten radioaktives Eisen verabreicht und festgestellt, daß dieses nur zu etwa $^1/_3$ des Normalwertes für den Hämoglobinaufbau verwendet wird. Die Reticulocytenausschwemmung solcher Patienten ist schwach. Moore et al. (1946) haben auf Grund dieser Beobachtung eine Hemmung der hämatopoetischen Knochenmarksaktivität durch Toxine infektiösen Ursprungs vermutet.

Ebenfalls für Bildungsanämie sprechen die Versuche von James et al. (1951, 1954): N^{15}-Glycine wird nach Verbrennung nur zu etwa $^1/_3$ des Normalwertes in das Hämoglobin eingebaut. Dies beruht wohl z.T. auf einer Stoffwechselstörung der Leber, welche vom gleichen Autor untersucht worden ist. Er stellte fest, daß nach Verbrennung die Urobilinogenausscheidung stark erhöht ist, eine Hypoproteinämie bei gestörtem Albumin/Globulin-Verhältnis besteht, Bromsulfalein vermehrt retiniert wird und Thymoltrübung sowie Hängerreaktion pathologisch ausfallen. Der Autor nimmt an, daß die gestörte Proteinsynthese eine Rolle bei der Entstehung der Anämie spielt. In gleicher Richtung weist die Beobachtung von Braithwaite und Moore (1948), wonach die Anämie mit einer Periode von excessivem Proteinkatabolismus einhergeht. Dabei besteht möglicherweise eine verminderte Hämoglobinsynthese.

Topley (1954) vertritt die Ansicht, daß die Verbrennungsanämie keine reine Bildungsanämie sein kann, da selbst ein völliges Sistieren der Erythropoese nicht zu einem derartigen Erythrocytenmanko führen könnte. Die folgende

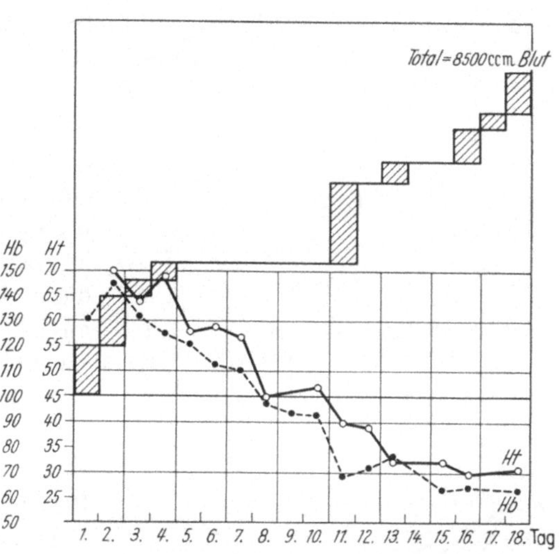

Abb. 47 (Fall 75). Hämoglobin- und Hämatokritwerte bei einer tiefen Verbrennung von 55% Körperoberfläche in Relation zur verabreichten Blutmenge. Deutliche Anämie trotz hoher Blutzufuhren

Beobachtung von Siegrist et al. (1957) spricht für einen nach Verbrennung beschleunigten Abbau der Erythrocyten: Ein 42jähriger Mann hatte eine 55%ige zweit- und vorwiegend drittgradige Verbrennung erlitten. Während seines Spitalaufenthaltes von 18 Tagen wurden ihm insgesamt 8,5 Liter Blut transfundiert, also mehr als seinem ursprünglichen Blutvolumen entsprach. Dennoch entwickelte sich bei ihm eine Anämie mit einem Absinken des Hämoglobinwertes auf 64% (Abb. 47). Die Autoren untersuchten darauf bei Patienten mit verschieden schweren Verbrennungen die Überlebenszeit markierter Erythrocyten (Cr^{51}). Bei allen untersuchten Fällen konnte mit dieser Methode eine verkürzte Erythrocytenlebensdauer festgestellt werden, welche besonders in den ersten 8 bis 10 Tagen ausgeprägt ist (Abb. 48). Für die Auslösung des gesteigerten Erythrocytenabbaus scheint die Anwesenheit einer Verbrennungsnekrose von besonderer Bedeutung zu sein. Kaninchen, welchen hitzedenaturiertes Blut intraperitoneal verabreicht wurde, entwickelten auf Grund verkürzter Erythrocytenlebensdauer eine deutliche Anämie. Dies war besonders deutlich, wenn das verabreichte Blut auf 100° C gebracht worden war, weniger ausgeprägt nach bloßer Erwärmung auf 80° C (Abb. 49).

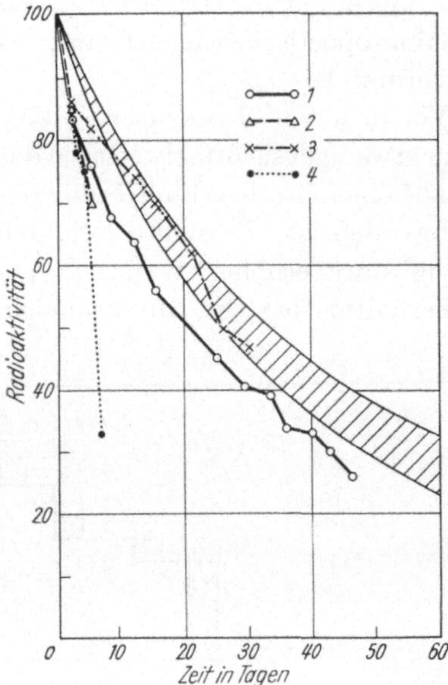

Abb. 48. Überlebenszeit markierter normaler
Erythrocyten bei Verbrennungen verschiedener Ausdehnung beim Menschen. Die schraf-
fierte Fläche zeigt den normalen Abfall der
Radioaktivität. Nr. 1—4 entsprechen Verbrennungen von zunehmender Ausdehnung

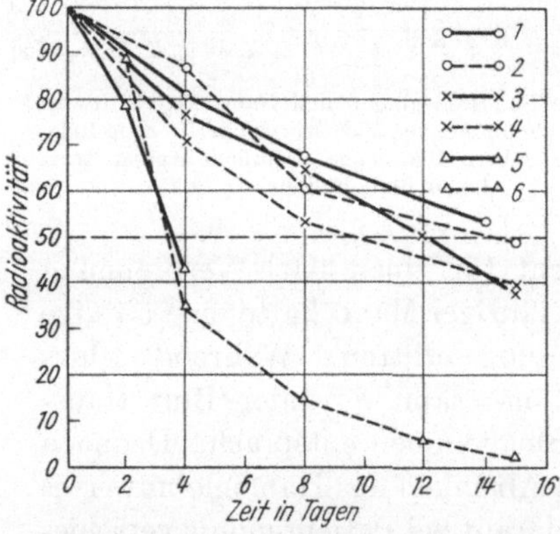

Abb. 49. Überlebensdauer gesunder markierter Erythrocyten bei Kaninchen, die verschieden behandeltes Blut intraperitoneal erhielten.
1 und *2*: 50 cm³ defibriniertes, normales Kaninchenblut; *3* und *4*: 50 cm³ Kaninchenblut, das
1 Std auf 80° erhitzt war; *5* und *6*: Kaninchenblut, das 1 Std auf 100° erhitzt war. Starke
Verkürzung der durchschnittlichen Erythrocy-
ten-Überlebensdauer, insbesondere bei *5* und *6*

Einen beschleunigten Abbau der Erythrocyten nach Verbrennung fanden auch DAVIS
et al. (1955) bei Ratten, deren Blut mit Fe⁵⁹
markiert worden war. Hier betrug die Halb-
wertszeit bei normalen Tieren 51 ± 5 Tage,
nach Verbrennung nur 27 ± 4 Tage. Bei
Ratten kommt es jedoch nicht zu einer manifesten Anämie, da der beschleunigte Erythrocytenabbau durch eine vermehrte Erythropoese (erkenntlich an der sehr frühzeitig auftretenden und längere Zeit anhaltenden Reti-
culocytose) kompensiert wird.

JAMES et al. (1951) fanden, daß bei Verbrennungen aller Grade während längerer
Zeit der hämolytische Index erhöht ist. Bei
einem Patienten mit sehr ausgedehnter Verbrennung war er während der ganzen Überlebenszeit von 33 Tagen stark erhöht. In
dieser Zeit erreichte auch die Urobilinogenausscheidung in den Faeces Werte, wie sie
sonst bei hämolytischen Anämien vorkommen.

MOORE et al. (1946) und KIRKHAM (1947)
haben Untersuchungen über den täglichen
Erythrocytenverlust und -ersatz angestellt.
Beide fanden in den ersten 5 Tagen nach
Verbrennung eine negative Erythrocytenbilanz von 100—300 cm³ Erythrocyten je
Tag, bedingt durch den Zerfall der durch
die Hitze direkt geschädigten Erythrocyten.
Während weiterer 3 Tage besteht annähernd
Gleichgewicht, worauf wieder eine Phase mit
negativer Bilanz auftritt. Nach MOORE ist
diese durch eine Knochenmarkshemmung
bedingt, da er in dieser Periode eine verminderte Eisenverwertung und eine geringe
Reticulocytenausschwemmung beobachten
konnte. Eine 3. Phase mit negativer Bilanz
in der 3.—4. Woche soll zahlreiche Ursachen
haben, insbesondere auch Blutungen von
den Wundflächen. Nach dem 33. Tag soll
nach KIRKHAM die Erythrocytenregeneration
rascher erfolgen als die weitere Zerstörung.

Untersuchungen über die akute Erythrocytenzerstörung liegen von RAKER und ROVIT
(1954) vor, welche im Tierversuch mit Hilfe von Cr⁵¹-markierten Erythrocyten den Erythrocytenverlust bestimmten. Dieser betrug je nach Schwere
der Verbrennungen 8—40%.

4. Plasmaveränderungen: Eiweiß, Elektrolyte

Diese wurden einerseits im Kapitel über Wasser und Elektrolyte (II A 2 b) und andererseits im Kapitel über Eiweißstoffwechsel (II B 1) besprochen.

5. Gerinnungsstörungen

Die Beurteilung der Gerinnungsveränderungen nach Verbrennungen wird durch die therapeutischen Maßnahmen außerordentlich erschwert. Einerseits werden den Patienten durch die zahlreichen Blut- und Plasmatransfusionen Gerinnungsfaktoren in ungleicher Menge zugeführt. Andererseits bewirkt die Thromboseprophylaxe mit Anticoagulantien und unter Umständen die „Hibernation" eine künstliche Verminderung der Gerinnungsfaktoren. Eine endgültige Aussage über lediglich verbrennungsbedingte Veränderungen werden erst ausgedehnte Tierversuche erlauben. Die bisherigen Beobachtungen lassen aber trotzdem einige allgemeine Betrachtungen zu.

In der Literatur finden sich Angaben über einen regelmäßigen Prothrombinabfall bei Verbrennungen, auch ohne gleichzeitigen wesentlichen Leberschaden (HOET et al. 1945). Andere Autoren (ALTEMEIER et al. 1942) beschreiben Sickerblutungen aus infizierten Brandwunden ohne Verminderung von Prothrombin. Wir selbst haben bei Verbrennungen bis zu 30% Körperoberfläche keine wesentlichen Veränderungen im Gerinnungssystem gesehen. Die Tatsache, daß im Verlaufe der Anticoagulantientherapie die üblichen Dosen an Cumarinen benötigt wurden, zeigt zumindest, daß die Faktoren des Prothrombinkomplexes in normaler Weise nachgebildet werden. Bei schwereren Verbrennungen haben wir gelegentlich eine Verminderung des Prothrombinkomplexes schon vor Verabreichung von Anticoagulantien gefunden. Sehr bedeutend ist diese Erscheinung nicht. Jedenfalls haben wir auch bei diesen Patienten für die Thromboseprophylaxe meist die üblichen Cumarindosen benötigt; bei einem Falle von 50%iger Verbrennung sogar auffällig hohe. Einen größeren Einfluß als die Verbrennung selbst scheint die „Hibernation" zu haben, während welcher offenbar auch die produktive Tätigkeit der Leber wesentlich eingeschränkt ist.

Auch eine ausgesprochene Vermehrung des Antithrombines haben wir nur bei schweren Verbrennungen beobachtet. Dies entspricht den Angaben von ROBINSON et al. (1953). Wir nehmen an, daß es die Folge einer Stress-Reaktion mit vermehrter Mobilisierung körpereigenen Heparins ist. Dieselbe Ursache dürfte auch zu einem Abfall der Thrombocytenzahl führen, wie ihn DONALD et al. (1944) schon wenige Stunden nach dem Trauma beobachtet haben.

Zusammenfassend kann gesagt werden, daß schwere Verbrennungen wohl gelegentlich eine leichte Verminderung von Gerinnungsfaktoren und eine Vermehrung des Antithrombins bewirken. Diese plasmatischen Veränderungen können aber kaum für gelegentliche hämorrhagische Zwischenfälle im Krankheitsverlauf verantwortlich gemacht werden.

D. Endokrine Organe

1. Einleitung

Der Organismus antwortet auf eine Verbrennung in mannigfacher Weise.
Wie an zahlreichen anderen Organsystemen erzeugt eine Verbrennung auch
Veränderungen im endokrinen System. Es tritt der Zustand der „Alarmreaktion" ein. In erster Linie sind Hypophyse, Nebenniere und Schilddrüse
daran beteiligt, während die Bedeutung der anderen endokrinen Drüsen geringer
zu sein scheint. Im folgenden soll die Funktion von Hypophyse, Nebennierenrinde, Nebennierenmark und Schilddrüse bei einer Verbrennung besprochen
werden. Die Literatur wird in Anbetracht der gedrängten Darstellung nicht
einzeln aufgeführt, sondern wir begnügen uns mit einigen Hinweisen auf
größere Übersichten.

WILLIAMS: Textbook of Endocrinology. 1955.
Ciba-Foundation: Colloquia on Endocrinology.
Glandular Physiology and Therapy. 1954.
DORFMAN u. UNGAR: Metabolism of Steroid Hormones. 1953.
PINCUS et al.: Proc. 2nd Clinical ACTH Conference. 1951.
Gesellschaft für Physiologische Chemie: Hormone und ihre Wirkungsweise. 1955.

Hypophysenvorderlappen und Nebennierenrinde haben zweifellos eine Bedeutung für den Verlauf des Schocks. Während der „Alarmreaktion" entstehen
die gleichen morphologischen, biochemischen und hämatologischen Veränderungen, wie sie nach Zufuhr von ACTH auftreten. Andererseits zeigen hypo-
physektomierte und adrenalektomierte Tiere bei konstanter Hormonzufuhr die
gleiche Schockreaktion wie normale Tiere. Dies zeigt, daß die „Alarmreaktion"
auch ohne gesteigerte Hormonausschüttung von Hypophyse und Nebennieren
zustande kommen kann.

2. Hypophyse — Nebennieren

Hypophyse und Nebennierenrinde bilden eine funktionelle Einheit. Die Erhaltung der Struktur, das Wachstum und die Sekretionsfähigkeit der Nebennierenrinde werden durch das adrenocorticotrope Hormon des Hypophysen-
vorderlappens, das ACTH, geregelt. Sekretorische Nerven konnten bisher
an der Nebenniere nicht nachgewiesen werden. Das reine ACTH, das durch
stufenweise Hydrolyse des Eiweißmoleküls dargestellt wird, ist ein Polypeptid
aus 39 Aminosäuren. ACTH stimuliert nicht nur die Synthese der Corticoide,
sondern auch den Einbau von C_{14}-Acetat in das Gewebeeiweiß der Nebennierenrinde. Es weist so auch eine trophische Funktion auf. Die ACTH-Sekretion
wird durch gewisse Nebennierensteroide gehemmt, wodurch indirekt die Aktivität
der Nebennierenrinde herabgesetzt wird. Hydrocortison und Hormone, welche ihm
am nächsten stehen, wirken in dieser Hinsicht am stärksten. Die spezifische
Hemmung der Sekretion eines tropen Hormons der Hypophyse durch die Nebennierenrinde ist ein Beispiel der zwischen Hypophyse und den untergeordneten
endokrinen Drüsen allgemein geltenden Beziehung. Auf diese Weise wird eine
endokrine Überaktivität verhindert. Verabreicht man einem Patienten Cortison
oder Hydrocortison in ausreichender Dosierung, so wird die ACTH-Sekretion der

Hypophyse gehemmt, und die Nebennierenrindenfunktion herabgesetzt. Eine Cortisonbehandlung kann also einer „medizinischen Adrenalektomie" gleichkommen.

Die *Wirkung von ACTH auf die Nebennierenrinde* besteht in erster Linie in der Auslösung verschiedener chemischer Vorgänge. ACTH bewirkt eine rasche Abnahme des Ascorbinsäure- und Cholesteringehaltes. Die Bedeutung der Ascorbinsäure der Nebennierenrinde ist nicht bekannt. Sie spielt keine wesentliche Rolle in der Hormonsynthese, denn diese geht auch bei skorbutkranken Menschen und Tieren vor sich. Durch die Stimulation mit ACTH werden von der Nebennierenrinde vor allem die 17-Hydroxycorticoide, deren wichtigster Vertreter das Hydrocortison ist, ausgeschüttet. Unter dem Einfluß von ACTH erfolgt die Synthese der Nebennierensteroide aus Cholesterin, sowie direkt aus C_2-Fragmenten von Acetylverbindungen (Abb. 50). Der Aufbau der von der Nebenniere ins Blut abgegebenen Hormone erfolgt über verschiedene Zwischenstufen. Unter der Einwirkung von 3 Hydroxylasen, welche an den Kohlenstoffatomen 11, 17 und 21 den Einbau einer Hydroxylgruppe fördern, werden vom Pregnenolon aus über das Progesteron *Hydrocortison* und *Corticosteron* gebildet.

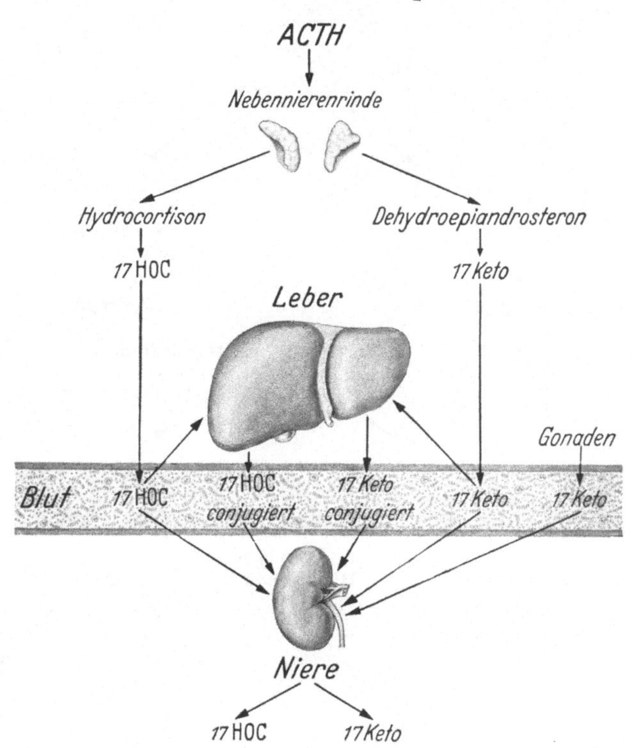

Abb. 50. Herkunft der 17-Hydroxycorticoide (17-HOC) und 17-Ketosteroide (17-Keto) im Urin

In einem Seitenweg werden außerdem schwache Androgene (17-Ketosteroide), Progesteronderivate und Oestrogene synthetisiert. Es ist zur Zeit nicht bekannt, auf welche Weise *Aldosteron*, das stärkste natriumretinierende Hormon der Nebennierenrinde, entsteht, und wie seine Sekretion reguliert wird. Es steht jedoch fest, daß die Aldosteron-Sekretion nicht von der Hypophyse allein, sondern auch vom Natrium-Kaliumgleichgewicht und von der Flüssigkeitsmenge des Körpers beeinflußt wird. Die Untersuchung der aus der Nebenniere ins Blut strömenden Stoffe zeigt, daß die C_{21}-Corticosteroide den größten Teil ausmachen. Diese C_{21}-Steroide bestehen vorwiegend aus Hydrocortison und Corticosteron. Beim Menschen ist das Verhältnis Hydrocortison zu Corticosteron etwa 5:1. Das Hydrocortison ist der wichtigste Vertreter der 17-Hydroxycorticoide, also jener Corticoide, welche am Kohlenstoffatom 17 eine Hydroxylgruppe aufweisen (Abb. 51).

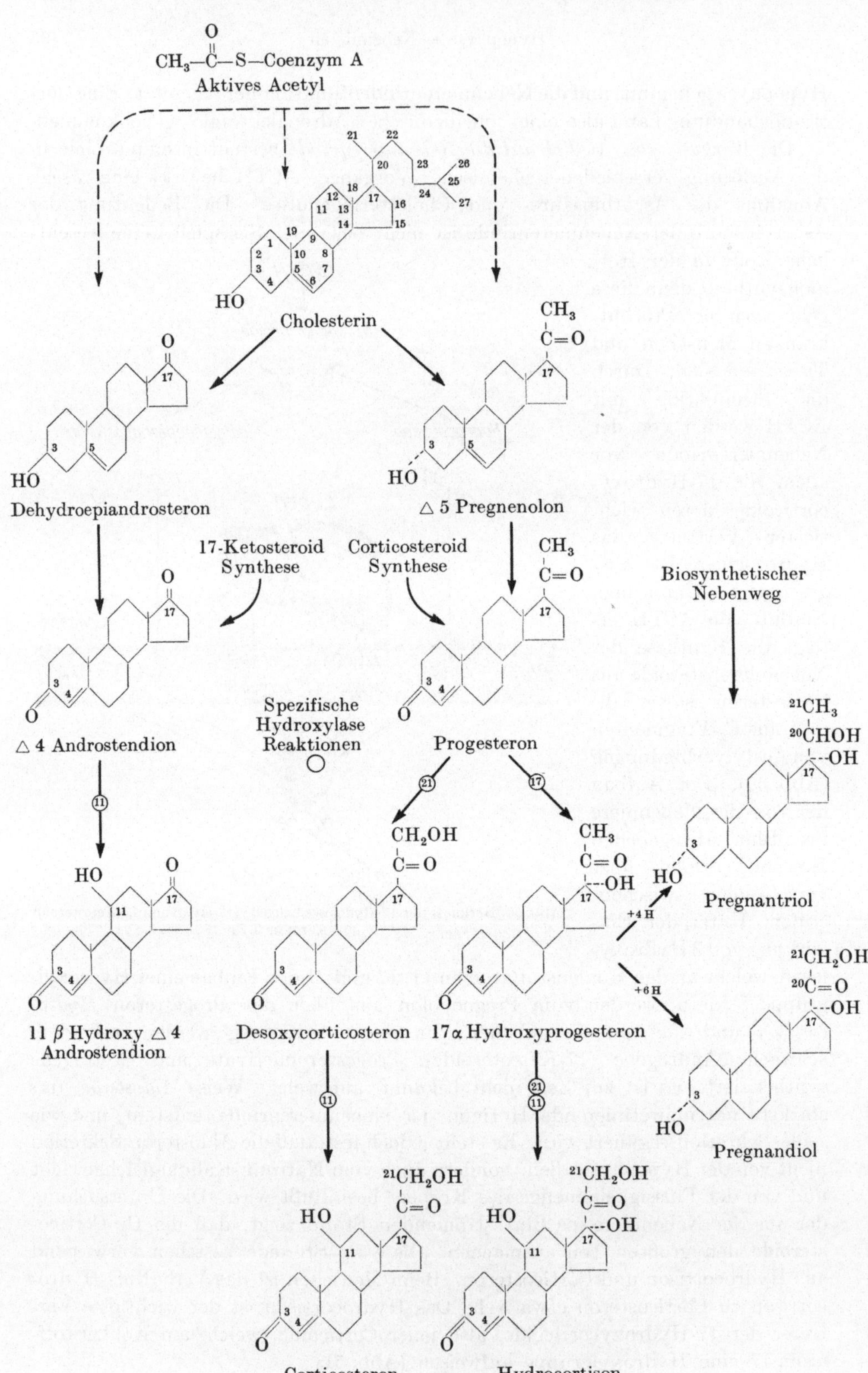

Abb. 51. Biosynthese der Adreno-Corticalen Steroide

Die Wirkung der ausgeschütteten Corticoide im Körper erstreckt sich auf zahlreiche Systeme. Sie greifen in wichtige Vorgänge des intermediären Stoffwechsels ein. Der Eiweißanabolismus wird vermindert und der Protoplasmakatabolismus vermehrt. Durch Verminderung des Knochenosteoides entsteht eine Osteoporose. Die Calciumclearance ist erhöht, was zu einer Verstärkung der negativen Calciumbilanz führt. Aminosäuren werden vermehrt desaminiert und zur Gluconeogenese gebraucht. Die vermehrte Gluconeogenese kann zu diabetischen Zuständen führen. Beim „Steroid Diabetes" besteht wegen der Kohlenhydratüberproduktion eine Insulinresistenz.

Die Androgene der Nebennierenrinde wirken durch Förderung des Gewebeanabolismus den Corticoiden entgegen. Beim Mann ist diese Wirkung wegen der Androgene der Testes viel ausgeprägter als bei der Frau. Bei der Frau sind nur die Androgene der Nebennierenrinde und Ovarien vorhanden.

Alle bekannten, biologisch aktiven Corticoide, insbesondere Aldosteron, vermehren die Rückresorption von Natrium und Chlorid in den Tubuli der Niere, in den Schweiß- und Speicheldrüsen und in der Wand des Magen-Darmkanals. Die tubuläre Rückresorption von Natrium wird durch eine schnellere glomeruläre Filtration der Niere herabgesetzt. Damit wird die Filtrationsfraktion erhöht. Wenn die Zunahme der Filtrationsfraktion die Zunahme der tubulären Rückresorption übersteigt, kommt es zu einer Erhöhung der Natriumausscheidung durch die Nieren. Dies kann während der Behandlung des Schocks oder bei der akuten Nebennierenrindeninsuffizienz der Fall sein. Gleichzeitig mit der Natriumretention tritt ein Kaliumverlust ein, der hauptsächlich durch den Austausch von extracellulärem Natrium gegen intracelluläres Kalium verursacht wird. Die Verschiebungen von Natrium und Kalium zwischen extra- und intracellulärer Flüssigkeit durch Corticoide und Aldosteron sind wahrscheinlich noch von größerer Bedeutung als die Änderungen in der Bilanz der Niere.

Unter den hämatologischen Wirkungen von Hydrocortison, Cortison und Aldosteron ist das Auftreten der Eosinopenie durch die vermehrte periphere Zerstörung wohl die bekannteste. Im Gegensatz zu der Wirkung von Schilddrüsenhormon tritt nach Cortison eine vermehrte Lyse der zirkulierenden und der fixierten Lymphocyten auf. Durch Stimulation des Knochenmarkes entsteht eine Neutrophilie. Lange dauernde Verabreichung oder hohe Dosierung erzeugen eine Polycythämie. Hydrocortison und Cortison können die Sekretion von Salzsäure und Pepsin im Magen und Trypsin im Pankreas vermehren. Hydrocortison verhindert die vermehrte Pigmentation durch das Intermedin der Hypophyse, welches die Ablagerung von Melanin aus den Melanoblasten fördert.

Die antiallergische und entzündungshemmende Wirkung von Hydrocortison und Cortison haben die Basis für die universelle therapeutische Anwendung geschaffen. Unter ihrem Einfluß wird die Exsudation und Diapedese durch die Gefäßwand herabgesetzt. Dies gilt aber nicht in einer verbrannten Extremität. WIGHT et al. (1952) konnten durch Cortisongaben den Lymphrückfluß aus verbrannten Hundepfoten nicht beeinflussen.

Im Gewebe treten unter Hydrocortisoneinfluß vorwiegend mononucleäre Zellen auf, und die Fibroplasie ist gering. Da die Gefäßwand nicht zerstört wird, gibt es später keine Fibrose. Die Invasionsfähigkeit der Viren und Bakterien wird erhöht, was die Ausbreitung einer Infektion begünstigt.

Zieht man einen Vergleich zwischen den morphologischen, biochemischen und hämatologischen Wirkungen von ACTH bzw. Hydrocortison und den Folgen einer Verbrennung, dann erkennt man mit aller Deutlichkeit, wie die Verbrennung als Stressor die Alarmreaktion auslöst, obgleich die verschiedenen Stufen bis zur ACTH-Ausschüttung nicht sicher feststehen. Innerhalb kurzer Zeit treten nach einer Verbrennung eine Eosinopenie, Lymphopenie und Neutrophilie auf, wie dies von SEVITT (1951) an Hand von 26 Fällen sowie auch bei unseren eigenen Fällen gezeigt werden konnte.

BUTTERFIELD (1954) konnte bei einem 30jährigen Mann mit einer Verbrennung von 30% Körperoberfläche während der ersten 8 Tage Veränderungen feststellen, wie sie bei einer gesunden Versuchsperson nach Zufuhr von 1 g Hydrocortison, in abnehmender Dosierung über 4 Tage verteilt, auftreten. Die Ausscheidung der Corticoide und 17-Ketosteroide war vermehrt. Es bestand eine verminderte Glucosetoleranz, vermehrte Stickstoffausscheidung im Urin, Verschiebung der Natrium-Kaliumbilanz und Wasserretention. Zwischen der Ausdehnung der Verbrennung und der Zahl der Eosinophilen und durchschnittlichen Corticoidausscheidung konnte BUTTERFIELD (1954) an Hand von 19 Fällen einen Zusammenhang nachweisen. Die Zählung der Eosinophilen ist bei kritischer Auswertung wertvoll, obschon bei fehlender Nebenniere auch Adrenalin einen Abfall der Eosinophilen in der Peripherie erzeugen kann, wenn gleichzeitig Cortison verabreicht wird. Die beste Methode zur Erfassung der Nebennierenrindenfunktion ist die direkte Bestimmung der Corticoide im Blut oder Urin.

Für die Behandlung eines verbrannten Patienten mit ACTH oder Cortison ist entscheidend, ob der Körper ein funktionell ausreichendes Hypophysen-Nebennierenrindensystem besitzt. Wenn durch die Verbrennung eine starke Stimulation der Nebenniere erfolgt, scheint es überflüssig, einer voll stimulierten Nebenniere noch ACTH zuzuführen, da dies die Wirkung nicht verstärken kann. Aus dem gleichen Grund erscheint es fraglich, ob Zufuhr von Cortison sinnvoll ist. Bei irreversiblem Schock, der weder auf Blut- und Flüssigkeitsersatz noch auf andere Mittel anspricht, kann jedoch Hydrocortison, wenn es intravenös verabreicht wird, den Schock beheben.

Die Hormone des *Nebennierenmarkes*, Adrenalin und Noradrenalin, sind vor allem für den Kreislauf von Bedeutung. Adrenalin erhöht das Schlagvolumen des Herzens und den systolischen Blutdruck. Mit Ausnahme der Hautgefäße erzeugt es eine Vasodilatation. Noradrenalin verursacht eine periphere Vasoconstriction und einen Anstieg des systolischen und diastolischen Blutdrucks. Die glykogenolytische und eosinopenische, sowie die zentral erregende Wirkung von Adrenalin ist viel stärker als diejenige von Noradrenalin. Die Regulation der Sekretion dieser Hormone unterscheidet sich grundsätzlich von derjenigen der übrigen Hormone. Die chromaffinen Zellen des Nebennierenmarkes werden direkt durch die Acetylcholin sezernierenden präganglionären Fasern des Splanchnicus stimuliert. Erregung, Schmerz, cholinergische Pharmaka und Hypoglykämie reizen das Nebennierenmark, das sich ähnlich wie ein peripheres sympathisches Ganglion verhält. In gleicher Weise wird bei einer Verbrennung eine Stimulation des Markes zur Sekretion von Adrenalin und Noradrenalin erfolgen. Eine Unterfunktion des Nebennierenmarkes ist überhaupt nicht bekannt, ausgenommen bei orthostatischer Hypotonie, bei welcher die

Catecholaminausscheidung nieder ist. Die starke Pressorwirkung von Noradrenalin kann in der Behandlung einer peripheren Hypotonie gute Dienste leisten, sofern kein Blutvolumendefizit besteht.

3. Schilddrüse

Die Reaktion der Schilddrüse auf eine Verbrennung ist mit dem Verhalten der Nebennierenrinde vergleichbar. Die Hypophyse wird vom Hypothalamus zur Sekretion von Thyrotropin stimuliert. Thyrotropin bewirkt in der Schilddrüse eine vermehrte Proteolyse von Thyroglobulin und beschleunigt damit die Hormonausschüttung in die Blutbahn. Gleichzeitig wird die Speicherung dieser Hormone in der Schilddrüse vermindert und die Jodidaufnahme der Drüse vermehrt. Auch die Oxydation von Jodid zu Jod und die Synthese zu den Schilddrüsenhormonen Thyroxin und Trijodothyronin werden vermehrt. Thyrotropin führt außerdem zu einer Hypertrophie und Hyperplasie der Acini. Die Wirkung der Schilddrüsenhormone besteht in einer Stimulation des Stoffwechsels sowie des Wachstums, der Entwicklung und Differenzierung der Gewebe. Auf diese Weise beeinflußt die Schilddrüse alle Zellen des Körpers und deren Fett-, Eiweiß-, Kohlenhydrat-,

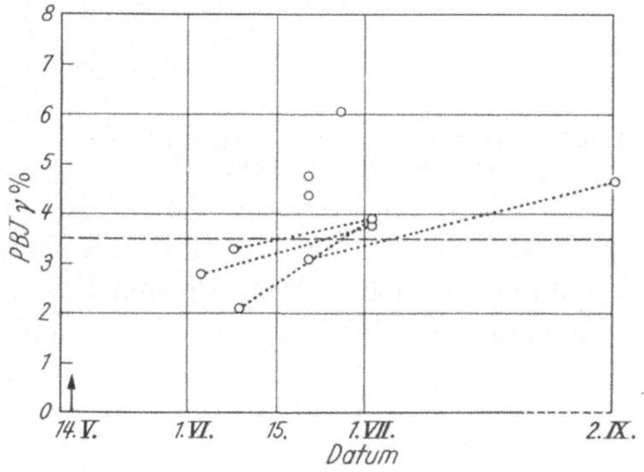

Abb. 52. Veränderungen des Plasma-Eiweiß-Jodes nach Verbrennungen. Plasma-Eiweiß-Jod (PBJ) normal: 3,5—8,0 γ-%

Mineral-, Wasser- und Vitaminstoffwechsel. Damit wird der Energieaustausch, der sich im Sauerstoffverbrauch äußert, erhöht.

Die Untersuchung der Schilddrüsenfunktion erfolgt meist mit der Grundumsatzbestimmung durch Messung des Sauerstoffverbrauches und der Kohlensäureproduktion. Der Grundumsatz ist das Resultat aller oxydativen Vorgänge im Körper. Der Stoffwechsel wird von zahlreichen extrathyreoidealen Vorgängen beeinflußt, weshalb der Grundumsatz nicht nur von der Schilddrüsenfunktion abhängt. Unabhängig vom Grundumsatz werden heute mit der Bestimmung des an das Plasma-Eiweiß gebundenen Jodes (PBJ = Protein Bound Jodine) und der Aufnahme von radioaktivem Jod zwei Vorgänge zu erfassen gesucht, welche in direktem Zusammenhang mit der Schilddrüsenfunktion stehen. Da allein die Schilddrüse ein jodhaltiges Hormon in die Blutbahn abgibt, lassen sich aus der Bestimmung dieses Hormonjodes Schlüsse auf den Funktionszustand der Schilddrüse ziehen. Das Plasma-Eiweißjod besteht zu 70—90% aus Thyroxinjod.

Die Untersuchung der Schilddrüsenfunktion nach einer Verbrennung muß sich auf Plasma-Eiweißjod und die Aufnahme von J^{131} stützen, da zu viele extrathyreoideale Faktoren zu einer Grundumsatzerhöhung führen können. Von 7 eigenen Fällen wiesen vier 2—3 Wochen nach dem Trauma ein Plasma-Eiweißjod (Bestimmung nach BARKER 1951) unterhalb der Normgrenze von 3,5 γ-%, drei ein normales Plasma-Eiweißjod auf. Im Laufe der Heilung kehrten die vier erniedrigten Werte ohne besondere Therapie zur Norm zurück (Abb. 52). Es

scheint eine Relation zwischen Plasmajod und verbrannter Körperoberfläche zu
bestehen (Abb. 53). Die Untersuchung der Schilddrüsenfunktion bei einem
Patienten mit einer Verbrennung von 50% der Körperoberfläche ergab 3 Wochen
nach dem Unfall einen erhöhten Grundumsatzwert von +58% und ein auf
2,5 γ-% vermindertes Plasma-Eiweißjod. Im weiteren Verlauf senkte sich der
Grundumsatz, und das Plasma-Eiweißjod
stieg an (Tabelle 8).

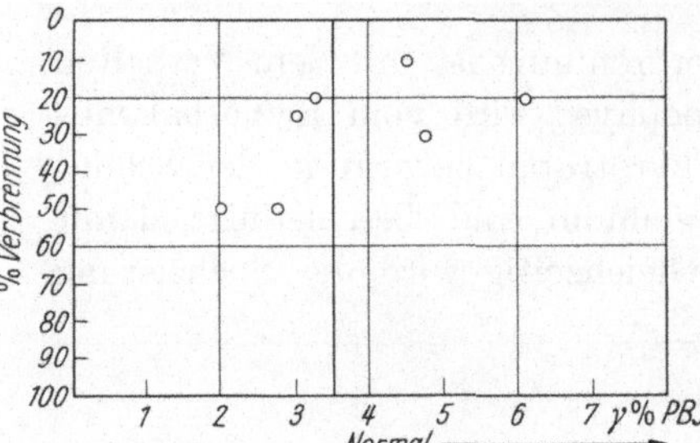

Abb. 53. Beziehung des Plasma-Eiweiß-Jodes zur
verbrannten Körperoberfläche

HETZEL et al. (1952) fanden nach
starkem Stress sowohl eine Zunahme des
Plasmajodes um 100% als auch eine Abnahme um 60%. COPE et al. (1953) untersuchten bei 12 Patienten mit Verbrennungen von 20—68% und bei 3 Patienten mit
Verbrennungen von 15—20% den Grundumsatz, das Plasma-Eiweißjod und die
J¹³¹-Speicherung. Bei schweren Verbrennungen konnten diese Autoren eine Grund-
umsatzerhöhung von 30—60% feststellen, die bis 2 Monate nach der Verbrennung anhielt. Das Plasma-Eiweißjod war in einem Falle erniedrigt,
sonst aber im Bereich der Norm. Die J¹³¹-Speicherung war bei 2 Fällen erhöht,
bei einem Fall vermindert, bei den übrigen
unauffällig. Der erhöhte Sauerstoffverbrauch nach Verbrennungen dürfte somit
in erster Linie auf einer extrathyreoidealen
Stoffwechselsteigerung beruhen. Aber auch
Krankheiten mit starkem Stickstoff- und
Eiweißverlust können mit einem vorübergehend erniedrigten Plasma-Eiweißjod-
gehalt einhergehen. Bei den vier eigenen
Fällen mit niederem Plasmajod glauben
wir eher einen Jodverlust als eine vorübergehende Einschränkung der Schilddrüsenfunktion als Folge der Verbrennung annehmen zu dürfen. Eine Funktionsstörung der Schilddrüse als direkte Verbrennungsfolge ist somit unwahrscheinlich.

Tabelle 8. *Grundumsatz und Plasma-
Eiweiß-Jod (PBJ) bei einer 50%igen
Verbrennung (Fall 74)*

Zeit nach Verbrennung	Grundumsatz %	PBJ Norm 3,5—8,0 γ-%
3 Wochen .	+58	2,8
8 Wochen .	+46	3,8
12 Wochen .	+34	—

E. Herz und Kreislauf

1. Einleitung

RICHARDS und COURNAND (1944) haben bei Patienten die hämodynamischen
Folgen verschiedener schockierender Traumen analysiert. Verbrennungen bewirken eine deutliche Verminderung des Blutvolumens bei stark erhöhtem peri-
pherem Widerstand. Dem entspricht eine Abnahme des Schlagvolumens. Der
Vorhofdruck ist nicht wesentlich verändert (Abb. 22). SIEDEK et al. (1950)
fanden bei fünf schweren Verbrennungen ebenfalls ein vermindertes Minutenvolumen. DOBSON und WARNER (1955) unterwarfen rasierte Hunde einer schweren
Verbrennung durch Eintauchen bis zur Axilla in Wasser von 80—85° C. Sie

untersuchten die Abnahme des Minutenvolumens sowie die Veränderungen des

Blutvolumens, Das Minutenvolumen sank innerhalb 30 min auf durchschnittlich 33%, in einem extremen Fall auf 14% des Ausgangswertes. Der Blutvolumenverlust erfolgte wesentlich langsamer und erreichte das Maximum, 57% des Blutvolumens, 3—6 Std nach der Verbrennung. Der Blutdruck war im Durchschnitt kaum verändert, Hypotension trat selten vor Ablauf von 6 Std auf. Die Pulsamplitude hingegen war schon früher verkleinert.

Es erhebt sich die Frage, wieweit diese hämodynamischen Veränderungen durch Änderungen im Gefäßbett, und wieweit sie durch veränderte Herzleistung bedingt sind.

2. Gefäßbett

Drei verschiedene Faktoren sind zu berücksichtigen:

a) Capillarbett,

b) Arterien, Arteriolen und Venulen,

c) Flüssigkeitsverlust.

a) Capillarbett

Bei den Ausführungen über den Schock im allgemeinen wurde gezeigt, daß der Blutvolumenverlust vorerst zu einem Verschluß der präcapillaren Sphincteren führt (ZWEIFACH 1951), und daß verschiedene „Shunt-Mechanismen" das Blut der Arteriolen direkt in die Venulen überleiten. Verschiedene Beobachtungen sprechen dafür, daß der Verbrennungsreiz eine Reaktion der Capillaren auslöst, die vor dem Blutvolumenverlust in Erscheinung tritt und bei anderen Schockarten nicht in gleicher Weise vorkommt. SIMONART (1947) beschreibt beim Kaninchen unmittelbar nach der Verbrennung eine starke capillare Distension. Er machte diese Beobachtung an der von der direkten Wärmewirkung verschonten Darmserosa. SULLIVAN und MASTERSON (1953) verbrannten ein Bein des Hamsters durch Eintauchen während 30 sec in Wasser von 80° C. Sofort nach dieser Verbrennung zeigen die Gefäße der Backentasche einen erhöhten Blutdurchfluß bei weit offenen präcapillaren Sphincteren. In gleicher Richtung weisen Untersuchungen von PRINZMETAL et al. (1945, 1948), die in der Niere und Leber schon 1—2 min nach Verbrennung eine größere Zahl von weit offenen Capillaren sowie einen vermehrten Hämoglobingehalt der ganzen Organe feststellten. 24 Std nach der Verbrennung konnten BERGMANN et al. (1948) diese Befunde nicht mehr erheben. Eine solche Erweiterung der Capillaren muß, auch ohne Austritt von Blutflüssigkeit aus den Capillaren, zu einer starken Verminderung des venösen Rückflusses führen. Dieser Punkt sollte bei der Diskussion des veränderten Herzminutenvolumens kurz nach der Verbrennung berücksichtigt werden.

b) Arterien, Arteriolen und Venulen

SULLIVAN und MASTERSON (1953) haben bei den eben beschriebenen Versuchen am Hamster nach der Capillarerweiterung, d.h. 3—8 min nach der Verbrennung des Beines, an den Arteriolen der Backentasche eine starke Constriction festgestellt, die 30 min anhielt. ABELL und PAGE (1943) studierten die Mesenterial- und Darmgefäße verbrannter Hunde und Katzen. 10—19 min nach der Verbrennung beginnen die größeren und kleineren Arterien sich zu kontrahieren. Maximale Kontraktion ist nach 2 Std erreicht. Die Gefäßdurchmesser betrugen dann 20—60% des Ausgangswertes. Auch die größeren Venen verengern sich. Der Darm wird bläulich, das Mesenterium blaß. In den Venulen sind an der Wand zusammengeballte Erythrocyten zu beobachten. Barac et al. (1949) beschreiben bei Hunden nach cutanen Verbrennungen eine starke periphere Vasoconstriction bei erhöhtem Blutdruck. Zusammenfassend läßt sich sagen, daß die Arterien, Arteriolen und Venulen den vom Blutungsschock her bekannten Reaktionstypus zeigen. Diese Reaktion ist in einem Moment ausgeprägt, wo der Blutvolumenverlust noch nicht sehr groß ist, so daß z.T. humorale, vasoaktive Stoffe daran beteiligt sein könnten.

Nach Olson und Necheles (1943) besteht bei Verbrennungen ein Pressoreffekt, so daß bei den meisten Tieren der Blutdruck auf normalen Werten bleibt. Dies ist durch die Vasoconstriction bedingt. Schon eine kleine Blutentnahme kann aber bei solchen Tieren von einem starken Blutdruckabfall gefolgt werden. Bei hypophysektomierten Tieren sinkt der Blutdruck nach der Verbrennung, weshalb nach Ansicht der Autoren der Hypophysenhinterlappen an der Erhaltung des normalen Blutdruckes mitbeteiligt ist.

Nach den Arbeiten von Page (1943) und Alrich (1944) ist die Vasoconstriction nicht rein nervös bedingt. Page konnte mit Blut verbrannter Tiere und Alrich mit Lymphe verbrannter Gebiete einen vasoconstrictorischen Effekt erzielen. Versuchsobjekt war das durchströmte Kaninchenohr. Der vasoconstrictorische Effekt wurde an Hand der verminderten Tropfenzahl aus der Ohrvene nachgewiesen.

c) Flüssigkeitsverlust

Art und Mechanismus des Flüssigkeitsverlustes wurden im Abschnitt II A 2a eingehend diskutiert. Es sei nochmals darauf hingewiesen, daß die Theorie der allgemein veränderten Capillarpermeabilität einer kritischen Prüfung nicht standhält. Untersuchungen mit markiertem Albumin oder Farbstoffen ergeben lediglich im hitzegeschädigten Gebiet eine veränderte Capillardurchlässigkeit. Dabei sei an die zitierte Arbeit von Sevitt (1954) erinnert, in welcher gezeigt wurde, daß Denervierung im verbrannten Gebiet die Exsudation vermindern kann.

3. Herz

Als ein hauptsächliches Ergebnis der Arbeiten aus der Schule Wiggers (1950) hat sich herausgestellt, daß myokardiales Versagen im allgemeinen erst spät im irreversiblen Stadium des Schocks auftritt. Das verminderte Minutenvolumen in den frühen Schockstadien ist auf verminderten venösen Rückfluß und verminderten Füllungsdruck zurückzuführen. Dobson und Warner (1955) stellten im Tierexperiment fest, daß nach ausgedehnter Verbrennung der Abfall des Minutenvolumens lang vor der entsprechenden Verminderung des Blutvolumens eintritt. Nach ihren Beobachtungen treten gleichzeitig mit dem Absinken des Minutenvolumens EKG-Veränderungen und Pulsus alternans auf. Sie sind deshalb der Meinung, daß die Verbrennung wahrscheinlich eine direkte depressive Wirkung auf das Myokard ausübt.

Bei verbrannten Patienten sind gewisse relativ uncharakteristische EKG-Veränderungen beschrieben worden. KAYASHIMA (1943) fand bei 12 Patienten mit Verbrennungen von 12—20% Körperoberfläche folgende EKG-Veränderungen: Q- und S-Zacken tiefer, R niedriger, T abgeflacht. $P—Q$ und $Q—T$ waren unverändert. In der Hälfte der Fälle war die Dysfunktion des Herzmuskels eindeutig. Die EKG zeigten im Verlauf der Heilung eine langsame Rückkehr zur Norm. Bei experimentellen Verbrennungen am Kaninchen hat der gleiche Autor ähnliche Veränderungen des EKG beobachtet. In 5 von 7 Fällen fand sich dabei autoptisch eine interstitielle Myokarditis mit perivasculärer Leukocyteninfiltration.

Die Verminderung des Schlagvolumens kann sowohl auf einer toxischen Myokardschädigung, als auch auf dem verminderten venösen Rückfluß beruhen. Es ist denkbar, daß die anfängliche Capillardilatation den venösen Rückfluß und damit das Schlagvolumen derart vermindert, daß die Coronarzirkulation ungenügend wird. Daraus könnte eine anoxämische Schädigung des Myokards mit entsprechenden EKG-Veränderungen resultieren.

BASSET et al. (1950) stellten eine stark toxische Wirkung kauterisierten Skeletmuskels auf das isolierte Froschherz fest. Es kommt zum Absinken der Frequenz und zur Verringerung der Amplitude. Der Herzstillstand erfolgte innerhalb 30 sec bis 11 min. Im EKG verschwand zunächst die P-Zacke, dann zeigte sich eine Vereinfachung des Kammerkomplexes. Die Wirkung war vorerst durch Auswaschen mit Ringerlösung reversibel. Nach den Versuchen von BASSET ist somit anzunehmen, daß nur hohe Verbrennungstemperaturen der Gewebe zur Bildung herzwirksamer Toxine führen. Dies stimmt mit den früher dargelegten Erkenntnissen über die Entstehung von Verbrennungstoxinen im allgemeinen überein. ROOS et al. (1947) studierten am Schwein die Veränderungen des Blutdruckes, des Herzohrdruckes und des EKG sowie der Kaliumkonzentration des Plasmas nach zwei verschiedenartigen Verbrennungen. Nach Temperatureinwirkungen von 46—50° C resultiert ein verminderter Vorhofdruck und ein ständiger Abfall des Blutdruckes. Die fortwährende Verminderung des venösen Rückflusses ist bei dieser Art der Verbrennung durch die Zunahme der Kapazität des peripheren Gefäßbettes bedingt. Die Kaliumkonzentration im Plasma ist nicht wesentlich erhöht. Temperaturen von 60—75° C führen zu einer Zunahme des Herzohrdruckes. Im EKG werden Veränderungen sichtbar (Verlust der P-Zacke, Verbreiterung von QRS, oft Ausgang in Kammerflimmern). Starke Erhöhungen des Plasmakaliums auf 16—19 MEQ erklären einen wesentlichen Teil der toxischen Wirkung.

Zusammenfassend läßt sich sagen, daß die verminderte Förderleistung des Herzens wohl meist durch verminderten venösen Rückfluß verursacht ist. Unter gewissen extremen Verbrennungsbedingungen ist aber auch eine direkte Schädigung des Herzmuskels möglich, sei es durch Abbauprodukte des verbrannten Gewebes, durch mangelhafte coronare Durchblutung oder durch starken Kaliumanstieg im Blut.

Im weiteren Verlauf der Verbrennungskrankheit ist das Herz einer sehr starken Belastung ausgesetzt. Die pathologisch-anatomische Untersuchung unserer gestorbenen Fälle ergibt dafür neben extrakardialen Ursachen wie Pneumonie verschiedene Gründe, die im Abschnitt über die pathologisch-anatomischen Veränderungen näher besprochen sind.

Kardiale Insuffizienzsymptome im akuten Verbrennungsschock haben wir in unseren Fällen nicht beobachtet. Daß Herzinsuffizienzsymptome beim Verbrennungsschock nicht im Vordergrund des klinischen Bildes stehen, kann z.T. durch die experimentelle Feststellung (OPDYKE und FOREMAN 1947), wonach es im Schock zu einer Dilatation der Coronararterien kommt, erklärt werden.

In 2 von 11 Fällen (Fälle 76 und 80), die ad exitum kamen, wurden septisch-embolische Herde im Myokard nachgewiesen. Diese Komplikation zeigt die Bedeutung der Prophylaxe und Therapie der Infektion der Verbrennungswunde.

An EKG-Veränderungen fanden wir bei unseren Patienten lediglich eine Abflachung der *T*-Zacke vor allem in den bipolaren Ableitungen. Diese Veränderungen sind als uncharakteristisch zu bezeichnen; eine Abflachung der *T*-Zacke im Elektrokardiogramm kann die Folge von Zuständen sein, deren klinische Dignität vollständig verschieden ist. Abflachung der *T*-Zacke findet man bei Tonusänderungen im vegetativen Nervensystem, bei Affektionen, die das Myokard bzw. das Interstitium diffus ergreifen (interstitielle Myokarditis, multiple metastatische Absceßbildungen, allgemeine Myokardischämie) und bei Störungen im Elektrolythaushalt. Der Wert elektrokardiographischer Befunde bei Patienten mit ausgedehnten Verbrennungen ist auf Grund dieser Feststellungen recht fraglich. In diesen Fällen kann, im Gegensatz zu isolierten Veränderungen im Myokard, das Elektrokardiogramm nur im Rahmen der übrigen klinischen Befunde richtig beurteilt werden. So wird z.B. bei uncharakteristischem elektrokardiographischem Befund die Entwicklung einer Myokarditis durch den Nachweis einer Dilatation des Herzens und die Feststellung kardialer Insuffizienzsymptome zu diagnostizieren sein.

4. Pathologisch-anatomische Befunde

Bei Durchsicht der Literatur über Herzveränderungen nach Verbrennung lassen sich auffallende Unterschiede hinsichtlich der Schwere der beschriebenen Befunde feststellen. Besonders die neueren Arbeiten aus dem anglo-amerikanischen Schrifttum beschreiben nur leichte Herzveränderungen. So finden ERB et al. (1943) nur kleine subendokardiale Blutungen bei ihren 61 tödlichen Verbrennungsfällen. BAKER (1945) erwähnt bei 96 Fällen überhaupt keine Herzbefunde, auch bei FARMER (1943) finden wir in der genauen morphologischen Beschreibung von 61 Todesfällen nach Verbrennung keine Angaben über Myokardveränderungen. WILSON et al. (1938) stellen bei ihren 33 Fällen eine leichte Verfettung der Herzmuskelfasern fest.

MOON (1948) hingegen findet in 10 von 13 Fällen Herzmuskelnekrosen. WERTHEMANN und RÖSSIGER (1930) beschreiben bei der weißen Maus ebenfalls Herzmuskelnekrosen und eine Vermehrung interstitieller Zellen. Starke interstitielle Entzündungen werden von BRENNER (1936) und GÜNTHER (1939) mitgeteilt. ZINCK (1940) behandelt die Myokardveränderungen in seiner Verbrennungsmonographie ausführlich; er kann regelmäßig schwere Befunde erheben. Nach ZINCK finden sich die ersten Veränderungen am Gefäßbindegewebe. Es treten mehr oder weniger eiweißreiche Ödeme und perivasculäre lympho-histiocytäre Infiltrate auf. Die Gefäßwände zeigen Verquellung und Strukturauflockerung, in Spätfällen auch Untergang der elastischen Substanz. An den

Muskelfasern finden sich alle Formen der Degeneration, wie Verlust der Querstreifung, grobkörnige Faserschwellung, axiale Vacuolisierung, vacuoliger oder scholliger Zerfall und Nekrose. Der Abbau der nekrotischen Fasern erfolgt durch acellulär-humorale oder seltener durch zellige Reaktion. Eine Faserverfettung ist meist kaum vorhanden. Glykogenschwund soll schon früh auftreten. Eisenablagerungen sind geringgradig und nur in Spätfällen zu finden. Verkalkungen in den Gefäßwänden und im Interstitium werden von WERTHEMANN und RÖSSIGER (1930) erwähnt. Die ausgedehnte Entparenchymisierung ist nach

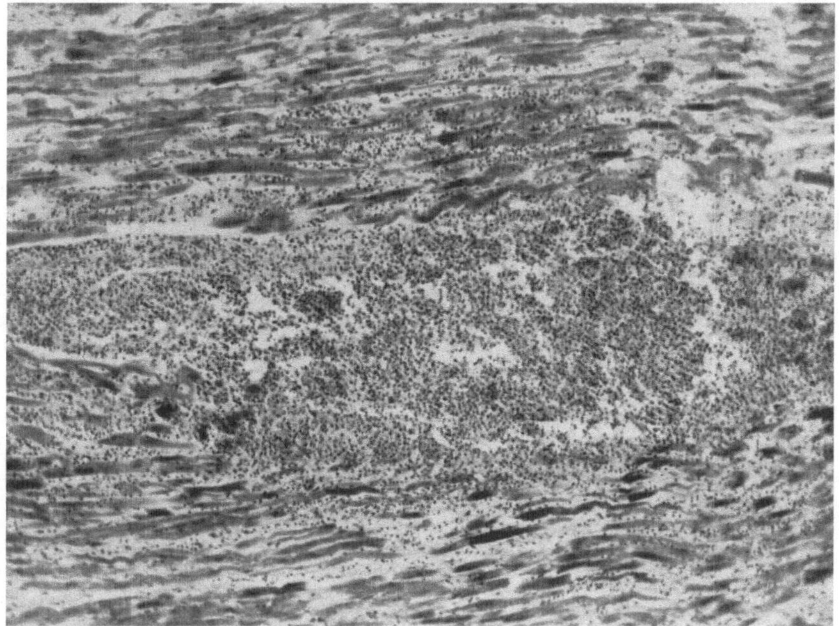

Abb. 54 (Fall 80). (S.-N. 933/55), Myokard: Septisch-embolischer Entzündungsherd. H.-E., 80fach

ZINCK eng an die Gefäße gebunden (Ufernekrosen). Die Ausheilung erfolgt mit feinen Bindegewebsschwielen. Während bei Frühtodesfällen vor allem die Ausflußbahn des rechten Herzens betroffen ist, sollen bei Spätfällen beide Kammern gleich stark beteiligt sein.

Ähnliche Veränderungen, wie sie ZINCK beim Menschen beschreibt, kann BLÜTHGEN (1944) bei Tierversuchen am Meerschweinchen nachweisen. BLÜTHGEN stellt jedoch im Gegensatz zu ZINCK die Parenchymschädigung in den Vordergrund und bezeichnet die Gefäßwandverquellungen und das interstitielle Ödem als geringgradig.

Bei den eigenen Fällen waren die Myokardbefunde auffallend gering, wenn wir von 2 Fällen (Fälle 76, 80) mit septisch-embolischen Herden (Abb. 54) und einem Fall (Fall 72) mit ausgedehntem altem Hinterwandinfarkt absehen. Bei 4 von 9 Fällen fanden wir einzelne frische Faseruntergänge, eigentliche Nekrosen konnten wir hingegen nie nachweisen. Einige Male bestand ein geringes perivasculäres Ödem mit Vermehrung von Histiocyten. Gelegentlich zeigten die kleineren Kranzarterienäste eine leichte Wandverquellung. Eine interstitielle Myokarditis sahen wir nie.

Wichtig in bezug auf Spätschäden nach Verbrennung sind die von ZINCK in der Aorta und in schwächerem Ausmaß in der A. pulmonalis nachgewiesenen Wandschäden. ZINCK fand in diesen Gefäßen neben Wandödem mucoid-cystische Gefäßwanddegeneration, die genau dem entsprechen, was GSELL (1928) und ERDHEIM (1929) als Medionecrosis idiopathica aortae beschrieben haben. BLÜTHGEN (1944) findet beim Meerschweinchen mucoide Degeneration und Elasticaaufsplitterung in der Pulmonalarterienwand. Er betont jedoch, daß er nie so schwere Veränderungen sah, wie ZINCK sie in seiner Arbeit abbildet. Da die Medionekrose eine häufige Ursache des Aneurysma dissecans darstellt, muß an die Möglichkeit eines solchen Spätschadens gedacht werden.

Bei Besprechung der Pathogenese der nach Verbrennung auftretenden Herz- und Gefäßwandveränderungen finden sich in der Literatur die gleichen Ansichten vertreten, wie wir sie im pathologisch-anatomischen Teil der Kapitel über Leber und Nieren ausführlicher besprochen haben. Eine eingehende Diskussion erübrigt sich deshalb hier. ZINCK spricht auch beim Herzmuskel von einer serösen Entzündung und glaubt, daß eine toxische Permeabilitätssteigerung der Gefäßwände zu Serumaustritt mit nachfolgender Parenchymschädigung führe. Da aber nach heutiger Auffassung ein diffuser Capillarschaden nach Verbrennungen nicht nachgewiesen werden kann, erscheint die Annahme ZINCKs heute etwas fragwürdig (vgl. S. 25f.). Auch vom morphologischen Standpunkt aus ist ein Capillarschaden bisher nicht bewiesen.

BLÜTHGEN denkt an eine direkte toxische Muskelfaserschädigung. Ähnliche, wenn auch in Einzelheiten etwas abweichende, Befunde finden sich nämlich auch nach toxischen Parenchymschäden bei Diphtherie (OHEIM 1938). Ob eine Vergiftung mit körpereigenen Eiweißzerfallsstoffen wie Histamin, Acetylcholin und Adenylsäure (HEINLEIN 1937) auf dem Umweg über Zirkulationsstörungen oder direkt toxisch wirkt, ist umstritten. Was die sog. Histaminvergiftung anbetrifft, hat MEESSEN allerdings wahrscheinlich gemacht, daß die Anoxie und nicht die toxische Wirkung das wichtigste Moment darstellt.

Die größte pathogenetische Bedeutung für die Entstehung der Myokardschäden nach Verbrennung kommt wohl dem Sauerstoffmangel zu (BÜCHNER und seine Schule 1956, dort weitere Literatur, MOON 1948). Dabei wirkt sich die Anoxie primär eher am differenzierteren und deshalb empfindlicheren Parenchym aus als an der Gefäßwand. Im Unterdruckexperiment (LUFT 1936), beim akuten Höhentod von Mensch (MÜLLER und ROTTER 1942) und Tier (PICHOTKA 1942), und beim orthostatischen Kollaps (MEESSEN 1937, 1939) finden sich ähnliche Veränderungen an Muskelfasern und Gefäßbindegewebe des Herzens wie nach Verbrennungen. Auch die Medionekrose der großen und mittelgroßen Arterien kann nach orthostatischem Kollaps beim Kaninchen auftreten (LOPES DE FARIA 1955).

Das rasche Entstehen der Herzmuskelschäden, welches auch ZINCK (1940) für seine Fälle hervorhebt, läßt sich durch Annahme einer schockbedingten Hypoxie besser erklären als durch Toxinwirkung. (Über Toxine im Frühstadium s. S. 37ff.) Die Tatsache, daß wir bei unseren Fällen, in Übereinstimmung mit den eingangs zitierten anglo-amerikanischen Untersuchern, nur sehr geringe Myokardveränderungen nachweisen konnten, dürfen wir vielleicht auf die energische

Schockbekämpfung zurückführen. Demnach gingen die schweren Befunde, wie sie im Tierversuch und bei früheren Untersuchungen am Menschen gefunden wurden, zu Lasten der Hypoxie im Verbrennungsschock.

EKG-Veränderungen nach Verbrennungen beim Hund werden von Ewig (1938) mitgeteilt. Kayashima (1943) findet bei 5 von 7 Kaninchen mit interstitieller Myokarditis nach Verbrennung EKG-Veränderungen (s. S. 101), dabei fehlen allerdings Angaben über zeitliche und quantitative Verhältnisse zwischen morphologischen und funktionellen Befunden. Ein Vergleich zwischen den durch akuten Sauerstoffmangel hervorgerufenen EKG-Veränderungen und den histologischen Befunden findet sich in den Arbeiten von Meessen (1939) beim orthostatischen Kollaps, von Christ (1934) bei Kohlenmonoxydvergiftung und von Büchner und Lucadou (1934) bei akuter Coronarinsuffizienz. Die EKG-Veränderungen gehen dabei den morphologischen Befunden zeitlich voraus. Zwischen Intensität und Dauer der Befunde im EKG und Ausdehnung und Zahl der Herzmuskelnekrosen bestehen keine engen Beziehungen.

Bei schweren Verbrennungen muß eine toxische Myokardschädigung durch die oft nachweisbare Hyperkaliämie in Betracht gezogen werden. Über das morphologische Korrelat hyperkaliämischer Herzmuskelschäden sind uns jedoch keine Arbeiten bekannt. Bei lang dauernder Hypokaliämie hat Siebenmann (1955) charakteristische, im Tierversuch reproduzierbare Befunde im Myokard erhoben.

F. Lungen

1. Lungenödem in der Resorptionsphase, d.h. nach Ablauf der ersten 48 Stunden

Ein akutes Lungenödem wurde in unserem Material nicht beobachtet. Einzelne unserer Patienten haben Urinmengen von über 200 ml/Std produziert, ohne eine pulmonale Kongestion aufzuweisen (Fälle 55, 67). Überladung mit Flüssigkeit kann aber leicht, insbesondere wenn die entsprechende Salzzufuhr fehlt, ein Ödem auslösen (Lange 1946).

2. „Feuchte Lunge“, Bronchopneumonie

Besonders charakteristisch in dieser Hinsicht war Fall 80 (Abb. 55—58). Am 4. Tage nach dem Unfall wurde im Röntgenbild eine diffuse Verschattung im rechten Oberfeld sichtbar. Trotz intensiver Chemotherapie sowie der am 6. Tag zur Erleichterung der Bronchialreinigung ausgeführten Tracheotomie, kam es in den folgenden Tagen zu einer fast vollständigen Verschattung beider Lungen. Klinisch bestand ein deutlicher exspiratorischer Stridor, der sich auf Epinephrin und Hydrocortison nur wenig und vorübergehend veränderte. Tod am 12. Tage. Pathologisch-anatomisch fanden sich schwere „feuchte Lungen“ bei diffuser Bronchiolitis und zahlreichen bronchopneumonischen Herden.

Auch die Fälle 73, 75, 76, 82 wiesen bei der Sektion schwere bronchopneumonische Veränderungen auf. Alle gestorbenen Fälle zeigten zumindest um-

schriebene bronchopneumonische Herde. Auch in der Literatur finden sich zahlreiche Berichte, welche Bronchopneumonien oder Bronchiolitiden als haupt-

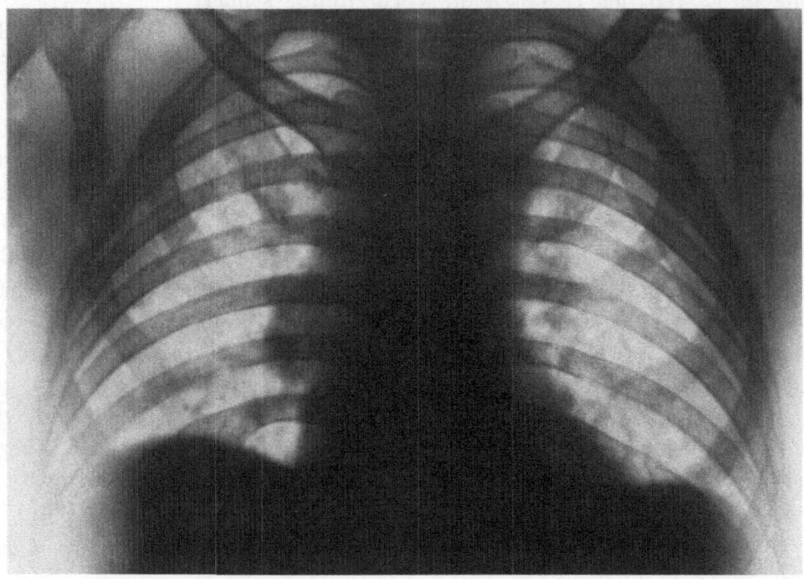

Abb. 55—58 (Fall 80). Lungenveränderungen nach Verbrennung. Lungenbild einer Verbrennung von 75%
Körperoberfläche (tiefe Verbrennung)

Abb. 55. Beginnende Verdichtung 3 Tage nach Verbrennung

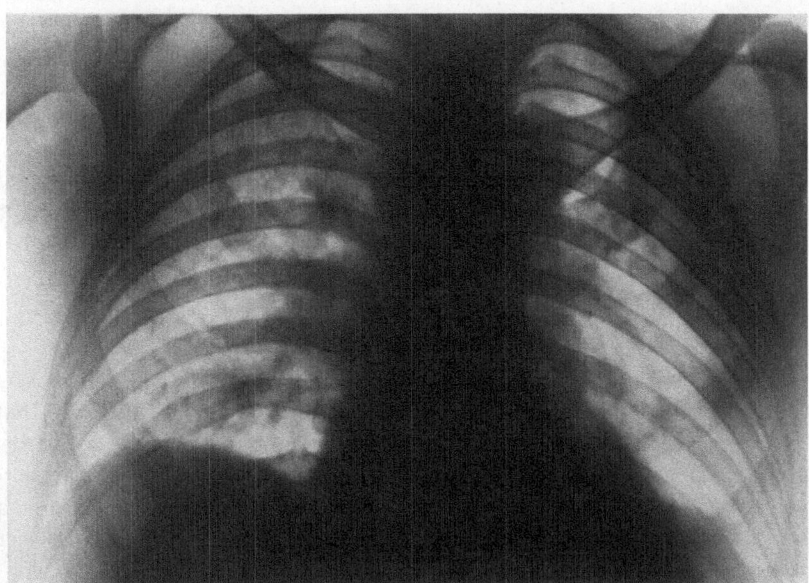

Abb. 56. Zustand der Lungen 5 Tage nach Verbrennung

sächliche oder wesentliche Todesursachen angeben (DUFFIN 1942, SCHATZKI 1943,
JACKSON 1944, ZINCK 1940, ARTZ 1955).

Auffallend war bei allen Autopsien der stark, vermehrte Flüssigkeitsgehalt der Lungen. Dabei fand sich die Ödemflüssigkeit nicht wie beim akuten Lungenödem in den Alveolen, sondern im Interstitium. Eine derartig veränderte Lunge

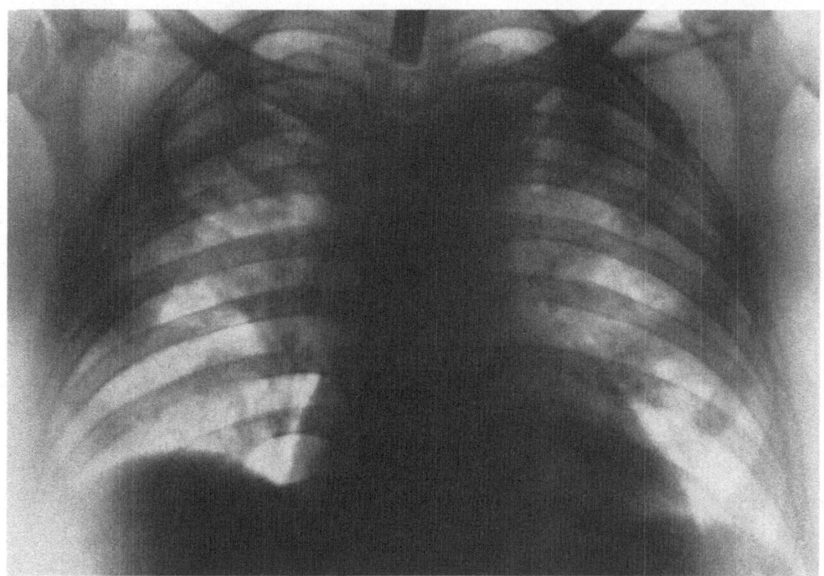

Abb. 57. Zustand der Lungen 7 Tage nach Verbrennung, massive Verschattung beider Oberfelder

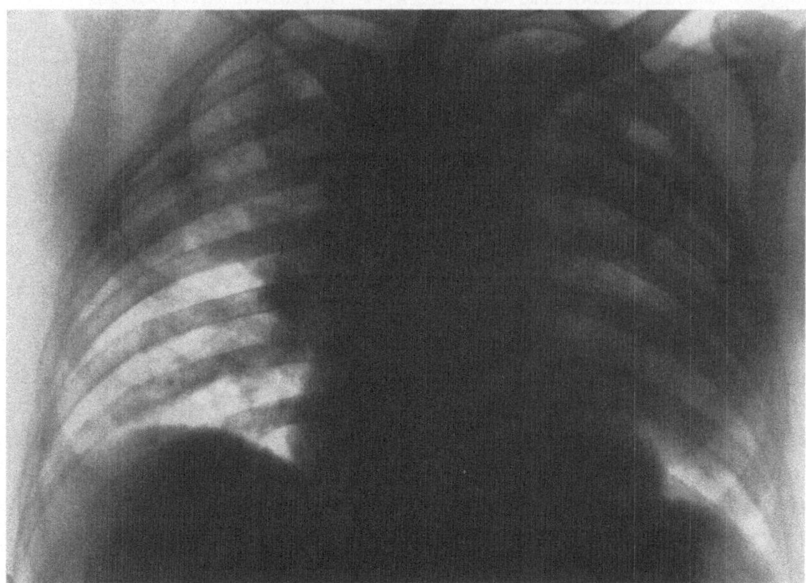

Abb. 58. Zustand der Lungen am 11. Tag nach der Verbrennung, einige Stunden vor Exitus

ist schlecht ventiliert. Genaue spirometrische Untersuchungen bei solchen Patienten liegen aus verständlichen Gründen nicht vor. Immerhin ist die Vitalkapazität nach den Untersuchungen an den Opfern des Cocoanut-Feuers (1943) deutlich eingeschränkt. Es ist anzunehmen, daß die Infektionsabwehr in dem veränderten Organ darnieder liegt, so daß sich bronchopneumonische Herde leicht entwickeln können.

3. Pathologisch-anatomische Befunde

Bei den Lungenveränderungen nach Verbrennung muß zwischen den Folgen der Verbrennungskrankheit und den direkten lokalen Schädigungen durch Hitze und Rauch unterschieden werden. Eine scharfe Trennung zwischen diesen Faktoren ist allerdings oft nicht möglich. So können leichtere thermische und vor allem chemische Lokalschäden spätere Lungenkomplikationen begünstigen. In diesem Sinne sprechen auch die Feststellungen von WILSON und Mitarbeitern (1938), die bei Verbrennungen häufiger als bei Verbrühungen Lungenkomplikationen fanden. Auch sind Schädigungen der oberen Körperhälfte, vor allem des Kopfes, in bezug auf spätere Lungenkomplikationen, gefährlicher als Verbrennungen der unteren Körperabschnitte.

Über die direkte Wirkung trockener und feuchter Luft auf die Respirationsorgane haben MORITZ und Mitarbeiter (1945) ausgedehnte Tierversuche angestellt (vgl. S. 12). Bei dem von diesen Autoren nachgewiesenen raschen Temperaturabfall im Verlauf der Luftwege dürften für die menschliche Pathologie vor allem die Schädigungen in Pharynx, Larynx und Trachea von Bedeutung sein. Wie MORITZ und Mitarbeiter betonen, führt das akut auftretende Glottisödem zum Tode, bevor Lungenschäden auftreten können. Beim Menschen schützen die im Tierversuch durch Tracheotomie verhinderten Schutzreflexe die tieferen Lungenabschnitte vor direkter thermischer Schädigung. Es kann jedoch auch ohne lokale thermische Schädigung des Lungenparenchyms durch absteigende Infektion von den geschädigten oberen Luftwegen aus zu schweren Lungenveränderungen kommen.

Bedeutungsvoller als die lokale thermische Schädigung ist wahrscheinlich der chemische Schaden. Durch den Verbrennungsprozeß werden die verschiedenartigsten gasförmigen, festen und flüssigen Stoffe frei, so daß in bezug auf die chemischen Lokalschäden, wie MORITZ und Mitarbeiter betonen, kein Fall dem anderen gleicht. Chemische Lungenschäden können leicht übersehen werden, besonders wenn schwere Hautverbrennungen das Bild beherrschen. So standen bei der Cocoanut-Grove-Brandkatastrophe in Boston chemische Lungenschäden ganz im Vordergrund und waren für eine Großzahl von Todesfällen verantwortlich, wobei vor allem die Entwicklung von Nitrosen Gasen und von Kohlenmonoxyd festgestellt wurde (MALLORY und BRICKLEY 1943). MALLORY und BRICKLEY schätzen bei ihren Fällen die Zeitdauer bis zum Auftreten des tödlichen Lungenödems auf wenige Minuten. Nach der gleichen kurzen Zeit waren bereits schwere nekrotisierende Tracheobronchitiden nachweisbar. Das rasche Auftreten dieser Bilder ist etwas verwunderlich, bestehen doch bekanntlich bei den Kampfgasen charakteristische Latenzzeiten von einigen Stunden zwischen ihrer Einwirkung und dem Auftreten der Symptome.

Bei einem unserer Fälle (Fall 54) mit relativ geringfügiger Verbrennung zeigte die Autopsie ein starkes Lungenödem und schwere Desquamativpneumonie, welche wahrscheinlich durch intensive Rauchinhalation beim Unfall ausgelöst wurden. In drei weiteren Fällen fanden wir nach 3, 11 und 26 Tagen schwere hämorrhagische, nekrotisierende Entzündung mit ausgedehnten Bakterienrasen in Larynx, Trachea und großen Bronchien (Fälle 73, 76 und 80). Da die starke Sekretbildung in den Luftwegen bei einem unserer 3 Patienten eine Tracheotomie und bei einem anderen eine Intubation notwendig machten, glauben wir, daß eher mechanische als chemische Faktoren für die Laryngo-Tracheobronchitis verantwortlich sind. Die schwere Entzündung der mechanisch lädierten Schleimhäute dürfte eine Folge der bei Verbrennungskrankheit schlechten Infektabwehr

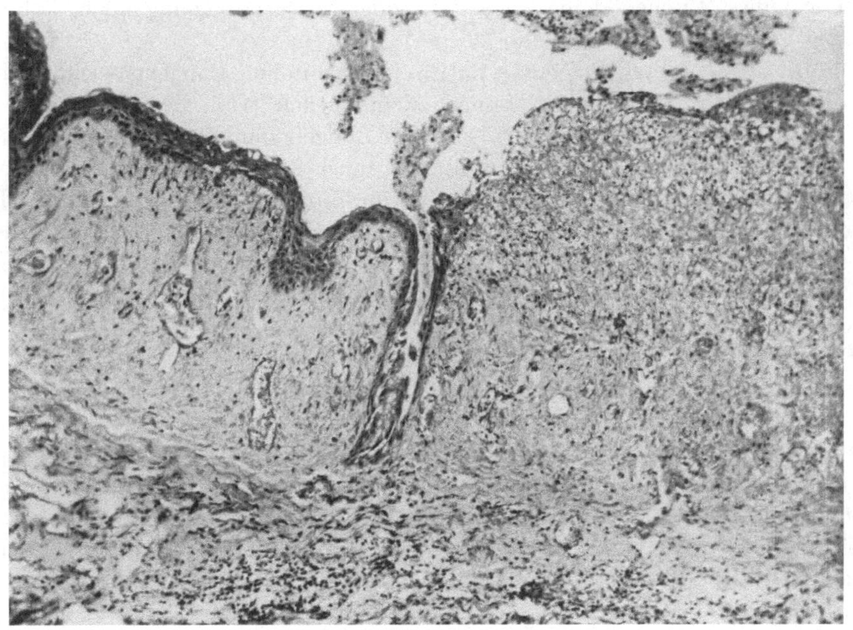

Abb. 59 (Fall 80). (S.-N. 933/55), Trachea: Ulceröse Entzündung mit Plattenepithelmetaplasie. H.-E., 120fach

sein. Neben der nekrotisierenden Wandentzündung konnten wir bei 2 unserer 3 Patienten in Trachea und Bronchien Plattenepithelmetaplasien finden (Abb. 59), in einem Fall bereits nach 86 Std, wobei allerdings bei dem als Chemiearbeiter tätigen Mann nicht auszuschließen ist, daß die Plattenepithelmetaplasie schon vorbestanden hat (HERZOG und PLETSCHER 1955).

Unter den Auswirkungen der Verbrennungskrankheit auf die Lunge steht das Lungenödem wohl an erster Stelle. Es kann sowohl interstitiell (MORITZ et al. 1945) als auch vorwiegend intraalveolär lokalisiert sein. Als Ursache kommen anoxische, toxische und hämodynamische Faktoren in Frage. Für die Bedeutung des Sauerstoffmangels bei der Ödembildung in der Lunge tritt MOON (1948) ein. Er fand das Lungenödem nicht nur bei Verbrennungen, sondern auch im traumatischen Schock, bei Sauerstoffmangel im Höhenflug, bei CO-Vergiftung, bei Hitzschlag und bei perakuten Infektionen. GORE und Mitarbeiter (1949) berichten über Lungenödem bei Hyperthermie. Sie führen das Ödem ebenfalls auf relativen Sauerstoffmangel bei vermehrtem Sauerstoffbedarf zurück. Demgegenüber kann Meessen 1939 bei seinen Tierversuchen im ortho-statischen und im Histaminkollaps keine Lungenbefunde erheben. Bei den hämodynamischen Faktoren muß neben der Kreislaufüberlastung durch Ödemmobilisation auch an die Gefahr der Hyperhydrierung während der Schockbekämpfung gedacht werden. Die Gefahr der Entstehung eines Lungenödems bei zu reichlicher Flüssigkeitstherapie wird von Wilson und Mitarbeitern (1938) sowie von Cope und Rhinelander (1943) erwähnt. Cope und Rhinelander waren bei ihren Patienten mit Verbrennung und gleichzeitiger chemischer Lungenschädigung (Cocoanut-Grove-Brandkatastrophe) zur Vermeidung eines Lungenödems sogar zu einer etwas ungenügenden Schocktherapie gezwungen.

Die bei allen unseren Patienten nachweisbaren hohen Lungengewichte gehen zu einem großen Teil auf das Lungenödem zurück (vgl. Gewichtstabelle im kasuistischen Teil). Ein besonders schweres Lungenödem fanden wir bei einem hier nicht angeführten Elektrounfall, der nach klinischen Angaben zu viel Flüssigkeit erhalten hat und nach 48 Std im Lungenödem gestorben ist. Der Patient zeigte gleichzeitig ein starkes Glottisödem. Auch für das interstitielle Nierenödem nimmt Zollinger (1952) einen Zusammenhang mit zu reichlicher Flüssigkeitstherapie an, da er bei Tierversuchen nie so starke Ödembildung finden konnte wie bei klinischen Fällen.

Eine weitere gefürchtete Lungenkomplikation stellt die Pneumonie dar, die bereits vom 3. Tag an beobachtet wird (Farmer 1943, Erb et al. 1943), nach anderen Autoren sogar noch früher (Mallory und Brickley 1943). Für das Auftreten der Pneumonie spielt, wie Moon (1938) durch Tierversuche zeigen konnte, das Lungenödem eine wichtige auslösende Rolle. Während ältere Autoren (Schjerning 1884, Fränkel 1889, Kaufmann 1922) häufig Pneumonien sahen, bezeichnet sie Vogt (1929) als selten und glaubt, daß sie nur bei schweren Fällen vorkommen. Allerdings lebte von seinen 8 Patienten nur einer länger als 48 Std. Zinck konnte ebenfalls nie Pneumonien beobachten, obwohl 5 seiner 12 Patienten länger als 3 Tage überlebten. Das Fehlen von Pneumonien im Tierversuch erwähnen Werthemann und Rössiger (1930) bei der weißen Maus, Blüthgen (1944) beim Meerschweinchen. Im Gegensatz dazu wird in zahlreichen neueren Arbeiten die große Gefahr der Pneumonie trotz Antibioticabehandlung hervorgehoben (Wilson et al. 1938, Erb et al. 1943, Farmer 1943, Moon 1948, Jackson 1944, Bettman 1946).

Von unseren Patienten zeigten die drei am längsten überlebenden nach 11, 17 bzw. 26 Tagen jeweilen ganz schwere, doppelseitige, abscedierende Pneumonien, teils wohl bronchogener, teils aber auch septisch-embolischer Natur. Bei 2 der 3 Patienten waren gleichzeitig septisch-embolische Herde in anderen Organen nachweisbar (Abb. 59). Vereinzelte bronchopneumonische Herde fanden wir bei drei weiteren Fällen, während die restlichen 3 Patienten nach 4, 5 und 9 Tagen bei der Autopsie keine Pneumonien erkennen ließen. Bei 2 Patienten fanden wir autoptisch kleinere frische Lungenembolien, welche in einem Fall zu einem hämorrhagischen Infarkt geführt hatten. Auf thrombo-embolische Komplikationen soll in einem anderen Abschnitt näher eingegangen werden. Wir konnten sie bei unseren Fällen, entgegen Mitteilungen in der Literatur (Zinck 1940, Stör 1954) außerordentlich häufig feststellen.

G. Magen-Darmtrakt

Die unmittelbare Reaktion des Darmes auf eine Verbrennung ist nur aus Tierexperimenten bekannt. SIMONART (1947) fand bei Kaninchen sofort nach der Verbrennung eine Dilatation der Serosagefäße. NECHELES und OLSON (1942, 1943, 1946) beobachteten eine wesentlich verstärkte Magenmotorik, die weder durch Vagotomie noch durch Splanchnektomie, wohl aber durch Atropinmedikation behoben werden konnte. Nach den gleichen Autoren sind nach Verbrennung auch die Magensaftsekretion und die Acidität erhöht. Atropin hat auf die Sekretion keinen Einfluß, weshalb die Autoren bei gastrointestinalen Störungen nach Verbrennung neben Atropin auch Antacida empfehlen.

Erbrechen, welches meist einige Stunden nach dem Verbrennungsereignis auftritt, wurde früher als für den Verbrennungsschock spezifisch angesehen. Daraus wurde der irrtümlicherweise der Schluß gezogen, daß Verbrannten möglichst nichts per os zuzuführen sei. Erbrechen findet sich aber regelmäßig auch im schweren hämorrhagischen Schock. Es ist nicht eine spezifische Folge der Verbrennung, sondern des Blutvolumenverlustes, welcher bei schweren Verbrennungen ohne entsprechende Therapie immer auftritt. So haben wir denn bei unseren Verbrennungsfällen Erbrechen nur einmal bei einem Patienten mit ungenügender Schocktherapie beobachtet (Fall 75). Dagegen haben Patienten mit ausgedehnten Verbrennungen bei adäquater Schocktherapie ohne Erbrechen große Mengen von Haldane-Lösung peroral ertragen. Es darf daher angenommen werden, daß Erbrechen bei einem Schwerverbrannten meist auf eine ungenügende Schocktherapie hinweist.

Bei Schwerverbrannten kommt es fast ausnahmslos zu Appetitlosigkeit, welche während Wochen bestehenbleiben kann. Dies wirkt sich angesichts der großen Eiweißverluste besonders ungünstig aus. Die Appetitlosigkeit dürfte Ausdruck der allgemeinen Verbrennungskrankheit sein und nicht auf einer isolierten Schädigung des Magen-Darmtraktes beruhen. Versuche, die Nahrungsaufnahme mittels Sondenkost vor Ablauf der ersten Woche zu erzwingen, führen leicht zu Durchfällen. Unsere entsprechenden Erfahrungen sind im Kapitel über allgemeine Therapie dargelegt. EVANS und BUTTERFIELD (1951) beobachteten nach Sondenernährung die Ausbildung eines „Pseudodiabetes" und warnen vor forcierter Ernährung, solange sich der Patient noch in der Stressreaktionsphase befindet.

Magen- und Darmatonie haben wir in unserem Krankengut nur einmal beobachtet (Fall 76). Bei den Patienten der Bennington-Brandkatastrophe war diese Erscheinung anscheinend recht häufig (ENYART und MILLER 1955).

Klinisch am meisten ins Gewicht fallen umschriebene nekrotisierende Wandveränderungen des Magen-Darmtraktes, die zur Bildung eigentlicher Ulcera führen können. Am häufigsten finden sich solche Ulcera im Bereich des Magens und des Duodenums (KOEPPEN 1942, WHIGHAM 1942, KOCH und FISCHER 1945, JAYESURIA und MARSDEN 1949, LEITNER 1953). Daneben sind ähnliche Veränderungen am Oesophagus (ROBSON 1943, RANKIN 1945, PROSINGER 1950) sowie am Ileum (PROSINGER 1950) beschrieben.

Verbrennungsgeschwüre führen unter Umständen zu Perforationen oder Blutungen. Dies gilt hauptsächlich vom Magen-Duodenalulcus, aber auch das oesophageale Ulcus kann perforieren (ROBSON 1943, RANKIN 1945).

Geschwürsbildungen nach Verbrennungen können zu sehr verschiedenen Zeitpunkten auftreten. JAYESURIA (1949) hat bei einem 6jährigen Knaben 30 Std nach der Verbrennung eine massive Ulcusblutung beobachtet. Auch Oesophagusperforationen sind am 2. oder 3. Tag nach der Verbrennung beschrieben (ROBSON 1943, RANKIN 1945). Andererseits können Geschwürsbildungen oder ihre weiteren Komplikationen wie Blutung oder Perforation sehr viel später auftreten. So kam ein Patient von LEITNER (1943) erst 78 Tage nach der Verbrennung an den Folgen einer relativ frischen Ulcusperforation ad exitum.

Über die Ätiologie der Ulcerationen sind verschiedene Theorien aufgestellt worden. Hauptsächlich diskutiert wurden: erhöhter Histamingehalt im Verein mit Hämokonzentration, Reaktion auf toxische Eiweißabbauprodukte sowie infektiöse Faktoren. FRIESEN und WANGENSTEEN (1946, 1947) konnten durch Verabreichung von Histamin beim Hund mit Verbrennungen von 15—40% Körperoberfläche viel häufiger Magenulcera hervorrufen als mit der Verbrennung allein. Plasmainfusionen vermochten bei beiden Tiergruppen die Ulcusbildung stark zu vermindern. Diese Autoren sehen deshalb in der Bluteindickung eine wesentliche Ursache der Geschwürsentstehung. BEHRMANN et al. (1946) sowie HARTMAN (1945, 1946) haben den Histamingehalt des Blutes beim Hund nach experimenteller Verbrennung $2^1/_2$—5fach erhöht gefunden. Diese Vermehrung des Histamingehaltes im Blut war aber nicht von einer Sekretionsvermehrung des Magens begleitet. Andererseits war bei den verbrannten Tieren die Anzahl der Magenulcera wesentlich kleiner, wenn entweder durch Gerbung der verbrannten Partien oder durch allgemeine Penicillinverabreichung eine Infektion verhindert werden konnte. Da die antiinfektiöse Behandlung den Histamingehalt des Blutes nicht veränderte, kamen die Autoren zum Schluß, daß nicht das Histamin, sondern die Infektion die wesentlichste Rolle bei der Geschwürsentstehung spiele. VERDAN (1945) nimmt toxische Eiweißabbauprodukte als auslösende Faktoren der Geschwürsbildung an, ohne indessen experimentelle Beweise für seine Auffassung anzuführen.

Die Häufigkeit des Verbrennungsulcus ist schwer abzuschätzen. In unserem Material von 82 verbrannten Patienten haben wir drei solche Ulcera beobachtet (Fälle 76, 79 und 80).

H. Gehirn

1. Psychotische Störungen

Bewußtseinsstörungen oder eigentliche neurologische Reiz- und Ausfallserscheinungen werden in den ersten 48 Std nach der Verbrennung nur selten beobachtet. Einer unserer Patienten (Fall 55) geriet schon wenige Stunden nach dem Unfall in einen schweren Erregungszustand. Akute Verwirrungszustände mit Halluzinosen und motorischer Unruhe kommen häufiger nach Ablauf dieser Zeit vor. Unter unseren Kranken finden sich 3 Fälle mit Verwirrungszuständen am 3. Tag (Fälle 54, 72, 80). In solchen Fällen muß immer an die Möglichkeit einer Überbelastung des kleinen Kreislaufes gedacht werden. Diese ist häufig von Angst- und Erregungszuständen begleitet. Bei Fall 54 war eine Desquamativpneumonie infolge Rauchschädigung vorhanden, Fall 80 zeigte diffuse Infiltrate der Lungen bei Bronchiolitis, und Fall 72 wies starke akute Lungenstauung bei Status nach ausgedehntem Myokardinfarkt auf. Die Sektion ergab außerdem bei allen 3 Patienten deutliches Hirnödem. Möglicherweise besteht ein pathogenetischer Zusammenhang zwischen Ausbildung der schweren feuchten Lungen mit diffusen Infiltrationen und dem Auftreten des Hirnödems.

2. Psychologische Probleme

Die Behandlung verbrannter Patienten stellt zahlreiche psychologische Probleme. Vorerst muß der Verunfallte mit dem Schreckerlebnis, welches meist mit intensiven Schmerzen verbunden ist, fertig werden. Ausgedehnte, oberflächliche Verbrennungen bewirken besonders starke Schmerzen. Mit nichts läßt sich das Vertrauen des Patienten besser gewinnen, als wenn es gleich bei der Einlieferung gelingt durch intravenöse Schmerzbekämpfung und Sedation Schmerz und Angst weitgehend zu beheben. Die ersten 48 Std werden meist ordentlich überstanden. Man muß den Patienten gleich darauf aufmerksam machen, daß die Schwellung der verbrannten Körperteile, insbesondere bei Gesichtsverbrennungen, rasch zunimmt, und daß sie zu einer gewissen Beeinträchtigung des Allgemeinbefindens führen wird.

Nach Ablauf der ersten 48 Std hat man bei ausgedehnten Verbrennungen meist einen schwerkranken Menschen vor sich mit allen entsprechenden psychischen Veränderungen. Es ist eine allgemeine Erfahrung, daß sich eine ausgesprochen labile Stimmungslage einstellt. Von vielen Seiten wird betont, wie sehr die Erfolge in der Verbrennungsbehandlung gerade in diesem Moment von der zielbewußten psychologischen Führung des Patienten abhängen (BLOCKER 1955).

Wichtig ist es, den Patienten zu einer genügenden Nahrungsaufnahme zu bewegen. Die spontane Nahrungsaufnahme verbrannter Patienten ist völlig ungenügend, insbesondere wenn man an die großen Eiweißverluste denkt. Einer Gruppe von amerikanischen Autoren (CRASILNECK 1955) ist es gelungen anorektische Verbrennungspatienten unter Hypnose zur Aufnahme größerer Nahrungsmengen zu bewegen, die vom Körper gut verwendet wurden.

Im Verlaufe seines langen und schmerzhaften Krankenlagers gewöhnt sich der Verbrannte an ein großes Maß von Aufmerksamkeit und Pflege. Bei vielen Verbrennungspatienten, deren Behandlung sechs oder mehr Monate in Anspruch genommen hat, findet sich eine ganz spezielle Art „selbstverständlicher Egozentrizität". Vielen Patienten fällt deshalb der Weg zurück in den Alltag schwer. Rechtzeitige Rehabilitationstherapie ist von größter Wichtigkeit.

Ein anderes schwieriges Problem stellt die meist dauernde Beeinträchtigung der körperlichen Integrität dar. Im Vordergrund der Sorgen stehen Verstümmelungen der Hände und des Gesichtes. Vieles kann durch plastische Maßnahmen verbessert werden, aber der Status quo ante ist meist nicht mehr zu erreichen. Diese Sachlage soll mit dem Patienten offen besprochen werden. Er muß wissen, daß meist nur begrenzte Ziele erreicht werden können, daß es sich aber lohnt, die notwendige Geduld für die entsprechenden plastischen Eingriffe aufzubringen.

3. Pathologisch-anatomische Befunde

Bei Hirnschäden nach schweren Verbrennungen muß vor allem die bekannte Empfindlichkeit des zentralnervösen Gewebes auf Sauerstoffmangel und Kreislaufstörungen in Betracht gezogen werden. Die Phase der reversiblen Zellschädigung ist im Gehirn kürzer als in anderen Organen (PETERS 1951). Möglicherweise ist das Gehirn auch für Temperaturänderungen besonders anfällig. So konnten GROSSE-BROCKHOFF und SCHÖDEL (1943) bei Unterkühlung von Hunden im Gehirn den raschesten Temperaturabfall nachweisen. Auch an sekundäre Auswirkungen anderer Organschäden (Niere, Leber) auf das Gehirn im Laufe der Verbrennungskrankheit muß gedacht werden. URECHIA et al. (1939) haben Zellveränderungen in den Hypothalamuskernen nach Verbrennungen auf primäre Nebennierenschädigungen zurückgeführt. Diese Auffassung ist allerdings sehr umstritten.

Bei Frühtodesfällen steht ein hochgradiges Hirnödem im Vordergrund, welches durch Kompression der lebenswichtigen Zentren zum Tode führen kann. MARCHAND (1908) fand schon 5 Std nach einer schweren Verbrennung bei einem 12-jährigen Knaben ein Hirngewicht von 1540 g, ZINCK bei einem 33jährigen Mann $14^1/_2$ Std nach Verbrennung ein Hirngewicht von 1630 g. WALKER und SHENKIN (1945) beobachteten 5 Patienten, welche nach anfänglicher Besserung des Zustands innerhalb der ersten 5 Tage durch plötzlichen Atemstillstand ad exitum kamen. Die Autopsie ergab in allen diesen Fällen hochgradiges Hirnödem mit Zeichen von Hirndruck. Bei Spättodesfällen trifft man oft ebenfalls noch ein deutliches Ödem, das allerdings, wie ZINCK (1940) betont, gegenüber der Hirnschwellung d.h. der intracellulären Flüssigkeitsansammlung zurücktritt. Ein Entscheid, ob bei der Entstehung des Hirnödems hämodynamische Faktoren, Sauerstoffmangel oder Toxinwirkung ursächlich im Vordergrund stehen, ist schwer zu treffen. In Frühfällen sollte an die Gefahr einer zu reichlichen Flüssigkeitszufuhr bei der Schockbekämpfung gedacht werden. Auch der Salzverlust in das verbrannte Gebiet, welcher eine gewisse Hypotonie des Blutes bewirken kann, muß in Betracht gezogen werden (vgl. Abschnitt über Störungen des Wasser- und Elektrolytstoffwechsels). In Spätfällen dürften Lungenkomplikationen und Sepsis bei der Entstehung des Hirnödems eine Rolle spielen.

Neben dem Ödem sind unter den makroskopisch faßbaren Verbrennungsfolgen in Frühfällen starke venöse und arterielle Hyperämie und Capillaratonie zu erwähnen. Gelegentlich finden sich Blutaustritte in Leptomeninx und Hirngewebe (BRANCATI 1924, ZINCK 1940, MADOW und ALPERS 1954).

Unter den histologischen Befunden werden von vielen Autoren die *Gefäßveränderungen* in den Vordergrund gestellt (ZINCK 1938, 1940, GÜNTHER 1939, GEREBTZOFF und CHRISTOPHE 1953, JAKOB 1955). Die Gefäßwände sind ödematös aufgelockert, manchmal auch hyalin-fibrinoid verquollen oder nekrotisch. Es kommt zum Austritt einer mehr oder weniger eiweißreichen Flüssigkeit in den pericapillären Raum. Gelegentlich treten auch Erythrocyten, Lymphocyten und Leukocyten aus. Die Adventitiazellen und die Endothelien sind geschwollen; sie können verfetten und sich ablösen. Perivasculär finden sich häufig freie und intracelluläre Pigmentkörper (Hämosiderin und Lipofuscin). Wichtig für eventuelle Spätschäden sind Endothelproliferationen mit Einengung des Gefäßlumens, wie sie von RIEHL (1928) und MADOW und ALPERS (1954) beschrieben werden. Sie scheinen allerdings selten zu sein. Die Gefäßveränderungen können sehr rasch entstehen. So beobachteten DOTZAUER und JAKOB (1952) bei perakutem Tod unter oder unmittelbar nach der Verbrennung erhebliche Gefäßwandschäden, welche nach Ansicht der beiden Autoren wenigstens z.T. intravital entstanden sein dürften.

Das Auftreten von *Ganglienzellveränderungen* nach Verbrennung war lange Zeit umstritten. Während SPIELMEYER (1922) wenigstens die akute Ganglienzellschwellung für erwiesen hält, sind MARCHAND (1908) und ASKANASY (1928) diesen Feststellungen gegenüber skeptisch. Neuere Untersucher sind sich jedoch fast alle über das Vorkommen teils recht erheblicher Ganglienzellschäden einig (v. BRAUNMÜHL 1928, GLOBUS und BENDER 1936, ZINCK 1940, GÜNTHER 1939, WALKER und SHENKIN 1945, MADOW und ALPERS 1954). Allerdings liegen nur wenige genaue neurohistologische Untersuchungen bei Verbrennungstodesfällen vor; [nach JAKOB (1955) umfaßt die detaillierte Kasuistik nur etwa 16 Fälle]. Eine Aussage über Ausdehnung und Topik der Ganglienzellschädigungen ist deshalb nicht möglich. RIEHL (1928) stellt eine ubiquitäre Verteilung der geschädigten Ganglienzellen fest. ZINCK (1940) findet vorwiegend Nucleus dentatus, Olive und PURKINJE-Zellen betroffen. An diesen Orten stellt er eine homogenisierende Zellerkrankung mit Vacuolisierung und teilweiser Verflüssigung fest, während er daneben ubiquitär Ganglienzellschwellung und Tigrolyse beobachtet. VON BRAUNMÜHL (1928) erwähnt ebenfalls bevorzugten Befall von Olive und Nucleus dentatus. Nach WALKER und SHENKIN (1945) sind Großhirnrinde und Hypothalamus am stärksten betroffen. MADOW und ALPERS (1954) finden die schwersten Veränderungen im Hypothalamus. GEREBTZOFF und CHRISTOPHE (1953) stellen Bevorzugung der bulbären Region fest und betonen das Fehlen von Veränderungen im Hypothalamus beim Menschen im Gegensatz zu den von CHRISTOPHE (1939) beim verbrannten Hund erhobenen Befunden. Die Ganglienzellen sind meist im Sinne der homogenisierenden Erkrankung SPIELMEYERs verändert. Die Kerne liegen oft exzentrisch oder fehlen. Das Protoplasma zeigt Vacuolenbildung und Verflüssigungserscheinungen. Seltener finden sich Ganglienzellenveränderungen von ischämischem Typus mit pyknotischen dreieckförmigen Kernen und Schwund der NISSLschen Substanz. JAKOB (1955) macht speziell auf das weitgehende Fehlen von hypoxydotischen Zellschäden aufmerksam.

Schwere Veränderungen finden sich auch an den *Markscheiden* (RIEHL 1928, ZINCK 1940, MADOW und ALPERS 1954). ZINCK beschreibt ballonierende Markscheidendegeneration, streckenweisen Myelinverlust und abweichende Metachromasie bei Kresylechtviolettfärbung. Die Markscheidenausfälle sind vorwiegend perivasculär lokalisiert. Daneben trifft man aber auch herdförmigen gefäßunabhängigen Markscheidenverlust (RIEHL 1928, GLOBUS und BENDER 1936, MADOW und ALPERS 1954). Diese Befunde erinnern etwas an die Veränderungen bei der multiplen Sklerose. Gleichzeitig mit dem Markscheidenuntergang gehen häufig auch die Neurofibrillen zugrunde.

An der *Glia* treten wechselnd starke regressive und progressive Zellveränderungen auf, wobei bald mehr die Makroglia, bald mehr die Mikroglia beteiligt ist. Pseudokalkablagerungen, wie sie von RIEHL (1928) und GÜNTHER (1939) im Pallidum beschrieben wurden, stellen eine unspezifische Erscheinung im ödemgeschädigten Gehirn dar (JAKOB 1955).

Zusammenfassend lassen sich im verbrennungsgeschädigten Gehirn folgende Befunde erheben: Ödem und Gefäßwandveränderungen, Ganglienzelldegenerationen und Gliareaktion sowie Markscheidenausfälle und Untergang der Achsencylinder. Im Frühstadium steht das Ödem mit Hirndruckerscheinungen im Vordergrund, während im Spätstadium das klinische Bild entsprechend der Vielgestaltigkeit der neurohistologischen Veränderungen sehr unterschiedlich sein kann.

In letzter Zeit sind von verschiedenen Autoren Beobachtungen über Spätschäden nach Verbrennung mitgeteilt worden, vor allem bei Kindern (KRUSE 1928, GLOBUS und BENDER 1936, ROTH 1941, SCHACHTER 1947, 1950, MORRISON 1947). Die meisten Fälle zeigen nach einem freien Intervall mit anscheinend guter Erholung generalisierte epileptiforme Anfälle. Oft treten auch Herdsymptome meist vorübergehender Natur wie Amaurose, Taubheit und Choreoathetose auf. In der Folge bilden sich dann psychische und körperliche Störungen verschiedenster Art aus. SCHACHTER (1950) findet bei 3 Kindern mit Encephalopathie nach Verbrennung anamnestisch Geburtstraumen und heredofamiliäre Belastung. Er sieht in diesen Faktoren wichtige prädisponierende Momente. Allerdings hatten sich seine 3 Fälle bis zum Verbrennungstrauma normal entwickelt.

Bei den peripheren Nervenschädigungen nach Verbrennung muß zwischen einer direkten Einwirkung auf die Nerven in unmittelbarer Umgebung der Brandwunde (HASCHE-KLÜNDER 1949) und einer indirekten Nervenschädigung unterschieden werden. FLÜGEL (1947) berichtet über 2 Verbrennungspatienten, welche 4—6 Wochen nach dem Trauma an Polyneuritis erkrankten. Beide Patienten zeigten schlaffe Lähmungen mit Beeinträchtigung von Oberflächen- und Tiefensensibilität. Im Liquor ließ sich eine albumino-cytologische Dissoziation nachweisen. Wegen der langen Latenzzeit bis zum Auftreten der Symptome denkt FLÜGEL (1947) bei seinen Fällen eher an eine allergische als an eine toxische Nervenschädigung.

I. Haut

Veränderungen der Haut, entfernt vom Sitz der Verletzungen, sind kaum beschrieben. Von ROMANI (1952) wird über dichte eosinophile Infiltrate sowohl im Verbrennungsgebiet als auch entfernt davon berichtet.

Über die Funktion der normalen Haut als Organ besteht zur Zeit keine Klarheit. Es ist deshalb nicht möglich, die Bedeutung des mehr oder weniger großen Ausfalls an normaler Haut zu diskutieren.

In den Fällen 54, 75, 76 und 81 beobachteten wir ein diffuses Erythem der nichtverbrannten Haut. FARMER et al. (1955) haben einen scarlatiniformen Ausschlag nach Verbrennungen beschrieben (s. auch Abschnitt Infektion). Die Erklärung des Erythems als Symptom einer Serumreaktion ist nicht stichhaltig, da der eindrücklichste Fall keine Serumprophylaxe erhalten hatte. Die Genese des Erythems ist uns nicht erklärlich. Eine solche Erweiterung eines großen Capillargebietes muß Rückwirkungen auf die Hämodynamik im Sinne einer Mehrbelastung des Kreislaufs haben.

IV. Klinische Beurteilung

A. Ausdehnung der Verbrennung

Bei epikritischen Betrachtungen von Verbrennungspatienten gilt die Ausdehnung der verbrannten Oberfläche, ausgedrückt in Prozent der gesamten Körperoberfläche, als wichtigstes Kriterium für die Schwere der Verbrennung. Die Ausdehnung der Verbrennung in Quadratzentimetern oder „square inches" auszudrücken, hat sich als unzweckmäßig erwiesen, weil dabei dem Unterschied zwischen kindlichem und erwachsenem Körper nicht Rechnung getragen wird. Eine sofortige und sorgfältige Bestimmung der verbrannten Oberfläche in Prozent der Körperoberfläche ist auch zur Beurteilung des Frischverbrannten äußerst wichtig. Zwei Fragen lassen sich dadurch sofort beantworten:

Besteht die Gefahr eines Verbrennungsschocks? Die kritische Grenze liegt beim Erwachsenen bei 20%, beim Kind unter 12 Jahren bei 10% verbrannter Körperoberfläche. Ist die Verbrennung ausgedehnter, so ist sie als ernst zu bezeichnen, und es ist, ohne entsprechende Therapie, mit der Entwicklung eines Schocks zu rechnen.

Welche Flüssigkeitsmengen sind notwendig, um bei drohendem Schock dessen Entwicklung nach Möglichkeit zu verhindern?

(Siehe dazu das Kapitel über Flüssigkeitstherapie V B 3.)

Um die Ausdehnung einer Verbrennung abzuschätzen, muß man den prozentualen Anteil einzelner Körperteile an der gesamten Körperoberfläche kennen. BERKOW (1924) hat Oberflächenmessungen vorgenommen und bei Personen mit sehr unterschiedlichem Körperbau weitgehend konstante Proportionen gefunden. Der Kopf (Gesicht und behaarter Kopf) macht 6% der Körperoberfläche aus, der Rumpf (einschließlich Hals) 38%, wobei 20% auf die Vorderseite und 18% auf den Rücken entfallen. Der Anteil der unteren Extremitäten (einschließlich Gesäß) beträgt 38% (vom Bein selbst macht der Fuß $^1/_6$, der Unterschenkel $^2/_6$ und der Oberschenkel $^3/_6$ aus). Auf die oberen Extremitäten entfallen die restlichen 18% der Körperoberfläche (auf die Hände allein $^1/_4$ dieses Wertes). Eine Hand gilt also als $2^1/_4$% der Körperoberfläche. Daraus ergibt sich für die Handfläche etwa 1%. Es ist dies ein in der Praxis sehr brauchbares Maß zur Abschätzung von kleineren Verbrennungen oder von verschonten Bezirken innerhalb ausgedehnter Verbrennungspartien.

Die obigen Proportionen gelten für den Erwachsenen (über 16 Jahre alt), nicht aber für Kinder. Hier sind vor allem der Kopf relativ größer, die Beine relativ kleiner. Weniger ausgeprägt ist der Unterschied für Rumpf und Arme. Für Kinder gelten folgende Werte: Rumpf = 40%, obere Extremitäten = 16%, Kopf = 6 + (12 minus Alter in Jahren) %, und untere Extremitäten = 38 minus (12 minus Alter in Jahren) %.

LUND und BROWDER (1944) sind der Ansicht, daß bei BERKOW der Rumpf zu hoch, die unteren Extremitäten dagegen zu niedrig eingeschätzt wurden (Abb. 60a u. b), und sie haben die in Tabelle 9 wiedergegebenen Werte angegeben.

Ferner haben auch diese Autoren darauf hingewiesen, daß Fettleibigkeit, Gravidität oder starke Abmagerung keine wesentlichen Veränderungen der

Bestimmung der Verbrennungsausdehnung

Alter: $7^1/_2$ Jahre bis erwachsen

Name .... Alter ....

Datum der Untersuchung ....

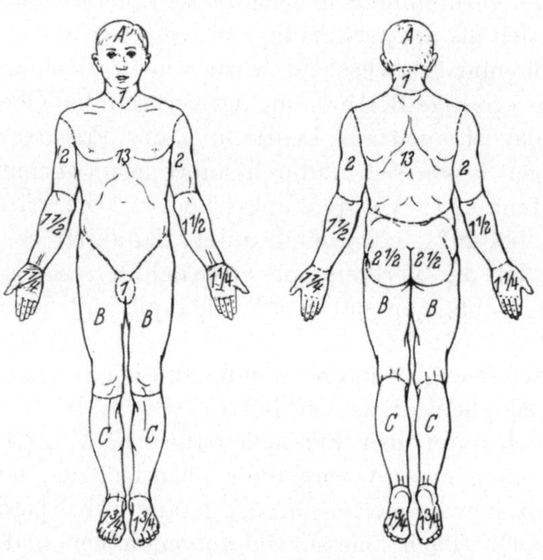

Durch das Wachstum veränderter prozentualer Anteil verschiedener Körperteile

Körperteil	Alter in Jahren		Erwachsen
	10	15	
$A = {}^1/_2$ Kopf	$5^1/_2$	$4^1/_2$	$3^1/_2$
$B = {}^1/_2$ eines Oberschenkels	$4^1/_4$	$4^1/_2$	$4^3/_4$
$C = {}^1/_2$ eines Unterschenkels	3	$3^1/_4$	$3^1/_2$

Verbrennung einzelner Körperteile in Prozent

Wahrscheinlich { Kopf....... Hals....... Rumpf....... Oberarm....... Vorderarm....... Hände.......
drittgradig { Genitale....... Gesäß....... Oberschenkel....... Unterschenkel....... Füße.......

Total verbrannt { Kopf....... Hals....... Rumpf....... Oberarm....... Vorderarm....... Hände.......
(alle Grade) { Genitale....... Gesäß....... Oberschenkel....... Unterschenkel....... Füße.......

Summe aller Körperteile: wahrscheinlich drittgradig ....

total verbrannt ....

Abb. 60a. Die Wertigkeit der verschiedenen Körperteile beim Erwachsenen und beim Kind. Einlageblatt der Krankengeschichten, wie es von C. C. LUND und N. C. BROWDER verwendet wird. [Nach C. C. LUND u. N. C. BROWDER (1944)]

Proportionen zur Folge haben. Amputationen dagegen führen zu einer Verschiebung der Proportionen, welche bei der Berechnung der Verbrennungsausdehnung nicht vernachlässigt werden darf.

Bestimmung der Verbrennungsausdehnung
Alter: Geburt bis $7^1/_2$ Jahre

Name .... Alter ....

Datum der Untersuchung ....

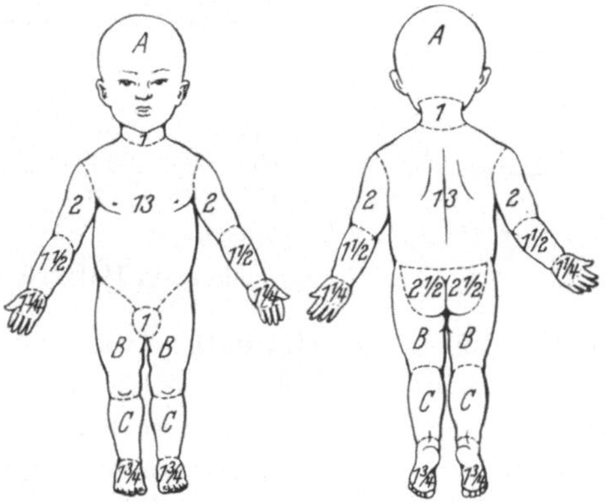

Durch das Wachstum veränderter prozentualer Anteil verschiedener Körperteile

Körperteil	Alter in Jahren		
	0	1	5
$A = {}^1/_2$ Kopf	$9^1/_2$	$8^1/_2$	$6^1/_2$
$B = {}^1/_2$ eines Oberschenkels	$2^3/_4$	$1^1/_4$	4
$C = {}^1/_2$ eines Unterschenkels	$2^1/_2$	$2^1/_2$	$2^3/_4$

Verbrennung einzelner Körperteile in Prozent

Wahrscheinlich drittgradig { Kopf...... Hals...... Rumpf...... Oberarm...... Vorderarm...... Hände......
Genitale...... Gesäß...... Oberschenkel...... Unterschenkel...... Füße......

Total verbrannt (alle Grade) { Kopf...... Hals...... Rumpf...... Oberarm...... Vorderarm...... Hände......
Genitale...... Gesäß...... Oberschenkel...... Unterschenkel...... Füße......

Summe aller Körperteile: wahrscheinlich drittgradig ....

total verbrannt ....

Abb. 60 b. Die Wertigkeit der verschiedenen Körperteile beim Kleinkind. [Nach C. C. LUND und N. C. BROWDER (1944)]

Eine wesentliche Vereinfachung zur Berechnung der Ausdehnung einer Verbrennung hat WALLACE (1951) mit der „Neunerregel" gebracht. Nach dieser wird der Kopf zu 9%, jeder Arm zu je 9%, jedes Bein zu je zweimal $9 = 18\%$ und Rumpfvorderseite und -rückseite ebenfalls zu je zweimal $9 = 18\%$ berechnet, das restliche 1% entfällt auf Perineum und Genitale (Abb. 61). Wenn man diese Angaben mit denjenigen anderer Autoren vergleicht, muß angenommen werden, daß auch WALLACE das Gesäß zu den unteren Extremitäten rechnet. Seine Zahlen differieren nur wenig von denjenigen des BERKOWSCHEN Schemas,

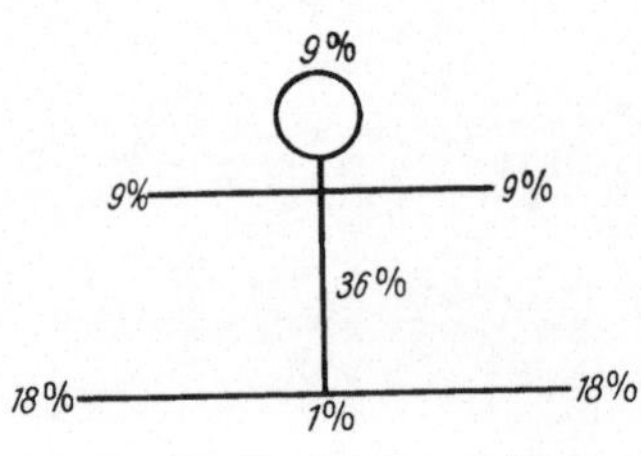

Abb. 61. Die Wertigkeit verschiedener Körperteile nach der Neuner-Regel. [Nach A.B.WALLACE (1951)]

Tabelle 9. (Nach C. C. LUND und N. C. BROWDER)

Alter in Jahren	Kopf	Rumpf[1]	Arme	Beine
0	19	34	19	28
1	17	34	19	30
5	13	34	19	34
10	11	34	19	36
15	9	34	19	38
Erwachsen	7	34	19	40

[1] Einschließlich Hals, Genitale und Gesäß

in welchem der Kopf etwas höher, die Beine dafür etwas niedriger eingesetzt werden. Die Methode hat sich uns gut bewährt. Es hat sich gezeigt, daß die Verbrennungsausdehnung, von zwei verschiedenen Ärzten berechnet, recht übereinstimmende Werte ergab. Die Resultate verschiedener Untersucher differierten um $\pm 10\%$.

B. Nierenleistung

Die Nierendurchblutung reagiert sehr fein auf die veränderten hämodynamischen Verhältnisse im Verbrennungsschock. Menge und Konzentration des produzierten Urins sind gute Indicatoren der Nierendurchblutung, solange der minimale Filtrationsdruck von 70 mm Hg gewährleistet ist. COPE und MOORE (1947) haben an einer größeren Zahl verbrannter Patienten gezeigt, daß die Urinproduktion ein zuverlässiges Bild des hämodynamischen Zustands im schockierten Organismus darstellt. Die stündliche Urinmenge wird mittels eingelegten Dauerkatheters festgestellt. Die Urinproduktion darf vielleicht als das Resultat einer Reihe hämodynamischer Größen angesehen werden, deren isolierte Berechnung nur durch komplizierte Laboruntersuchungen möglich ist (Minutenvolumen, Blutvolumen, renale Durchblutung). Die stündliche Urinproduktion ist deshalb ein wertvolles Maß zur klinischen Beurteilung von Kreislauf und Blutvolumen.

Als kritischer Wert der Urinproduktion gilt die halbe normale Stundenmenge. Unterschreitet sie diese Menge während mehrerer Stunden, so besteht die Gefahr einer Organschädigung. Die normalen Urinmengen für verschiedene Lebensalter sind in Tabelle 10 wiedergegeben.

Zur Zeit besteht eine gewisse Unsicherheit, welche stündliche Urinmenge angestrebt werden soll. Bis jetzt haben wir beim Erwachsenen eine Urinproduktion von 50 ml/Std zu erreichen versucht. Dies entspricht etwa der normalerweise zu erwartenden Urinmenge. Könnte man annehmen, daß die Reduktion der Urinproduktion im Verbrennungsschock lediglich durch die Verminderung der zirkulierenden Blutmenge zustande kommt, so wäre dieses Vorgehen richtig. Es erhebt sich aber die Frage, ob nicht andere Faktoren an der verminderten Urinproduktion beteiligt sind. Zu denken ist dabei unter anderem an die posttraumatische „Antidiurese". Indem wir dem schockierten Organismus so viel Flüssigkeit aufzwingen, daß er eine „normale" Urinmenge produziert, bewirken wir möglicherweise eine Überhydrierung. Diese wird sich in der Phase der Ödemresorption besonders ungünstig auswirken. Mit unserem Postulat von 50 ml/Std können wir mit Sicherheit wesentliche Nierenschädigungen auch bei ausgedehnten Verbrennungen verhindern (ALLGÖWER et al. 1956). Angesichts der feuchten Lungen unserer gestorbenen Fälle erhebt sich aber die Frage, ob wir nicht mit der intensiven Flüssigkeitszufuhr die späteren Lungenkomplikationen begünstigt haben. Es erscheint deshalb ratsam, die Flüssigkeitstherapie auf eine Urinproduktion von 80% der Norm abzustimmen, d.h. auf etwa 40 ml/Std beim Erwachsenen.

Tabelle 10. *Urinmenge bei Kindern*

Alter	ml/24 Std	ml/Std
1—2 Tage	30—60	2
3—10 Tage	100—300	8
10 Tage bis 2 Monate .	250—450	15
2 Monate bis 1 Jahr .	400—500	18
1—3 Jahre	500—600	22
3—5 Jahre	600—700	27
5—8 Jahre	650—1000	34
8—14 Jahre	800—1400	46
Über 14 Jahre	1000—1600	50

C. Leberfunktion

Im Kapitel über die Organveränderungen nach Verbrennung (III B) ist die wichtige Rolle der Leber im Schock eingehend diskutiert. Die Kontrolle von Leberdurchblutung und Leberfunktion in den frühen Schockstadien wäre von größter Wichtigkeit. Leider fehlt zur Zeit eine der Urinproduktion der Niere vergleichbare, klinisch leicht durchführbare Leberfunktionsprobe. Von der Ausarbeitung einer solchen Methode wären große Fortschritte in der Schockbehandlung zu erwarten. Zur Zeit beschränken wir uns auf die folgenden Untersuchungen: Prothrombingehalt des Blutes, Bilirubin, γ-Globulin, Takata, Hänger, Thymol und Urobilinogen.

D. Hämokonzentration

Die Hämokonzentration wurde eingehend im Abschnitt über Blutveränderungen (III C 1) besprochen. Wir bestimmen den Hämatokrit, um einen Einblick in den Flüssigkeitsverlust und damit in die Schwere der Verbrennung zu erhalten. Wir halten es für unrichtig, mit der Flüssigkeitstherapie eine Normalisierung des Hämatokrits in den ersten 48 Std zu erzwingen (s. Flüssigkeitstherapie V B 3).

E. Prognose

Die Prognose von Verbrennungspatienten ist von verschiedenen Faktoren abhängig.

1. Die Art der Wärmewirkung bestimmt *Ausdehnung und Tiefe der Verbrennung*. Letztere ist durch Temperatur und Einwirkungsdauer der Wärme bedingt. [Nach HAY und CRONIN (1954) ist die Art der Hitzequelle von Bedeutung. So

haben diese Autoren bei der Analyse von 505 im Spital behandelten Verbrennungspatienten festgestellt, daß die Mortalität am höchsten sei bei Feuerverbrennungen, geringer bei Wasser- und Dampfverbrühungen, noch kleiner bei chemischen Verbrennungen und am geringsten bei elektrischer Verbrennung. Dabei weisen die Autoren aber darauf hin, daß Patienten mit schweren elektrischen Verbrennungen meist das Spital nicht lebend erreichen, und somit die niedrige Mortalität elektrischer Verbrennungen nicht den Tatsachen entspricht]. Die Bedeutung der Verbrennungsausdehnung ist im Kapitel IV A eingehend besprochen worden.

2. *Individuelle Faktoren* wie *Alter* und *Kräftezustand* der Patienten sowie *vorbestehende Leiden* (insbesondere Leber-, Nieren- und Kreislaufstörungen) sind oft maßgebend für den Verlauf des Verbrennungsschocks und vor allem der Verbrennungskrankheit.

3. *Zusätzliche Faktoren.* Starke Rauchentwicklung beim Verbrennungsereignis kann durch Inhalation zu einer Schädigung der Respirationsorgane führen. Auf Grund einer solchen Schädigung können sich dann, bei einer an sich geringfügigen Hautverbrennung, tödliche Lungenkomplikationen entwickeln. (Siehe auch Kapitel I A 3 c und Kasuistik Fall 54.)

Es stellt sich die Frage, ob die Prognose von Verbrennungspatienten durch eine bessere Allgemeintherapie, die sich auf die neueren Erkenntnisse der Pathophysiologie der Verbrennungen stützt, gebessert wurde. MOYER (1953) hat darauf hingewiesen, daß die globale Mortalität von Patienten mit Verbrennungen von mehr als 25% Körperoberfläche um die Jahrhundertwende 100% betrug. In der Folge konnte die Mortalität bedeutend gesenkt werden, bis sie 50 Jahre später noch 32% betrug. Nähere Angaben sind der Tabelle 11 zu entnehmen.

FARMER (1943) hat im Verlauf der Jahre 1913—1942 an über 1800 Verbrennungspatienten (Kinder) eine sinkende Mortalität beobachtet. In der Periode von 1913—1924 betrug sie 35,2%. In dieser Zeit wurden lokal Salbenverbände angelegt, die allgemeine Therapie bestand in Infusionen von NaCl und Calciumsalzlösungen. Ab 1919 wurde auch Blut transfundiert (quantitative Angaben fehlen). In der folgenden Periode von 1925—1928 sank die Mortalität auf 16,1%. Dies wird vom Autor auf die Einführung der Tanninbehandlung zurückgeführt. Bei der Allgemeintherapie steht in dieser Periode die Bluttransfusion im Vordergrund, neben intravenöser Zufuhr von Elektrolytlösungen. Die Verbesserung in dieser Periode kann sehr wohl auch durch die bessere Allgemeinbehandlung bedingt sein. Es ist anzunehmen, daß in der vorhergehenden Periode die Bluttransfusionen nicht in adäquaten Mengen verabreicht wurden. Durch die ständige Verbesserung der frühzeitigen Allgemeinbehandlung nahm die Mortalität weiterhin progressiv ab, bis auf 2,9% in der Periode von 1938—1941. Über die Ausdehnung der Verbrennungen sagt der Autor in diesem Zusammenhang nichts aus. In Anbetracht der niedrigen Mortalitätsziffern muß aber angenommen werden, daß es sich wenigstens z.T. um sehr leichte Verbrennungen gehandelt hat, denn bei ausgedehnteren Verbrennungen wäre eine höhere Mortalität zu erwarten. Doch auch beim Vergleich zweier Gruppen von Verbrennungen zwischen 20 und 30% Körperoberfläche ist ein Rückgang der Mortalität von $^2/_3$ (in der Zeit vor 1937) auf $^1/_3$ (in den Jahren 1938—1941) zu beobachten. Parallel mit der Abnahme der Mortalität konnte der Autor eine Verlängerung der Überlebenszeit der gestorbenen Fälle von 1,7 auf 5,0 Tage feststellen. Die nach mehr als 10 Tagen verstorbenen Fälle wurden bei der Berechnung der durchschnittlichen Überlebenszeit nicht berücksichtigt. Wie zahlreiche andere Autoren hat auch FARMER eine Verminderung der Todesfälle im Schock oder in der

Tabelle 11. *Mortalität bei Verbrennungen von mehr als 25% Körperoberfläche.*
(Alter unter 61 Jahren.) [Nach C. A. MOYER (1953)]

Serie	Quellenangabe	Therapie	Anzahl Fälle	Anzahl Todesfälle	Mortalität %
I	WEIDENFELD Wien, 1902	Offene Behandlung oder Wasserbett (kein Flüssigkeitsersatz)	41	41	100
II	WEIDENFELD und ZUMBUSCH Wien, 1905	Offene oder geschlossene Behandlung oder Wasserbett. Kleine Mengen 0,9%iger NaCl-Lösung subcutan, 250 ml bis 3 Liter	12	11	91
III	SNEVE St. Paul, Minn., 1905	Offene Behandlung plus Zinkacetatpulver. Große Mengen 0,9%iger NaCl-Lösung intravenös, subcutan, peroral, rectal	24	13	54
IV	RIEHL Wien, 1926	Ölverbände oder Wasserbett, 0,6%ige NaCl-Lösung subcutan und rectal, kleine Bluttransfusionen — in vielen Fällen als Austauschtransfusion	18	14	77
V	ROSENQUIST Stockholm, 1942—1946	Verschiedene Lokalbehandlung: „triple dye", geschlossene Verbände. Plasma und/oder Dextran	29	16	55
VI	DALLAS, Texas und St. Louis, Mo., 1944—1946	Débridement in Narkose, Sulfathiazolsalbe oder Vaseline-Kompressionsverband. Plasma, dosiert nach Hämatokrit oder verbrannter Körperoberfläche	83	39	47
VII	BULL Birmingham, Eng. 1944—1948	Geschlossene Verbände, steriler Raum, Plasma	51	25	49
VIII	DALLAS, Texas und Kankakee, Ill., (Robinson) 1946—1951	Trockene feinmaschige Gaze ohne Débridement unter Verband. HARTMANNS Lösung intravenös. Gepufferte Salzlösung peroral und Vollblut intravenös	105	34	32

„Toxaemiephase", dagegen eine Zunahme der Todesfälle infolge Septicämie beobachtet.

Die Abhängigkeit der Prognose von Ausdehnung der Verbrennung und Alter des Patienten wurde eingehend von BULL und SQUIRE (1949), JACKSON (1953) und BULL und FISHER (1954) studiert. Tabelle 12 ist der Arbeit von BULL und FISHER entnommen. Es sind darin die Verbrennungsfälle des „Birmingham Accident Hospital" nach Ausdehnung der Verbrennung und Alter der Patienten in Gruppen zusammengestellt und für jede Gruppe die jeweilige Mortalität angegeben. Auf Grund der Wahrscheinlichkeit haben dann die Autoren die bei verschiedenen Kombinationen von Verbrennungsausdehnung und Lebensalter zu erwartende Mortalität berechnet. Die Resultate sind in Tabelle 13 wiedergegeben. Ähnliche Tabellen sind auch von den anderen oben erwähnten Autoren publiziert worden. Auffallend ist jedoch bei allen, daß das erhöhte Risiko bei kindlichen Verbrennungen nicht zum Ausdruck kommt. Schon WEIDENFELD und ZUMBUSCH (1905) haben darauf hingewiesen, daß beim Kind das Verhältnis von Körperoberfläche zu Körpergewicht stark zugunsten der Körperoberfläche verschoben ist. Demzufolge stellt beispielsweise eine 20%ige Verbrennung für

Tabelle 12. *Verbrennungsmortalität 1942—1952.* [Nach J. P. BULL und A. J. FISHER (1954)]

Verbrannte Körperoberfläche %	0—14 Jahre			15—44 Jahre			45—64 Jahre			Über 65 Jahre		
	Anzahl Patienten	Todesfälle	Mortalität %	Anzahl Patienten	Todesfälle	Mortalität %	Anzahl Patienten	Todesfälle	Mortalität %	Anzahl Patienten	Todesfälle	Mortalität %
0— 4	718	2	0,3	672	2	0,3	243	2	0,8	75	13	18
5—14	461	2	0,4	198	2	1	52	3	5	29	12	41
15—24	84	4	5	50	3	6	16	3	19	10	8	80
25—34	44	6	14	12	0	0	5	4	80	12	12	100
35—44	19	6	32	9	1	11	4	3	75	5	5	100
45—54	18	8	44	13	8	62	4	3	75	4	4	100
55—64	7	6	86	4	4	100	0	0	—	2	2	100
65—74	8	6	75	4	3	75	2	2	100	2	2	100
75—84	4	3	75	2	2	100	3	3	100	4	4	100
85—94	3	3	100	3	3	100	1	1	100	1	1	100
Summe	1366	46		967	28		330	24		144	63	

den kindlichen Organismus ein weit größeres Trauma dar als eine 20%ige Verbrennung beim Erwachsenen. Nach SCHOLZ (1951) ist die Prognose desto ungünstiger, je jünger das Kind ist, weil Stoffwechsel und Wasserhaushalt sehr labil sind. Bei Säuglingen kommt es zudem häufig zu gastrointestinalen Störungen mit entsprechenden Flüssigkeitsverlusten.

Im weiteren Verlauf der Verbrennungskrankheit weisen Kinder eine erstaunliche Regenerationskraft auf. Die verbesserte Therapie des Verbrennungsschocks hat gerade die Prognose der Kinderverbrennungen in den letzten Jahren stark gebessert. So konnte SCHMITT (1955) über 42 mehr oder weniger ausgedehnte Verbrennungen zweiten und dritten Grades bei Säuglingen und Kleinkindern ohne Todesfall berichten.

Dafür, daß auch bei großer Ausdehnung der Verbrennung gelegentlich noch gute Therapieerfolge zu verzeichnen sind, liegen verschiedene Beispiele vor. Unseres Erachtens hat sich vor allem die Prognose bei sehr ausgedehnten oberflächlichen und bei tiefen Verbrennungen mittlerer Ausdehnung gebessert. Dies wird auch durch folgende publizierte Fälle bestätigt: CRASSWELLER (1950) berichtet über eine 70%ige (15% davon drittgradige) Verbrennung; HOFFMAN (1951) über eine 90—95%ige (10% drittgradige) Verbrennung; WHITELAW (1951) über eine 70%ige und VOGL (1953) über eine 40%ige Verbrennung aller Grade bei einem 2³/₄jährigen Kinde. Keiner dieser Fälle verlief tödlich. Den eindrücklichsten Fall verdanken wir der Freundlichkeit von T. G. Blocker, Galveston (Texas), (Abb. 106—109).

Die Charakterisierung der Verbrennungstiefe wurde im Abschnitt I B 1. besprochen. Es liegt auf der Hand, daß die Prognose bei gleicher Oberfläche durch die Tiefe der Verbrennung wesentlich verändert wird. Experimentelle Verbrennungen an verschiedenen Tieren zeigen, daß bei einer gegebenen Temperatur die Dauer der Einwirkung und damit die Tiefenwirkung von ausschlaggebender Bedeutung ist (McCarthy 1945).

Tabelle 13. *Mortalitätswahrscheinlichkeit für verschiedene Kombinationen von Alter und verbrannter Körperoberfläche.* [Nach J. P. Bull und A. J. Fisher (1954)]

Verbrannte Körperober- fläche %	Alter in Jahren																
	0 bis 4	5 bis 9	10 bis 14	15 bis 19	20 bis 24	25 bis 29	30 bis 34	35 bis 39	40 bis 44	45 bis 49	50 bis 54	55 bis 59	60 bis 64	65 bis 69	70 bis 74	75 bis 79	80 bis 84
78 oder mehr	1	1	1	1	1	1	1	1	1	1	1	1	1	1	1	1	1
73—77	0,9	0,9	0,9	0,9	0,9	1	1	1	1	1	1	1	1	1	1	1	1
68—72	0,9	0,9	0,9	0,9	0,9	0,9	0,9	1	1	1	1	1	1	1	1	1	1
63—67	0,8	0,8	0,8	0,8	0,9	0,9	0,9	0,9	1	1	1	1	1	1	1	1	1
58—62	0,7	0,7	0,7	0,7	0,8	0,8	0,8	0,9	1	1	1	1	1	1	1	1	1
53—57	0,6	0,6	0,6	0,6	0,7	0,7	0,8	0,8	0,9	1	1	1	1	1	1	1	1
48—52	0,5	0,5	0,5	0,5	0,6	0,6	0,7	0,7	0,8	0,9	1	1	1	1	1	1	1
43—47	0,4	0,4	0,4	0,4	0,4	0,5	0,5	0,6	0,7	0,8	0,9	1	1	1	1	1	1
38—42	0,3	0,3	0,3	0,3	0,3	0,4	0,4	0,5	0,6	0,7	0,9	0,9	1	1	1	1	1
33—37	0,2	0,2	0,2	0,2	0,2	0,3	0,3	0,4	0,5	0,6	0,8	0,9	0,9	1	1	1	1
28—32	0,1	0,1	0,1	0,1	0,2	0,2	0,2	0,3	0,4	0,5	0,6	0,8	0,9	1	1	1	1
23—27	0,1	0,1	0,1	0,1	0,1	0,1	0,1	0,2	0,2	0,3	0,4	0,6	0,8	0,9	1	1	1
18—22	0	0	0	0	0	0	0,1	0,1	0,1	0,2	0,3	0,4	0,6	0,8	0,9	1	1
13—17	0	0	0	0	0	0	0	0	0,1	0,1	0,2	0,3	0,4	0,6	0,7	0,8	0,9
8—12	0	0	0	0	0	0	0	0	0	0	0,1	0,1	0,2	0,4	0,5	0,6	0,7
3—7	0	0	0	0	0	0	0	0	0	0	0	0	0,1	0,2	0,3	0,4	0,5
0—2	0	0	0	0	0	0	0	0	0	0	0	0	0	0,1	0,1	0,2	0,3

Auch Weidenfeld und Zumbusch (1905) haben darauf hingewiesen, daß die Prognose nicht nur von der Größe der verbrannten Fläche, sondern auch von der Ausdehnung der Verbrennung nach der Tiefe zu abhängig ist. Nach ihren Erfahrungen entspricht eine Verbrennung dritten Grades einer dreifach größeren oberflächlichen Verbrennung.

In der prognostischen Beurteilung von Verbrennungen kommt auch dem Zeitabstand zwischen Unfallereignis und Einsetzen der Schocktherapie eine gewisse Bedeutung zu. Im Abschnitt über Leber und Nieren wurde darauf hingewiesen, daß die Drosselung der Organzirkulation während 2—4 Std zunehmende Schädigungen verursacht, die schließlich irreversibel werden. Verbrennungen beim Menschen sind selten so schwer, daß sie schon in kurzer Zeit zu irreversiblen Organschädigungen führen. Trotzdem ist das möglichst rasche Einsetzen der Schocktherapie zur Prophylaxe irreversibler Schädigungen vielleicht der wichtigste Bestandteil der Schocktherapie überhaupt. Dies wird unterstrichen, wenn man an die Schwierigkeit in der Therapie der sog. Verbrennungsniere denkt.

V. Therapie

A. Die örtliche Behandlung der Verbrennungen

1. Einleitung

Eine kritische Wertung der verschiedenen lokalen Behandlungsmethoden muß davon ausgehen, daß wir von einer idealen Lösung noch weit entfernt sind. Es gibt kaum etwas aus Feld, Wald, Wiese, Küche und Apotheke, das nicht für die Behandlung von Verbrennungen angepriesen worden wäre. Die Verwirrung ist darum so groß, weil erst- und zweitgradige Verbrennungen unter jeder Behandlung innerhalb 10—20 Tagen abheilen. Ihre Behandlung bietet keine Schwierigkeiten. Lediglich tief zweitgradige und drittgradige Verbrennungen sollen als Test für die Eignung einer lokalen Behandlung gelten.

Die Bedeutung der örtlichen Behandlung ist im Verlauf der letzten Jahrzehnte abwechselnd unter- und überschätzt worden. Mit Recht wurde darauf hingewiesen, daß die Verbrennung eine schwere Allgemeinreaktion des Körpers bewirke, und daß die Allgemeinbehandlung ausgedehnt Verbrannter deshalb wichtiger sei als lokale Maßnahmen. Es darf aber nicht vergessen werden, daß die Allgemeinreaktionen des Verbrannten zu einem großen Teil Folge der lokalen Veränderungen sind. Es erscheint deshalb sinnvoll, durch entsprechende Maßnahmen die lokalen Verbrennungsreaktionen möglichst einzuschränken. Dabei kann man versuchen, entweder die Exsudation zu hemmen oder die Beschaffenheit der Verbrennungsnekrose zu ändern.

2. Beeinflussung der Exsudation

a) Mechanische Verfahren zur Verminderung der Exsudation

Im Abschnitt „Verbrennungsschock" wurde die Bedeutung des Blutvolumenverlustes durch Exsudation in das geschädigte Gewebe dargelegt. Im Tierexperiment läßt sich zeigen, daß Kompression des verbrannten Gebietes den Blutvolumenverlust vermindert. Die Blutzirkulation wird damit nicht notwendigerweise kompromittiert und die Wundheilung nicht verzögert.

α) Der Kompressionsverband

Koch hat 1942 einen komprimierenden Verband zur Behandlung der Verbrennungen angegeben. Der Verband wird unter streng aseptischen Kautelen auf die vorher mechanisch gereinigte Wunde gelegt. Er besteht im wesentlichen aus einer dünnen, der Verbrennung aufliegenden Vaselingaze und einer dicken Schicht Watte, die durch Gazebinden und elastische Binden angedrückt werden. Siler und Reid (1942) haben mit diesem Verfahren der primären Wundreinigung, Kompression und Ruhigstellung sehr gute Resultate erzielt. Sie stellten fest, daß die Hämatokritwerte durchschnittlich tiefer liegen als bei der sog. offenen Behandlung.

Der im Kompressionsverband erwünschte Druck wurde von Rossiter und Peters (1944) ermittelt. Sie fanden, daß 5 mm Hg die Ödembildung weitgehend einschränkt. Läßt man sogleich nach der Verbrennung einen Druck von 10 mm Hg auf verbrannte Körperpartien einwirken, so ist die Ödembildung sehr gering. Weitere Druckerhöhungen sind kaum wirksamer und können die Durchblutung gefährden. Bei gleichartigen Verbrennungen vermochten gerbende Agentien die Ödembildung nicht zu verhindern.

Der Kompressionsverband ist in mannigfacher Form mit anderen Verfahren, insbesondere mit der lokalen Chemotherapie kombiniert worden. Wir begnügen uns damit, die Autoren in alphabetischer Reihenfolge anzuführen und ihre Empfehlungen stichwortartig zusammenzufassen:

ACKMAN et al. (1944): Sulfathiazolemulsion.
ALLEN (1951): Ausführliche Beschreibung der Technik des Kompressionsverbandes.
ARIANOFF (1948): Kompressionsverband statt Tannin.
BARNES (1943): Rumpf Kompressionsverband, Extremitäten Gips.
BRANTIGAN u. HEBB (1943): Aufzählung der Vorteile des Kompressionsverbandes.
BROWN et al. (1948): Aluminiumfolien und Kompressionsverband.
CRASSWELLER et al. (1952): Druckmessungen im Kompressionsverband mit Hilfe eingebauter Ballone. Druck sinkt innerhalb weniger Stunden auf wenige mm Hg.
FARR (1944): Sulfanilamid + Cellophane + Kompressionsverband.
GALLAGHER (1943): Spezielle Verbandpackung für Wunden und Verbrennungen.
GREEN (1945): Sulfanilamidsalbe und Kompression.
LISCHER u. ELMAN (1943): Bei Hunden mit Kompressionsverband weniger starke Hämokonzentration, jedoch kein Einfluß auf Mortalität.
MARSHALL u. GREENFIELD (1944): Sulfonamide + Kompression.
OSBORNE (1950): „Bunyan-Envelope" oder Vaselin-Kompressionsverband.
PENBERTHY u. WELLER (1943): An Händen Kompressionsverband.
PENDLETON (1943): Paraffin-wax open air.
PROYARD (1952): Kompressionsverband über Perugaze.
REESE (1945): Sulfonamide + Methylcellulosefolien + Kompression.
TOLINS (1951): Vaselingaze + Kompressionsverband.
TRUSLER u. BAVER (1946): Behandlungsart bei erstgradigen und oberflächlich zweitgradigen Verbrennungen unwichtig, bei tief zweitgradigen und drittgradigen Kompressionsverband besser als Tannin oder NaCl-Bäder.
WALKER (1951): Vaselin-Kompressionsverband.
WEINSHEL (1943): Débridement im Bade, anschließend Kompressionsverband.
WRIGHT et al. (1951): p_H-isoderm und Kompressionsverband (allgemein Aureomycin).

β) Der Gipsverband

Gipsverbände bieten wesentlich konstantere mechanische Bedingungen als gewöhnliche Kompressionsverbände. Die Exsudation kann über längere Zeit hintangehalten werden. Untersuchungen über die Veränderungen des Blutvolumens nach Verbrennung mit und ohne Gipsverband sind deshalb von besonderem Interesse. SELLERS und GORANSON (1944) stellten bei einer für 50% der Kontrolltiere (Hunde) tödlichen Verbrennung folgendes fest: Wurde den Tieren sofort nach der Verbrennung ein Gipsverband angelegt, so starben gar keine Tiere. Bei Anlegen des Gipses 1 Std nach Verbrennung starb einer von 8 Hunden, 2 Std nach der Verbrennung 3 von 8 Hunden, 4 Std nach der Verbrennung 2 von 8 Hunden. Unter Kompressionsverband starben mehr Tiere als unter Gipsverband. CAMERON et al. (1945) haben festgestellt, daß der Blutvolumenverlust bei verbrannten Ziegen mit Gipsverband wesentlich kleiner ist als bei Kontrolltieren. Wird der Gips erst 4 Std nach der Verbrennung angelegt, so fällt der günstige Effekt dahin. Der Verband muß so angelegt werden, daß er die verbrannten Partien überragt. CAMERON (1946) weist auch darauf hin, daß diese Behandlung mit einer kürzeren Dauer der Schwellung und einer besseren Wundheilung verbunden ist.

Im Gipsverband sind Messungen der Blut- und Lymphzirkulation bei zunehmendem Exsudationsdruck möglich. Nach ALRICH und LEHMAN (1944) übersteigt dieser Druck interessanterweise den Capillardruck nicht. Auch GLENN et al. (1943) stellten fest. daß bei sofortigem Anlegen eines Gipsverbandes die Blutzirkulation der Extremitäten nicht beeinträchtigt wird, und daß die Wundheilung eher rascher erfolgt. RHINELANDER et al. (1949) haben den Lymphdurchfluß verbrannter Hundepfoten gemessen. Unter Gipsverband nimmt der Lymphfluß anfänglich rascher zu, aber das Maximum bleibt hinter dem Lymphfluß verbrannter Kontrollpfoten zurück. Der Proteingehalt der Lymphe unter Gipsverband ist höher. Der arterielle Durchfluß wird nicht verändert. Nach SELLERS und PARKER (1946) bleiben die Stickstoffverluste im Urin nach einer Verbrennung durch die Anlegung von Gipsverbänden unbeeinflußt.

Klinisch ist der Gipsverband bei Verbrennungen ebenfalls verwendet worden. So berichtet HENSCHEN (1941) über ein entsprechendes Verfahren, und BARNES (1943) sowie GLENN (1944) teilen gute klinische Erfahrungen mit. GREEN (1950) verwendet Gipsstreifen, die er nach Wundreinigung der verbrannten Körperoberfläche anmodelliert. RAMB (1951) legt verbrannten Kindern einen Penicillin-Gipsverband an, den er 8—12 Tage liegen läßt.

Bei den recht zahlreichen günstigen experimentellen Ergebnissen ist es erstaunlich, wie wenig sich der Gipsverband in der Klinik durchgesetzt hat. Eigene Erfahrungen mit dieser Methode besitzen wir nicht.

WATSON-JONES (1952) weist darauf hin, daß Gips bei Kombinationen von Verbrennungen und Fraktur unvermeidlich zu Gangrän führe.

b) Lokale Kälteapplikation

COURTICE (1946) stellt fest, daß die Ödembildung verbrannter Glieder bei sinkender Temperatur geringer ist und langsamer erfolgt. Die Hämokonzentration steigt weniger hoch als bei entsprechenden Kontrollen. Bei lokaler Kälteapplikation 2 Std nach der Verbrennung ist immer noch eine gewisse Wirkung festzustellen. Nach einer lokalen Kälteeinwirkung von 48 Std ist die Wundheilung nicht verzögert.

LANGOHR et al. (1949) maßen den Lymphfluß verbrannter Pfoten nach lokaler Kälteapplikation und stellten eine Verminderung desselben fest, solange die Kälte einwirkte. Nach Herstellung normaler Gewebstemperaturen nahm der Lymphfluß sehr rasch zu. MOORE und WORF (1952) stellten am Hinterbein des Hundes nach Eintauchen in Eiswasser eine wesentlich geringere Exsudatbildung fest als bei Kontrolltieren. Das Exsudat enthielt weniger Eiweiß als das der Kontrolltiere. Eine günstige Wirkung lokaler Kälteapplikationen am verbrannten Rattenschwanz wurde von ALLEN und SAFFORD (1950) mitgeteilt. Am gleichen Studienobjekt stellten BAXTER und MORE (1947) fest, daß nach Aufhören der Kältewirkung eine größere Schädigung festzustellen ist als bei Kontrolltieren. Nach ROSENTHAL (1942) ist die Mortalität verbrannter Mäuse bei einer Raumtemperatur von 5° C größer als bei normaler Raumtemperatur. Bei dieser Versuchsanordnung wirkt die Kälte nicht nur lokal, sondern auf das ganze Tier.

c) Verminderung der Exsudation als Nebenwirkung verschiedener Behandlungsarten

Es erscheint möglich, daß die rasche Bildung eines derben Schorfes durch *Gerbung* die Exsudation einschränkt. Bei der *offenen Behandlung* trocknet das verbrannte Gebiet so langsam, daß eine wesentliche Verminderung der Exsudation kaum eintritt. *Aufgesprayte plastische Filme* sowie *Cellophan* üben eine dem Gipsverband vergleichbare Wirkung aus. Wir haben selber längere Zeit die Verbrennungen der Hände mit Blutpaste bedeckt und mit Cellophan umwickelt (ALLGÖWER 1949). Es entsteht so ein harter Film. Die Schwellung bleibt dadurch erstaunlich gering. Zirkulationsstörungen haben wir dabei nie gesehen.

Verschiedene Pharmaka, oral oder parenteral verabreicht, scheinen die lokale Exsudation zu beeinflussen.

BEECHER und McCARRELL (1943) fanden geringere Flüssigkeitsverluste verbrannter Oberflächen nach *Barbituratgaben.* LAVER (1956) hat den lebensverlängernden Effekt *ganglienblockierender Pharmaka* bei ausgedehnt verbrannten Ratten auf die Verzögerung der Exsudatbildung zurückgeführt. Von Verfechtern der künstlichen *Hypothermie* durch Verwendung von Chlorpromazin (Largactil), Dolantin und Phenergan wird ebenfalls die Verminderung der Exsudation verbrannter Gebiete geltend gemacht.

3. Die Behandlung der Verbrennungsnekrose

Die Rolle der Verbrennungsnekrose in der Pathogenese des Verbrennungsschocks und der Verbrennungskrankheit wird sehr verschieden beurteilt. Verhinderung der bakteriellen Invasion, Bekämpfung der Resorption von Gewebsabbauprodukten und rasche Beseitigung der Nekrosen sind die hauptsächlichen Ziele der lokalen Behandlung. Ein Verfahren, das alle diese Forderungen in optimaler Weise verwirklicht, kennen wir zur Zeit nicht.

a) Primäre Excision

Die primäre Excision der Verbrennungsnekrose ist aus 2 Gründen vorgeschlagen worden:

1. Zur Behandlung umschriebener Verbrennungen, bei denen keine wesentlichen Allgemeinwirkungen zu erwarten sind.

2. Zur Vorbeugung des Verbrennungsschocks — insbesondere aber der Verbrennungskrankheit — bei ausgedehnten Verbrennungen[1].

BULL und JACKSON (1954) weisen darauf hin, daß die primäre Excision sofort nach der Verbrennung vorgenommen werden soll, wenn sie überhaupt in Frage kommt. Die verbrannten Partien werden bis auf die gut durchblutete Unterlage entfernt. CLARKSON und REID (1953) schlagen die Verwendung des Elektrodermatoms zur Entfernung größerer Verbrennungsnekrosen vor. EVANS (1952) ist ebenfalls Anhänger der primären Excision für bestimmte Fälle und verwendet das „Humbyknife". MANSFIELD (1946) betont, daß bei der primären Excision das ganze Gebiet excidiert werden muß, ansonst sehr leicht Infektion das Resultat in Frage stellt. WHITTAKER (1953) ist der Meinung, daß die primäre Excision

---

[1] Der Bürstenmethode nach TSCHMARKE liegt eine ähnliche Idee zugrunde wie der primären Excision. Dieses eingreifende Verfahren, das zudem sein Ziel kaum je erreicht, ist an unserer Klinik seit längerer Zeit verlassen

häufig möglich ist und insbesondere an funktionell wichtigen Gebieten durchgeführt werden soll. McDowell (1953) wartet mit der „primären Excision" bis zum 3. Tag zu und schließt die Transplantation erst nach weiteren 3 Tagen an. Die verzögerte Transplantation ist sicher ratsam, wenn die Excision nicht unmittelbar nach der Verbrennung vorgenommen wird, da sonst die starke Exsudation und die Infektion das Resultat der Transplantation in Frage stellen.

Zur Deckung der excidierten Fläche eignen sich am besten Spaltlappen mittlerer Dicke (etwa 0,5 mm). Die Hautlappen werden an den Rändern mit Knopfnähten festgemacht. Die langgelassenen Fäden erlauben das Festbinden des komprimierenden Krüllverbandes auf der Unterlage. Größere Spaltlappen erhalten multiple kleine Incisionen zur Sicherung des Sekretabflusses. Der Verbandwechsel soll in der Regel nach 4 Tagen vorgenommen werden. Sekretansammlungen unter der Haut werden dabei entleert. Die transplantierte Haut lebt zu diesem Zeitpunkt selbst dann noch, wenn sie infolge Sekretanhäufung keinen Anschluß an die Blutzirkulation gefunden hat. Bei erneutem Aufdrücken auf die Unterlage können solche abgehobenen Transplantate nach 4—5 Tagen noch anheilen. Die primäre Excision vereinigt ausgezeichnete funktionelle und kosmetische Resultate mit kurzer Heilungszeit.

Verhütung der Exsudation und der Toxinresorption werden als hauptsächliche Gründe für die primäre Excision bei ausgedehnten Verbrennungen angeführt. Die bisher vorliegenden Tierexperimente ergeben keine eindeutigen Resultate über den Nutzen der primären Excision ausgedehnter Verbrennungen. Bei einer Serie von verbrannten Hunden fanden Harrison und Blalock (1932) nach primärer Excision eine bedeutend größere Mortalität, als wenn die Verbrennungsnekrosen belassen wurden. Es erscheint jedoch zweifelhaft, ob diesen Versuchen wirklich vergleichbare Bedingungen bei den operierten Tieren und bei den Kontrolltieren zugrunde lagen.

Es ist denkbar, daß die primäre Excision den Blutvolumenverlust verringert, und daß die Verbrennungskrankheit nicht im gleichen Maße eintritt. Dagegen bedeutet die primäre Excision sicher anfänglich ein höheres Risiko. Am ehesten scheinen sich umschriebene tiefe Verbrennungen ganzer Körperpartien für dieses Vorgehen zu eignen. Solche zusammenhängende Verbrennungspartien können in toto entfernt und gedeckt werden. Jackson und Mitarbeiter in Birmingham haben dieses Vorgehen einige Male bei Kindern mit Verbrennungen bis zu 50% Oberfläche erfolgreich angewendet und dabei Verbrennungsschock und Verbrennungskrankheit weitgehend vermeiden können. Bis jetzt ist erst eine kleine Anzahl von Verbrannten in dieser Weise behandelt worden, und ein abschließendes Urteil ist noch nicht möglich. Persönliche Erfahrungen mit ausgedehnten primären Excisionen besitzen wir nicht.

b) Lokalbehandlung mit Bacteriostatica

Bakterien können dem Verbrannten sowohl durch Allgemeininfektion, als auch durch ihre Stoffwechselprodukte gefährlich werden. Dies gilt, wie früher dargelegt wurde, in besonderem Maße für den Schockierten. Seine Infektionsabwehr ist geschwächt und seine Toxinempfindlichkeit erhöht.

Ansiedelung und Vermehrung von Bakterien in der Verbrennungsnekrose sollen deshalb nach Möglichkeit verhindert werden. Colebrook (1945, 1947) in Birmingham sowie ALLEN und KOCH (1942) in Chicago haben aus diesen Gründen immer wieder rigorose Asepsis in der Behandlung von Verbrennungen gefordert. Am weitesten ist wohl COLEBROOK gegangen, der seine Verbrannten nur in Zimmern mit filtrierter Luft verband und jeden Verbandwechsel nach den Regeln einer „hochaseptischen" Operation durchführte. Es erhebt sich aber die Frage, ob wirklich aseptische Behandlung der Verbrennungswunden möglich ist. Diese Frage ist im Abschnitt über Infektion eingehend besprochen. Obwohl es nach LOWBURY und anderen möglich erscheint, die Infektion in gewissen Grenzen zu halten, so ist doch festzustellen, daß eine Verbrennungswunde an den Rändern und im Bereich der Haarfollikel nicht steril sein kann. Es scheint deshalb logisch, die lokale Behandlung mit Stoffen durchzuführen, die gesundes Gewebe möglichst wenig und Bakterien möglichst stark schädigen. Die modernen Bacteriostatica scheinen dazu ausgezeichnet in der Lage zu sein. Seit Einführung der Sulfonamide hat es nicht an Arbeiten gefehlt, die über die Vorteile einer solchen lokalen bakteriostatischen Behandlung berichten. Die Antibiotica haben dieser Tendenz neue Impulse gegeben. Bacteriostatica sind in mannigfacher Weise mit anderen lokalen Behandlungsmethoden kombiniert worden.

Die folgende Zusammenstellung gibt die verschiedenen Empfehlungen für die lokale Chemotherapie wieder:

ABBOTT u. GEPFERT (1944): Menschliches Plasma + 2% Tragacanth + 5% Sulfanilamid.
ALLEN et al. (1942): Sulfathiazol.
ACKMAN et al. (1944): Sulfathiazolemulsion + Kompressionsverband.
ANDRUS et al. (1943/44): 10% Sulfanilamid + Methylcellulose.
ARDEN (1951): Dibrompropamidin + Carbowax.
BENTHIEN (1951): Aristamid-Gel 5%.
BEST et al. (1951): Hexachlorophen.
BETZEL (1951): Aktivpuder Klosterfrau (Kieselsäure).
BLOOM (1945): Sulfonamid- oder Penicillinpuder + Cellophan.
BULL et al. (1952/54): Penicillin. Polymyxinhaltige Salben.
CARRIÉ (1952): Penicillin.
CHASE (1947): Penicillin + Sulfathiazol + Aortenextrakt, führen zur Bildung eines Filmes.
COAKLEY (1942): Sulfadiazin.
DINGWALL (1944): 82 Volontäre zweitgradig verbrannt. Beste Resultate mit Sulfonamid und Film. Tannin und Borsalbe verzögern die Heilung.
EVANS (1945): Sulfanilamid-Salbe. Resorption von Sulfanilamid in öliger Basis gering.
FARGEL (1953): Farbstoff-Film: Gentianaviolett + Rivanol + Surfen + Periston-N ergibt dünnen Film.
FARR (1944): Sulfanilamid + Cellophan + Kompression.
FEVRE (1943): Sulfanilamidpuder.
FISCHLER (1949): Salicylsäurealkohol.
FLACK et al. (1945): Sulfagel (Sulfadiazin + Gelatine).
FRANK (1949): Wunden mit Thrombin-Penicillin-Spray berieseln.
FUHS (1944): Tannin, bei Pyodermien 10% Sulfonamidsalbe.
GEIST (1942): Gentianaviolett.
GREEN (1945): Sulfonamidsalbe + Kompressionsverband.
GUERIN (1945): Tannin + Sulfonamid + Gentianaviolett + Brillantgrün (um Eiterung unter Schorf zu verhindern).
GURD et al. (1942): Tannin + $AgNO_3$ + 5% Sulfathiazol.
HAMILTON (1942): 1,5% Sulfathiazol.
HEGGIE et al. (1942): Proflavin 0,2%, bei dieser Behandlung ist Pyocyaneus nach 4 Tagen, Staphylokokken nach 6 Tagen ausgeschaltet.
HOWES u. ACKERMANN (1947): 5% Sulfamylon in „carbowax + cholesterized petrolatum" ($p_H = 2$).

HRAD (1941): 10%ige Albuzidsalbe.

JACKSON et al. (1951): Polymyxin 0,1% auf mit Pseudomonas infizierte Wunden.

JENKINS et al. (1945): Sulfathiazol.

JIRZIK (1953): Aristamid.

KOHN et al. (1943): Propamidine.

LAM (1944): Sulfonamide lokal (Penicillin allgemein).

MAITLAND (1942): Sulfapyridin (neben Farbstoffen und Tannin).

MARSHALL u. GREENFIELD (1944): Sulfonamide (5% Sulfathiazol + 5% Sulfanilamid + 2% Allantoin) und Kompressionsverband.

MATTHEWS (1942): Sulfonamid- und Sulfathiazolpuder.

MELENEY (1944/45): Sulfonamide lassen Septicämie vermeiden, aber keine faßbare Verminderung der lokalen Infektion.

MORLEY u. BENTLEY (1943): Propamidin sehr bewährt in Reinigung der Wunden.

NEUMANN (1944): Bei tiefen Verbrennungen steriler Trockenverband mit Sulfonamiden.

REESE (1945): Film aus Methylcellulose + Triäthanolamin + 20% Sulfanilamid + 10% Sulfacetamid, darüber Kompressionsverband.

ROTHMAN et al. (1942): Débridement im Bad, 2,5% Sulfadiazin in 8% Triäthanolamin-Spray.

SCOVILLE (1951): Débridement, penicillinhaltige Salbe, leichter Druckverband.

SMITH (1942): Entfernung der Koagulationsschorfe, nach Bad Sulfanilamidpuder, Fett-Tüll.

THIESSEN u. STEINREICH (1942): Von Koagulationsbehandlung zur Verwendung von 10% Lebertran und 10% Sulfathiazol übergegangen.

URKOV (1946): Bakteriostatischer Kompressionsverband mit Sulfathiazol.

VIRENQUE u. SÉCAIL (1949): NaCl-Bad, Merkurochrom-Borsäure-Penicillin.

WRIGHT et al. (1951): Allgemein Aureomycin vermochte lokale Infektion zu bekämpfen, lokal p_H-isoderm + Kompression.

Die lokale Chemotherapie hat im großen und ganzen eher enttäuscht. Die Zahl der Kliniken, an denen sie heute noch mit Überzeugung verwendet wird, ist klein. Die besten Resultate wurden wohl von JACKSON (1951) mitgeteilt, der im allgemeinen Penicillinsalben verwendet und bei Infektion mit Pyocyaneus Polymyxin hinzufügt. Verschiedentlich ist auf die toxische Wirkung lokaler Sulfonamidanwendungen hingewiesen worden (ALLEN et al. 1944, MOWLEM und DAWSON 1954, PENBERTHY und WELLER 1942, PRIOR 1948). Tierexperimentelle Arbeiten sind vor allem von ROSENTHAL gemacht worden (1942). Er sah bei verbrannten Mäusen nach Applikation von Sulfadiazin in wäßriger Lösung eine höhere Mortalität als bei Kontrollen. Bei Verwendung schwer resorbierbarer Sulfonamide war die Mortalität allerdings nicht höher als bei den Kontrollen. Verschiedentlich wurde darauf hingewiesen, daß lokale Chemotherapie die Heilungszeit nicht wesentlich verkürzt (RHODE et al. 1945, ROBACK und IVY 1944, BLOCKER 1955). Die lokale Verwendung von Bacteriostatica — wenigstens soweit sie bis heute bekannt sind — birgt die Gefahr in sich, die Anzahl resistenter Keime stark zu vermehren. Aus diesen Erwägungen heraus haben wir die lokale Chemotherapie bis jetzt für die Fälle reserviert, die eine hartnäckige, impetiginöse Hautinfektion mit destruierender Eiterung entwickeln. Dort scheinen nach Angaben der Literatur, sowie nach eigener Erfahrung oft spezielle Streptokokken im Spiel. Für eine wirksame lokale Behandlung ist in solchen Fällen eine genaue Resistenzprüfung notwendig.

c) Coagulierende Behandlung

1925 publizierte DAVIDSON seine mit dem Tannin gewonnenen Erfahrungen in der Behandlung der Verbrennungen. Vor DAVIDSON hatte schon NIKOLSKY (1882) in ähnlicher Weise über gute Erfolge mit Tannin berichtet. Im übrigen hat schon HIPPOKRATES auf die günstige Wirkung des Tannins bei Verbrennungen hingewiesen. Nach dem Vorgehen von DAVIDSON werden Brandwunden mit Gaze eingebunden, mit 2,5%iger Tanninlösung übergossen und hernach an der Luft getrocknet, eventuell unter Zuhilfenahme einer Blasevorrichtung. Nach 12, 18 und 24 Std wird die Gerbung kontrolliert. Sobald die verbrannten Partien hellbraun erscheinen, entfernt man den Gazeverband. Dies ist in der Regel nach 24 Std möglich. Beim Ablösen des Verbandes wird nochmals intensiv mit Tanninlösung angefeuchtet und nachher offen weiterbehandelt.

Dem Tanninverfahren wurden folgende Vorzüge zugeschrieben:

Schmerzfreiheit $^1/_2$ Std nach Anlegen des Verbandes, Verminderung des Flüssigkeitsverlustes infolge der adstringierenden Wirkung des Tannins, wenig Sekundärinfektionen, geringe Toxämie, mäßige Temperatursteigerung, bessere Narbenbildung.

Die Tanninbehandlung ist ein typisches Ergebnis der Toxintheorie des Verbrennungsschocks. Die Verhinderung der Resorption der sog. toxischen Gewebsabbauprodukte schien damals von größter Wichtigkeit. In der Arbeit von HENSCHEN (1941) sind eine Reihe von Publikationen angeführt, die eine wesentliche Senkung der Mortalität der Verbrennungen nach Einführung der Tanninbehandlung zu beweisen scheinen. In der ursprünglichen Arbeit von DAVIDSON sind allerdings solche zahlenmäßige Angaben nicht enthalten.

Die Arbeit von DAVIDSON wurde begeistert aufgenommen. So schrieb z.B. der British Medical Council: "The conclusion must be that the tannic acid method of the treatment of burns is one of the most important recent advances that have been made in modern therapeutics." Noch 1943 empfahl der American National Research-Council Tanninsäure-Silbernitrat als gute lokale Behandlungsmethode. Schon vor diesem Zeitpunkt waren allerdings kritische Stimmen laut geworden, die auf die toxische Wirkung des Tannins, insbesondere auf seine leberschädigende Wirkung hinwiesen. HENSCHEN (1941) machte auf einige wesentliche Nachteile des Tannins aufmerksam wie beispielsweise das Verdecken einer Infektion bei tiefen Verbrennungen, und er stellte fest, daß der Plasmaverlust bei der Tanninbehandlung recht groß sei. Nach ROSENTHAL (1942) steigt die Mortalität verbrannter Mäuse unter Tanninbehandlung, und zwar um so mehr, je höher die Konzentration der verwendeten Tanninlösung ist. THIESSEN und STEINREICH (1942) wendeten sich ebenfalls gegen die Behandlung mit Coagulantien und empfahlen demgegenüber eine Applikation von 10% Lebertranöl und 10% Sulfothiazol. WELLS, HUMPHREY und COLL (1942) sahen nach Tanninbehandlung in 2 von 4 Fällen Ikterus. Bei der Sektion (Tod 91 bzw. 121 Std nach der Verbrennung) waren schwere Leberschäden mit centrolobulärer Nekrose vorhanden. BARNES (1943), BAKER (1943) haben ebenfalls auf die leberschädigende Wirkung des Tannins hingewiesen. HARTMAN (1943) stellt fest, daß sämtlichen coagulierenden Substanzen eine toxische Wirkung zukommt. Diese ist am stärksten bei Tannin, Silbernitrat und Eisenchlorid. Auch JACKSON (1944) beobachtete Lebernekrosen bei Fällen, die mit Tannin behandelt worden waren. RAE und WILKINSON (1944) fanden die Leberfunktionen unter Tanninbehandlung stärker gestört als bei anderen Behandlungsarten. In die gleiche Richtung weisen Ergebnisse von WALKER et al. (1946). LEE und RHOADS (1944) stellen fest, daß das Tannin zwar einige Vorteile, aber mehr

Nachteile bietet. Nach Rossiter und Peters (1944) kommt den gerbenden Agentien keine ödemvermindernde Wirkung zu. Sewell (1944) geht so weit, daß er die coagulierende Behandlung nahezu als Kunstfehler betrachtet. Saltonstall et al. (1945) verglichen 34 mit Coagulationsmethode mit 47 offen behandelten Patienten. Bei Tanninbehandlung fanden sich häufiger und stärkere Funktionsstörungen der Leber. Die Mortalität beider Gruppen war die gleiche. Rosenqvist (1947) und Prior (1948) lehnen die Tanninbehandlung wegen ihrer leberschädigenden Wirkung völlig ab.

1944, d. h. knapp 20 Jahre nach dem Siegeszug der Tanninbehandlung schreibt der amerikanische Oberfeldarzt in einem offiziellen Memorandum: "Tannic acid, tannic acid jelly, triple dye, gentian violet, gentian violet jelly and every membrane forming applications will *not* be used, there are *no* exceptions." Dies ist die heute weitgehend anerkannte Meinung, und es hat wenig Sinn, auf weitere Einzelheiten in den älteren, das Tannin befürwortenden Arbeiten einzugehen. Diese Arbeiten sind aber im Literaturverzeichnis trotzdem berücksichtigt.

Tannin wurde nicht zuletzt wegen seiner angeblich die Mortalität senkenden Wirkung in die lokale Behandlung eingeführt. Nach dem heutigen Schrifttum zu schließen, würde ihm nur die toxische Wirkung auf die Leber und kein guter Effekt zukommen. Dieser Standpunkt ist, angesichts der vielen, ursprünglich positiven Arbeiten, zu einseitig. Es ist anzunehmen, daß es mitteltiefe Verbrennungen gibt, bei denen die Resorption (auch die des Tannins) eine geringe, die Verhinderung der Exsudation aber eine wesentliche Rolle spielt. Dies ist vor allem beim Kind mit seinem labilen Wasser- und Salzhaushalt der Fall. Es liegt uns fern, einer Wiedereinführung der Tanninbehandlung das Wort zu reden. Die von Davidson vorgeschlagene, relativ milde Gerbungstechnik hat, in Kombination mit der offenen Behandlung, doch ihre Verdienste gehabt. Sie erschöpfte sich nicht lediglich in einer Vergiftung der Leber! Keines der anderen gerbenden Verfahren hat sich als technisch wesentlich besser oder als weniger toxisch erwiesen.

d) Nekrolytische Behandlung (chemisches Débridement)

Die Wundreinigung soll aus verschiedenen Gründen möglichst rasch erfolgen. Rasche Wundreinigung ermöglicht frühzeitige Deckung der verbrannten Partien mit transplantierter Haut. Die Narbenbildung bleibt dadurch gering. Dies ist eine Vorbedingung für gute funktionelle und kosmetische Ergebnisse. Rasche Wundreinigung verkürzt auch die Verbrennungskrankheit.

Soweit die Nekrosen nicht im Gesunden excidiert werden, erfordert die Wundreinigung einen intensiven fermentativen Abbau. Verschiedene der angeführten lokalen Behandlungsmethoden erschweren diese fermentativen Vorgänge, indem sie durch chemische Denaturierung oder Austrocknung das Substrat schwer angreifbar machen, oder indem sie eine wesentliche Fermentquelle — die Bakterien — in ihrer Entwicklung beeinträchtigen.

Es sind zahlreiche Versuche unternommen worden, um die Nekrose hydrolytisch oder fermentativ abzubauen. Folgende Wege sind mit mehr oder weniger großem Erfolg eingeschlagen worden:

1. Säurehydrolyse, insbesondere mit Brenztraubensäure (Connor und Harvey 1944, 1946, Lam und Puppendahl 1945, Mattocks und Lazier 1946, Sulzberger et al. 1947, Schweitzer und Bradsher 1951).

2. Pankreasextrakte (mehr oder weniger gereinigte Trypsinpräparate) (COOPER et al. 1943, GREUER 1950, THIELE 1952, WEIDENBACH 1952, ROSS und WALKER 1952, HEGEMANN 1955).

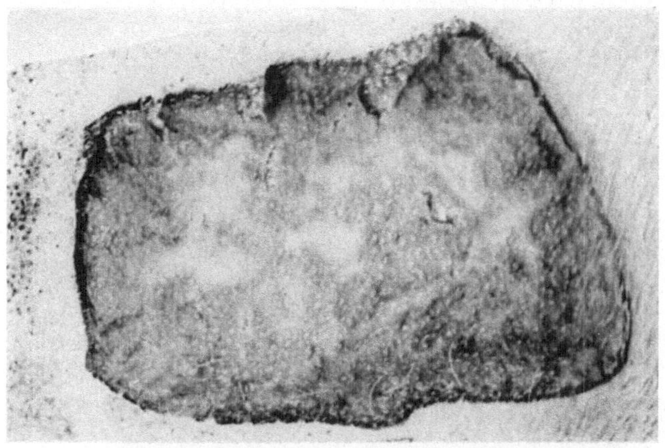

Abb. 62. Drittgradige Verbrennung (160° während 30 sec) beim Schwein. Kontrollwunde, 7 Tage mit Ringerlösung behandelt

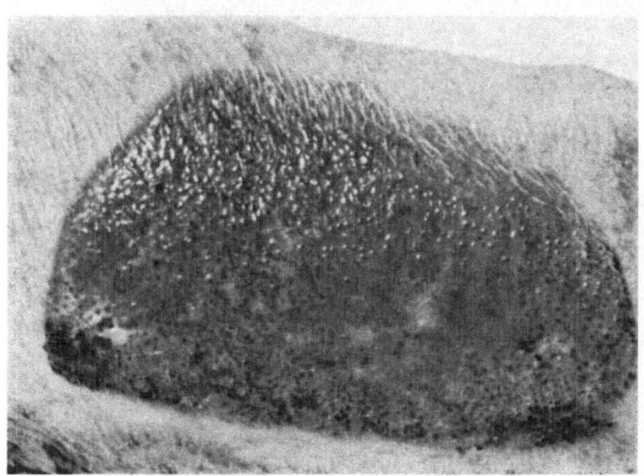

Abb. 63. Drittgradige Verbrennung (160° während 30 sec) beim Schwein. Wunde 7 Tage mit Jatrosin behandelt

3. Pflanzliche Proteasen, insbesondere Papain (ALTEMEIER et al. 1951, COOPER et al. 1943, GUZMAN 1953).

4. Bakterielle Proteasen (ALTEMEIER et al. 1951: Clostridienfermente, Fermente gramnegativer Bakterien; STEIN et al. 1953: Streptokinase, Streptodornase).

Die proteolytischen Verfahren scheinen der Forderung nach rascher Wundheilung, geringer Resorption von Gewebsabbauprodukten und vermindertem Bakterienwachstum weitgehend gerecht werden zu können. Die Schwierigkeit einer gleichmäßigen Fermenteinwirkung auf die Wunde, sowie die Auslösung von Blutungen haben bis jetzt eine breite klinische Verwendung des „chemischen Débridement" verhindert.

SCHULTZ hat an über 1000 Brandwunden bei Kaninchen die Nekrosen drittgradiger Standardverbrennungen chemisch débridiert. Die Verbrennungen wurden mit einem zirkulären Kupferstempel von 15 mm Durchmesser bei einer thermostatisch geregelten Temperatur von 150⁰ C während 30 sec gesetzt. Diese Ver

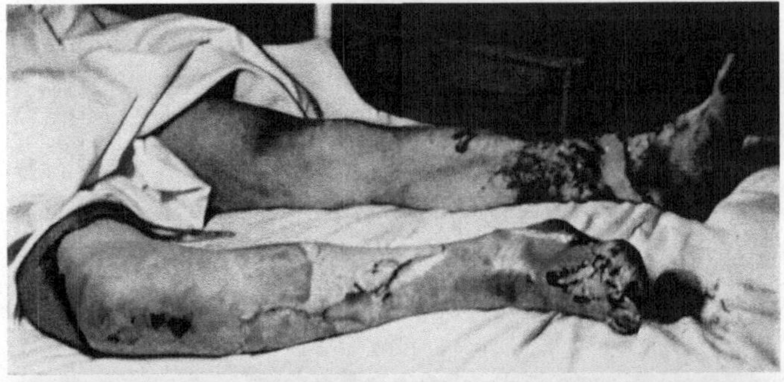

Abb. 64. Status bei Spitaleintritt

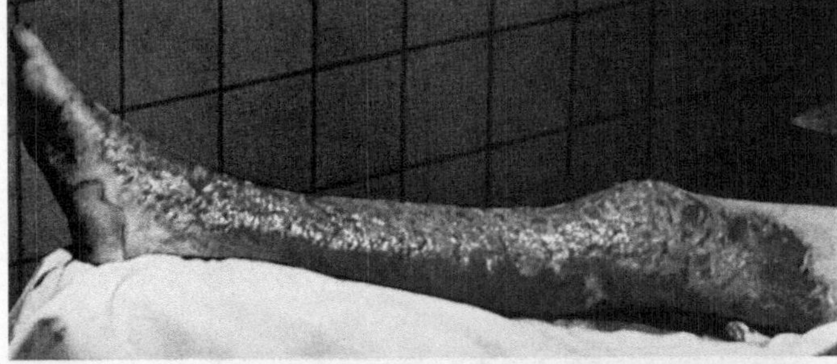

Abb. 65. Status 20 Tage nach Verbrennung (offene Behandlung während einer Woche, chemisches Débridement mit Jatrosin während 10 Tagen)

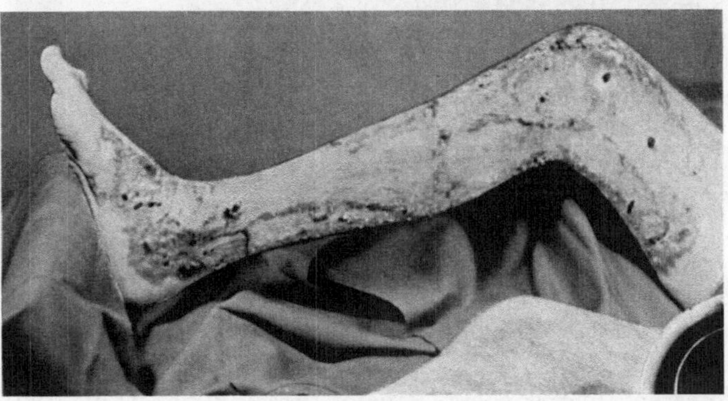

Abb. 66. Status bei Entlassung 73 Tage nach Verbrennung. (Bei erster Operation wurde überschüssige Haut in 10 % Serum aufbewahrt. Erfolgreiche Nachthierschung einiger offener Stellen mit konservierter Haut)

Abb. 64—66 (Fall 55). Verbrennung mit heißem Teer

brennung führte zu einer totalen Zerstörung von Cutis und Subcutis. Kontrollwunden, die entweder offen gelassen oder mit Ringerlösung behandelt wurden, zeigen eine Heilung unter der festhaftenden Nekrose, die im Durchschnitt 30 Tage in Anspruch nimmt.

An diesem Testobjekt wurde eine große Reihe von Fermentpräparaten geprüft (Tryptar Armor, Tryptodigest, Trypur Novo, Nekrosolva, Pyosolva, Dornokinase, Biotrase, Leukocillase, Varidase, Papain, Schimmelpilzfermente, Brenztraubensäure).

Am wirksamsten erwies sich Jatrosin (ein Trypsinpräparat[1]). Bei Applikation dieser Fermentlösung löst sich die Nekrose innerhalb 6—7 Tagen auf und läßt einen roten, fein granulierten Wundgrund erkennen. Wunden, die solchermaßen débridiert wurden, zeigen eine durchschnittliche Heilungszeit von 18 Tagen. In Zusammenhang mit der klinischen Anwendung interessiert vor allem die rasche und schonende Wundreinigung. Das gleiche Präparat erwies sich auch bei ausgedehnten drittgradigen Brandwunden am Schwein als wirksam. Die Wundreinigung nahm bei diesen Versuchen 9—11 Tage in Anspruch (Abb. 62, 63).

Auch in einigen klinischen Fällen wurde dieses Fermentpräparat mit Erfolg verwendet (Fälle 55, 67; Abb. 64—66 und 96—105). Allerdings trat in einem Fall wiederholte Blutung auf. Bemerkenswert ist neben der nekrolytischen Wirkung die Unschädlichkeit des Präparates für gesunde Gewebe. Die unterschiedliche Wirkung verschiedenartiger Pankreasextrakte ist bis jetzt nicht erklärt. Aller Wahrscheinlichkeit nach liegt im chemischen Débridement trotz der bisherigen Enttäuschungen ein aussichtsreicher Weg für die Zukunft.

e) Die offene Behandlung

Die sog. offene Behandlung der Verbrennungen ist in den letzten Jahren wieder in den Vordergrund getreten. Zahlreiche Arbeiten der letzten 10 Jahre befassen sich mit ihren Vor- und Nachteilen. Den Anstoß dazu hat WALLACE (1949) gegeben. Die offene Behandlung ist aber zweifellos viel älter. So wird sie von HENSCHEN (1941) im Rahmen eines Übersichtsreferates erwähnt und als „französische Methode" bezeichnet. Unseres Wissens geht die erste ausführliche Darlegung der Methode auf COPELAND (1887) zurück. Dieser Autor behandelte 2 Fälle, bei denen andere Methoden versagt hatten, durch Austrocknen der Brandwunden an der Luft. GRIFFITH (1901) bestätigte diese Mitteilung auf Grund eigener günstiger Erfahrungen. 1905 veröffentlichte H. SNEVE eine größere Arbeit über die Behandlung der Verbrennungen, die auch heute noch erstaunlich modern anmutet. (Er weist darin als erster auf die Wichtigkeit der parenteralen und enteralen Flüssigkeitszufuhr hin. Als Flüssigkeit verwendet er physiologische Kochsalzlösung. SNEVE fordert in der gleichen Arbeit auch die frühzeitige plastische Deckung vollständig zerstörter Hautpartien!) SNEVE beobachtete, daß Gesichtsverbrennungen ohne Verband viel schneller heilen als Verbrennungen der übrigen Körperpartien im Verband. Er vermutete, daß die macerierende Eiterung unter dem Verband oft zu einem Verlust der restlichen Hautinseln führt. Er ging deshalb dazu über, drittgradige Verbrennungen offen zu behandeln. Gegen die in Wien damals üblichen Wasserbetten (HEBRA) verhielt er sich ablehnend, denn er empfand das Wasser als ein unphysiologisches Medium für die Haut. Nach seiner Meinung ist Luft das natürliche Medium der Haut. Er beruft sich dabei auf zwei deutsche Arbeiten über die Wundheilung im allgemeinen (WAGNER 1903, BERNHARD 1904). In den Jahren bis zum Ausbruch des 1. Weltkrieges fand die offene Behandlung auf Grund der Arbeit von SNEVE mehr und mehr Anhänger (NEATHERY 1909, JOHN 1910, „*Editorial*" *in New York Medical Journal* 1914, HERRMANN 1915 und HAAS 1915).

---

[1] Hersteller: Röhm & Haas G.m.b.H., Darmstadt

Mit der Tanninbehandlung sowie mit verschiedenen Salbenbehandlungen, Kompressionsverbänden und mit der lokalen Chemotherapie kamen sukzessive andere, modernere Verfahren in den Vordergrund des Interesses, und die offene Behandlung geriet weitgehend in Vergessenheit. In den deutschen Lehrbüchern der Chirurgie wurde sie allerdings weiter angegeben (GARRÉ, BORCHARD und STICH 1938), nicht aber in den angelsächsischen Lehrbüchern (*Christophers Textbook of Surgery* 1931, *Homans Textbook of Surgery* 1931). In der viel beachteten Monographie „The treatment of burns" lehnt HARKINS (1942) die offene Behandlung ab und stellt fest, daß sie glücklicherweise bald nurmehr eine interessante historische Tatsache darstelle.

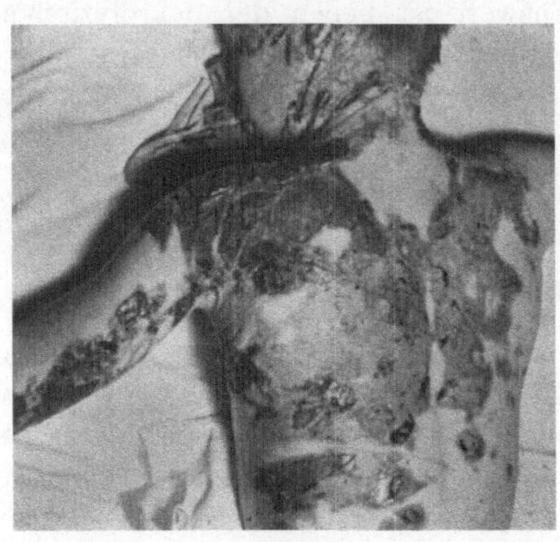 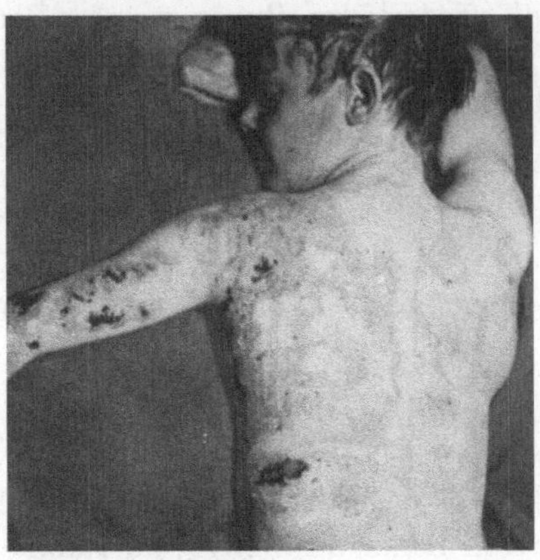

Abb. 67   Abb. 68

Abb. 67 u. 68 (Fall 63). Abheilung einer tief zweitgradigen Verbrennung unter offener Behandlung 5 bzw. 21 Tage nach der Verbrennung (vgl. Abb. 12)

Verschleppte Fälle, die nicht zeitig genug plastisch behandelt worden sind, haben viel zur Diskreditierung der offenen Behandlung beigetragen. Diese über Monate „offen vernachlässigten Fälle" haben aber nichts mit der Methode an sich zu tun.

Im 2. Weltkrieg kam die offene Behandlung der Verbrennungen unseres Wissens nirgends zur Anwendung. WALLACE (1949, 1950, 1951, 1953) hat das Verfahren auf breiterer Basis — vorerst sorgfältig abtastend — wieder aufgenommen. Sein Vorschlag wurde von PULASKI et al. (1951) und von BLOCKER (1951) in den Vereinigten Staaten mit großer Energie aufgenommen und an einer großen Zahl Verbrannter nachgeprüft. Ihre Berichte lauteten im allgemeinen günstig, obwohl sie die Indikation zur Anwendung wesentlich weiter stellten als WALLACE. Die offene Behandlung weist nach BLOCKER (1951) gegenüber der geschlossenen folgende Vorteile auf:

1. Geringerer Blutbedarf nach Ablauf der Schockphase,
2. geringerer Schmerzmittelbedarf,
3. geringere Febrilität,
4. bessere Nahrungsaufnahme,
5. geringere Anzahl und kleinere Ausdehnung der plastischen Deckungen, da macerierende Eiterungen vermieden werden.

In der Folge entbrannte ein ziemlich heftiger Kampf zwischen den Anhängern der aseptischen Verbrennungsbehandlung und denen der offenen

Behandlung. Evans hat in mehreren Veröffentlichungen darauf hingewiesen, daß die Widersprüche der beiden Behandlungsmethoden nur scheinbare seien. Die offene Behandlung entzieht den Bakterien das Substrat durch Austrocknung, während die aseptische Methode, unterstützt durch lokal applizierte Bacteriostatica, die Zahl der Bakterien möglichst gering zu halten trachtet. Verschiedene Autoren haben in den letzten Jahren ihre positiven Erfahrungen mit der offenen Behandlung mitgeteilt (MOWLEM und DAWSON 1951, CLARKSON 1951, MATTHEWS 1951, ALLGÖWER 1952, PULASKI und ARTZ 1952, McDOWELL 1952, EVANS et al. 1952, „Editorial" British Medical Journal 1953, ARTZ et al. 1953, ROUSSELOT et al. 1953, MOWLEM und DAWSON 1954).

Einstimmigkeit besteht wohl heute über die Zweckmäßigkeit der offenen Behandlung bei Verbrennungen des Gesichtes und des Perineums. Einseitige Verbrennungen des Rumpfes und der Extremitäten werden ebenfalls von sämtlichen Autoren, die entsprechende Fälle beobachten konnten, als gute Indikation für die offene Behandlung angesehen. Schwierigkeiten ergeben sich bei zirkulären Verbrennungen des Rumpfes und der

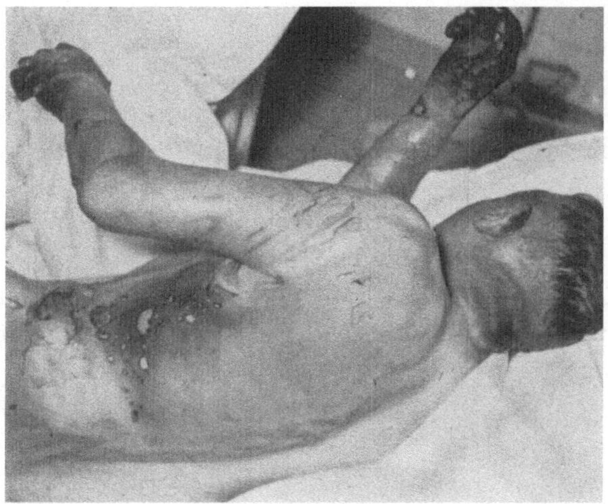

Abb. 69

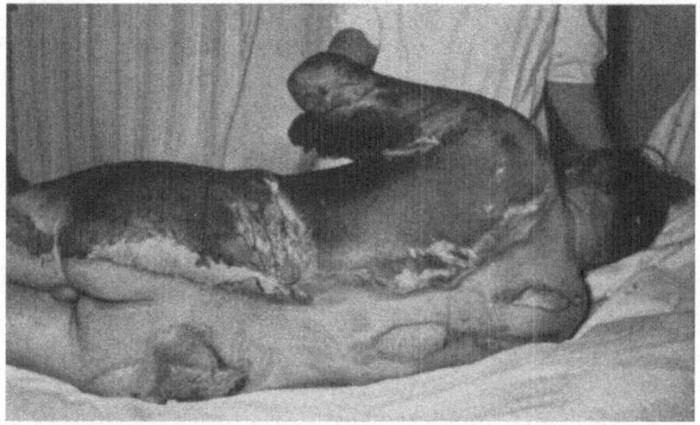

Abb. 70

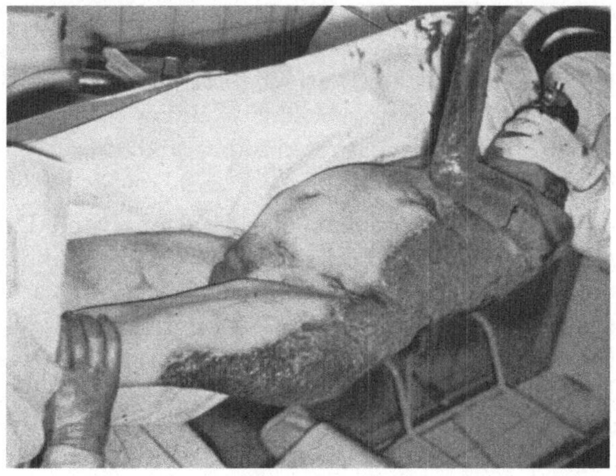

Abb. 71

Abb. 69—71 (Fall 69). Wundreinigung einer drittgradigen Verbrennung unter offener Behandlung. Zustand sofort, 4 Tage und 28 Tage nach Verbrennung

Extremitäten, weil bei Aufliegen verbrannter Teile keine Austrocknung, sondern oft eine macerierende Eiterung auftritt. Von vielen Autoren wird in solchen Fällen der schützende, unverrückbare Verband vorgezogen. Verbrannte Hände werden von fast allen Vertretern der offenen Behandlung während einiger Tage im Druckverband (in Funktionsstellung!) gehalten.

Die Durchführung der offenen Behandlung

Wir haben bei einer Reihe von 82 konsekutiven Verbrennungen die offene Behandlung ohne Beachtung irgendwelcher Kontraindikationen durchgeführt. Besondere Räumlichkeiten sind nicht erforderlich. Allerdings muß eine dem Patienten angenehme Raumtemperatur gewährleistet werden können. Diese schwankt je nach Jahreszeit und Luftfeuchtigkeit zwischen 22 und 26° C. Es ist deshalb nicht ratsam, die offene Behandlung ausgedehnt Verbrannter in großen Krankensälen durchzuführen.

Verbrennungen, die nur eine Körperseite des Rumpfes betreffen, bieten im allgemeinen keine Schwierigkeiten (Abb. 12, 67, 68; 69—71). Eine Wundtoilette

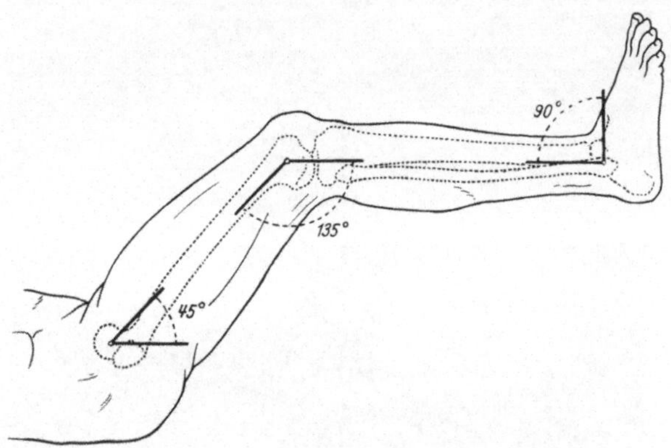

Abb. 72. Lagerung der verbrannten unteren Extremität in Mittelstellung. (Leider sind oft Kompromisse notwendig. Trotzdem soll man sich immer möglichst um diese Stellung bemühen.)

ist — ausgenommen bei grober Verschmutzung — nicht erforderlich. Der Kranke wird ins Bett gelegt, und seine verbrannten Partien werden durch Bettbogen vor Kontakt mit der Bettwäsche geschützt. Verbrannte Arme und Hände werden extrem hoch gelagert. Die Handstellung ist stündlich zu kontrollieren (Abb. 93). Wenn die Hand aus der Mittelstellung (Funktionsstellung!) abweicht, muß korrigiert werden. Ist der Patient dazu nicht in der Lage, so ist das Anlegen eines Verbandes in entsprechender Stellung empfehlenswert. Untere Extremitäten, die auf der Vorderseite verbrannt sind, werden in Mittelstellung gebracht und hoch gelagert (Abb. 72).

Zirkuläre Verbrennungen von Rumpf und Extremitäten werden im Prinzip gleich behandelt. Häufiges Umlagern der zirkulär verbrannten Körperteile ist notwendig, um die macerierende Eiterung zu verhüten. Bei Verbrennungen des Rumpfes bewährt sich dabei der sog. „Stryker-frame" [DAVIS et al. (1953) (Abb. 73)]. Zirkuläre Verbrennungen des Armes lassen sich durch einfaches Rotieren im Schultergelenk umlagern. Bei zirkulären Verbrennungen der Unterschenkel kann meist durch entsprechende Lagerung (Aufstützen an unversehrten Partien des Oberschenkels und der Füße) vollständige Austrocknung erzielt werden (Abb. 74, 75). Zirkuläre Verbrennungen der Oberschenkel bis zum Gefäß machen Umlagerungen des Patienten notwendig, am besten wiederum auf dem „Stryker-frame". Bis vor kurzem stand uns ein solches Wendebett nicht zur Verfügung, und wir haben uns durch häufiges Umlagern des Patienten im gewöhnlichen Bett beholfen (Abb. 76—79).

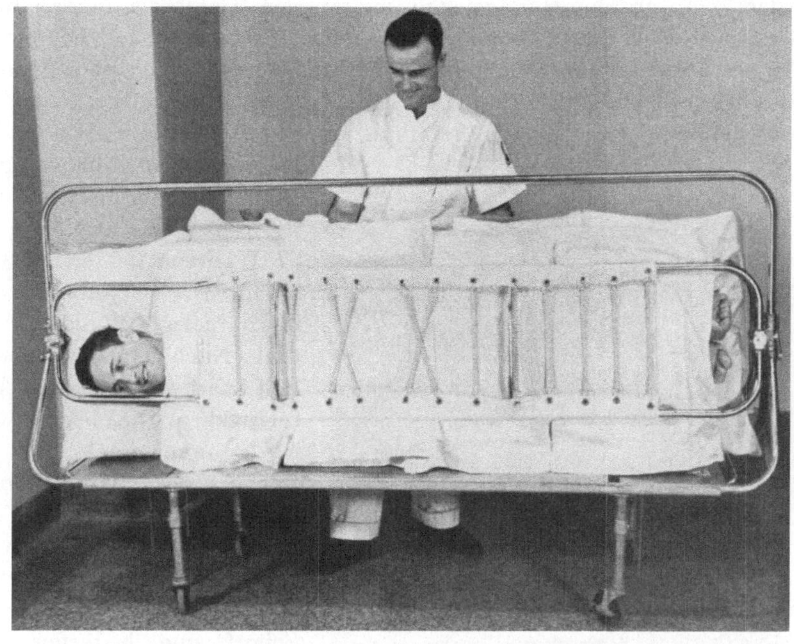

a

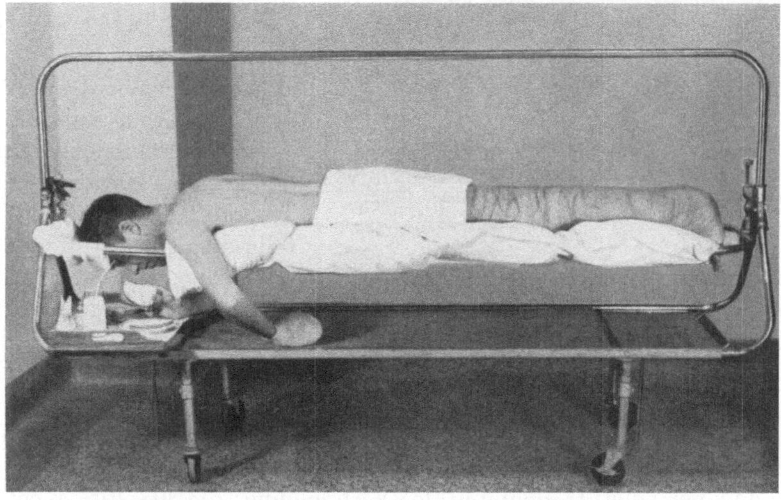

b

Abb. 73 a u. b. Der „Stryker-frame". [Nach J. H. Davis et al. (1953)]

Früher haben wir zirkuläre Verbrennungen lediglich auf saubere Bettwäsche gelagert. Dies macht aber das Wenden des Patienten recht schmerzhaft. Wir sind deshalb dazu übergegangen, die verbrannten Partien — gleichgültig ob Rumpf oder Extremitäten — auf Leinentücher zu lagern, die sehr dünn mit Vaseline bestrichen sind. Gaze ist ungeeignet, da sie sich zu sehr an der Wunde festsaugt.

An der Volarseite der Handgelenke und an der Eminentia ulnaris humeri kommt es nach 2—3 Tagen oft zu schmerzhaften Zuständen. Ist dies der Fall, so erhält der Patient an diesen Stellen einen leicht gepolsterten Salbenverband.

Die offene Behandlung erfordert täglich sorgfältige Inspektion der Verbrennungswunden. Jede Eiteransammlung in Blasen oder unter Krusten ist sofort durch Abtragung der Blase oder durch Débridierung der Kruste zu entleeren.

Während der ersten 8 Tage nach der Verbrennung hat uns das dargelegte Vorgehen befriedigt. Nach Ablauf dieser Zeit hält es schwer, schematisch weiterzugehen. Die oberflächlichen Verbrennungen (1. und oberflächlicher 2. Grad) sind zu diesem Zeitpunkt in der Regel fast vollständig abgeheilt. Die tief zweitgradigen Verbrennungen zeigen einen trockenen Schorf und bedürfen keiner weiteren Maßnahmen bis zur spontanen Epithelialisierung, die bis zu 21 Tage beanspruchen kann. Drittgradige Verbrennungen zeigen bald nach Ablauf der 1. Woche am Rande Zeichen der demarkierenden Entzündung. Die Wunde ist jeden Tag auf die Möglichkeit des Débridement zu untersuchen.

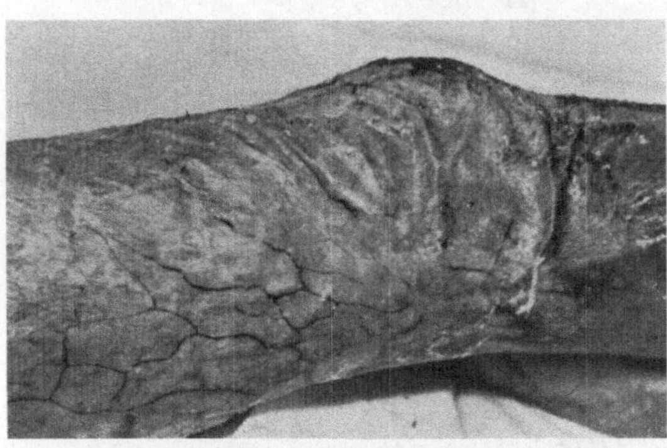

Abb. 74

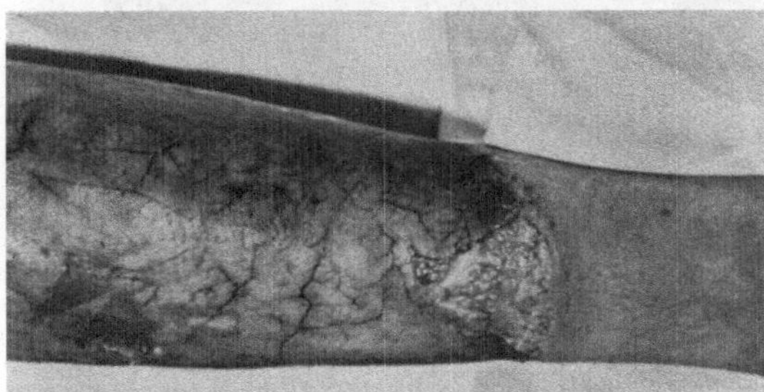

Abb. 75

Abb. 74 u. 75 (Fall 75). Status 8 bzw. 15 Tage nach drittgradiger Verbrennung im Bereich der Beine, offene Behandlung. Bei Abb. 75 ist ein Teil der Kruste entfernt

Von jetzt an ist das Vorgehen je nach Körperteil verschieden. Bei Verbrennungen der Arme und Hände bedienen wir uns häufig des Kamillenarmbades und lassen darin aktive Bewegungsübungen durchführen. Das Bad erlaubt ein schonendes Débridieren der Wunde. Nach dem Bad wird ein dünner Salbenverband aufgelegt (Vaseline auf Leinen). Verbrennungen des Gesichtes, des Rumpfes und der unteren Extremitäten werden im allgemeinen weiterhin offen behandelt. Débridierte Stellen werden mit dünnen Salbenlappen bedeckt. Bei gutem Allgemeinzustand und bei einer Ausdehnung der Verbrennung, die 30—40% nicht überschreitet, können die Patienten täglich in das Kamillenbad gebracht und nachher mit dünnen Salbenlappen verbunden werden. Dieses Vorgehen erlaubt eine rasche Wundreinigung, und die verbrannten Stellen sind im allgemeinen nach relativ kurzer Zeit reif zur Transplantation. Bei ausgedehnten Verbrennungen dritten Grades sollte im Verlauf der 4.—5. Woche transplantiert werden können.

Bei Verbrennungen geringerer Ausdehnung kann die Wundreinigung chirurgisch vorangetrieben werden, und die plastische Deckung sollte im Verlauf der 3. Woche möglich sein.

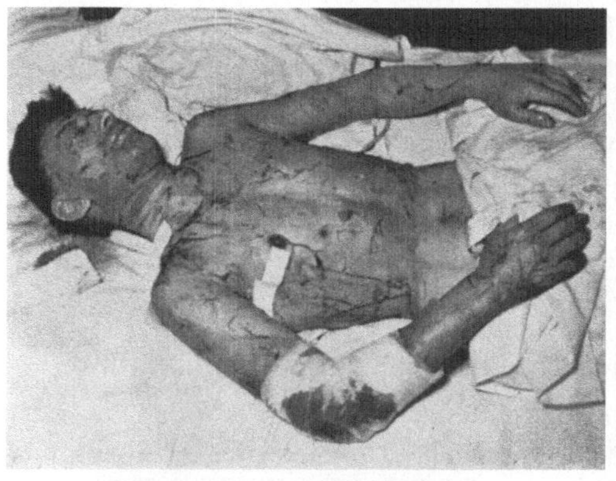

Abb. 76. Sofort nach Verbrennung

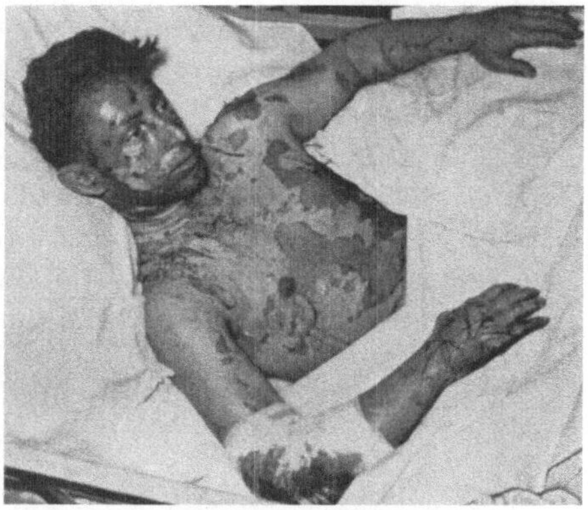

Abb. 77. 4 Tage nach Verbrennung

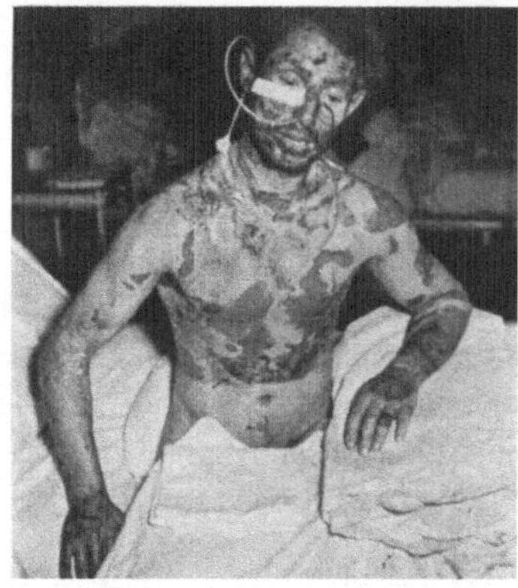

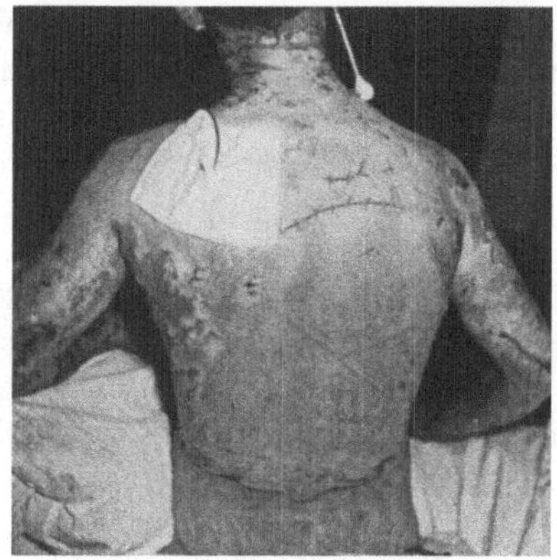

Abb. 78. 8 Tage nach Verbrennung. Man beachte die Austrocknung der Brandwunde und ihre reizlose Umgebung

Abb. 79. Rücken (aufliegender Körperteil) 8 Tage nach Verbrennung etwas schmierig, aber durch häufiges Umlagern relativ sauber gehalten. p. p. Heilung der großen Thoraxwunde

Abb. 76—79 (Fall 71). Tief zweitgradige, teilweise drittgradige Verbrennung von 45% der Körperoberfläche, penetrierende Thoraxverletzung

4. Die chirurgische Behandlung der gereinigten Verbrennungswunde

a) Beurteilung der Verbrennungswunde

In der Indikation zur Vornahme von Hauttransplantationen läßt man sich vom makroskopischen Aussehen der Wunde leiten. Eine Fläche, die nach vorsichtigem Abtupfen mit feuchten Tüchern rot und sauber granuliert erscheint, verspricht ein gutes Angehen freier Hauttransplantate (Abb. 65; 94, 95).

Die bakteriologische Untersuchung der klinisch sauberen Wundflächen ergibt meist die verschiedensten Keime, ohne daß dadurch das Resultat der Transplantationen beeinträchtigt würde. BARNES (1943) stellt fest, daß auch Pyocyaneus-Infektionen keinen Gegengrund gegen frühe Deckung granulierender

Flächen darstellen. GREELEY (1945) legt ebenfalls Wert auf die makroskopische Beurteilung der Granulationsfläche und stellt fest, daß Pyocyaneus-Infektion die Resultate nicht beeinträchtigt. Hie und da finden sich am Rande der Wunde impetigoähnliche Borken und entsprechende Pusteln der Haut. Diese Eiterung scheint imstande, gesundes Wundrandepithel zu unterminieren (Fälle 24, 66, 71). Bei solchen Patienten gehen die Transplantate oft völlig verloren. Wir können nicht entscheiden, ob die dabei gefundenen Bakterien die wirklichen Ursachen des Mißerfolges darstellen, oder ob Veränderungen des Wundmilieus, d.h. des Wirtes, schlechtere Anheilungsbedingungen schaffen. Jedenfalls haben wir in den beschriebenen Fällen nach bakteriologischer Abklärung (Resistenzprüfungen!) und entsprechender lokaler Therapie ein besseres Angehen der Transplantate gesehen (s. auch Abschnitt Infektion II C 3).

b) Vorbehandlung der Wundfläche unmittelbar vor Transplantation

Oft ist kurz vor der Transplantation ein chirurgisches Débridement notwendig. Dazu ist eine Lachgasnarkose erforderlich. Die mechanische Reinigung führt nur selten zu einer gleichmäßig, „trockenen" Wundfläche. Die starke Exsudation ergibt keine guten Bedingungen für das Angehen der Transplantate. Es empfiehlt sich, die débridierte Wunde 1—3 Tage mit Verbänden von isotonischer NaCl-Lösung zu behandeln. Diese leicht komprimierenden Verbände werden täglich 1—2mal gewechselt. Auf diese Weise erzielt man eine gleichmäßige, rote Granulationsfläche, auf welcher freie Hauttransplantate leicht anwachsen.

c) Die Wahl des Transplantates

Ziel der Behandlung ist die Bedeckung der großen Wundflächen mit Haut, um den Verlust an Eiweiß, Wasser und Salzen zu beenden. Dazu wählt man ein freies Autotransplantat, das möglichst anspruchslos ist, d.h. das mit einer minimalen Ernährung auskommt. Dies ist der Fall bei dünnen Spaltlappen von 0,3—0,4 mm Dicke. Zur Erzielung dieser dünnen Lappen verwenden wir im allgemeinen das Elektrodermatom. BATTLE (1954) empfiehlt ebenfalls das auf mittlere Dicke eingestellte Elektrodermatom. Nach CLARKSON und LAWRIE (1946) soll man primär ein dünnes Transplantat und erst später allenfalls ein dickes Transplantat verwenden, wenn funktionelle oder kosmetische Gründe dafür sprechen.

Die Granulationsfläche wird nicht abgekratzt, sondern nur mit warmen, feuchten Kompressen gut abgetupft. Dabei sind Blutungen tunlichst zu vermeiden. Dünne Spaltlappen heilen bei diesem Vorgehen zu 90—100% an. Es ist von großer Wichtigkeit, dem Sekret der Granulationsfläche guten Abfluß zu verschaffen. Zu diesem Zweck wird der auf der Wunde ausgebreitete Lappen mit einer feinen Schere im Abstand von etwa 2 cm eingeschnitten. Dank der Spannung der Haut öffnen sich diese Incisionen.

Steht wenig Haut zur Verfügung, so schneidet man sie in einzelne Stücklein von 2 cm Kantenlänge und pflanzt sie in etwa 1 cm Abstand auf die Wunden. Die Zwischenräume werden dann der sekundären Epithelialisation überlassen. LEWIS (1953) hat mit diesem Vorgehen der „Postmarkentransplantate" bei ausgedehnten Hautverlusten gute Erfolge erzielt. Ein nützlicher Vorschlag zur besseren Ausnützung der Hautlappen stammt von URKOV (1948). Er legt zahlreiche parallele Incisionen in den Hautlappen. Durch diese Maßnahme lassen sich die Transplantate um etwa $^1/_3$ verlängern. MOREL-FATIO (1951) hat die Halbierung der Dermatomlappen auf dem Dermatom vorgeschlagen.

Oft bietet die Entnahme von genügend Haut auf gewöhnlichen Operationstischen Schwierigkeiten. In solchen Fällen soll man sich an den Vorschlag von DENMAN (1950) erinnern, der für schwierige Entnahmen an den Extremitäten den Extensionstisch verwendet.

Verschiedentlich wurde auch vorgeschlagen, kleine Epidermisstücklein in das Granulationsgewebe zu implantieren (Epithelpropfungen). Nach den Arbeiten von BILLINGHAM (1952) scheint dieses Vorgehen wenig sinnvoll. Setzt man ein rein epidermales Transplantat in die Mitte einer granulierenden Wunde, so ist die Kontraktion der Wundränder die gleiche, wie bei Wunden ohne Transplantation. Nur ein aus dermalen und epidermalen Anteilen bestehendes Transplantat wirkt als Regenerationszentrum und bringt die Wundrandkontraktion an seiner Grenze zum Stillstand.

Die transplantierte, durch Incisionen durchlässig gemachte Haut wird mit leicht fetthaltigen, weitmaschigen Gazestreifen bedeckt. (Bei großen Granulationsflächen breitet man die mit dem Dermatom entnommene Haut zuerst auf einer fetthaltigen Gaze aus und legt Haut und Gaze zusammen auf die Granulationsfläche an.) Anschließend wird über Krüll ein komprimierender, unverschieblicher Verband angelegt. Es empfiehlt sich, dem Verband durch zahlreiche Heftpflasterstreifen Halt zu geben. Die dünnen Transplantate haften sehr rasch auf der Granulationsfläche. Annähen der Transplantate ist unnötig. Es führt in den hyperämischen, leicht verletzlichen Granulationsgeweben leicht zu lästigen Blutungen.

Der Verbandwechsel soll früh, d.h. nach 4—5 Tagen vorgenommen werden. Dabei können allfällige Sekretansammlungen unter den Spaltlappen abgelassen und lokalisierte Eiteransammlungen unter dem Verband entleert werden. Bei vorsichtiger Technik werden angewachsene Transplantate durch den frühen Verbandwechsel nicht gefährdet. Nach dem Verbandwechsel wird wieder ein Druckverband angelegt. Druckverbände sind während mindestens 14 Tagen empfehlenswert.

d) Behandlung der Spendergebiete

Die Spendergebiete der dünnen Spaltlappen heilen im allgemeinen gleich rasch wie zweitgradige Verbrennungen mittlerer Tiefe, d.h. innerhalb 10 bis 14 Tagen. Nach Möglichkeit wählen wir das Spendergebiet an einer Stelle, wo der Patient nicht aufliegt. Dies gibt uns die Möglichkeit, die Entnahmestelle — gleich wie die Verbrennungen — offen zu behandeln. Wir befolgen dieses Vorgehen seit über 4 Jahren und haben dabei keine Komplikationen erlebt. Ein gleichartiger Vorschlag wurde kürzlich von ARTZ (1955) publiziert. Ist die offene Behandlung des Spendergebietes aus technischen Gründen nicht möglich, so bewährt sich ein indifferenter Verband mit einer weitmaschigen, leicht fetthaltigen Gaze.

5. Verbrennungen der Hände und Füße

Der Entscheid über das Vorgehen bei Verbrennugen der *Hände* ist besonders schwierig. Es erscheint verlockend, den mannigfachen Spätkomplikationen (Kon-

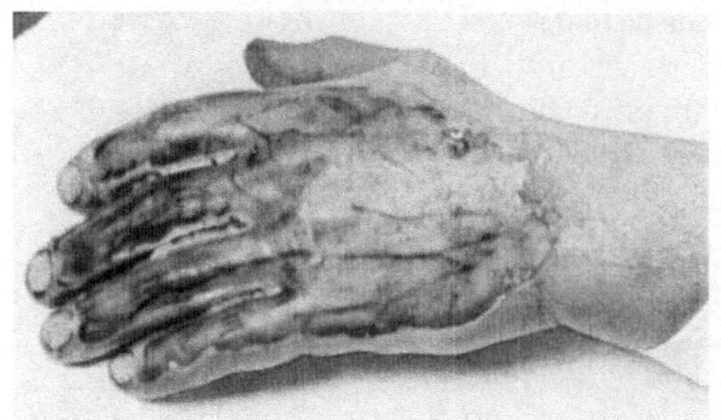

Abb. 80

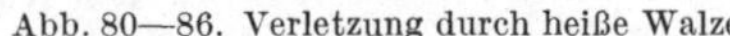

Abb. 80—86. Verletzung durch heiße Walze

Abb. 80. Status sofort nach Verletzung. Nekrotische Partien durch primäre Excision entfernt, Deckung mit Spaltlappen (das Hauttransplantat heilte nicht ein)

Abb. 81. Excidiertes Hautstück

Abb. 82. Status 45 Tage nach Verbrennung (Verband mit Blutpaste). Bedeckung mit Lappen vom Abdomen. (Kritik: Hätte früher mit Lappen gedeckt werden sollen)

Abb. 83—86. Zustand 4 Jahre nach Lappenplastik (und Sehnentransplantat auf Dig. III).
Gut brauchbare Arbeitshand

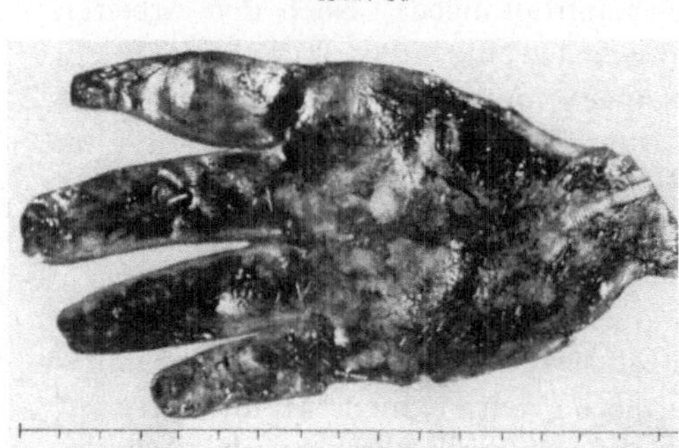

Abb. 81

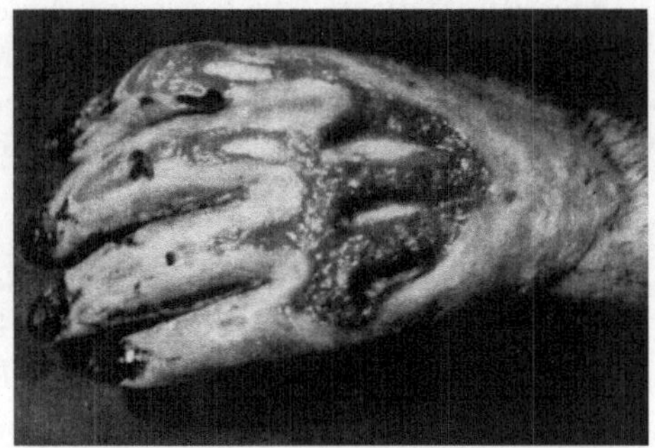

Abb. 82

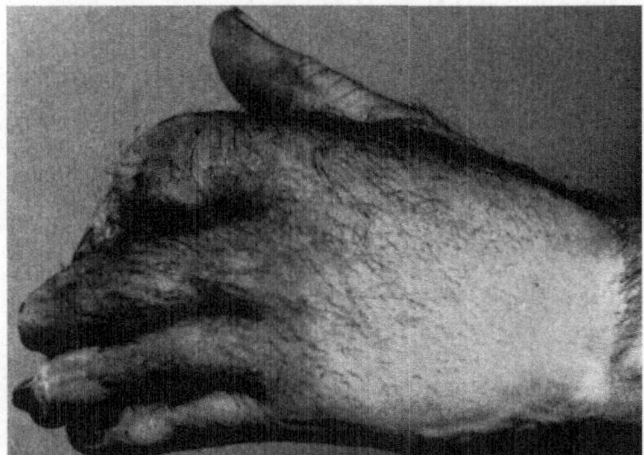

Abb. 83

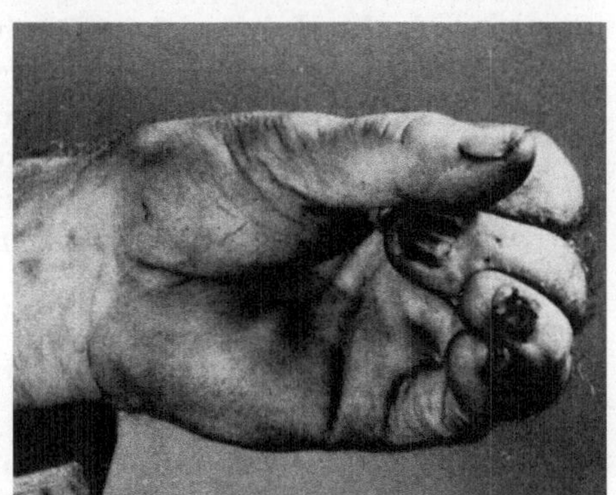

Abb. 84

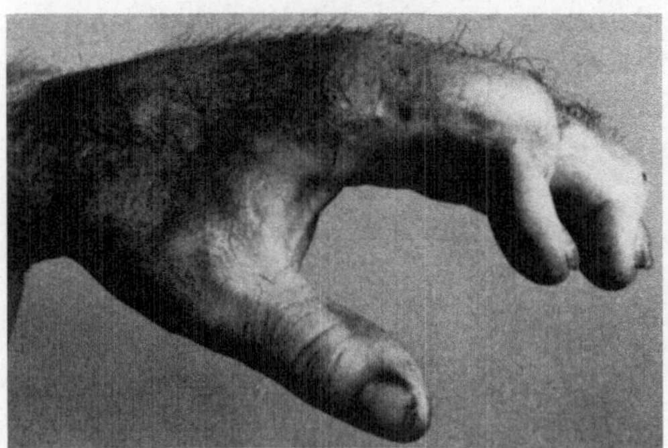

Abb. 85

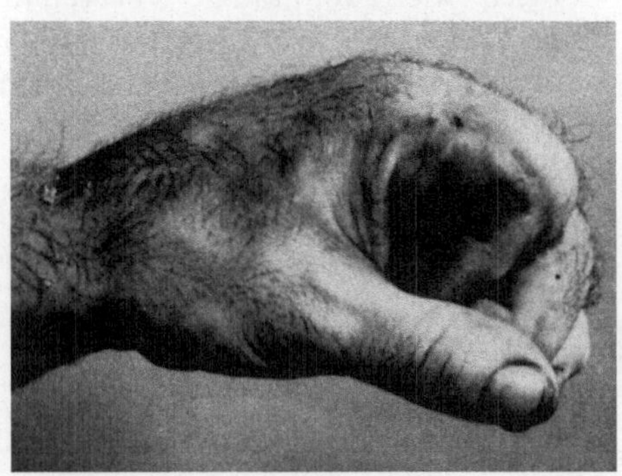

Abb. 86

trakturen, Sehnennekrosen usw.) durch primäre Excision und plastische Deckung zu begegnen. Die primäre Excision muß aber bei Verbrennungen der Hände mit großer Zurückhaltung angewandt werden. Liegt eine umschriebene, drittgradige oder tief zweitgradige Verbrennung des Handrückens vor, so ergibt die Excision und Thierschung unter Umständen gute kosmetische und funktionelle Resultate. Da tief zweitgradige Verbrennungen des Handrückens zu störenden Kontrakturen führen können, fällt die Opferung einiger erhaltener Hautanhangsgebilde nicht ins Gewicht. Auf der Volarseite der Hand und der Finger führt die primäre Excision gerne zur Verletzung wichtiger Blutgefäße und Nerven. Es ist deshalb in diesem Bereich besonders große Zurückhaltung am Platze.

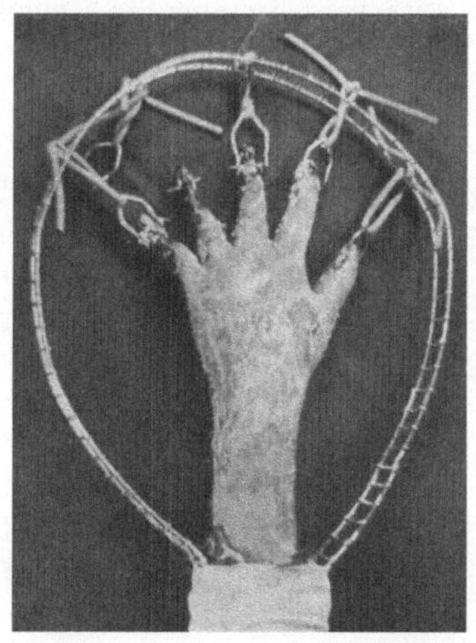 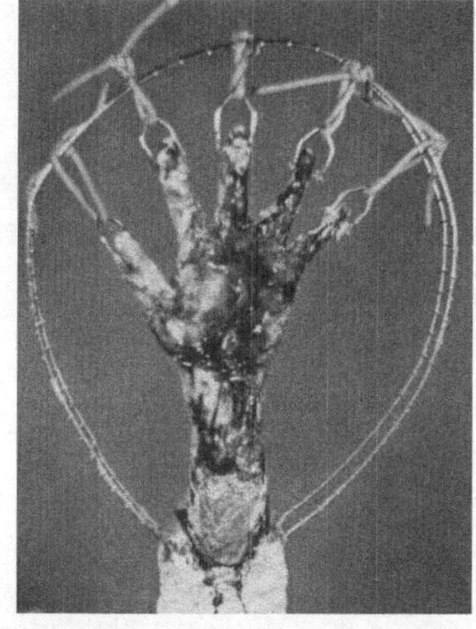

Abb. 87   Abb. 88

Abb. 87 u. 88. Zustand 26 Tage nach Verletzung

Abb. 87—92. Verletzung durch heiße Wäschemange

Reicht die Zerstörung der Gewebe bis auf die Sehnen, so bietet die Lappenplastik die beste Chance, ein möglichst gutes funktionelles Resultat zu erreichen (Abb. 80—86; 87—92). Verfallen die geschädigten Sehnenabschnitte unter der Lappenplastik trotzdem der Nekrose, so ist für eine spätere Sehnentransplantation ein guter Weichteilmantel ohnehin erforderlich, und es kann so Zeit gewonnen werden. Primäre Excision nekrotisch scheinender Sehnen (ALLEN 1948) scheint uns nicht indiziert, da gerade diese Gewebe makroskopisch schwer zu beurteilen sind. COLSON et al. (1953) konnten entblößte, avitale Sehnen erfolgreich mit freien Hauttransplantaten decken. Wir waren bei gleichen Versuchen nicht so glücklich und sind der Meinung, daß entblößte Sehnen eine Lappenplastik benötigen.

Im ganzen werden wenig Kliniken die notwendigen Erfahrungen sammeln können, um sichere Richtlinien für die primäre Excision bei Handverbrennungen aufstellen zu können. Die Tiefe der Verbrennung ist ja gerade an der Hand schwer zu beurteilen. Drittgradige Verbrennungen der Hände sind relativ selten isoliert vorhanden und bei ausgedehnten Verbrennungen steht die Sorge um das Allgemeinbefinden im Vordergrund.

Aus all diesen Gründen wird die Mehrzahl der verbrannten Hände heute konservativ behandelt. Unabhängig von der Art der konservativen Behandlung sind

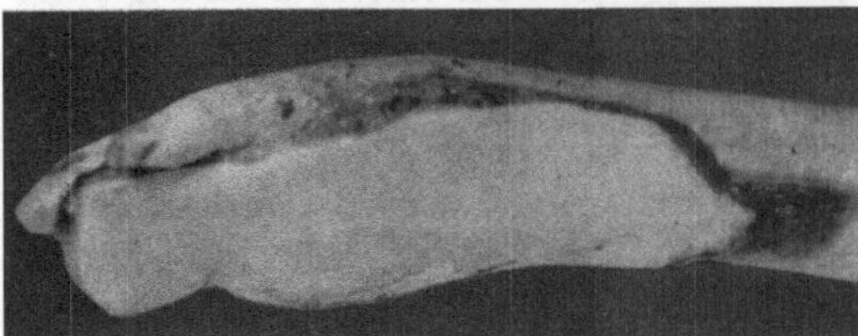

Abb. 89. Zustand nach Lappenplastik vom Abdomen

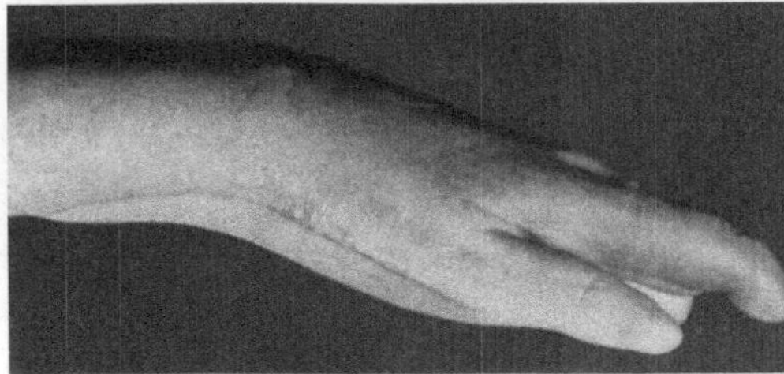

Abb. 90

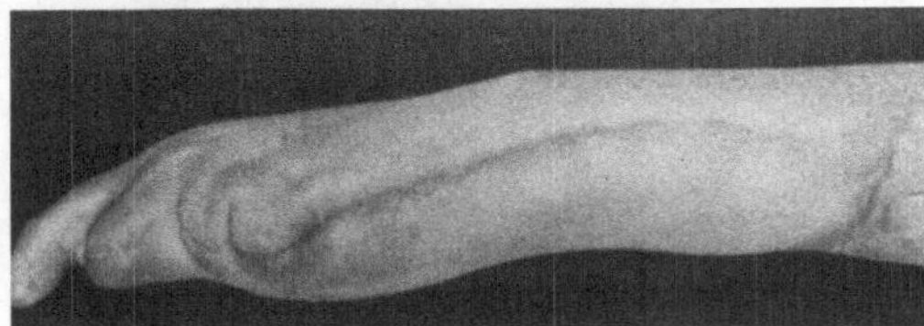

Abb. 91

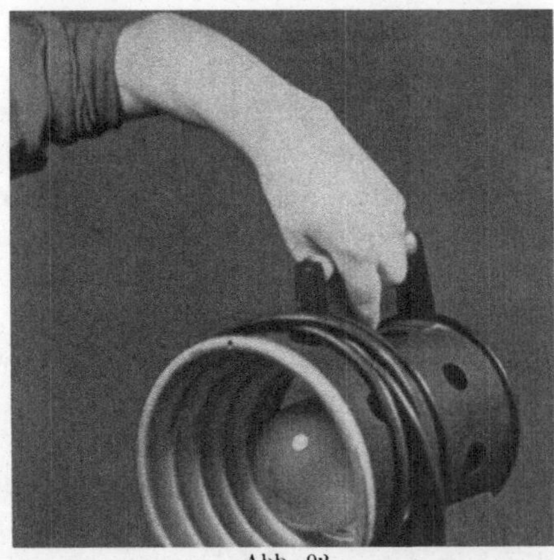

Abb. 92

Abb. 90—92. Zustand 5 Jahre nach Verbrennung. Nützliche Greifhand

einige, von AINSWORTH (1942) umschriebene Prinzipien stets zu beachten:

1. Elevation des Armes mindestens 45⁰ über die Horizontale.

2. Dorsalflexion im Handgelenk von 30⁰.

3. Zunehmende Flexion der Metacarpophalangealgelenke 2—5. Stärkste Biegung im Gelenk des Digitus V.

4. Semiflexion aller Interphalangealgelenke.

5. Adduktion des fast gestreckten Daumens, so daß er den Zeigefinger nahezu berührt.

Diese Vorschriften ergeben zusammen die bei jeder Handverletzung wichtige *Funktionsstellung* (Abb. 93).

Nach unserer Erfahrung läßt sich bei aufmerksamer Pflege diese Stellung mit der offenen Behandlung in den meisten Fällen erzielen. Wir haben eine Reihe von Handverbrennungen offen behandelt (Abb. 16; 94, 95; 96—105; 112—114). Dies hat den Vorteil, daß gleich nach der Verbrennung mit aktiven Bewegungen angefangen werden kann. Nach Ablauf einer Woche bewährt sich bei den tieferen Verbrennungen das tägliche Handbad, welches intensive aktive Bewegung und schonende Wundreinigung mit Schere und Pinzette erlaubt.

Die offene Behandlung der Hände ist nicht ungefährlich und bedarf sehr genauer Überwachung. Wir sind überzeugt, daß wir noch nicht die optimale Behandlungsart gefunden haben. Die Resultate scheinen uns aber nicht schlechter als anderswo, und das Verfahren hat den Vorteil der Einfachheit und der raschen aktiven Funktionsbehandlung.

Die meisten Autoren bevorzugen irgendeine Art des Verbandes, wenigstens
während der Exsudationsphase. Die Funktionsstellung der Hand läßt sich so

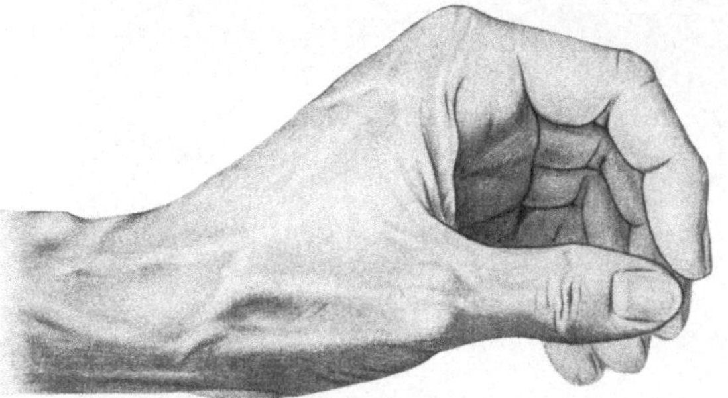

Abb. 93. Funktionsstellung der Hand

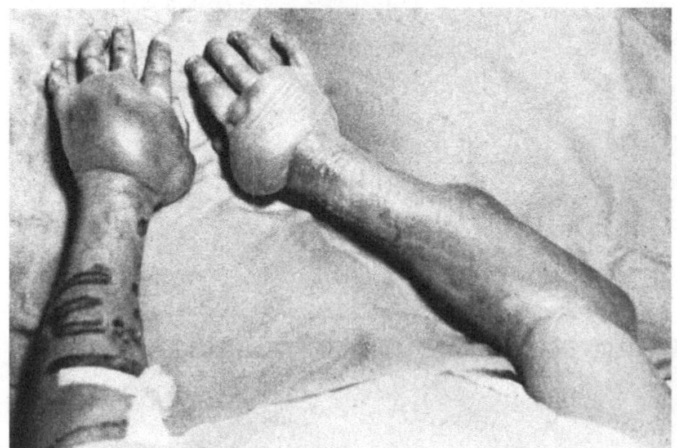

Abb. 94 Zustand einige Stunden nach Verbrennung

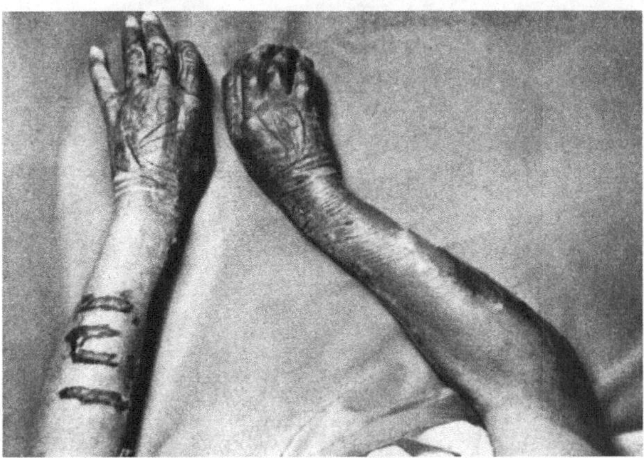

Abb. 95 zeigt die Hände 6 Tage nach Verbrennung

Abb. 94 u. 95 (Fall 66). Abheilung einer relativ oberflächlichen Verbrennung der Hände unter offener Behandlung

leichter beibehalten. BLOCKER (1951) legt verbrannte Hände in einen eigentlichen
Kompressionsverband. EVANS (1952) befolgt eine ähnliche Technik und lehnt

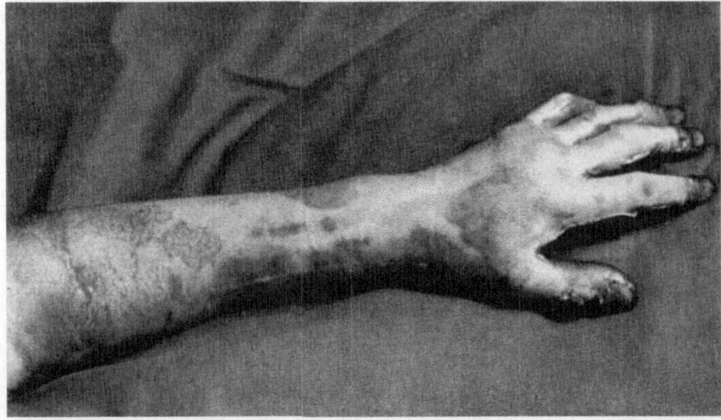

Abb. 96. Zustand frisch nach Verbrennung

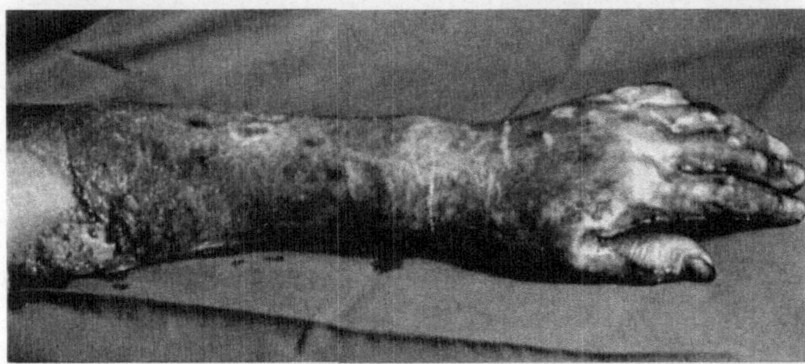

Abb. 97. Nach 6 Tagen offener Behandlung

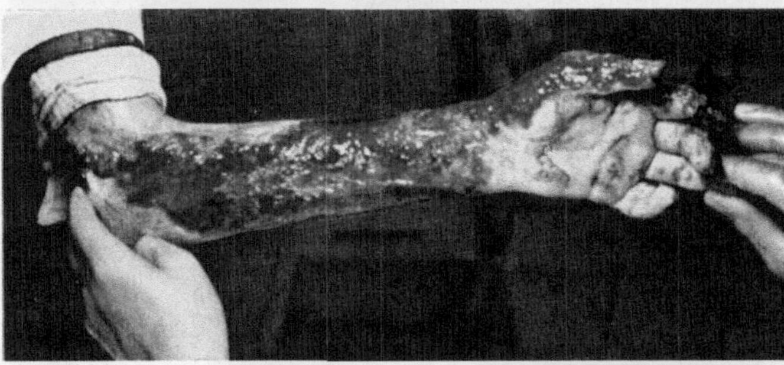

Abb. 98

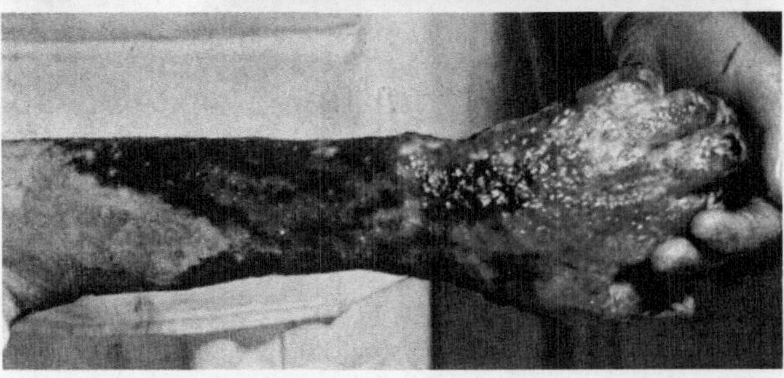

Abb. 99

Abb. 98 u. 99. 28 Tage nach Verbrennung (bereit zur Transplantation)

Abb. 96—105 (Fall 67). Schwere, drittgradige Benzinverbrennung, linker Vorderarm und Hand. Offene Behandlung während 6 Tagen, chemisches Débridement mit Jatrosin während 14 Tagen. Dabei zweimal starke venöse Blutung. Transplantation 28 Tage nach Verbrennung. Erfolgreiche Nachtransplantation nach 12 Tagen mit Haut, die in 10% Serum aufbewahrt war. Vgl. Abb. 13

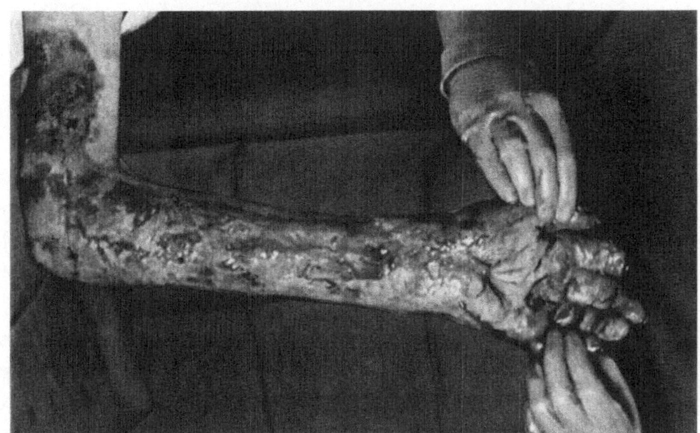

Abb. 100

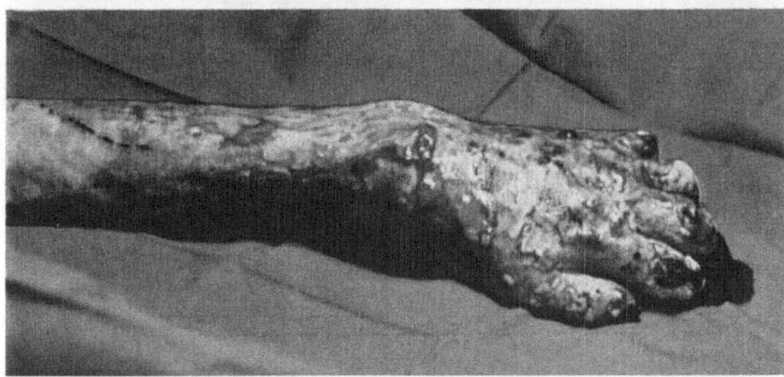

Abb. 101

Abb. 100 u. 101. 12 Tage
nach Transplantation

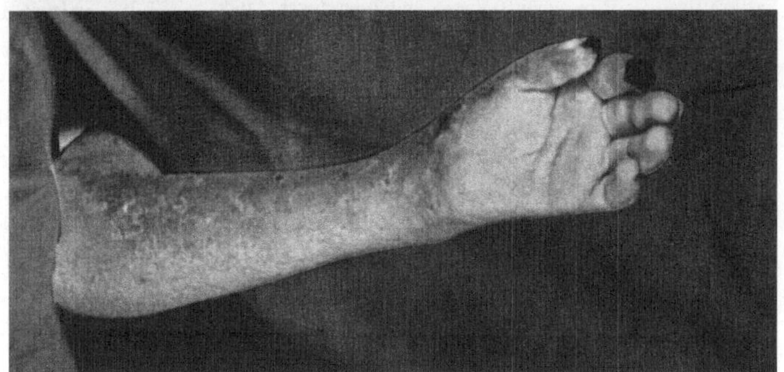

Abb. 102

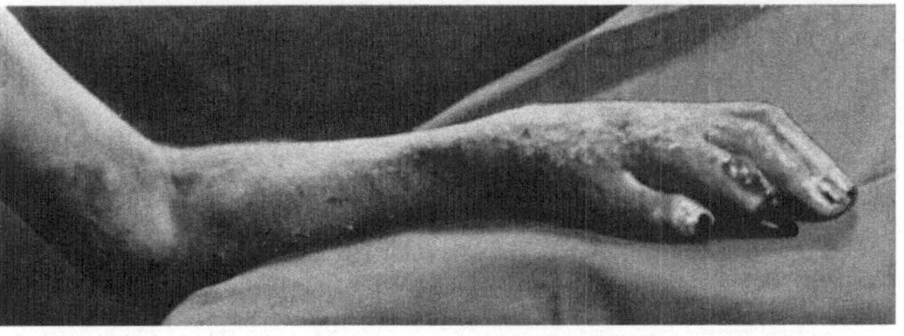

Abb. 103

Abb. 102 u. 103. 72 Tage
nach Verbrennung

die offene Behandlung der Hände ab. MOWLEM und DAWSON (1954) sprechen
sich ebenfalls gegen die offene Behandlung der Hände aus, und LAGROT (1945)
empfiehlt extreme Hochlagerung und Verband mit Sulfonamidsalbe. Dieser

Autor wendet, ähnlich wie wir, sehr früh Handbäder (NaCl) und aktive Bewegung an. RICHARD (1953) legt vaselinegetränkte Baumwollhandschuhe an und verbindet unter leichtem Druck. Dieser Verband bleibt 7 Tage liegen. Die grundsätzlichen Vertreter der aseptischen Kompressionsverbände (KOCH und ALLEN) betonen verständlicherweise die Wichtigkeit dieses Vorgehens gerade für die Verbrennung der Hände.

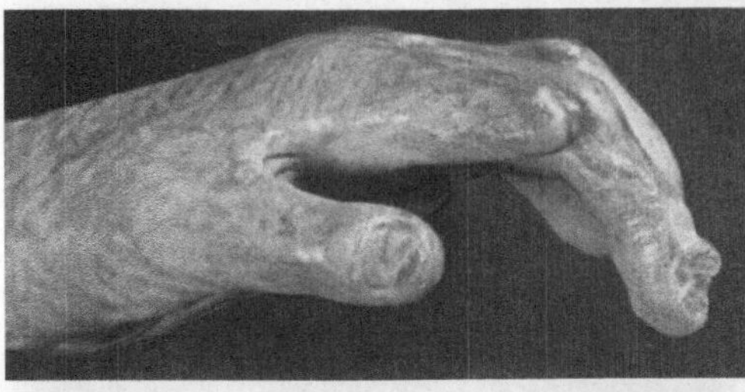

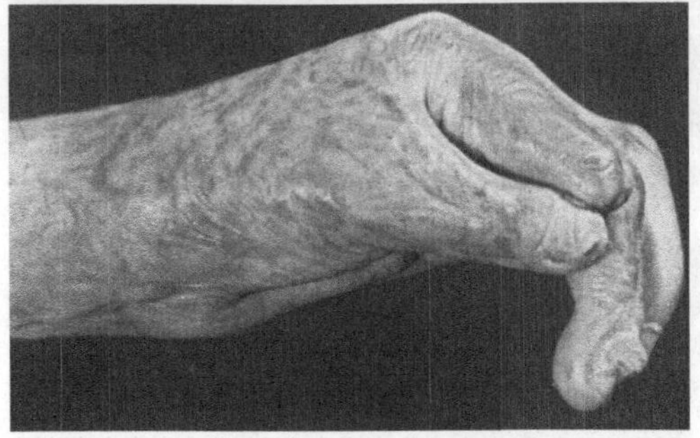

Abb. 104/105. Zustand 1 Jahr nach Verbrennung. Patient hat kräftigen Griff zwischen Daumen und Zeigefinger. Funktionelles Resultat ordentlich. Kritik: Die Funktionsstellung der Langfinger wurde zu wenig beachtet

Es versteht sich von selbst, daß die möglichst frühzeitige Deckung bei verbrannten Händen besonders wichtig ist. Leider hinterlassen sogar tief zweitgradige Verbrennungen, die ohne Schwierigkeiten innerhalb 3 Wochen spontan epithelialisierten, unter Umständen Kontrakturen. Spätkorrekturen sind oft notwendig (s. Spätkorrekturen nach Verbrennungen).

Verbrennungen der *Füße* sind weniger problematisch als die der Hände. Hier kann die primäre Excision viel unbedenklicher angewendet werden. Auch an der Planta pedis können kleinere Bezirke mit Thiersch-Lappen primär gedeckt werden. Sollten später funktionelle Störungen resultieren, so kann der Ersatz der dünnen, freien Hautlappen durch eine Lappenplastik erwogen werden. Verbrannte Füße zeigen lang dauernde Zirkulationsstörungen. Es empfiehlt sich, mehrere Monate elastische Verbände tragen zu lassen.

6. Homotransplantation

Bis heute gibt es keine Möglichkeit, homologe Haut mit dauerndem Erfolg zur Anheilung zu bringen. Eine Ausnahme machen lediglich eineiige Zwillinge oder Kinder mit konstitutioneller Agammaglobulinämie. Homotransplantate heilen aber vorerst fast gleich an wie Autotransplantate und verfallen erst nach 3 Wochen bis mehreren Monaten der Auflösung. Sie sind also geeignet, eine Notsituation während längerer Zeit zu überbrücken. Ein eindrücklicher Fall wurde von BLOCKER (1955) auf diese Weise erfolgreich behandelt (Abb. 106—109). Es handelte sich um eine Verbrennung bei einem Kinde mit einem Hautverlust von etwa 70% Körperoberfläche. Durch wiederholte Transplantationen von konservierter homoplastischer Haut wurde das Kind gerettet. Wiederholte Benützung derselben Spenderfläche erlaubten schließlich die Bedeckung aller verbrannten Körpergebiete mit eigener Haut. Zur Homotransplantation eignet sich frisch entnommene Leichenhaut (bis zu 6 Std nach dem Tod entnommen), lebend konservierte Haut oder auch lyophilisierte Haut ohne lebende Zellen (MATTHEWS 1945, ALLGÖWER und BLOCKER 1952, BILLINGHAM 1954, STRONG 1954).

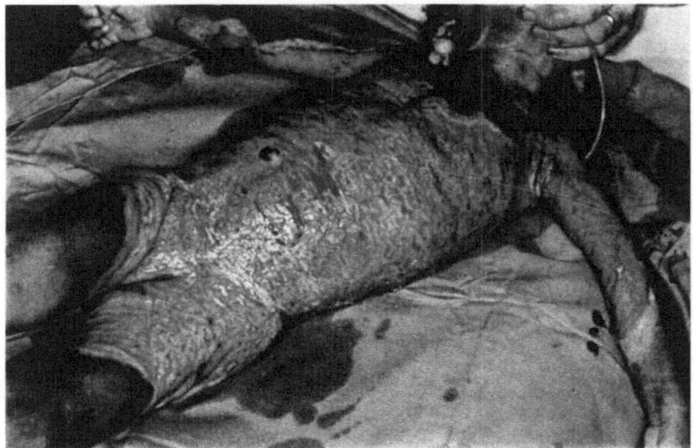

Abb. 106

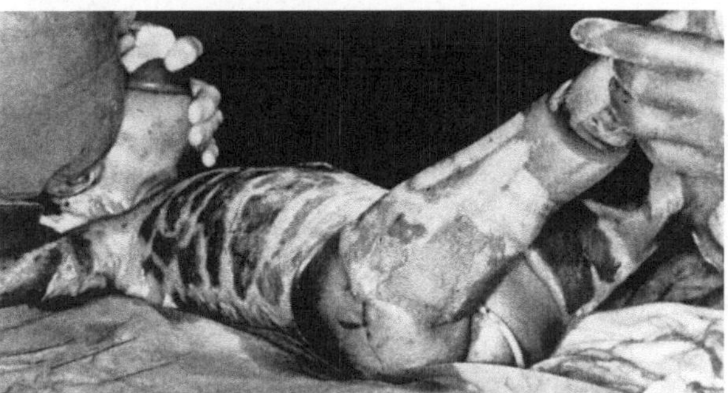

Abb. 107

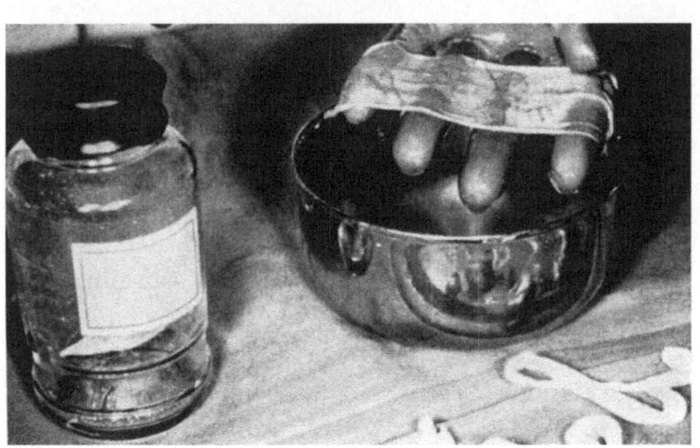

Abb. 108

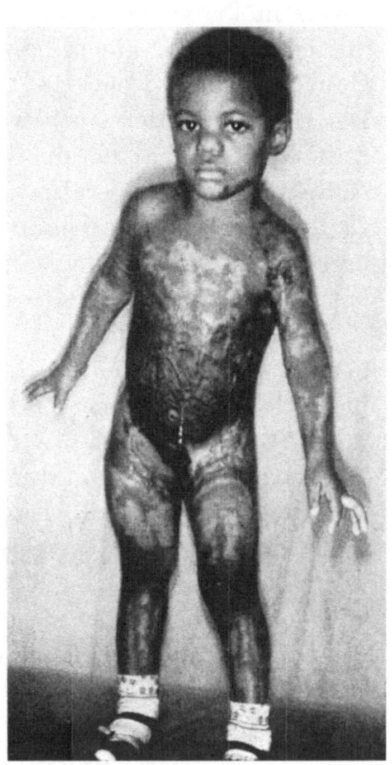

Abb. 109

Abb. 106–109. Ausgedehnte drittgradige Verbrennung bei kleinem Kind (etwa 65% drittgradig), das durch wiederholte Bedeckung mit homologer lyophilisierter Haut über die kritische Zeit hinweggebracht werden konnte. Die verschonten Partien wurden alle wiederholt als Entnahmestelle benutzt und so sukzessive die verbrannten Stellen bedeckt. (Wir verdanken diesen Fall der Freundlichkeit von TRUMAN G. BLOCKER, Prof. of Plastic & Maxillofacial Surgery, Texas University Medical School, Galveston, Texas)

7. Hautkonservierung

Oft besteht das Bedürfnis, überschüssige Haut 2—3 Wochen aufzubewahren. Hie und da scheint es auch zweckmäßig, in einer Narkose alle im Verlauf von 10—12 Tagen notwendigen Hautstücke zu entnehmen, da für das bloße Auflegen von dünnen Spaltlappen auf granulierende Flächen keine neue Narkose erforderlich ist. Für die Aufbewahrung solcher Spaltlappen eignet sich 10%iges

Serum in Tyrodelösung (ALLGÖWER et al. 1952). Die Menge der Aufbewahrungsflüssigkeit muß in einem bestimmten Verhältnis zur Oberfläche der aufbewahrten Haut stehen. Je 1 cm² Haut ist etwa 1 cm³ 10%iges Serum in Tyrode notwendig. Die Oberfläche der Aufbewahrungsflüssigkeit soll breit mit der überstehenden Luft Kontakt haben, um einen gewissen Gasaustausch zu ermöglichen. Die Aufbewahrungstemperatur beträgt 4° C. Derart aufbewahrte Haut ist nach 28 Tagen in der Gewebekultur zur Proliferation fähig. Sie ist ohne weitere Vorbereitungen verwendungsfähig und kann auf frisch granulierte Oberflächen gelegt werden. Konservierte Haut wurde in den Fällen 55 und 67 verwendet.

Eine gute Möglichkeit, Haut über mehrere Monate bei sehr tiefen Temperaturen in lebendem Zustand aufzubewahren, bietet anscheinend die Glycerinmethode (BILLINGHAM 1954). Persönlich besitzen wir noch keine Erfahrungen mit diesem Vorgehen.

Bei Homotransplantaten ist die Lebensfähigkeit der konservierten Haut anscheinend kein Vorteil. Lyophilisierte Haut scheint weniger antigen zu wirken, bleibt deshalb länger bestehen und erfüllt die Aufgabe einer eiweißundurchlässigen Wundbedeckung sehr gut. Die Herstellung lyophilisierter Haut geschieht in gleicher Weise wie diejenige lyophilisierten Plasmas. Vor dem Auftragen wird diese im Vakuum getrocknete Haut in NaCl-Lösung eingelegt (STRONG 1954).

8. Spätkorrekturen nach Verbrennungen

Es sind vor allem 2 Gründe, die zur Vornahme von Spätkorrekturen Veranlassung geben:

1. Funktionelle Störungen.

2. Entstellende Narben.

Wichtig ist es, den richtigen Zeitpunkt für die Korrekturen zu wählen. TRUSLER und BAVER (1946) weisen darauf hin, daß tiefe Verbrennungen über Monate nachkontrolliert werden müssen, und daß es ratsam ist, bei Keloidneigung sogleich mit Bestrahlung einzusetzen. Hartnäckige Fälle bedürfen aber oft chirurgischer Behandlung, und 1953 stellen TRUSLER et al. fest, daß der beste Zeitpunkt zur chirurgischen Behandlung 6—12 Monate nach Verbrennung bzw. Schließung der Verbrennungswunde ist. Eine Verzögerung der notwendigen Korrektur ist vor allem bei Kindern sehr gefährlich. In gleichem Sinne äußert sich auch DAVIS (1944). Nach unserer eigenen Erfahrung muß bei der Wahl des Zeitpunktes zwischen kosmetischen und funktionellen Korrekturen unterschieden werden. Bei Korrekturen aus funktionellen Gründen sollte möglichst rasch gehandelt werden. Diese Kontrakturen und Keloide betreffen meistens die obere Extremität. Sie sind durch vollständige Excision und Bedeckung mit Spaltlappen zu behandeln.

Meist wird sich eine kombinierte, chirurgische und strahlentherapeutische Behandlung als notwendig erweisen. Dabei müssen die Wunden im Moment der größten Zellteilungsaktivität, d.h. 6—8 Tage nach der Operation, bestrahlt werden. Röntgen- und Radiumstrahlen scheinen bei geeigneter Dosierung und entsprechender Erfahrung gleichwertige Resultate zu ergeben.

α) Technik der Spätkorrektur

Grundsätzlich bestehen 3 Möglichkeiten:

1. Lappenplastiken.
2. Freie Hauttransplantation.
3. Z-Plastiken und andere Verschiebelappen.

Früher wurden Spätkorrekturen fast ausschließlich mit Hilfe von Lappenplastiken durchgeführt. Dieses Verfahren ist aber nur in Ausnahmefällen not-

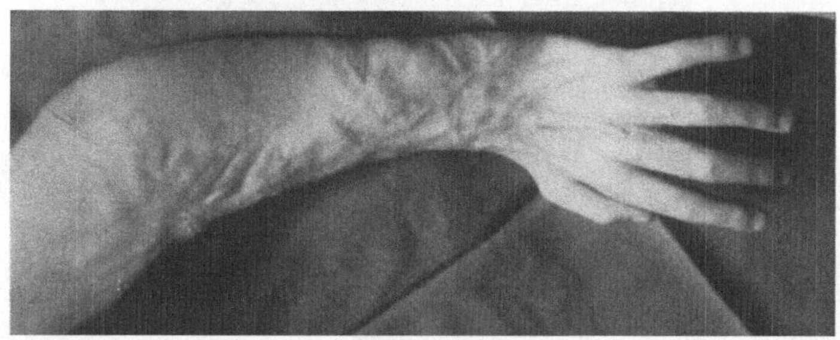

Abb. 110. Zustand 1 Jahr nach Verbrennung mit Ameisensäure. Starke Kontrakturen im Bereich des Ellbogens und des Handrückens. Unmöglichkeit des Faustschlusses in dieser Stellung. Behandlung mit vollständiger Excision der Narben bis an die Basis der Langfinger

wendig, etwa am Gesicht, am Hals und ganz selten an den Händen. Abb. 115 und 116 zeigen einen Status nach Handverbrennung, bei dem die Korrekturen teilweise durch freie Transplantate, teilweise durch Lappenplastik vorgenommen wurden.

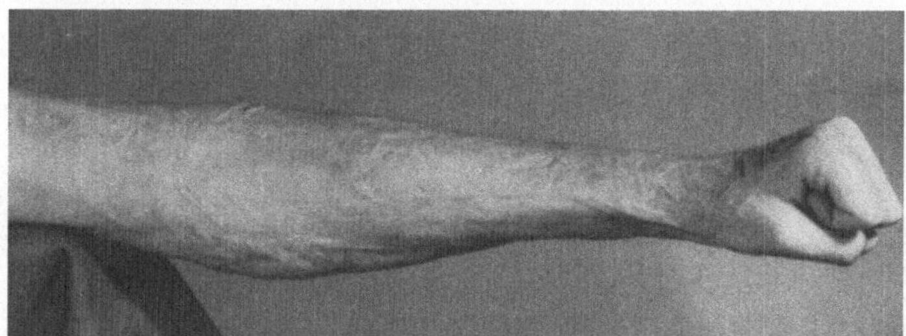

Abb. 111. Zustand 3 Jahre nach der Narbenexcision und Transplantation. Völlige Funktion des Armes, müheloser Faustschluß

Die meisten Korrekturen werden heute mit freien Hauttransplantationen vorgenommen. Der dicke Spaltlappen eignet sich dazu am besten (ANDINA 1954, BATTLE 1954, BROWN und McDOWELL 1949, BUFF 1952). Eine minutiöse Technik der vollständigen Narbenexcision und der Einpassung des Lappens ist wesentlich. Die Lappen werden an den Rändern angenäht. Die lang gelassenen Fäden werden dazu benützt, das Transplantat durch den dicken Krüllverband auf die Unterlage zu drücken. Der Verbandwechsel erfolgt am 5. Tag. Das Weiterführen komprimierender Verbände bis zum Ablauf der 2. Woche ist wichtig (Abb. 110, 111).

Bei einigen Fällen haben wir uns mit Erfolg eines etwas sparsameren Verfahrens bedient, indem die desmogenen Kontrakturen über dem Handrücken

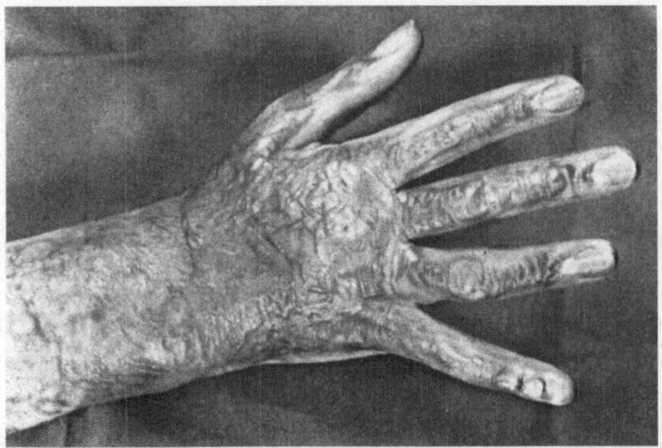

Abb. 112. Status 1 Jahr nach tief zweitgradiger Handverbrennung. Keloidbildung mit starker Funktions-
behinderung

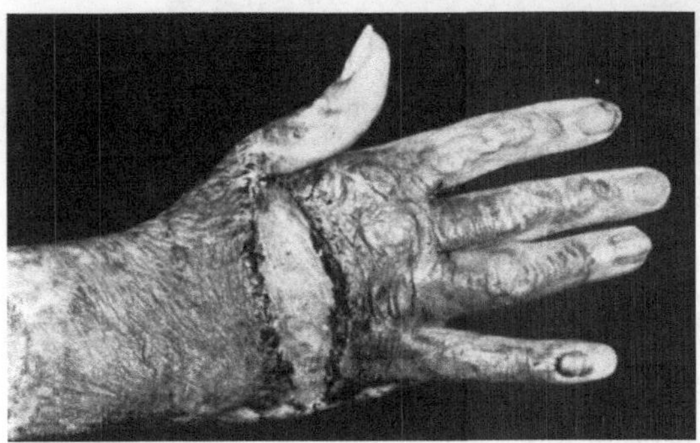

Abb. 113

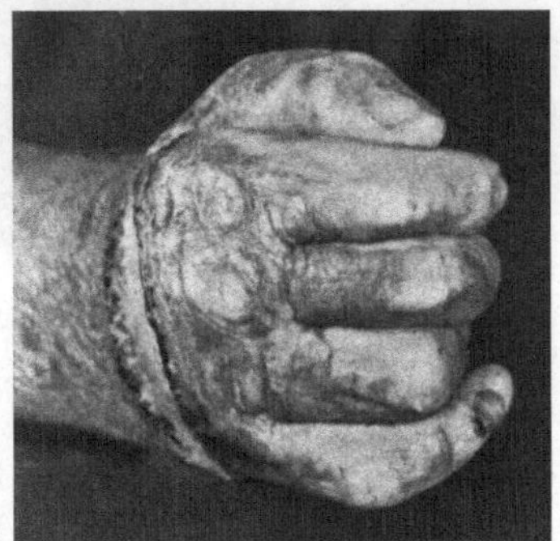

Abb. 114

Abb. 113 u. 114. Status 2 Wochen nach Durchtrennung der Narbenzüge und Implantation eines dicken Thiersch-
Lappens

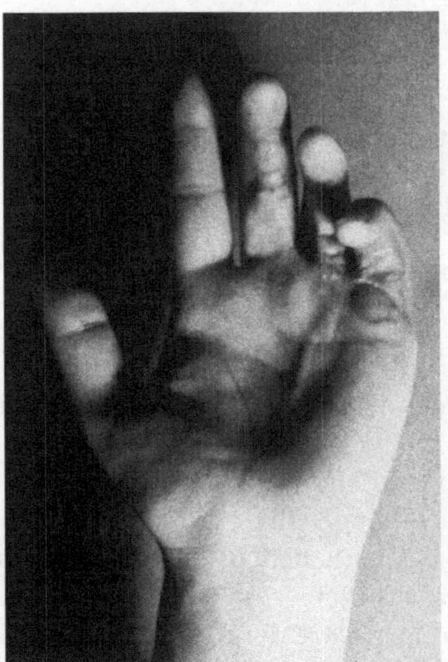

Abb. 115. Status 5½ Monate nach Verbrennung und
Quetschung in Wäschemange

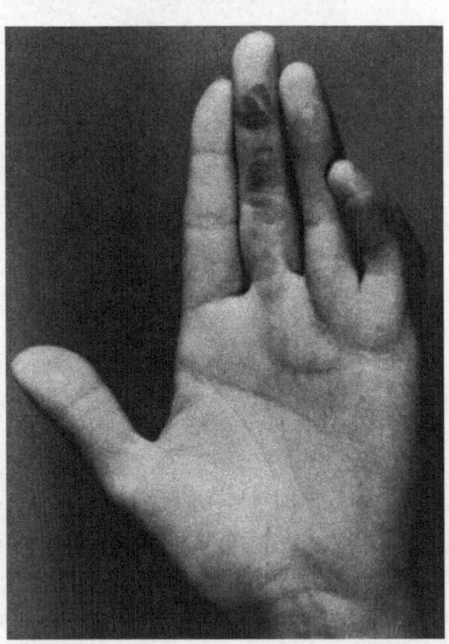

Abb. 116. Zustand 3 Jahre nach Plastik. Korrektur des
Mittelfingers mit dickem Spaltlappen, des 4. und
5. Fingers mit gestieltem Bauchlappen

und dem Handgelenk unter Auseinanderdrängen der Narbenstränge quer gespalten wurden. Die so entstandene klaffende Wunde wurde durch aufgenähten Spaltlappen sorgfältig geschlossen. Das funktionelle Resultat ist recht befrie-

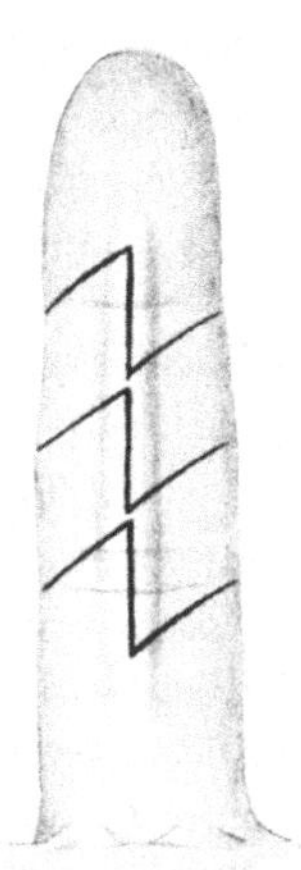

Abb. 117. Incisionen zur Z-Plastik bei Narbenstrang. Die spitzwinkligen Hautlappen werden vertauscht. Dadurch wird der Narbenstrang an mehreren Orten unterbrochen

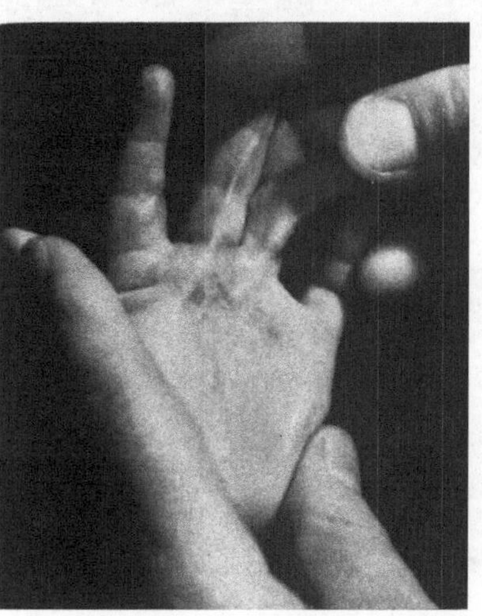

Abb. 118. Status 1 Jahr nach Verbrennung der Handfläche

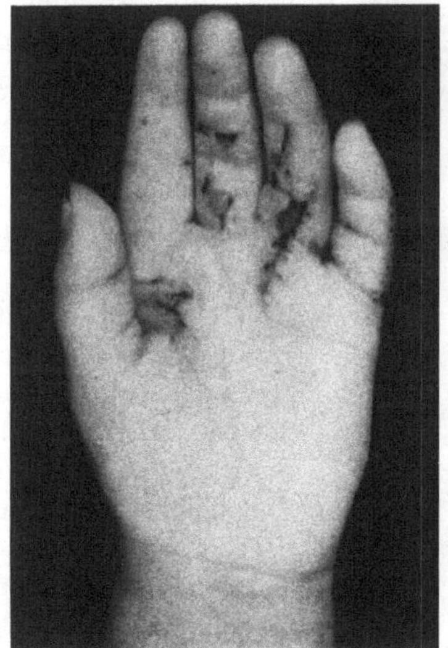

Abb. 119. Zustand 10 Tage nach Z-Plastiken

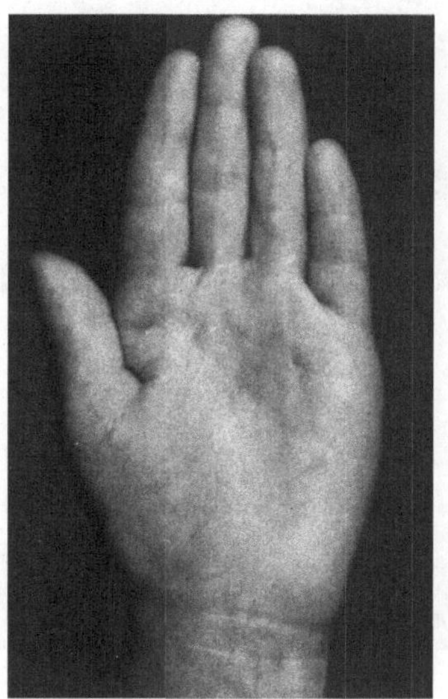

Abb. 120. Zustand 4 Jahre nach Z-Plastik, völlig funktionstüchtige Hand

Abb. 118—120. Korrektur einer Narbenkontraktur der Handinnenfläche

digend. Der Eingriff ist wesentlich weniger groß als die Excision ausgedehnter Bezirke, deren endgültiges Resultat nicht immer vorauszusehen ist (Abbildung 112—114).

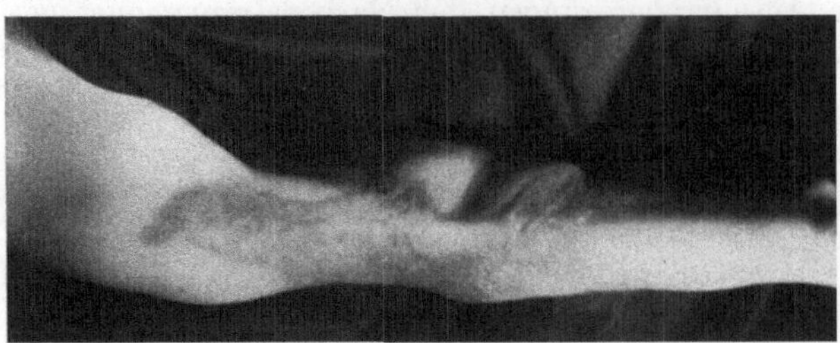

Abb. 121

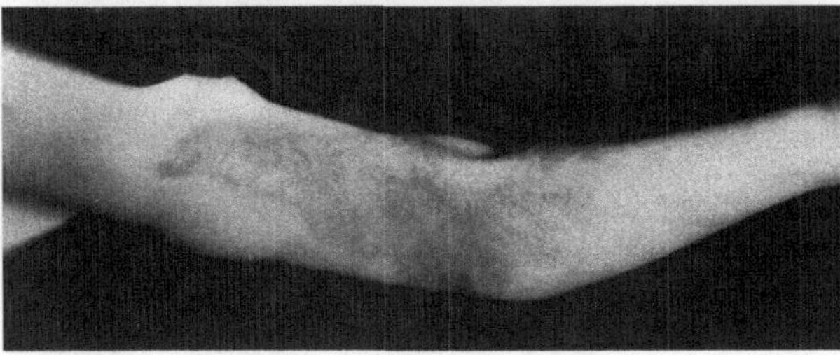

Abb. 122

Abb. 121 u. 122. Status 3 Monate nach Verbrennung des rechten Armes. (Die Verbrennung war 20 Tage nach dem Unfall korrekt gethierscht worden)

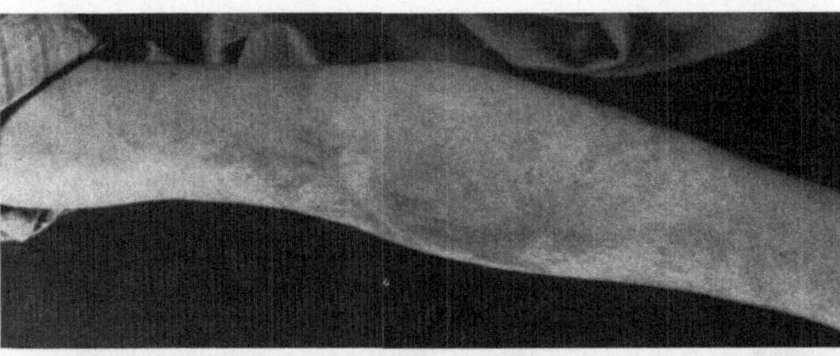

Abb. 123

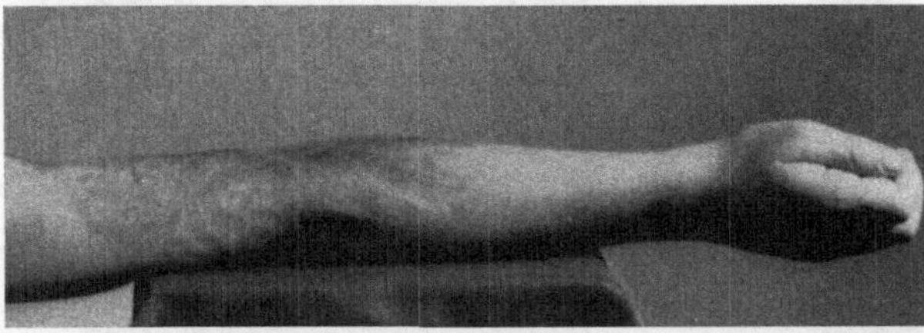

Abb. 124

Abb. 123 u. 124. Status 4 Jahre nach Excision des Narbenstranges und Bedeckung der entblößten Stelle durch einen Verschiebelappen von medial her. (Die intakte, als Verschiebelappen benützte Hautpartie ist auf Abb.121 gut sichtbar!)

Z-Plastiken und Verschiebelappen sind nützlich in der Spätkorrektur der Verbrennungsnarben. Sie werden nach den klassischen Regeln der plastischen Chirurgie durchgeführt (Abb. 117; 118—120; 121—124).

β) Spezielle Probleme der plastischen Spätkorrektur

Gesicht. Hier sind im allgemeinen mit freien Spaltlappen sehr gute Resultate zu erreichen. Die *Augenlider* neigen sehr leicht zur Bildung häßlicher und für das Auge gefährlicher Ektropionbildung. Bei der Korrektur des Ektropions sind eine ausgiebige Mobilisierung der Haut und die Resektion des Narbengewebes notwendig. Der Defekt wird mit einem dicken Spaltlappen bedeckt. Als Spendergebiet eignet sich am ehesten der Hals oder die Schulter, da dort eine der Lidhaut ähnliche Haut vorhanden ist. Allerdings müssen bei der Wahl des Spendergebietes kosmetische Erwägungen ebenfalls berücksichtigt werden.

Transplantierte Augenlider sollen längere Zeit unter komprimierendem Verband gehal-

ten werden. Unter Umständen bewährt sich die Blepharorrhaphie während 3—4 Wochen, da damit das Transplantat am ehesten die notwendige Zeit zur soliden Anheilung findet und die Gefahr einer sekundären Kontraktur geringer ist. Bei Verbrennungen des Gesichtes ist die Transplantation der Augenlider oft früh notwendig. Nach unserer Erfahrung sind in solchen Fällen häufig mehrere Korrekturen nötig, da frisch verbrannte Augenlider eine große Tendenz zu rezidivierender Ektropionbildung aufweisen.

Die Versorgung der *Nase* durch freie Transplantate ist nur bei relativ oberflächlichen Verbrennungen möglich. Bei ausgedehnter Zerstörung der Nase ist ein Ersatz aus der Stirnhaut (indische Methode) meist nicht möglich, da die Haut der Stirne ebenfalls beschädigt ist. Es muß deshalb nach der italienischen Methode vorgegangen werden. Dabei empfiehlt es sich, einen an der Unterfläche mit einem Spaltlappen ausgekleideten Wanderlappen zu bilden. Die mit freiem Transplantat ausgekleidete Unterfläche des Wanderlappens kommt dann gegen das Naseninnere zu liegen.

Narbenbildungen der *Lippen* können oft mit Spaltlappen korrigiert werden. Bei vollständiger Zerstörung sind Lappenplastiken notwendig.

Hals. Bei Verbrennungen des *Halses* besteht eine besonders große Neigung zu Kontrakturen. Größere Transplantate lassen sich in diesem Gebiet schlecht befestigen und noch schlechter auf die Unterlage andrücken. Wenn freie Lappen erfolglos verwendet wurden, muß beim Hals eine Lappenplastik in Erwägung gezogen werden.

Hände. Kontrakturen der *Hände* benötigen meist ein kombiniertes Vorgehen mit freien Transplantaten, Verschiebelappen und Z-Plastiken. Eine typische Z-Plastik ist in den Abb. 118—120 wiedergegeben. Lappenplastiken sollen nach Möglichkeit vermieden werden. Bei der Patientin der Abb. 115, 116 haben wir den 3. Finger durch Narbenexcision und Transplantation eines dicken Spaltlappens, den 4. und 5. Finger durch einen dünnen Stiellappen vom Abdomen korrigiert. Der Aufwand für die Korrekturen des 4. und 5. Fingers war um ein Mehrfaches größer als für den 3. Finger, ganz abgesehen von der Narbe an der Entnahmestelle des Lappens.

9. Varia

In diesem Abschnitt seien in Kürze einige neuere Vorschläge zur Lokalbehandlung von Verbrennungen erwähnt, mit denen wir keine eigenen Erfahrungen besitzen.

Aluminiumbehandlung. GRIESSER (1955) hat kürzlich zusammenfassend über seine mit der offenen Behandlung kombinierten Applikationen von Aluminiumpuder berichtet. Er fällt ein sehr günstiges Urteil über die Aluminiumbehandlung. BROWN et al. (1948) machten ebenfalls gute Erfahrungen mit der Aluminiumbehandlung und teilten mit, daß sie mit Gold-, Silber- oder Tantalumfolien ähnliche Beobachtungen gemacht haben. FUCHS und LUTZEYER (1952) sind der Meinung, daß Aluminiumapplikationen die Resorption von Gewebsabbauprodukten in ähnlicher Weise hindern wie das Tannin, ohne daß die toxische Komponente des Tannins in Kauf genommen werden muß. WEIDENBACH (1952) sah bei kleinen Verbrennungen einen guten Effekt lokaler Aluminiumapplikation.

Lokalanaesthetische Applikationen. Nach COMBES et al. (1947) vermindert 0,9%iges Aminobenzoat die Ödembildung und verkürzt die Heilungszeit. FINCKE (1941) gibt Kindern bei Verbrennungen der Mundhöhle Anaesthesinpuderzucker.

Nach HEYMANN (1954) führte eine 5%ige Oxypolyäthoxydodekan-Applikation bei 96 von 113 Fällen innerhalb 5 min zu Schmerzfreiheit. LEVINE (1953) beobachtete bei Anwendung von „hexene-ol" Schmerzfreiheit nach 1—15 min und im späteren Verlauf gute Wundheilung. Bei Augenverbrennungen sahen SMELSER und OZANICS (1945) unter lokalanaesthetischen Applikationen eine Verzögerung von Mitose und Zellwanderung.

Bäderbehandlung im Frühstadium. Diese Behandlung geht bekanntlich auf HEBRA zurück. Auch in neuerer Zeit empfehlen einige Autoren ein solches Vorgehen. BUCHER (1950) schlägt das Alkalibad vor. LOMBARD (1951) verwendet ein NaCl-Bad von 1—2 Std Dauer, 6—7mal je 24 Std.

Filme mit Benutzung von Gewebsbestandteilen. Proteinfilme sind in mannigfacher Abwandlung verwendet worden. Meist handelt es sich um eiweißhaltige Lösungen oder Pasten, die auf der Wunde eintrocknen. Es dürfte sich dabei um einen der natürlichen Krustenbildung ähnlichen Mechanismus handeln. CHASE (1947) verwendet einen Extrakt aus Aorta, den er mit Sulfathiazol und Penicillin mischt. CURTIS et al. (1951) stellten einen Caseinfilm her und kombinierten ihn mit Zinkacetat, so daß eine semipermeable Membran entsteht. HAWN et al. (1944) berichten über gute Resultate mit Membranen aus Fibrinogen und Thrombin. Sie erachten die Anwendung für so einfach, daß sie diese sogar unter Kriegsverhältnissen empfehlen. Demgegenüber weist McFARLANE (1943) darauf hin, daß Fibrinmembranen zwar gute Verbände für Verbrennungen abgeben, daß ihre Wirkung aber nicht so überzeugend sei, um die kostspielige Herstellung zu rechtfertigen. MISCALL und JOYNER (1944) stellen ein sog. „Plasma clot dressing" her, indem sie Plasma und Globulin auf die débridierte Wunde bringen. RABINOWITZ und PELNER (1944) verwenden Pferdeserum in der Behandlung ausgedehnter Verbrennungen und erreichen, in Verbindung mit dem Verbrennungsexsudat, eine Kruste, die wenig plastische Deckungen erforderlich macht und schöne Wundverhältnisse ergibt. Wir haben früher ähnliche Wirkungen bei Applikation einer Blutpaste und Cellophanfilmen gesehen (ALLGÖWER 1948), aber wir sind von dieser Methode fast ganz abgekommen, seitdem wir uns der offenen Behandlung zugewandt haben.

Kunststoff-Filme, Methylcellulose. CHOY (1952, 1953, 1954) hat Polyvinyl in ausspraybarer Form zur Verbrennungsbehandlung verwendet (Aeroplast). OSBORNE (1944) berichtet über günstige Erfolge mit dem „Bunyan envelope". STEIN (1952) verwendete mit Erfolg in mehreren Schichten aufgetragene Methylcellulose.

Hypophysenpuder, Epinephrin. Nach ROSENTHAL (1942) bewirken lokale Applikationen von *Hypophysenpuder* oder *Epinephrin* eine wesentliche Verminderung der Mortalität verbrannter Mäuse. In gleiche Richtung weisen Versuche von COLLINGS (1945), wonach Extrakt von Nebennierenrinden bei lokaler Applikation die Ödembildung verringert.

Lebertran-Chlorophyll. Günstige Wirkungen des Lebertrans werden von HENSCHEN (1941) mitgeteilt, immerhin beurteilt er die Resultate mit Zurückhaltung. CALLAHAN (1943) und LÖWEN (1949) berichten über Erfolge mit Lebertranbehandlung. COLLINGS (1945) will eine Besserung der Epithelialisierung gesehen haben.

Vitamine. Verschiedene Autoren berichten über günstige Beeinflussung der Wundheilung durch Vitamine, insbesondere Bepanthen (SCHMITTER 1951, WEIDENBACH 1952). KLASSON (1951) rühmt die Wirkung von 1%iger Ascorbinsäure in NaCl. In Verbindung mit allgemeiner Vitaminbehandlung soll die Infektionsanfälligkeit geringer sein.

B. Allgemeine Therapie

1. Maßnahmen unmittelbar nach Verbrennung bzw. Spitaleinlieferung

In diesem Abschnitt sind die Sofortmaßnahmen schematisch wiedergegeben. Die einzelnen Punkte werden in den folgenden Abschnitten begründet.

1. Schmerzbekämpfung   Morphin i.v. bis 15 mg
2. Blutentnahme für

    Blutgruppe
    Hämoglobin
    Hämatokrit
    Rest-N
    Alkalireserve
    Totalbasen
    Kalium

3. Plasmainfusion
4. Chemotherapie   1,5 g Aureomycin p.o.
    300000 E Penicillin i.v.
5. Dauerkatheter zur Messung der stündlichen Urinproduktion
6. Bluttransfusion (anschließend an Plasma)
7. Entscheid über weiteres Vorgehen:
    a) Intravenöse Flüssigkeitstherapie bei Ganglienblockade und zentralnervöser Dämpfung („Hibernation")
    b) Kombinierte orale und intravenöse Flüssigkeitstherapie

2. Schmerzbekämpfung und Sedation

Schmerz ist weder die einzige noch eine regelmäßige subjektive Beeinträchtigung des verbrannten Patienten. Oft äußert sich die Dysphorie mehr in Kältegefühl, Unruhe, Furcht, Erregung und Verwirrung. Die Intensität der Beschwerden wird nicht nur durch die Ausdehnung der Verbrennung bestimmt, sondern ebensosehr durch Art und Dauer der Hitzeeinwirkung. Starke Schmerzen treten vor allem bei oberflächlichen Verbrennungen auf, während tief zweitgradige und drittgradige Brandwunden infolge der Zerstörung der sensiblen Endorgane oft als weniger schmerzhaft empfunden werden. BULL et al. (1949) haben diese Gesetzmäßigkeit in exakten Untersuchungen nachgewiesen, und JACKSON (1953) hält bei frischen Verbrennungen die Analgesie für den zuverlässigsten Prüfstein der Tiefe. Jeder Verbrennungsfall bietet somit als zeitlich dringliches Behandlungsproblem ein kombiniertes und in seiner Symptomatologie wechselvolles Schmerzerregungssyndrom dar. Es muß nicht nur sofort entschieden werden, wie dem Patienten am besten subjektive Linderung verschafft werden kann, sondern es soll schon die erste Verordnung eines Schmerzmittels der

Bedeutung des Schmerzzustandes für die Schockanfälligkeit angepaßt und dem allgemeinen Behandlungsplan eingeordnet werden.

Bei leichteren Verbrennungen kommt die einfache medikamentöse Schmerzstillung und Sedation in Frage. Zu dieser Gruppe rechnen wir bei Erwachsenen Fälle mit einer Verbrennung von weniger als 30% der Körperoberfläche, wobei Patienten mit Brandwunden besonderer Tiefe unter Umständen ausgenommen sind.

Entspricht ein Patient dieser Bewertung, so erfolgt die Schmerzbekämpfung nur nach Maßgabe des subjektiven Befindens. Uns erscheint hier das *Morphin* mit seiner zugleich analgetischen und euphorisierenden Wirkung als Medikament der Wahl. Bei Kindern sind wir in der Beurteilung zurückhaltender und sprechen schon bei Erfassung von mehr als 20% von schweren Verbrennungen. Auch eine vermehrte motorische Unruhe oder Erregung schließt die Einteilung in die Gruppe der leichteren Fälle aus.

Die Anwendung von Morphinalkaloiden hat auch ihre Kritiker und Gegner gefunden. Moore (1952) ersetzt sie durch Barbiturate, und Bell et al. (1953) stehen unter dem Eindruck, Morphin verwische, besonders bei Kindern, das Bild des Schocks. Scoville (1951) fürchtet bei alten Leuten eine zentrale Atemdepression durch das Morphin. Als experimentelles Kriterium gegen die Morphinverwendung führt Elman (1944) seine Beobachtung an, wonach narkotisierte Hunde Verbrennungen länger überlebten als mit Alkaloiden behandelte Tiere. Beecher (1943) schließlich glaubt, daß nach Verbrennungen unter Morphineinwirkung mehr Flüssigkeit verlorengeht als bei Verabreichung rasch eliminierter Barbiturate. Diese Einwände haben verschiedene Autoren veranlaßt, Morphin nur mit Einschränkungen zu verwenden. Watson et al. (1946) geben es bei Kindern in reduzierter Dosis, dafür zusammen mit Barbituraten oder ersetzen es durch Codein. Ainslie (1942) ergänzt es durch Infiltration des verbrannten Gewebsgebietes mit Lokalanaesthetica, Amoudru (1951) verwendet es nur bei normaler Körpertemperatur und bevorzugt sonst die künstliche Hypothermie. Rush (1953) kombiniert Morphin mit intravenösen Novocaingaben, und Elman (1944) behält es Kranken mit besonders starken Schmerzen vor.

Von vielen Seiten werden aber die allfälligen Nachteile des Morphins angesichts seiner günstigen Eigenschaften nicht als Gegenindikation für die Anwendung angesehen, und es gilt als Mittel der Wahl bei Abbott und Hirshfeld (1947), Allen und Koch (1942), Brown und Dziob (1950) [die es durch Atropin ergänzen wie Olson und Necheles (1943)], Burt (1944), Ehlert (1951), Evans (1950), Harkins (1944), Hurd (1953), Johnston (1944), McLaughlin (1945), Knoepp (1942), Neumann (1944), Stubenbord (1945) u. a. m.

Diese Auffassung hat in letzter Zeit durch die Einführung pharmakologischer Morphinantagonisten (Daptazole, Megimide) an Überzeugungskraft gewonnen. Mit 10—15 mg dieser Substanzen läßt sich besonders die atemdepressorische Nebenwirkung hoher Morphindosen (30 mg) praktisch unterdrücken. Die Analgesie wird nicht beeinflußt, die Euphorisierung scheint geringer (v. Planta und Klingler 1956).

Je nach Alter, Schmerzintensität, Atemfunktion und Körpergewicht geben wir eine Morphindosis bis zu 15 mg. Wir halten es für sehr wichtig, das Morphin — wie alle differenten Medikamente — in den ersten Stunden ausschließlich *intravenös* zu verabreichen. Bei vielen dieser Patienten droht ein Schockzustand, und die Resorption von nicht direkt in die Blutbahn injizierten Medikamenten ist dann nicht gewährleistet. Die Wirkungslosigkeit von nichtresorbierten subcutanen Morphindepots kann zur Wiederholung der Injektion verleiten, bis im Zeitpunkt, in welchem die Schockbehandlung wirksam wird, alles nichtverwertete Morphin aus dem subcutanen Gewebe mobilisiert wird. So gelangt plötzlich eine übergroße Dosis zur Wirkung.

Als Ergänzung der Morphinbehandlung erhalten unsere Patienten mit leichteren Verbrennungen möglichst frühzeitig *Antihistaminpräparate*, wie dies auch GREUER (1949), OXENIUS (1950), LABORIT (1952), ANDREESEN (1952), SCHMITT (1955) empfehlen. Pharmakologisch müßte man von diesen Medikamenten, außer der bekannten sedativen Wirkung, auch eine Verminderung der Exsudation und der Ödembildung erwarten. SEVITT (1952, 1954) hat klinisch und experimentell nach diesem Effekt gesucht, aber keine Verminderung der Capillarpermeabilität finden können. Klinisch haben wir jedoch den Eindruck, daß die Ödembildung unter Antihistaminica geringer ist.

Praktisch erfolgt die Verabreichung 4—6mal täglich durch tiefintramuskuläre Injektion von je 20—50 mg. Es stehen verschiedene chemische Verbindungen mit ähnlicher Wirkung zur Verfügung (Synopen, Phenergan, Antistin, Thephorin, Benadril, Sandosten usw.).

Die schweren Verbrennungen. Tiefe Verbrennungen von über 30% bei Erwachsenen und mehr als 20% bei Kindern, sowie Fälle mit Hyperthermie und deutlicher psychomotorischer Unruhe zählen wir von vorneherein zu den schweren Fällen. Ihre erste Behandlung stellen wir unter andere Gesichtspunkte. Es ist hier mit der Ausbildung eines erheblichen Schockzustandes zu rechnen, oder wir haben bereits schockierte Patienten vor uns. Die Behandlungserfordernisse des Schocks sind allen anderen therapeutischen Erwägungen übergeordnet, da der Schockzustand die Prognose weitaus am meisten belastet.

In jüngster Zeit hat eine klinisch-pharmakologische Forschungsrichtung die Schmerzbekämpfung, medikamentöse Ganglienblockade und zentralnervöse Sedation gemeinsam mit der Anwendung künstlicher Hypothermie in den Dienst der Behandlung schwerer Schockzustände gestellt. Diese Methode wurde mit der Flüssigkeitstherapie des Schocks in Übereinstimmung gebracht, und es lag daher nahe, diese Gesichtspunkte bei der Behandlung schwerer Verbrennungen zu berücksichtigen (SELYE 1950, REILLY 1945, JAULMES u. a. 1952, 1953, LABORIT und HUGUENARD 1951, 1952, 1953). Die theoretischen Grundlagen dieser Auffassung sind im Kapitel über den Verbrennungsschock diskutiert worden.

Gegenüber der ausschließlich physikalischen Abkühlung weist die durch Anwendung ganglioplegischer und sedativer Medikamentgemische erzielte Temperatursenkung beachtliche Unterschiede auf. Dies zeigt sich z. B. in einem Versuch von JAULMES, der den experimentellen Ausgangspunkt zur sog. „künstlichen Hibernation" bildet (Abb. 125). Das Versuchstier, eine Ratte, befindet sich im Thermostaten. Kühlt man diesen auf 7° C ab, so behält das unbehandelte Tier zunächst seine Temperatur bei. Sein Sauerstoffverbrauch steigt an. Nach Erschöpfung seiner Regulationsmöglichkeiten des Wärmehaushaltes kühlt es sich rasch ab und stirbt. Das mit Largactil (Chlorpromazin), Phenergan (Promethazin) und Dolosal (Dolantin) behandelte Tier dagegen wehrt sich nicht gegen die Abkühlung. Seine Temperatur sinkt, als ob es sich um einen physikalischen

Körper handelte. Der Sauerstoffverbrauch nimmt ab, und im Gegensatz zum
Kontrolltier erfolgt die Erholung.

Die Medikamentmischung Chlorpromazin (Largactil, Megaphen) mit einem
Antihistamin (Phenergan) und einem sedativen Medikament (Dolantin), gelegentlich ergänzt durch das Sympathicolyticum (Hydergin) oder durch physikalische
Abkühlung (Eisbeutel, gekühlte Außenluft), führt zu einem charakteristischen
Zustandsbild, das sich durch Herabsetzung der Stoffwechselintensität, Verminderung des Sauerstoffverbrauches, Eupnoe oder Bradypnoe, Herabsetzung
der Körpertemperatur, Dämpfung des Sensoriums und der Motorik kennzeichnen

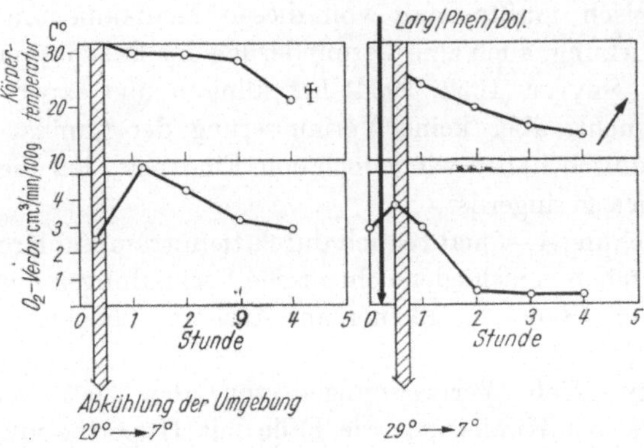

Abb. 125. Die Reaktion des normalen und des „hibernierten" Tieres
auf Kälteeinwirkung

läßt. Die Patienten sind ruhig,
somnolent, können aber meist
durch Anruf geweckt werden.

Pharmakologisch ist in
der Medikamentmischung das
Chlorpromazin als Stammhirn-
sedativum und Ganglioplegi-
cum wirksam, das Promethazin
als typisches Antihistamin und
das Dolantin als zentralnervö-
ses Analgeticum und Sedativum. Die Wirkung des Gemisches übertrifft aber in ihrer Ge-
samtheit die rein additiven Ef-
fekte der einzelnen Wirkstoffe.

Dieser Zustand kommt bei einem schwer verbrannten Patienten dem unmittelbar angestrebten Behandlungsziel sehr nahe: die Erregung ist behoben,
die Psyche des Kranken wird friedlich, die Hyperthermie ist beseitigt. Die
Blutverteilung wird nicht durch unberechenbare vasomotorische Reaktionen
beeinflußt, die Exsudation ist verringert, und die im Schockzustand verminderte
Durchblutung lebenswichtiger Organe (Niere, Gehirn, s. auch Kapitel Schock) hat
wegen des reduzierten Sauerstoffverbrauchs weniger schwerwiegende Folgen. Bei
der Bedeutung des Kaliumverlustes für Verbrannte ist auch die von LABORIT
(1954) und HUGUENARD (1956) regelmäßig festgestellte Kaliumaufnahme durch
die Zellen unter Verminderung des Kaliumgehaltes von Blut und Urin von
Wichtigkeit.

Auch die anderen geschilderten Wirkungen der sog. „Hibernation" konnten
tierexperimentell im einzelnen bestätigt werden. Die Beobachtung von JAULMES,
wonach „hibernierte" Tiere aus experimentellen traumatischen Wunden weniger
Flüssigkeit verlieren, deckt sich mit der Angabe von BEECHER (1943) über geringere Flüssigkeitsverluste aus verbrannten Hautpartien bei Anwendung von
Barbituraten. Bei verbrannten Ratten konnte LAVER (1956) eine mathematisch
signifikante Verlängerung der Überlebenszeit unter der Einwirkung von Ganglienblockern feststellen, und schließlich ist die Erhöhung der Hämatokritwerte bei verbrannten Tieren in Narkose weniger ausgeprägt als im Wachzustand (SIMONART).

Eigene klinische Beobachtungen stimmen damit überein, und die Forderung
nach der „Hibernation" schwer verbrannter Patienten läßt sich aus unserem
Krankengut durch einige Beispiele belegen:

Abb. 126 zeigt die Verhältnisse bei einem 27jährigen Patienten (Fall 82) mit einer ausgedehnten (80%), tiefen Verbrennung. Dieser Kranke ist am 7. Tage nach dem Unfall ad exitum gekommen, aber es war möglich, den primären Schockzustand zu beherrschen und unter der „Hibernation" eine konstante normale Nierenleistung, Atmung und Pulsfrequenz bei vollkommener Analgesie und Sedation aufrechtzuerhalten.

Ein 18jähriger Patient (Fall 55) wies mit etwas über 20% keine übermäßige Ausdehnung der Verbrennungen auf, doch handelte es sich ausschließlich um tief drittgradige Brandwunden; beide Beine des Kranken waren längere Zeit der Einwirkung kochenden Teers ausgesetzt gewesen. Der Schockzustand war

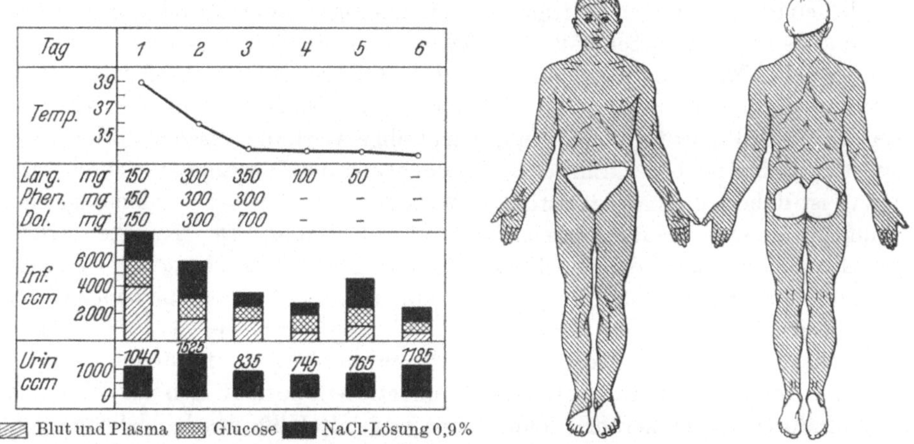

Abb. 126 (Fall 82). Durchführung der zentralnervösen Dämpfung und Ganglienblockade bei Patient mit tiefer Verbrennung von 80% Körperoberfläche (vgl. Abb. 36, 130)

sehr schwer. Es bestand stärkste motorische Unruhe mit Halluzinationen. Die klassischen Medikamente, auch Alkaloide, brachten keinerlei Beruhigung, und die Prognose schien ungünstig. Nur durch erhebliche Dosen der lytischen Medikamentmischung war dann eine wirksame Beruhigung dieses Kranken zu erzielen. Bis zum 8. Tag benötigte er regelmäßig und während vier weiterer Tage noch intermittierend das Medikamentgemisch. Er hat sich vollständig erholt. Irgendwelche Nebenwirkungen konnten trotz der verabreichten hohen Dosen nicht festgestellt werden.

Ein weiterer, 43jähriger Patient (Fall 67), dessen obere Extremitäten ebenfalls durch länger dauernde Einwirkung brennender Flüssigkeit tiefe Brandwunden erlitten hatten, zeigte den für diese spezielle Form der Verbrennung typischen, unverhältnismäßig schweren Schockzustand, dessen Prognose auch bei begrenzter Ausdehnung der verbrannten Körperoberfläche belastet ist. Durch insgesamt 20 mg Morphin intravenös war der Zustand nicht zu beeinflussen, ließ sich aber durch die „Hibernation" sofort beheben. Nach 12 Std konnte hier auf die Verabreichung des Medikamentgemisches verzichtet werden.

Die Ganglienblockade und zentralnervöse Dämpfung müssen von Anfang an mit der intravenösen Flüssigkeitstherapie in Übereinstimmung gebracht werden. Es ist daher von Bedeutung, den Entscheid über die Anwendung dieser

Behandlungsmethode sehr frühzeitig zu fällen, womöglich innerhalb der ersten Stunde nach Einlieferung des Kranken. Wir ziehen es vor, die ganglio- und neuroplegische Medikamentmischung in einer Infusion zu verabreichen und benützen dazu die 1500—2000 cm³ Glucose je 24 Std, die ohnehin zur Deckung des Wasserbedarfes im Infusionsplan vorgesehen sind. In 200 cm³ Glucose geben wir als Anfangsdosis 50 mg Largactil (Megaphen), 50 mg Phenergan und 100 mg Dolantin. Dieses Gemisch lassen wir in 20 min in die Vene eintropfen. Intravenöse Verabreichung von konzentriertem Chlorpromazin ist wegen der Gefahr von Phlebitiden zu vermeiden. Je nach Intensität und Dauer der mit dieser Dosis erzielten Wirkung wiederholen wir die Verabreichung alle 4—6 Std, wobei wir auch zu langsamer Dauertropfinfusion übergehen können, wenn die Wirkung ausgeglichen ist. Bei jungen kräftigen Individuen wird oft eine Erhöhung der Dosis nötig, und es ist dann zweckmäßig, zunächst die Megaphen- und Phenergandosis zu verdoppeln. Man darf diese Mengen nötigenfalls schon nach 1—2 Std wiederholen, und wir haben auch bei Anwendung von Tagesmengen von etwa 1000 mg jedes der 3 Medikamente niemals eine nachteilige Wirkung gesehen. Die Dosierung ist zunächst nach der klinischen Beobachtung der Wirkung zu richten. Die Atmung ist dabei ein charakteristisches Merkmal, sie ist ruhig, regelmäßig, eher tief und in einem Frequenzbereich von 12 bis 18/min. Der Kranke verliert seine Unruhe, reagiert aber noch auf Anruf. Die *Überwachung des Kranken* verlangt alle Sorgfalt. Die Temperatur kann meist auf einem physiologischen Niveau von 36° C gehalten werden und soll nicht unter etwa 32° C sinken. Entsprechend graduierte Thermometer müssen zur Verfügung stehen. Ist per nefas eine Abkühlung unter diesen Wert eingetreten, so läßt sich die Wiedererwärmung durch Nebennierenrindenhormone und mit Hilfe des Kohlelichtbogens stufenweise erreichen. Der Blutdruck sinkt beim „Hibernierten" auf $^3/_4$—$^2/_3$ des Normalwertes. Die Pulsfrequenz ist meist im Bereich der Norm, gelegentlich werden vorübergehende Tachykardien beobachtet. Die Urinmenge von stündlich 40 cm³, die durch die Flüssigkeitszufuhr angestrebt wird, gilt auch unter der Ganglio- und Neuroplegie als Norm. Sie muß stündlich gemessen werden, ebenso wie die Temperatur, der Blutdruck, die Atmungs- und Pulsfrequenz. Die Luft des Krankenzimmers soll durch entsprechende Apparate kühl und feucht gehalten werden.

Hat man einmal festgestellt, in welchen Dosen und zeitlichen Intervallen das Medikamentgemisch verabreicht werden muß, so soll die Verdünnung mit der Glucoselösung so berechnet werden, daß nicht mehr als 2 Liter der 5%igen Traubenzuckerlösung in 24 Std gebraucht werden.

Da die Ganglienblockade und zentralnervöse Dämpfung vor allem bei den Schwerverbrannten angewendet wird, hat man auch mit Hitzeschäden der Atemwege zu rechnen. Die Freihaltung der Atmung ist aber auch bei „Hibernation" unerläßlich. Oft läßt sie sich nur durch die Tracheotomie gewährleisten. Diese ist einfach durchzuführen, hinterläßt keine Nachteile und wirkt nicht selten lebensrettend. Besonders wichtig sind bei Tracheotomierten die Befeuchtung der Außenluft und das regelmäßige Absaugen des Bronchialsystems.

Die Dauer der „Hibernationstherapie" richtet sich nach der klinischen Beurteilung des Kranken. Sie kann zwischen 24 Std und mehreren Tagen oder Wochen schwanken. Je nach dem Verhalten des Patienten nach Abklingen der

Wirkung des Medikamentgemisches wird die „Hibernation" weitergeführt oder abgesetzt. Das Absetzen der Therapie und die Wiedererwärmung sollen nicht plötzlich, sondern stufenweise erfolgen, um Komplikationen, insbesondere Pneumonien, zu vermeiden.

Zusammenfassend können für die Schmerzbekämpfung und Sedation bei Verbrennungen folgende Richtlinien gegeben werden:

1. Leichtere Verbrennungen (Erwachsene mit weniger als 30% verbrannter Körperoberfläche, Kinder mit bis zu 20% verbrannter Körperoberfläche, Patienten ohne wesentliche Hyperthermie und ohne besondere psychomotorische Erregung): Morphin intravenös in Einzeldosen bis zu 15 mg je nach Alter, Schmerzintensität und Körpergewicht. Wiederholung nach Bedarf alle 4—6 Std. Zusätzliche Antihistaminpräparate in Dosen von 20—50 mg tief intramuskulär alle 4—6 Std.

2. Schwere Verbrennungen (Erwachsene mit tieferen Verbrennungen über 30% und Kinder mit über 20% verbrannter Körperoberfläche, Patienten mit wesentlicher Hyperthermie und deutlicher psychomotorischer Erregung): Ganglienblockade und zentralnervöse Dämpfung, koordiniert mit intravenöser Flüssigkeitstherapie. Verabreichung der lytischen Medikamentmischung (Megaphen oder Largactil, Phenergan, Dolantin) in Glucoselösung in Dosen von 50:50:100 mg als Mittelwert für 3—5 Std.

3. Flüssigkeitstherapie

a) Art und Menge der Flüssigkeitstherapie

Wie im Kapitel II A ausführlich dargelegt wurde, ist der Blutvolumenverlust einer der wichtigsten Faktoren in der Pathogenese des Schocks. Möglichst frühzeitiger Flüssigkeitsersatz ist deshalb von größter Bedeutung. Die beste Bekämpfung des Schocks ist dessen Prophylaxe. Sie geschieht einerseits durch adäquate Flüssigkeitszufuhr und andererseits durch Schmerzbekämpfung. UNDERHILL hat 1923 an 21 Patienten beobachtet, daß forcierte — wenn möglich perorale — Zufuhr von Elektrolytlösungen in Mengen von 4—8 Litern je 24 Std die Hämokonzentration rasch normalisierte und den Allgemeinzustand der Patienten günstig beeinflußte.

Verschiedentlich wurde in Tierversuchen die günstige Wirkung von natriumsalzhaltigen Lösungen im Verbrennungsschock beobachtet (ROSENTHAL und TABOR 1943, 1945, MILLICAN et al. 1952, HECHTER et al. 1953, McCARTHY et al. 1947, 1952, 1953, FOX et al. 1953). Dabei wird darauf hingewiesen, daß 1,4%ige NaCl-Lösung wirksamer ist als 0,9%ige, und daß diese dem Versuchstier in einer Menge von 10—15% des Körpergewichtes zugeführt werden muß. ROSENTHAL (1943) konnte keine signifikanten Unterschiede in der Wirkung verschiedener Natriumsalze feststellen. Kaliumchloridlösung dagegen erhöhte die Mortalität der Versuchstiere. Dadurch ist der Beweis erbracht, daß das Natrium und nicht das Chlor vom verbrannten Organismus vermehrt benötigt wird.

Im verbrannten Gebiet gehen Eiweiß, Salze und Wasser verloren. Es ist deshalb sicher nicht richtig, nur Salze und Wasser zu ersetzen. Aus diesem Grunde wurde zur Flüssigkeitstherapie Plasma verwendet. MILLICAN et al. (1952) haben in Tierexperimenten gezeigt, daß die Wirkung von Plasma oder Blut im

Verbrennungsschock rascher einsetzt und nachhaltiger ist als diejenige von NaCl-Lösungen (die Wirksamkeit wurde nach der Fähigkeit Blutvolumen, Hämatokrit und Plasmaproteingehalt zu normalisieren beurteilt). QUINBY und COPE (1952) haben Hunden im Verbrennungsschock verschiedene Kombinationen von Plasma und NaCl-Lösungen verabreicht. Die Therapie ist wirksamer, wenn mehr Plasma als NaCl zugeführt wird. Die Serumproteine bleiben normal, und die Ödembildung ist dementsprechend geringer.

Die Überlegenheit der elektrolythaltigen Kolloidlösungen über die reinen Salzlösungen ist zum großen Teil dem längeren Verweilen der hochmolekularen Substanzen in der Blutbahn zuzuschreiben. Diese sind im Plasma in Form der Albumine und Globuline vorhanden. HARTMANN (1952) hat festgestellt, daß intra-venös gegebenes Humanalbumin die Blutbahn bei albuminurischen Patienten innerhalb 6—8 Std verläßt und innert weniger Tage quantitativ im Urin ausgeschieden wird. Bei nierengesunden Patienten verläßt Albumin die Blutbahn ebenfalls in 6—8 Std, bleibt aber im Organismus zurück und wird wahrscheinlich zum Aufbau von Eiweiß verwendet. Die Stickstoffausscheidung im Urin war nicht erhöht.

Frisch gewonnenes Serum wurde nur im Tierexperiment verwendet. Sein therapeutischer Effekt wird auf seinen NaCl-Gehalt zurückgeführt. HECHTER et al. (1945) fanden keinen Unterschied in der Wirkung von Serum und NaCl-Lösung. ROSENTHAL (1943) hat gezeigt, daß ein proteinfreies Ultrafiltrat von Serum ebenso wirksam ist wie das vollständige Serum.

Über den Wert der Plasmaersatzstoffe zur Schockbekämpfung gehen die Ansichten verschiedener Autoren auseinander. ENYART und MILLER (1955) haben das Plasma ganz durch Dextran ersetzt; sie vermeiden jede Plasmatransfusion wegen der Gefahr der Übertragung einer homologen Serumhepatitis. Auch PELKONEN et al. (1950), ROSENQVIST und THORSEN (1951), GELIN (1952) und FLORY (1952) berichten über gute Resultate bei der Verwendung von Dextran (Macrodex) zur Schockbekämpfung. JOHNSTON et al. (1953) haben Dextran mit Erfolg verwendet, warnen jedoch vor dessen Verabreichung bei Nierenschädigung. Als Plasmaersatzstoffe werden ferner Polyvinylpyrrolidone von CORDICE et al. (1953) und Gelatine von EVANS und RAFAL (1945) empfohlen.

Den guten klinischen Erfahrungen mit Plasmaersatzstoffen stehen weniger günstige Ergebnisse im Tierexperiment gegenüber. PARKINS (1943) hat Hunden im Verbrennungsschock Gelatine in Salzlösung verabreicht. Er machte dabei die Feststellung, daß diese zwar den erhöhten Hämatokrit normalisiert, den Blutdruck jedoch nicht dauernd auf normalen Werten hält. Der größte Teil der Tiere starb in der Schockphase. McCARTHY und DRAHEIM (1952) und MILLICAN et al. (1952) haben die Wirksamkeit von Dextran, Polyvinylpyrrolidone und Oxypolygelatine mit derjenigen von NaCl-Lösungen verglichen. Beide Autorengruppen sind sich über die geringe Wirksamkeit der Oxypolygelatine einig. McCARTHY konnte auch mit PVP keine besseren Resultate erzielen, während MILLICAN es annähernd gleich wirksam wie NaCl-Lösung fand. Nach Dextrangaben sah McCARTHY allergische Reaktionen seiner Versuchstiere (Ratten). MILLICAN hat verschiedene Dextrane (A—F) untersucht und dabei eine Erhöhung der Mortalität der Tiere mit Dextran A—E gefunden (Hinweis auf die Toxicität, Nierenschädigung). Einzig Dextran F zeigte einen ähnlichen Effekt wie NaCl-Lösung oder PVP.

Untersuchungen über die Verweildauer von Plasmaersatzstoffen in der Blutbahn liegen von FRAWLEY et al. (1953) und HUNZINGER et al. (1953) vor. FRAWLEY et al. untersuchten die Wirksamkeit von Dextran und Gelatinelösung in der Schockbekämpfung. Sie fanden, daß diese Substanzen die Blutbahn 6 Std nach der Infusion zu 80% verlassen haben und zum größten Teil im Urin ausgeschieden worden sind. HUNZINGER et al. stellten fest, daß nach Gaben von Dextran, Periston und Oxypolyn zwar die erwartete Blutvolumenvermehrung kurz nach der Infusion eintritt, aber schon nach 4 Std nicht mehr nachweisbar ist. Einzig die Plasmainfusion vermag ihre Wirkung länger als 4 Std aufrechtzuerhalten.

Die Verwendung von Vollblut im Verbrennungsschock hat zu lebhaften Diskussionen Anlaß gegeben, und ist auch jetzt noch nicht überall anerkannt. RAVDIN (1942) hält Bluttransfusionen bei Hämokonzentration für kontraindiziert, da eine weitere Erhöhung der Viscosität zu einer stärkeren Kreislaufbeanspruchung führt. Auch EHLERT (1951), PROYARD (1952), SCOVILLE (1951), HARKINS et al. (1945), URKOV (1946), KIRKHAM (1947) und BUCHER (1950) sind Gegner der Bluttransfusion im initialen Schockstadium. Sie anerkennen ihren Wert nur in der Periode der Toxämie, eventuell Sepsis, Anämie und Hypoproteinämie, d.h. frühestens nach Ablauf der ersten 48 Std. KIRKHAM (1947) stützt sich dabei auf seine Untersuchungen über Erythrocytenzerstörung und -regeneration, welche im Kapitel III C 3 näher erörtert wurden. RAKER und ROVIT (1954) sind der Ansicht, daß im Frühstadium nur so viel Blut transfundiert werden soll, als der akuten Erythrocytenzerstörung (s. III C 3) entspricht, und daß ein Überangebot von Blut wegen der Kreislaufbelastung schädlich sei.

ELMAN (1946), sowie BULL und JACKSON (1952) bevorzugen das Plasma zur initialen Schockbekämpfung und geben im Frühstadium Blut nur bei bestehender Anämie. Nach REISS et al. (1953) ist Blut bei zweitgradiger Verbrennung selten notwendig, bei drittgradiger Verbrennung in einer Ausdehnung von mindestens 20% aber von Anfang an indiziert. Auch WALLACE (1951) gibt Blut nur bei tiefen Verbrennungen, zusammen mit Plasma im Verhältnis 2:1. Bluttransfusionen im Frühstadium, jedoch eher im Sinne von Austauschtransfusionen, d.h. nach vorausgegangenem Aderlaß, werden von ANDREESEN und KRÜGER (1952), NEUMANN (1944) und SCHOLZ (1951) empfohlen.

Eine Reihe experimenteller und klinischer Beobachtungen spricht für die Verwendung von Vollblut im Verbrennungsschock. In der Therapie des experimentellen Verbrennungsschocks konnten MOYER et al. (1944), ABBOTT et al. (1945) und MILLICAN et al. (1952) eindeutig die Überlegenheit des Blutes über andere Infusionslösungen nachweisen. Es ist darum nicht verwunderlich, daß auch klinisch mit der Bluttransfusion im Frühstadium gute Resultate erzielt werden. ABBOTT et al. (1945, 1947), ALLGÖWER (1952, 1955), BELL et al. (1953), BERNSTEIN (1952), BLOCKER (1951), BROWN und DZIOB (1950), EVANS und BIGGER (1945), McLAUGHLIN et al. (1946), JUNG und WOLFRAM (1953), LUPTON (1952), McDONALD et al. (1946), ARTZ et al. (1953), CLARKSON (1951), GISSANE und JACKSON (1952), HURD (1953), RUSH (1953), SILER (1944), SIMONART (1952), TOLINS (1951), WALKER (1951), ZIFFREN (1953).

WALSH (1951) weist speziell auf die Wichtigkeit der Bluttransfusion hin bei Verbrennungen, die mit einer Schädigung durch radioaktive Strahlen kombiniert sind.

Nach Cournand et al. (1944) werden von infundierter 25%iger Serumalbuminlösung nur 30%, von transfundiertem Vollblut dagegen 60% in der Blutbahn zurückgehalten. Moore (1951) weist darauf hin, daß Blut von allen Infusionslösungen den nachhaltigsten Effekt auf das Blutvolumen aufweist. Dies erklärt z.T. die gute und nachhaltige Wirkung von Blut im Verbrennungsschock. Vollblut ist im Verbrennungsschock auch darum indiziert, weil schwere Verbrennungen mit großen Verlusten an Erythrocyten einhergehen. Nach Raker und Rovit (1954) können unmittelbar nach der Verbrennung 8—40% Erythrocyten verlorengehen. Somit ist Blut im Frühstadium nicht nur im Hinblick auf die Verhütung der sekundären Anämie indiziert. Allgöwer (1955) hat wiederholt beobachtet, daß bei oligurischen normotonen Verbrennungspatienten die Diurese im Anschluß an eine Bluttransfusion in befriedigender Weise in Gang kam, vorausgesetzt, daß der Organismus über die notwendigen Elektrolyte und Wasser verfügte (Abb. 127). Die „diuretische" Wirkung des Blutes ist wohl am ehesten so zu erklären, daß durch die Zufuhr von Sauerstoffträgern in Form gesunder Erythrocyten die hypoxämischen Nieren wieder besser mit Sauerstoff versorgt werden, und daß dadurch ihre Funktion verbessert wird.

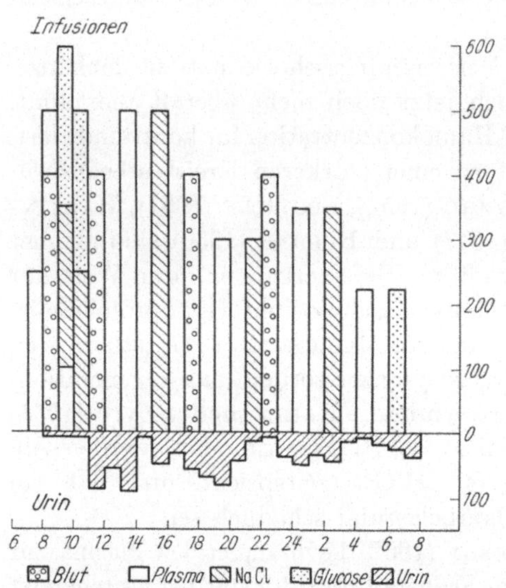

Abb. 127 (Fall 69). Flüssigkeitsdiagramm bei einer tiefen Verbrennung von 40% Körperoberfläche. Man beachte die vermehrte Urinausscheidung nach den einzelnen Blutgaben (vgl. Abb. 46; 69—71). [Nach M.Allgöwer (1956)]

Die Tatsache, daß die Kombination von Elektrolytlösung und Plasmaeiweißen günstiger wirkt als die Elektrolytlösungen allein, darf nicht darüber hinwegtäuschen, daß Natrium und Wasser die wichtigsten Ersatzstoffe nach schweren Verbrennungen darstellen. Plasmaproteine ohne Salze wirken nicht protektiv im Verbrennungsschock.

Schon 1905 haben Sneve, sowie Weidenfeld und Zumbusch bei Verbrennungspatienten NaCl-Infusionen mit gutem Erfolg verwendet.

Es könnte gegen die Zufuhr von Natriumsalzen der Einwand erhoben werden, daß dadurch die Natriumretention im verbrannten Gebiet noch erhöht wird. Presman (1943) verabreicht keine Salzlösungen während der ersten 24 Std, da sie die Entstehung der Ödeme begünstigen sollen. Auch Proyard (1952) gibt wegen der starken Chlorretention nach Verbrennungen keine NaCl-Lösung. Scoville (1951) betrachtet die Verabreichung von NaCl im Frühstadium ebenfalls als Fehler, da dies zu einer Verstärkung der Hypoproteinämie führe. Erst nach Herstellung des osmotischen Gleichgewichts sind nach seiner Meinung chlorhaltige Lösungen indiziert.

Diesen Auffassungen ist entgegenzuhalten, daß das Salzbedürfnis der verbrannten Gewebe erfüllt werden muß, wenn eine Schädigung der gesunden

Gebiete vermieden werden soll. Solange das Natrium- und Wasserbedürfnis des geschädigten Gewebes nicht befriedigt ist, werden diese Stoffe dem Blut entzogen, und zwar mehr Natrium als Wasser. Es kommt dann zu den früher beschriebenen Rückwirkungen des überwiegenden Natriumentzugs, nämlich Hypotonie des Blutes und Neigung zu Ödembildung im ungeschädigten Gewebe (s. Kapitel I A 2). JACKSON (1955) ist der Ansicht, daß Plasma die beste Elektrolyttherapie darstelle. Dieser Standpunkt hat viel für sich. Immerhin ist darauf hinzuweisen, daß das Verbrennungsödem einen geringeren Eiweißgehalt aufweist als das Blut. Wollen wir dem Organismus das anbieten, was er tatsächlich verliert, so soll die Ersatztherapie zu $^2/_3$ aus kolloidhaltigen und zu $^1/_3$ aus kolloidfreien Elektrolytlösungen bestehen. BERMAN et al. (1944) haben zunächst im Tierversuch, später auch am Verbrennungspatienten physiologische NaCl-Lösung direkt in das verbrannte Gebiet subcutan infundiert. Dadurch sollen der erhöhte Salzbedarf der geschädigten Gewebe rasch gedeckt, der Plasma- und Wasserverlust in das geschädigte Gewebe vermindert und die Resorption begünstigt werden.

In Anbetracht der Kaliumausschwemmung aus den Zellen soll man anfänglich kein Kalium zuführen. ROSENTHAL und TABOR (1945) halten Fruchtsäfte wegen ihres hohen Kaliumgehaltes in den ersten Tagen für kontraindiziert. McDONALD et al. (1946) empfehlen zur rascheren Elimination des überschüssigen Kaliums neben NaCl- auch Natriumlactat-Infusionen.

Neben der Frage nach der Art der zu verabreichenden Flüssigkeit erhebt sich auch diejenige nach dem Applikationsweg. Daß für die kolloidalen Lösungen einzig der intravenöse Weg gangbar ist, scheint außer Zweifel zu sein. Zwar hat STEPHENSON (1951) im Tierversuch Plasma — z.T. auch mit Zusatz von Hyaluronidase — subcutan infundiert. Die Hämokonzentration war jedoch bei den Versuchstieren eher höher, und die Kontrolltiere befanden sich klinisch in besserem Allgemeinzustand.

Elektrolytlösungen können grundsätzlich peroral oder parenteral zugeführt werden. Von der subcutanen Infusion wird nur selten Gebrauch gemacht, weil die Resorption im Schock verlangsamt ist und somit die zugeführte Flüssigkeit nicht rasch genug in den Kreislauf gelangt. ROSENBERG et al. (1953) konnten mit Hyaluronidase die Resorption subcutan infundierter NaCl-Lösung verbessern. Solche Infusionen müssen entfernt vom Verbrennungsgebiet gegeben werden. Injektion der Hyaluronidase in das verbrannte Gebiet führte zu einer Erhöhung der Mortalität (vermehrte Resorption toxischer Substanzen ?, vermehrter Flüssigkeitsverlust ?).

Von praktischer Bedeutung sind demnach nur die perorale und die intravenöse Zufuhr. Die perorale Zufuhr weist der intravenösen gegenüber den Vorteil auf, daß der Darm, je nach den Bedürfnissen des Organismus, selektiv resorbieren kann. Wir haben aus diesem Grunde bei einer Reihe von Verbrennungspatienten intravenös nur Blut und Plasma gegeben. Die benötigten Elektrolyte wurden in Form von gesüßter Haldane-Lösung (3 g NaCl + 1,5 g $NaHCO_3$ je 1 Liter) peroral zugeführt. Es hat sich wiederholt gezeigt, daß selbst Patienten mit schweren Verbrennungen in der Lage sind, große Mengen von Haldane-Lösung zu trinken, ohne Brechreiz zu bekommen. Ein gewisser Nachteil der peroralen Zufuhr besteht darin, daß die verwendeten Lösungen hypoton sind. Es wird

deshalb dem Körper ein Überschuß an Wasser zugeführt, so daß es leicht zu
einer Überhydrierung des Organismus kommen kann.

Fehlt aus irgendwelchen Gründen, z. B. bei Patienten in künstlicher Hypothermie, die Möglichkeit der peroralen Flüssigkeitsaufnahme, so müssen die
Elektrolyte und das benötigte Wasser intravenös zugeführt werden.

Die vom verbrannten Organismus benötigte Flüssigkeitsmenge kann auf
verschiedene Weise berechnet werden. Eine der einfachsten, heute jedoch etwas
fraglich gewordenen Berechnungsarten ist diejenige, welche sich nach dem
Hämatokritwert richtet. Sie wird von folgenden Autoren empfohlen: ALLEN
(1942), BULL und JACKSON (1952), COPE (1944), FAXON und CHURCHILL (1942),
GLORIEUX (1952), EHLERT (1951), HARKINS (1942), KNOEPP (1942) und RAMB
(1951). FERGUSON (1945) benützt den Hämoglobinwert zur Berechnung des
Plasmaverlustes bzw. -bedarfes. EHLERT (1951) richtet seine Flüssigkeitstherapie
nach Hämatokritwert und Plasmaproteingehalt. Die Bedeutung der Hämokonzentration für den Verlauf der Verbrennungskrankheit wurde in den Ka-
piteln III C 1 und IV D eingehend erörtert.

Eine andere Möglichkeit besteht darin, die zuzuführende Flüssigkeit nach der
flächenmäßigen Ausdehnung der Verbrennung zu berechnen: AMOUDRU (1951),
BERNSTEIN (1952), JOHNSTON (1944), PRESMAN (1943). WALLACE (1951) verabreicht für je 9% verbrannter Körperoberfläche eine Flasche Plasma und eine
Flasche NaCl in 48 Std, bei Kindern die Hälfte; dazu peroral für Erwachsene
9mal 6 cm³/kg Körpergewicht, für Kinder 9mal 9 cm³/kg Körpergewicht. Über
die Art der peroral zugeführten Flüssigkeit sagt der Autor nichts aus.

Ein weiterer Faktor ist das Körpergewicht. McCARTHY et al. (1947, 1953)
und ROSENTHAL und TABOR (1945) haben in Tierversuchen festgestellt, daß bei
einer für 100% der Tiere innerhalb 9 Std tödlichen Standardverbrennung die
zugeführte Flüssigkeitsmenge 10—15% des Körpergewichts betragen muß, wenn
sie therapeutisch voll wirksam sein soll.

Erst durch Kombination von Körpergewicht des Patienten und verbrannter
Oberfläche ergibt sich eine sinnvolle Methode zur Berechnung des Flüssigkeits-
ersatzes. Diese beiden Faktoren sind in der Formel von EVANS berücksichtigt.
Danach benötigt der Patient in den ersten 24 Std nach der Verbrennung folgende
Flüssigkeitsmengen: Kolloidlösungen (Blut, Plasma und Plasmaersatz) 1 cm³ je
1% verbrannter Körperoberfläche und je 1 kg Körpergewicht, dazu die gleiche
Menge 0,9%ige NaCl-Lösung und 2000 cm³ 5%ige Glucoselösung. Nach SCHMITT
(1955) benötigen Kinder im allgemeinen wesentlich mehr Flüssigkeit als der
EVANSschen Formel entsprechen würde.

Andere Berechnungsmöglichkeiten seien hier nur kurz erwähnt, da sie praktisch nicht von Bedeutung sind. WOLFF und LEE (1942) haben eine Formel
aufgestellt, mit Hilfe derer das jeweilige Plasmadefizit für jeden Patienten
errechnet und quantitativ ersetzt werden kann. Sie lautet:

$$Y = 3{,}5\,W - \frac{W\,(K - Hb_0)\,Hb_n\,P_0}{2\,(K - Hb_n)\,Hb_0}\,,$$

dabei sind

Y = Plasmadefizit in g,
W = Körpergewicht in kg,

$P_0 =$ Plasmaprotein nach Verbrennung in g-%,
$K =$ g Hämoglobin in 100 cm³ Zellen,
$Hb_n =$ g Hämoglobin in 100 cm³ normalem Blut,
$Hb_0 =$ g Hämoglobin in 100 cm³ Blut nach Verbrennung.

HARKINS (1942) hat diese Formel folgendermaßen vereinfacht:

$$Y = 49\,W - \frac{5,5\,(100 - H_0)\,P_0\,W}{H_0}.$$

Hier entspricht H_0 dem beobachteten Hämatokritwert. HARKINS selbst hat aber diese Formel für den klinischen Gebrauch nicht eingeführt, da er mit der einfachen Berechnung nach dem Hämatokrit therapeutisch ebenso gute Resultate erzielte.

Eigene Regeln für die Flüssigkeitstherapie. Wir schätzen den Flüssigkeitsbedarf der ersten 24 Std auf 2 cm³ je 1 kg Körpergewicht und je 1% verbrannte Körperoberfläche. In den zweiten 24 Std wird die Hälfte benötigt. Die zugeführte Menge soll zu $^1/_3$ aus Blut, zu $^1/_3$ aus Plasma und zu $^1/_3$ aus isotonischer Na-Salzlösung bestehen. Zusätzlich benötigt die Niere, unabhängig von der Ausdehnung der Verbrennung, etwa 1500 cm³ Wasser in 24 Std.

Das Verhältnis zwischen kolloidhaltiger (Blut und Plasma) und kolloidfreier (NaCl, $NaHCO_3$) Elektrolytlösung beträgt somit 2:1. Die Salz- und Eiweißkonzentration der zugeführten Flüssigkeit entspricht so weitgehend derjenigen des Verbrennungsexsudates, das etwa $^2/_3$ des Plasmaeiweißgehaltes aufweist.

Die Indikation zur Verwendung von Vollblut im Verbrennungsschock wurde im vorhergehenden Abschnitt eingehend besprochen. Wir haben früher Blut und Plasma im Verhältnis 2:1 gegeben. Dies erscheint uns heute etwas zu hoch. Mit der oben angegebenen Blutmenge werden bei einer Verbrennung von 30% Körperoberfläche etwa 30% und bei einer solchen von 40% Körperoberfläche etwa 35% der Erythrocyten „ersetzt". Bedenkt man die günstigen Ergebnisse, die JACKSON et al. (1955) mit ausschließlicher Verabreichung von Plasma erreichen, so erscheint diese Blutzufuhr genügend.

Es ist ratsam, dem verbrannten Organismus den benötigten Ersatz in gleichmäßiger Mischung anzubieten und nicht abwechslungsweise Blut, Plasma und Salzlösungen zu verabreichen. Im praktischen Teil wird dargelegt, daß dies einerseits durch kombinierte perorale und intravenöse Zufuhren, andererseits durch Infusion einer Mischung aus Blut, Plasma und isotonischer NaCl-Lösung möglich ist.

Die angegebene Berechnung des Flüssigkeitsbedarfes soll lediglich einen Hinweis auf die benötigte Menge geben. Unseres Erachtens ist die Flüssigkeitstherapie streng individuell zu dosieren und kann nicht nach einer Formel berechnet werden. Richtlinie der Flüssigkeitstherapie ist die stündliche Urinsekretion, welche mit Hilfe des Dauerkatheters verfolgt wird. (Einzelheiten im nächsten Abschnitt.) Grundsätzlich ist es nicht ratsam, eine sog. „normale Urinsekretion" (50 cm³ je Stunde für den Erwachsenen) zu erzwingen. Nach einer schweren Verbrennung ist mit einer gewissen traumatischen Antidiurese zu rechnen, und es erscheint ratsam, sich mit etwa 80% der normalen Urinmenge zu begnügen, d.h. etwa 40 cm³ je Stunde für den Erwachsenen und entsprechend weniger für Kinder (s. Tabelle 10). Gerade bei Kindern ist die Verabreichung von Flüssigkeit nach einer Formel sehr gefährlich. Kinder benötigen nach SCHMITT (1955) wesentlich mehr als die EVANSsche Formel angibt. Stützt man sich auf die stündliche Urinmenge, so sind die Schwierigkeiten in der Dosierung geringer. Das Einlegen eines Dauerkatheters kann bei kleinen Kindern Schwierigkeiten bereiten, doch lohnt es sich, diese Schwierigkeiten, wenn irgend möglich, zu überwinden.

Das eben dargelegte Vorgehen entspricht nicht mehr ganz demjenigen, das wir vor einiger Zeit veröffentlicht haben (ALLGÖWER et al. 1956). Wir ließen früher unsere Patienten die Haldane-Lösung ad libitum trinken. Einzelne Patienten nahmen so bis zu 6 Liter dieser hypotonen Lösung auf. Meist konnten sie das Überangebot an Wasser sogleich wieder ausschwemmen. Wir haben aber doch den Eindruck, daß wir einzelne Patienten überhydriert haben. Wir geben deshalb nur noch so viel Haldane-Lösung, als dem normalen Wasserbedarf der Niere entspricht, d.h. höchstens 3000—4000 cm³. Dadurch führen wir 1500 bzw. 2000 cm³ Wasser und ebensoviel isotonische Salzlösung zu.

b) Die praktische Durchführung der Flüssigkeitstherapie

Aus Abschnitt V B 1, in welchem das Vorgehen unmittelbar nach der Verbrennung bzw. nach der Spitaleinlieferung dargestellt ist, ergibt sich, daß ein Schwerverbrannter vorerst Plasma und sofort anschließend Blut erhält. Im Verlauf der ersten Stunde nach der Einlieferung muß man sich für eines der beiden folgenden Vorgehen entschließen:

1. *Intravenöse Flüssigkeitstherapie bei Ganglienblockade und zentralnervöser Dämpfung* („Hibernation").

2. *Kombinierte orale und intravenöse Flüssigkeitstherapie.*

Die Gründe, die zur Wahl des einen oder anderen Vorgehens führen, wurden im Abschnitt über Schmerzbekämpfung und Sedation näher besprochen. Während wir früher die Anwendung der „Hibernation" für spezielle Fälle reservierten (sehr ausgedehnte Verbrennungen, starke psychomotorische Unruhe, Hyperthermie), sind wir dazu übergegangen, sie grundsätzlich bei den schwereren Verbrennungen anzuwenden. Dabei sei aber betont, daß Pharmaka die Flüssigkeitstherapie nicht ersetzen, sondern nur ergänzen können.

Als Maß für die Flüssigkeitszufuhr gilt bei beiden Arten des Vorgehens die stündliche Urinmenge. Sie wird durch den Dauerkatheter gewonnen. Sie soll beim Erwachsenen 40 cm³/Std betragen und läßt sich für die verschiedenen Lebensalter aus Tabelle 10 ersehen. Sinkt die Urinproduktion unter 50% des Sollwertes, so besteht die Gefahr einer Nierenschädigung, und die Zufuhr muß beschleunigt werden. In solchen Fällen hat sich Blut wiederholt als wirksam erwiesen (s. Abb. 127). Steigt die stündliche Urinproduktion auf das Doppelte der Norm, so ist die weitere Zufuhr einzustellen bzw. auf das Minimum zu beschränken, das ein Offenhalten allfällig freigelegter Venen gewährleistet.

Hat der Patient innerhalb von 24 Std mehr als 1500—2000 cm³ Wasser ohne Elektrolyte erhalten, so sind die Urinmengen naturgemäß größer. Solche Zufuhren sind unerwünscht. Nur allzu leicht wird eine Tasse Tee oder ein Glas Bier in der Flüssigkeitsbilanz vergessen!

Um die Übersicht über Zu- und Ausfuhr zu erleichtern, benützen wir ein stündlich nachgeführtes *Bilanzblatt.* Abb. 128 zeigt ein solches Bilanzblatt einer

Name R., Vorname E., Alter 44, Zimmer 137; 1. Tag nach Verbrennung, Datum 1./2. 10. 54, Unfall um 7 Uhr.

| Stunden nach Unfall | Einfuhr | | | | | | | Ausfuhr | | | BD | P | T rectal | Medikamente |
| | i.v. | | | | | per os | | | | | | | | |
	Blut	Plasma	NaCl	Glucose	sonst	Haldane	sonst	Urin-menge cm³	Spez. Gew.	Er-brechen				
1							300 Tee							75 mg Dolantin i.v.
2	400					500		50	22					8 mg Mô i.v.
3		250				500		42	24			92	37^0	50 mg Largactil
4	400					500		8						1 A. Supracombin
5		250				500		10	29			72	37^2	8 mg Mô i.v., 1 cm³ Anatoxal
6	400							20	28					
7						300		29	32					
8		250				300		37	29			100	37^0	
9						300		49	25					12 mg Mô i.v.
10						300		51	22			112		
11	400					300		48	20			116		1 A. Supracombin
12						200		20	25					
13		250				200		40	23			104	37^6	
14							200 Tee	52	23			104		50 mg Largactil per os
15								47	22			104		12 mg Mô i.v.
16	400						100 Tee	30	20					
17		250						50	20			104		
18						200		30	24					
19						100		41	22			100		
20							200 Tee	16	23					12 mg Mô i.v.
21	400					200		30	25			104		
22		250					100 Tee	32	20					
23							200 Tee	60	20			104	37^7	
24						100		80	18					

Abb. 128 (Fall 76). Bilanzblatt der ersten 24 Std bei einer tiefen Verbrennung von 58% Körperoberfläche (vgl. Abb. 129, 133). [Nach M. ALLGÖWER et al. (1956)]

Verbrennung von 58% Körperoberfläche. Auf der Rückseite des Bilanzblattes können die Laboratoriumsbefunde und, in einem Körperschema, die Ausdehnung der Verbrennung eingetragen werden (Abb. 129).

Intravenöse Flüssigkeitstherapie bei Ganglienblockade und zentralnervöser Dämpfung. Das „lytische Gemisch" (Dolantin, Phenergan, Largactil) wird im allgemeinen in Glucose gegeben. Man soll also die 1500—2000 cm³ Glucose, die für das Wasserbedürfnis der Niere zuzuführen sind, zur Verabreichung der Pharmaka verwenden. Im Idealfall kann dafür eine spezielle Vene verwendet

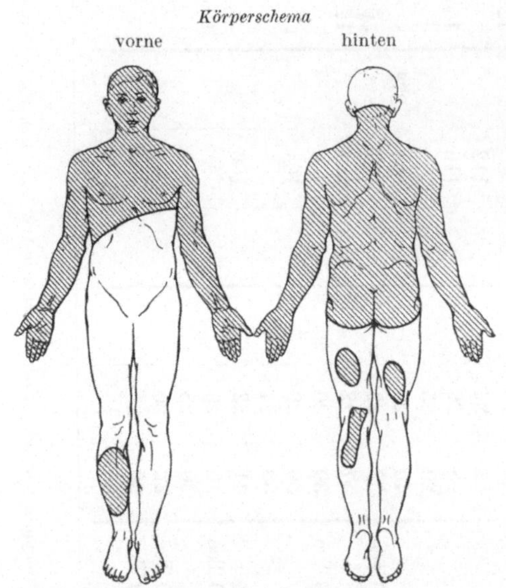

Abb. 129 (Fall 76). Bilanzblatt/Rückseite (vgl. Abb. 128, 133)

werden. Die Tropfenzahl je Minute richtet sich nach der Reaktion des Patienten. Einzelheiten siehe im Abschnitt über Sedation und Schmerzbekämpfung.

Durch eine zweite Infusionsstelle werden Blut, Plasma und NaCl gegeben. Grundsätzlich werden diese Lösungen zu gleichen Teilen gegeben. Im Interesse einer möglichst gleichmäßigen Zufuhr empfiehlt sich die Verabreichung eines Gemisches. Aus praktischen Gründen (Beschaffenheit der schweizerischen Blut- und Plasmakonserven) wird sich dabei folgendes Verhältnis ergeben: 400 cm³ Blutkonserve, 250 cm³ Plasmakonserve und 350 cm³ NaCl 0,9%ig in einer Liter-flasche. Die Geschwindigkeit des Einlaufens richtet sich nach der Urinmenge.

Wenn keine Möglichkeit zur Infusion an 2 Stellen vorhanden ist, so kann man die beiden Infusionssysteme durch ein Y-Stück kombinieren.

Die Fälle der Abb. 130—132 sind Beispiele eines derartigen Vorgehens. Beim Patienten 82 war die „Hibernation" in Anbetracht der Ausdehnung der Verbrennung indiziert. Die beiden anderen Patienten hatten Verbrennungen erlitten, bei welchen hohe Temperaturen während längerer Zeit auf eine Extremität einwirkten. Dies war besonders bei Patient 55 der Fall, der mit einem Bein in flüssigen Teer geriet. Diese beiden Patienten zeigten viel stärkere Allgemeinsymptome, als die Ausdehnung der Verbrennung erwarten ließ. Insbesondere wiesen sie eine starke zentralnervöse Erregung auf. Die Analogie zu der experimentellen Verbrennung von PRINZMETAL et al. (1944) liegt nahe, wonach bei längerer Einwirkung hoher Temperaturen auf die Gewebe Verbrennungstoxine wirksam werden können (s. Abschnitt über Verbrennungstoxine II A 2 c).

Zur Flüssigkeitsbilanz bei Patient 82 (Abb. 130) ist nicht viel zu sagen. Die Urinproduktion war von Anfang an ausreichend. Es könnte lediglich kritisiert werden, daß am 2. Tag die Zufuhr von Kolloidlösungen zu gering, diejenige von NaCl-Lösung dagegen etwas zu hoch war.

Mehr Kritik läßt die Flüssigkeitstherapie bei Pat. 55 (Abb. 131) zu. Dieser Patient erhielt zuviel Glucose, weil die zur Sedation notwendigen Pharmaka in der Glucose ungenügend konzentriert verabreicht wurden. Glücklicherweise war der Patient in der Lage, das Überangebot an Wasser durch Urinmengen bis zu 200 cm³/Std auszuscheiden. Ferner bekam der Patient am 2. Tag weder Blut noch Plasma. Die Tatsache, daß dieser Therapiefehler keine unerwünschten Folgen hatte, läßt sich nur dadurch erklären, daß hier der Blutvolumenverlust in der Pathogenese des Schocks nicht im Vordergrund stand.

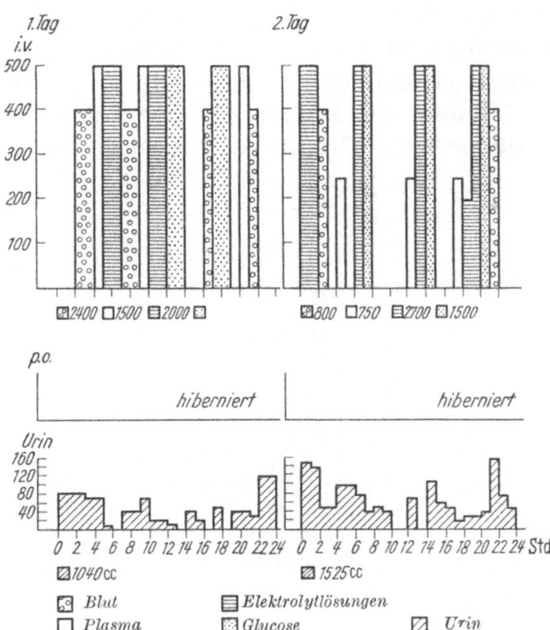

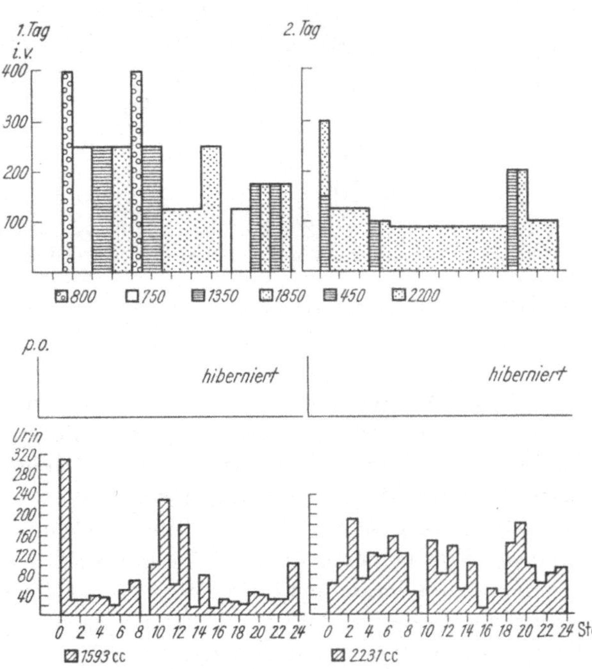

Abb. 131 (Fall 55). Flüssigkeitsdiagramm bei einer tiefen Verbrennung von 20% Körperoberfläche. Wegen starker Erregung und Hyperthermie Behandlung mit zentralnervöser Dämpfung und Ganglienblockade (Signaturerklärungen s. Abb. 130) (vgl. Abb. 64—66)

12

Auch bei Patient 67 (Abb. 132) erfolgte die Flüssigkeitszufuhr zunächst nur intravenös. Nach 12 Std hatte sich der Patient jedoch weitgehend erholt. Die Ganglienblockade und zentralnervöse Dämpfung konnten aufgehoben werden und die Flüssigkeitszufuhr kombiniert peroral und intravenös erfolgen. In den ersten 24 Std erhielt der Patient 2450 cm³ kolloidhaltige und 2225 cm³ isotonische kolloidfreie Elektrolytlösungen, daneben 1925 cm³ Wasser. Dies entspricht für

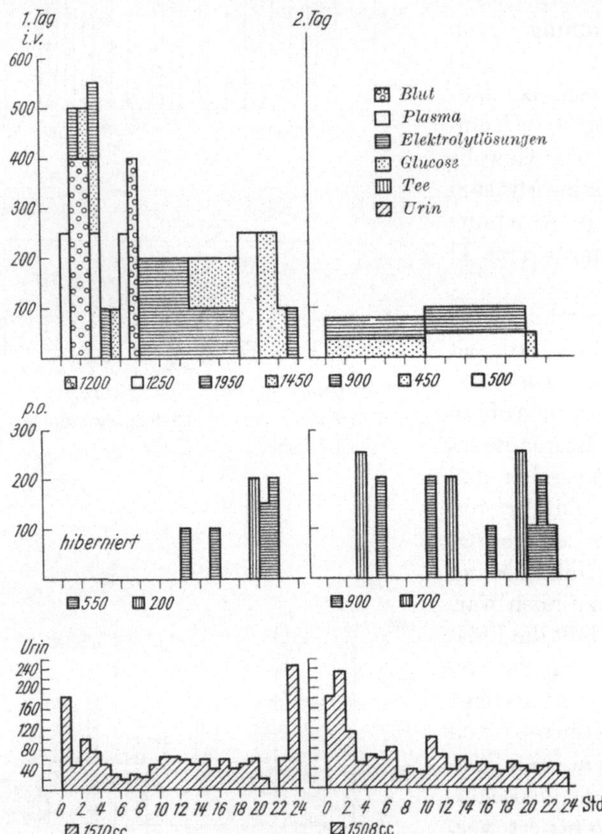

Abb. 132 (Fall 87). Flüssigkeitsdiagramm einer tiefen Verbrennung von 35 % Körperoberfläche. Starke Erregung und Schmerzen geben Indikation zu kurz dauernder Behandlung mit zentralnervöser Dämpfung und Ganglienblockade (vgl. Abb. 13; 96—105)

den 70 kg schweren Mann mit einer Verbrennung von 35 % Körperoberfläche ziemlich genau der nach der EVANSschen Formel berechneten Menge. In den zweiten 24 Std dagegen war die Zufuhr von Kolloidlösungen eindeutig zu gering, insbesondere fehlt die Bluttransfusion. Was die übrige Flüssigkeitstherapie betrifft, so darf man sagen, daß mit 1350 cm³ isotonischer NaCl-Lösung und 1600 cm³ Wasser der Salz- und Wasserbedarf des Patienten gedeckt wurde.

Kombinierte orale und intravenöse Flüssigkeitstherapie. Bei diesem Vorgehen erfolgt die Wasser- und Elektrolytzufuhr nach Möglichkeit peroral, in Form von Haldane-Lösung (enthaltend 3 g NaCl und 1,5 g NaHCO₃ in 1000 cm³ Wasser). Die orale Zufuhr soll im Maximum 4000 cm³ betragen, wird aber mit Vorteil auf 3000 cm³ beschränkt.

Intravenös wird vorerst lediglich abwechslungsweise Blut und Plasma gegeben. Dabei scheint es von sekundärer Bedeutung, ob Blut und Plasma im Verhältnis 2:1 (wie früher angegeben, s. ALLGÖWER et al. 1956) oder 1:1 verabreicht werden.

Ein Beispiel für dieses Vorgehen bei einer ausgedehnten Verbrennung ist in der Abb. 133 (Patient 76) wiedergegeben. Der Fall wurde allerdings noch in der Zeit behandelt, da wir den Patienten die perorale Flüssigkeitsaufnahme ad libitum gestatteten. Für unsere jetzigen Begriffe erhielt er eine zu große Menge

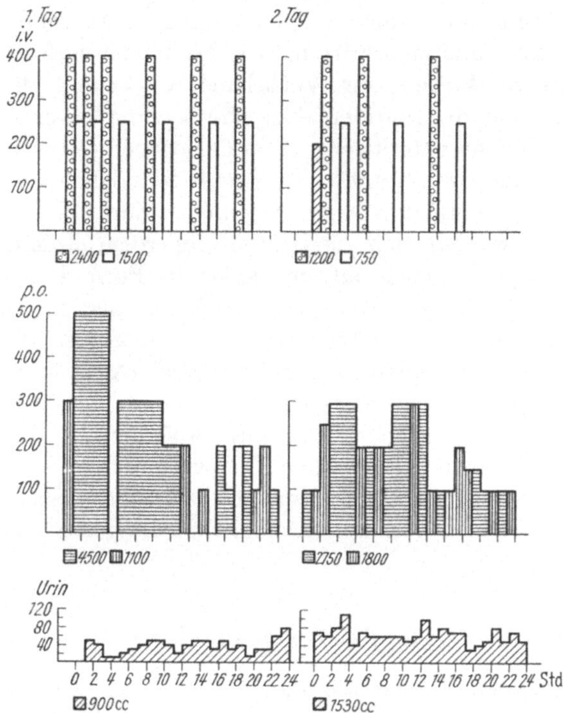

Abb. 133 (Fall 76). Flüssigkeitsdiagramm einer tiefen Verbrennung von 58% Körperoberfläche mit kombinierter intravenöser und oraler Flüssigkeitstherapie. (Große Zufuhren von Haldane-Lösung per os führten vermutlich zu Überhydrierung. (Signaturerklärungen s. Abb. 132) (vgl. Abb. 128 u. 129). [Nach M. ALLGÖWER et al. (1956)]

hypotoner Elektrolytlösung (Haldane-Lösung) und dazu gar noch verschiedene Gaben von Tee und dergleichen. Nach unserer heutigen Auffassung würde außerdem ein Patient mit solch ausgedehnter Verbrennung von Anfang an in „Hibernation" versetzt.

4. Chemotherapie

Bakterien aller Art finden auf den feuchtwarmen Flächen frischer Brandwunden mit ihrem Nekrosematerial einen idealen Brutplatz. Ihre Zahl muß nicht nur auf diesem Feld in Schranken gehalten werden, sondern es ist insbesondere eine septische Invasion des Körpers zu verhindern, wie sie auch von Darmkanal oder Luftwegen her erfolgen kann. FINE (1954) hat durch seine Untersuchungen an Hunden nachgewiesen, daß im traumatischen Schock einerseits die Bakterienabwehr beeinträchtigt ist, und daß andererseits Bakterientoxine einen bestehenden Schockzustand so vertiefen können, daß er irreversibel wird. Eine perorale Vorbehandlung mit Antibioticis konnte diesen Übergang zur Irreversibilität weitgehend verhindern. Einen Zusammenhang zwischen dem antibakteriellen Spektrum verschiedener Antibiotica und ihrer Schutzwirkung im Blutungsschock konnte FINE nicht finden.

Da jeder schwer Verbrannte einen Schock durchmacht, empfiehlt sich aus dem Obengenannten folgender Behandlungsplan für die allgemeine Chemotherapie:

Von einer einmaligen peroralen Stoßdosis von 1,5 g Aureomycin ist ein gewisser Schutz im Schockzustand zu erwarten. Die Einnahme muß so früh wie möglich erfolgen, die sichere Wirkung der Vorbehandlung kann leider praktisch nicht erreicht werden. Auf die routinemäßige Fortsetzung peroraler Chemotherapie wird wegen der Gefahr enteritischer Komplikationen verzichtet. Zum Schutz vor den Keimen der Brandwunden ist ebenfalls möglichst früh mit zunächst intravenösen Penicillininjektionen zu beginnen. Zur Erlangung eines breiten Abwehrspektrums werden dem Patienten außerdem 1 Million E Penicillin und 1 g Streptomycin täglich intramuskulär in Form eines Mischpräparates zugeführt. Die eigentlichen Breitspektrum-Antibiotica bleiben für später in Reserve. Die allgemeine Chemotherapie ist mindestens so lange angezeigt, bis die Hautdefekte mit Transplantaten gedeckt sind (ARTZ et al. 1953), oder bis Granulationsgewebe eine Schranke gegen die Invasion des Körpers bildet (LIEDBERG et al. 1954). Auf eine lokale Chemotherapie kann in der Regel verzichtet werden. Sie ist dort angezeigt, wo eine Verzögerung der Wundheilung zu beobachten ist oder das Angehen von Transplantaten fraglich erscheint; sie erfolgt am besten gezielt auf Grund einer bakteriologischen Diagnose und einer Resistenzprüfung.

5. Tetanusprophylaxe

Verbrennungspatienten sind wie alle Verletzten der Gefahr des Wundstarrkrampfes ausgesetzt. Es stellt sich daher bei jeder Verbrennung die Frage nach der Tetanusprophylaxe. Zahlreiche Autoren schätzen das Starrkrampfrisiko höher ein als allfällige Gefahren der Prophylaxe selbst und geben bei Verbrennungen grundsätzlich Tetanusserum: BLOCKER (1949), BROWN und DZIOB (1950), BURT (1944), CLARKSON (1951), COAKLEY (1942), ELMAN et al. (1946), EVANS (1952), FAXON und CHURCHILL (1942), GLORIEUX (1952), McLAUGHLIN und NEIS (1952), SCOVILLE (1951), WALKER (1951), PULASKI (1951). Andere sind mit Serumgaben zurückhaltender und wenden es nur bei stark verunreinigten Brandwunden (HEYMANN 1952) oder bei sehr tiefen Verbrennungen (MARTIN und EVANS 1952, NEUMANN 1944) an. ELMAN hat trotz der Serumprophylaxe von 55 Patienten einen an Tetanus verloren, was nicht überraschen kann, da Versager der Serumprophylaxe zu Hunderten beschrieben sind (Literatur s. D'ANTONA 1952). Grundsätzlicher Gegner der Serumanwendung ist COLEBROOK (1951), der bei Verbrennungen die Serumkrankheit fürchtet und unter 6000 Verbrennungsfällen keinen Starrkrampf gefunden hat. Dieser Standpunkt scheint um so berechtigter, als die allergischen Folgezustände nach Seruminjektionen vor allem die Haut betreffen. Bei intakter Körperoberfläche ist ein fataler Verlauf dieser urticariellen

Reaktionen selten, während die Prognose bei der Zerstörung mehr oder weniger ausgedehnter Hautpartien nicht so günstig ist. In unseren eigenen Fällen haben wir, unabhängig von der Tiefe, aber in Übereinstimmung mit der Ausdehnung der Verbrennung, schwere Formen der Serumkrankheit gesehen. Es ist auch daran zu erinnern, daß die Serumprophylaxe vom serologischen und klinischen Standpunkt aus als eine unsichere und mit Nachteilen behaftete Notlösung gelten muß (Literatur s. ECKMANN und BISAZ 1956). Wir verzichten aus diesen Gründen auf die Anwendung von Tetanusserum bei schweren Verbrennungen.

Um so wichtiger erscheint die Frage der aktiven Immunisierung gegen den Starrkrampf. Die außerordentlich zuverlässige Schutzwirkung der Toxoidimpfung kann im Zeitpunkt einer Verbrennung durch eine neue Toxoidspritze (sog. Injéction de rappel) sofort aufgefrischt werden. Irgendwelche Nebenreaktionen sind dabei nicht zu befürchten. In Übereinstimmung mit COLEBROOK und den meisten der oben angeführten Autoren müssen wir in diesem Zusammenhang mit Nachdruck auf die Dringlichkeit einer möglichst umfassenden aktiven Immunisierung der Bevölkerung gegen den Starrkrampf hinweisen.

Praktisch gehen wir so vor, daß wir bei Verbrannten, die früher aktiv geschützt worden sind, die „Injéction de rappel" in Form von 2 cm³ Anatoxin (Formoltoxoid) oder 1 cm³ Anatoxal (Adsorbattoxoid oder Alauntoxoid) verabreichen.

Patienten, die nicht früher aktiv immunisiert worden sind, bekommen, falls sie nicht zur Gruppe der Patienten gehören, bei welchen die Indikation zur Ganglienblockade und zentralnervösen Dämpfung gestellt wird, 3000 E Tetanusserum und werden simultan aktiv immunisiert.

6. Sorge für freie Luftwege

Bei Patienten mit Verbrennungen im Bereich des Gesichtes und bei Patienten, die aus einem der oben angeführten Gründe „hiberniert" werden, ist mehrmals täglich eine genaue Auskultation der Lungen notwendig. Je nach Lage des Falles sind tägliche Röntgenkontrollen des Thorax erforderlich.

Eine wichtige Hilfsmaßnahme zur Freihaltung der Atemwege stellt die *Tracheotomie* dar. Der Entschluß zu dieser kleinen Operation soll zeitig gefaßt werden. Jeder Patient, der länger als 24 Std „hiberniert" werden muß, soll tracheotomiert werden. Entschließt man sich bei einer auch den Hals betreffenden Verbrennung zur „Hibernation", so soll sofort tracheotomiert werden. Auch sonst werden Patienten mit Verbrennungen des Halses und des Gesichtes bei den geringsten Atembeschwerden tracheotomiert.

Tracheotomierte bedürfen mehrmals täglich einer gründlichen *Bronchialtoilette*. Die Häufigkeit dieser Maßnahme richtet sich nach dem Auskultationsbefund.

Häufiges — wenn möglich 2- bis 3stündliches — *Umlagern* des Patienten ist empfehlenswert. Dadurch wird die Bronchialdrainage erleichtert. Bei bewußtlosen Patienten und somit fehlendem Hustenreflex ermöglicht die *Klopfmassage* der verschiedenen Thoraxpartien eine bessere Reinigung des Bronchialbaumes.

7. Hormone

Für die Behandlung eines verbrannten Patienten mit ACTH oder Cortison ist entscheidend, ob der Körper ein funktionell ausreichendes Hypophysen-Nebennierenrindensystem besitzt. Wenn durch die Verbrennung eine starke Stimulation der Nebenniere erfolgt, scheint es überflüssig, der bereits voll stimulierten Nebenniere noch ACTH zuzuführen. Aus dem gleichen Grund erscheint es fraglich, ob Zufuhr von Cortison sinnvoll ist. Bei irreversiblem Schock, der weder auf Blut- und Flüssigkeitsersatz noch auf andere Mittel anspricht, kann jedoch Hydrocortison, wenn es intravenös verabreicht wird, den Schock beheben.

8. Vitamine

Wohl niemand bestreitet den Wert der Vitamine, vor allem der Ascorbinsäure und des B-Komplexes, bei Patienten in schwer beeinträchtigtem Allgemeinzustand. Hochdosierte Vitamingaben haben überall in die allgemeine Therapie der Verbrennungskrankheit Eingang gefunden. Dies gilt besonders für die Anfangsstadien. LUND et al. (1947) haben eine Veränderung des Stoffwechsels von Ascorbinsäure, Thiamin, Riboflavin und Nicotinamid nach Verbrennungen festgestellt. Die Ascorbinsäure im Plasma sinkt, sowohl nüchtern als auch nach Sättigungstest, auf sehr tiefe Werte. Die Autoren empfehlen auf Grund ihrer Beobachtungen folgende Vitamindosierungen: Täglich 1—2 g Ascorbinsäure, 10—20 mg Thiamin und Riboflavin und 150—250 mg Nicotinsäure während längerer Zeit, dazu auch Vitamin A und D. KLASSON (1951) gibt Kindern 300 bis 900 und Erwachsenen 500—2000 mg Ascorbinsäure täglich. Mit gutem Erfolg verwendete er Ascorbinsäure lokal in Form von feuchten Verbänden (s. unter Lokale Therapie).

9. Ernährung

Im akuten Stadium schwerer Verbrennungen stehen Schockbehandlung und Maßnahmen zum Ausgleich der Störungen im Elektrolyt- und Wasserhaushalt im Vordergrund. Nach Ablauf der ersten Tage, im chronischen Stadium, und bei leichteren Fällen (bis 30% der Körperoberfläche) schon zu Beginn ist aber erfahrungsgemäß die Ernährung von ausschlaggebender Bedeutung. Sie verhindert die Entwicklung der gefürchteten Kachexie, schafft die Voraussetzungen für die Wundheilung, die Infektabwehr und die Überwindung der Leberschädigung; sie hilft wenigstens auch mit, den z.T. großen Verlust an Baustoffen zu ersetzen. Da die parenterale Zufuhr von Nährstoffen diese Aufgaben nur in beschränktem Ausmaß erfüllen kann, ist eine möglichst frühzeitige Nahrungsaufnahme anzustreben.

Bei der Verordnung und Gestaltung der Ernährung ist auszugehen 1. vom Bedarf an einzelnen Nährstoffen und Calorien, 2. von der Aufnahmefähigkeit des Patienten (Appetenz, Verdauungskapazität, zentralnervöse Störungen, Stoffwechselveränderungen).

Bedarf. Aus zahlreichen Stoffwechseluntersuchungen, Bestimmung des Verlustes von Gewebsabbauprodukten in Urin und Wundsekreten und der Veränderungen des Blutes nach Verbrennungen, ist zu folgern, daß ganz allgemein der Bedarf an einzelnen Nährstoffen und an Calorien den Normalbedarf um ein Vielfaches übertrifft. Am besten untersucht ist der *Eiweißbedarf*. Er scheint direkt abhängig zu sein von der Ausdehnung der Verbrennung (LEVENSON et al. 1945). Eine genauere Bestimmung wird durch Kontrolle der Stickstoffausscheidung im Urin ermöglicht, wobei zu beachten ist, daß 10—25% des Eiweißverlustes im Wundsekret zu finden sind. Auf diese Weise wurde mehrfach ein Tagesbedarf von 200—400 g Eiweiß festgestellt (LEVENSON et al. 1945, HARKINS et al. 1945, HIRSHFELD et al. 1945, TAYLOR et al. 1943/44). Eine Hypoproteinämie tritt erst als Spätsymptom auf und ist als absolutes Zeichen ungenügender Eiweißzufuhr, als Aufgebrauchtsein der mobilisierbaren Reserven zu betrachten. Die Hypoproteinämie erlaubt ebenfalls eine ziemlich genaue Schätzung des absoluten Eiweißmankos; der Verlust von 1 g Plasmaeiweiß zeigt eine Verminderung des Eiweißbestandes des Körpers um 30 g an (WELCH et al.). (Beispiel: Plasmaeiweiß 5 g-%, es fehlen je 100 ml Blut 1,5 g, je 5 Liter Blut 75 g; Gewebseiweißmanko 75mal 30 = 2250 g; totaler Bedarf 2250 + 75 = 2325 g Eiweiß.)

Auch der Calorienbedarf ist erhöht, da für den Aufbau von Körpersubstanz eine ausreichende Energiemenge benötigt wird und sich eine Eiweißsynthese erst oberhalb der kritischen Schwelle von 35 Cal/kg erzielen läßt: Es werden 3000—6000 Calorien je Tag oder 60—80 Cal/kg/Tag (MOYER 1955, TAYLOR 1944) angegeben. Etwa 20% sollen durch Fett abgedeckt werden, der Rest durch Kohlenhydrate, deren eiweißsparende Wirkung seit langem bekannt ist. Störungen des Kohlenhydratstoffwechsels (Hyperglykämie) dürfen unberücksichtigt bleiben, da die Glucosetoleranz erhöht ist (TAYLOR et al. 1944).

Der Mineralstoffbedarf ergibt sich aus den Blutanalysen; er ist im allgemeinen leichter medikamentös als diätetisch zu decken. Das gleiche gilt vom Vitaminbedarf, der nach Untersuchungen von LUND et al. (1947) und von ABBOTT und HIRSHFELD (1947) den Normalbedarf bis um das Zehnfache übertrifft.

Verdauungskapazität. Fast alle Patienten mit schweren Verbrennungen zeigen eine starke Appetitlosigkeit, welche die Nahrungszufuhr außerordentlich erschwert; Übelkeit und Erbrechen, dyspeptische Erscheinungen und Diarrhoe treten immer wieder auf. Störungen der Magensekretion, Atonie usw. sind ebenfalls zu berücksichtigen. Alle diese Erscheinungen bestimmen die Verdauungskapazität und damit den Zeitpunkt der Aufnahme der peroralen Ernährung, die Quantität und Qualität der Nahrungszufuhr. Bei Inappetenz ist die Sondenfütterung das Mittel der Wahl; sie ermöglicht die Zufuhr großer Mengen Eiweiß und Calorien; sie ist daher bei jedem schweren Fall zu Beginn, oft aber auch noch während Wochen dringend notwendig.

Zeichen einer Störung des Kohlenhydratstoffwechsels (Hyperglykämie) und Vermehrung des Reststickstoffes im Blut können für die Ernährung unberücksichtigt bleiben. Letztere ist meist eine Pseudourämie und zeigt nur den vermehrten Anfall von Eiweißabbauprodukten an.

Praktische Durchführung. In jedem Fall ist möglichst frühzeitig zu bestimmen, zu welchem Zeitpunkt die konsequente Nahrungszufuhr per os einzusetzen hat. Zu Beginn erfolgt die Ernährung durch die Sonde, nach einigen Tagen, sobald Appetit auftritt, soll mit einer eiweiß- und calorienreichen Ernährung begonnen werden.

Bei der *Sondenernährung* ist zu beachten, daß nie mit der ganzen angestrebten Quantität begonnen wird, sondern daß man innert 3—4 Tagen die gewünschte Menge erreicht, von der man am 1. Tag etwa $^1/_3$ gibt. Zweckmäßigerweise wird man die Tagesmenge in 8—10 Einzelportionen verteilt verabreichen. Für einzelne Fälle hat sich auch die Dauertropfinstillation bewährt, welche mit jeder Infusionsflasche improvisiert werden kann, und mit welcher das Tempo der Nahrungsaufnahme reguliert werden kann. Zur Erreichung der erforderlichen Eiweißmenge ist es notwendig, Eiweißkonzentrate wie Magermilchpulver oder Eiweißhydrolysate zu verwenden. Ebenso können die gewünschten Mengen an Vitaminpräparaten und Eisen zugesetzt werden. Eiweißhydrolysate führen erfahrungsgemäß etwas häufiger zu Durchfällen. Das Nahrungsgemisch wird zweckmäßigerweise nicht nur aus reinen Nährstoffen zusammengesetzt, sondern soll auch natürliche Nahrungsmittel wie Milch, Rahm, Eier, Gemüsesäfte, Obstsäfte enthalten. Die Nahrungszufuhr soll bis an die Grenze der Verdauungskapazität forciert werden.

PAREIRA gibt ein Sondenfutter aus Milch, Magermilchpulver, Calciumcaseinat, Dextrose, Dextrinen, Maltose mit Zusätzen von Vitaminen, Eisen und Cholin, das in 900 ml 3500 Calorien und 210 g Eiweiß enthält.

Das Nahrungsgemisch von HARE und THORN mit 480 ml Milch, 480 ml 20%-Rahm, 120 g Milchpulver, 120 g Fleischpüree, 4 Eiern, 100 g Zucker, 100 g Fruchtsäften, 20 g Hefepulver enthält 122 g Eiweiß, 226 g Kohlenhydrate, 177 g Fett und 3000 Calorien.

Durch Tropfinstillation, beginnend mit 20—30 ml/Std und während 10 Std steigend auf 200—300 ml/Std, geben BARRON und FALLIS (1953) ein Nährgemisch, bestehend aus 500 ml homogenisierter Milch, 175 g Aminosäurepräparate, 4 Eiern, 75 g Trockenmilch, welches 147 g Eiweiß, 71 g Fett, 423 g Kohlenhydrate und 2914 Calorien enthält.

Die Standardsondenkost der Mayo-Klinik enthält in 1 Liter 665 g Kondensmilch, 135 g Magermilchpulver, 200 g Wasser, 65 g Eidotter, 65 g Zucker, 2 g Kochsalz, Vitaminzusätze und liefert 105 g Eiweiß, 23 g Fett, 200 g Kohlenhydrate, 1427 Calorien. Diese Menge kann leicht verdoppelt werden.

Wir selbst verwendeten folgende Nährgemische, die in Portionen von etwa 50 cm³ durch dünne Polyvinylschläuche verabreicht wurden:

1. 1500 ml Milch, 50 g Butter, 110 g Eiweißhydrolysat, 250 g Lävulose, 600 ml Schwarztee, Vitaminzusatz: 150 g Eiweiß, 2300 Calorien.

2. 1500 ml Milch, 50 g Butter, 150 g Traubenzucker, 110 g Eiweißhydrolysate, 200 ml Schwarztee, 200 g Obst- und Gemüsesäfte: 150 g Eiweiß, 2500 Calorien.

Unsere Erfahrungen mit diesen Arten von Sondenkost sind nicht restlos befriedigend, da alle Patienten schon nach relativ geringer Zufuhr über lästiges Völlegefühl klagten. Es war selten möglich, die ganze vorgesehene Menge zu verabreichen. Es ist denkbar, daß neuere, hochcalorische Gemische wie das Aminolipid besser vertragen werden.

Beim Übergang auf eine natürliche Nahrungseinnahme werden zunächst Schleimsuppen mit Butterzusatz, Eierspeisen, Quarkgerichte, Fleischpüree, Milch mit Ovomaltine und Magermilchpulverzusätzen, Rahm, Obstsäfte mit Zucker, Eiweißhydrolysate gegeben. Später kann man auf eine eiweißreiche Kost, etwa wie die Leberschonkost (PATECK), übergehen.

10. Anticoagulantien

Zwei verschiedene Gründe haben Anlaß gegeben, Verbrennungspatienten mit Anticoagulantien zu behandeln. So wurde die Anwendung von Heparin nicht nur als Prophylaxe gegen die Thromboembolie, sondern auch wegen spezifischer Wirkung auf die Verbrennungsfolgen empfohlen (Rush 1953). Die entsprechenden Tierversuche haben aber nicht ganz einheitliche Resultate ergeben. Elrod et al. (1951) sahen unter Heparin eine Verdoppelung der Überlebenszeit bei verbesserter Nierenfunktion und Ödemresorption. Demgegenüber fand Alrich (1949) bei heparinisierten Tieren eine deutlich schlechtere Überlebensquote und einen vermehrten Plasmaverlust in der ersten Zeit nach dem Trauma; erst in einer späteren Phase bestätigte er die bessere Rückresorption der Ödeme. Schließlich berichten McCleery et al. (1949) über eine deutlich raschere Gewebsregeneration unter Heparin.

Die erwähnten Tierversuche mit Heparin haben allein nicht die nötige Überzeugungskraft, um eine generelle Anwendung von Anticoagulantien mit ihrem bekannten Blutungsrisiko zu rechtfertigen. Dagegen kann es als gesichert gelten, daß bei Verbrennungen thromboembolische Komplikationen besonders häufig sind. Unter den 12 Patienten, die bei uns nach Verbrennungen ad exitum gekommen sind, wurden bei sechsen Thrombosen und bei vieren zudem Lungenembolien autoptisch nachgewiesen. Zweimal war die Lungenembolie die unmittelbare Todesursache. Diese eindeutigen Zahlen veranlaßten uns zur generellen Thromboseprophylaxe mit Cumarinen bei allen nichtmobilen Patienten.

Die Tatsache, daß bei schweren Verbrennungen gelegentlich ein Leberschaden oder eine Verminderung des Prothrombinkomplexes vorliegen kann, hindert nicht an diesem Vorgehen. Wir sahen nie ein spontanes Absinken des Prothrombins auf die sog. therapeutischen Werte. Es ist aber bekannt, daß bei ungenügend gesenktem Prothrombingehalt die Thrombosen nicht verhindert, wohl aber die Embolien begünstigt werden. Niedrige Ausgangswerte des Prothrombins sind also ganz besonders ein Grund zur Anwendung von Anticoagulantien. Schließlich kann es heute als gesichert angesehen werden, daß die üblichen Cumarine keine Lebergifte sind, sondern daß sie eine spezifische, gegen das Vitamin K gerichtete Wirkung besitzen (Jürgens 1954).

Bei der Dosierung dieser Medikamente sind allerdings die besonderen Umstände zu berücksichtigen. Niedrige Ausgangswerte verlangen etwas kleinere Initialdosen. Die Blutungsgefahr aus den häufig bestehenden offenen Verletzungen und Schrunden macht eine besonders strenge Überwachung notwendig. Wo genügend Venenpunktionen nicht möglich sind, kann das Prothrombin auch mit einer zuverlässigen Mikromethode im Capillarblute bestimmt werden.

Wir haben unsere Thromboseprophylaxe mit Marcoumar durchgeführt. Als Initialdosis wurden 3—4 Tabletten verabreicht. Patienten mit zentralnervöser Dämpfung und Ganglienblockade erhielten Marcoumar-Suppositorien. Von den oben erwähnten 6 Patienten, bei welchen autoptisch Thrombosen und Embolien festgestellt worden sind, hatten drei noch keine Anticoagulantien erhalten. Zwei sind gestorben, bevor sie die therapeutischen Werte des Prothrombinkomplexes erreicht hatten. Bei einem Patienten, der Thrombosen ohne Embolien aufwies,

war der Prothrombinwert wegen einer blutenden Knieverletzung vorübergehend
höher gehalten worden. Es liegen somit keine eigentlichen Versager der Prophylaxe vor. Bedrohliche oder gar letale Blutungen haben wir nicht erlebt.
Dreimal haben wir bei Prothrombinwerten zwischen 20 und 35% ein Débridement
mit Thiersch-Plastik vorgenommen. Dabei kam es einmal zu einer Blutung
aus der Operationswunde.

11. Therapie des Nierenschadens

Anurie oder ausgesprochene Oligurie im Frühstadium reagieren gut auf entsprechende Zufuhren (s. Kapitel über Flüssigkeitstherapie). Alle unsere oligurischen Fälle hatten eine ungenügende Flüssigkeitstherapie erhalten. Wurde dies
zeitig erkannt, so ließ sich die Funktion durch entsprechende Zufuhr rasch
bessern. Die Fälle 75 und 78 zeigen, daß eine deutliche Oligurie, die über viele
Stunden andauert, nur noch mit einiger Mühe (Fall 75) oder gar nicht mehr
(Fall 78) behoben werden kann.

Ist eine Organschädigung eingetreten (Urinausscheidung unter 200 ml/24 Std
trotz genügender Flüssigkeitszufuhr), so unterscheidet sich die Behandlung der
Verbrennungsanurie in nichts von der Behandlung der Anurie anderer Ursache.
Das Hauptgewicht liegt auf der genauen Kontrolle der Zufuhren. Das Prinzip
geht dahin, daß man dem Körper möglichst das zuführt, was er verliert. Der
Oliguriker erhält eine eiweißfreie, kohlenhydrat- und fettreiche Kost.

Die Flüssigkeitsbilanz des Patienten muß besonders genau überwacht werden
— wenn möglich mit einer Bettwaage. Eine tägliche Gewichtsabnahme von
200 g ist „normal", da dies dem Gewebswasser des verbrannten Eiweißes entspricht. Im allgemeinen soll die Wasserzufuhr 1000 cm³ über der ausgeschiedenen
Urinmenge liegen.

Die Salzzufuhr soll nicht mehr als die ausgeschiedene Menge betragen. Besonders gefährlich ist eine zu große Kaliumzufuhr. Fruchtsäfte sind wegen ihres
hohen Kaliumgehaltes bei den oligurischen Patienten zu vermeiden.

Die Wiederherstellung der Nierenfunktion erfolgt über eine polyurische
Phase, in der ein sehr dünner Urin ausgeschieden wird. In diesem Stadium ist
die Überwachung des Körpergewichtes besonders wichtig.

Führen die beschriebenen konservativen Maßnahmen nicht zum Ziel, so muß
ein Versuch mit der künstlichen Niere, allenfalls mit Peritonealdialyse unternommen werden.

12. Herztherapie

Die Herztherapie richtet sich auch bei Verbrennungen nach den allgemeinen
Grundsätzen der Herztherapie. Wie wir im Kapitel über Herz- und Kreislauf-
veränderungen gesehen haben, spielt die kardiale Insuffizienz nach Verbrennung
keine wesentliche Rolle. Lediglich eine Tachykardie konnte in einigen Fällen
beobachtet werden. Da bei einer über einige Tage andauernden Tachykardie
von über 120 die rationelle Herzarbeit abnimmt, pflegen wir in solchen Fällen
die Herzfrequenz mit Digitalis- oder Strophanthinpräparaten nach Möglichkeit zu
senken.

13. Anämiebehandlung

Das Wesen der Verbrennungsanämie wurde, soweit es bekannt ist, im Kapitel III C 3 dargelegt. Wie bei der Schockbehandlung, so ist auch bezüglich der Anämie die Prophylaxe die beste Therapie. EVANS (1945) hat darauf hingewiesen, daß die sekundäre Anämie im allgemeinen vermieden werden kann, wenn der schwer verbrannte Patient anfänglich Blut in ausreichenden Mengen transfundiert bekommt. Er hat später erneut darauf hingewiesen, daß bei schweren Verbrennungen schon im Schockstadium (trotz der Hämokonzentration) Bluttransfusionen im Hinblick auf die Verhütung der Anämie indiziert seien. MOORE et al. (1946) fordern auf Grund ihrer Untersuchungen über Erythrocytenzerstörung und -regeneration während der 3 Perioden mit negativer Erythrocytenbilanz (1.—5. Tag, 8.—10. Tag, 3.—4. Woche) tägliche Transfusionen von etwa 500 cm³ Blut. Nach ROMENCE (1947) sollten so viel Bluttransfusionen gegeben werden, daß das Hämoglobin über 80%, die Erythrocytenzahl über 4 Millionen und der Plasmaproteingehalt über 6 g-% liegen. Dies entspricht auch unseren Behandlungsgrundsätzen.

Von verschiedenen Autoren wird zur Anämiebekämpfung auch die Verabreichung von Eisen empfohlen (LEONARD 1946, EVANS 1951, TOLINS 1951 und SIMONART 1952). Da es sich bei der Verbrennungsanämie aber mehr um eine hämolytische als um eine Bildungsanämie zu handeln scheint, ist die Zweckmäßigkeit der forcierten Eisenzufuhr fraglich. Da die meisten peroral verabreichten Eisenpräparate mehr oder weniger ausgesprochene Magenbeschwerden verursachen, sollte von ihnen abgesehen werden, um die so wichtige Nahrungsaufnahme nicht durch Verstärkung der Appetitlosigkeit einzuschränken.

VI. Anhang: Verbrennungen des Sehorgans

A. Klinik

Ebenso wie der Ophthalmologe sich bei der Beurteilung und Behandlung von Verbrennungen nicht allein auf das Gebiet der Augen und ihrer Adnexe beschränken darf, so wird auch der Nicht-Ophthalmologe bei Verbrennungen, zumal des Gesichtes, dem Gebiet der Augen besondere Aufmerksamkeit schenken müssen. Eine handgroße Verbrennung 3. Grades des Rumpfes kann ohne bleibenden Schaden zur Heilung gebracht werden, während eine Verbrennung gleicher Größe im Bereich der Augen meist zu irreparabler Erblindung führt.

Wir erleben es nicht selten, daß auch bei geringfügigen Verletzungen der Lider die Patienten vom Unfallort durch die Ambulanzen zuerst in die Augenklinik und nicht auf die chirurgische Notfallstation gebracht werden, weil weit gefährlichere, das Leben des Menschen bedrohende Schädigungen zunächst übersehen werden. Das „Ich" des Menschen fühlt sich bei Verletzungen der Augen in besonderem Maße bedroht, und es ist deshalb nicht verwunderlich, daß Verletzungen dieses Organs den Laien wie den Arzt häufig stärker beeindrucken als Verletzungen der übrigen Körperteile. Überschätzung wie Unterschätzung der

Schwere von Augenverbrennungen können den Patienten gleichermaßen gefährden.

Bei der Beurteilung von Verbrennungen der Augen müssen wir uns folgende Fragen vorlegen: Welcher Teil des Auges ist befallen, und wie stark und in welcher Ausdehnung ist dieser Teil befallen. Zum besseren Verständnis wollen wir die Gewebsverletzungen einteilen in solche

a) der Lider,
b) der Bindehaut,
c) der Hornhaut.

Die Stärke der Verbrennungen wirkt sich bei diesen Geweben verschieden aus.

Bei Verbrennungen der Lider

1. Grades: Erythem;
2. Grades: Blasenbildung (partielle Zerstörung der Epidermis, Ödem);
3. Grades: Nekrose, weißes Aussehen, Verhärtung und Verfärbung (totale Zerstörung der Epidermis und der darunter gelegenen Gewebe, Verkohlung).

Bei Verbrennungen der Bindehaut

1. Grades: Rötung (Hyperämie);
2. Grades: Blasige Abhebung (Chemosis);
3. Grades: Weißes Aussehen, „wie gekocht", Fehlen jeglicher Blutzirkulation (Nekrose).

Bei Verbrennungen der Hornhaut

1. Grades: Graue, hauchige oberflächliche Trübung (Zerstörung der oberflächlichen Zellagen des Epithels);
2. Grades: Oberflächliche weiße Trübung, z.T. sich ablösende weiße Fetzen (Zerstörung der gesamten Epithelschicht);
3. Grades: Oberflächliche und tiefe Trübung, weißlichgraue bis weiße Verfärbung — wie gekochtes Eiklar — (Nekrose des Epithels und Parenchyms).

Die größte Gefahr für eine bleibende Beeinträchtigung der Funktion des Auges bilden:

Von seiten der *Lider* die Verbrennungen 3. Grades; infolge der auf die demarkierende Entzündung folgenden Narbenbildung kommt es zu einer Schrumpfung des Gewebes und damit zur Ausbildung einer mehr oder weniger starken Fehlstellung, vor allem dem Ectropium. Dieses wiederum hat Austrocknung, Erodierung, Infiltrierung und Geschwürsbildung der Hornhaut zur Folge. Auch Narbenbildung bei Verbrennungen von lidnahen Partien der Gesichtshaut können Ectropiumbildung und Lagophthalmus nach sich ziehen.

Von seiten der *Bindehaut* die Verbrennungen 2. und 3. Grades, einerseits durch die Schädigung und Zerstörung der für die Hornhauternährung notwendigen Gefäße, andererseits durch die Verklebung und Verwachsung der des Epithels entblößten Conjunctiva bulbi et tarsi, Motilitätseinschränkung der Lider und des Bulbus, Symblepharon.

Von seiten der *Hornhaut* die Verbrennungen aller Grade (Erosio, Infiltrierung, Geschwürsbildung, Perforation, undurchsichtige Hornhautnarbe).

Für die Beurteilung, Prognose und Behandlung der Augenverbrennungen ist aber nicht allein der Verbrennungsgrad, sondern auch die Lokalisation von Bedeutung. Verbrennungen in der Nähe der Lidkante führen schneller zu Fehlstellungen, Verbrennungen der Conjunctiva in Limbusnähe eher zu Zerstörung des für die Ernährung der Hornhaut besonders wichtigen Randschlingennetzes, und Verbrennungen im zentralen Bereich der Hornhaut führen eher als die der peripheren Teile zu bleibendem Funktionsverlust. Es ist selbstverständlich, daß auch die Ausdehnung der Schädigung von Bedeutung ist.

Die Lider sind am häufigsten der Sitz von Verbrennungsschäden. Sie sind die wesentlichen Schutzgebilde des Bulbus, und dank dem reflektorischen Lidschluß erreichen nur 10—15% aller thermischen Schädigungen im Gebiet der Augen den Bulbus selbst. Heiße, siedende, glühende Körper, die mit großer Geschwindigkeit gegen das Auge geschleudert werden, sind geeignet, nicht nur die Lider, sondern auch den Bulbus zu treffen. Somit ergibt sich, daß heißer Dampf, kochendes Wasser, siedendes Fett und geschmolzene Metalle am wahrscheinlichsten den Bulbus selbst verletzen werden, wobei es wieder die Körper mit höchster Temperatur und längster Berührungszeit sind, die die stärksten Verbrennungen hervorrufen.

Wenn wir daran denken, daß Verbrennungen 2. Grades der Conjunctiva, bei der Cornea schon jene 1. Grades die Funktion des Auges gefährden, so ergibt sich daraus, daß in jedem Falle der Bulbus inspiziert werden muß. Das ist mitunter schwierig. Schmerzhaftigkeit der Lider, reflektorischer Blepharospasmus, hochgradige Schwellung behindern oder verunmöglichen ein aktives oder passives Öffnen. Auf die Inspektion des Bulbus und die Behandlung seiner Verletzungen darf aber wegen der möglichen deletären Folgen niemals verzichtet werden. Läßt sich die Lidspalte, wenn auch nur wenig, öffnen, so können durch Eintropfen eines der üblichen Oberflächenanaesthetica die sensiblen Trigeminusfasern unempfindlich gemacht und der reflektorische Lidschluß aufgehoben werden. Gelingt das Eintropfen solcher Lösungen nicht, so wird eine Akinesie des Orbicularis oculi ausgeführt. Man lähmt die den Muskel versorgenden Facialisneuren durch Injektion von 1—2 cm³ eines der üblichen Infiltrationsanaesthetica über dem knöchernen Orbitalrand in der Höhe des äußeren Lidwinkels. Man kann sich die Inspektion durch vorsichtiges Einlegen zweier DESMARRESscher Lidhaken, nach vorangegangener lokaler Tropfanaesthesie, erleichtern.

B. Therapie

Die Prinzipien der Behandlung der Verbrennungen der Lider, der Bindehaut und der Hornhaut sind: Schmerzbekämpfung, Hyperämisierung, Infektionsprophylaxe oder Infektionsbekämpfung, Verhinderung von Verklebungen und Verwachsungen, Verhinderung oder Einschränkung von Narbenbildungen.

Die Behandlung zerfällt generell in 2 Abschnitte: 1. Sofortbehandlung mit der anschließenden Haupttherapie und 2. Spätbehandlung der trotz richtiger Maßnahmen eingetretenen, bleibenden Schäden.

1. Sofortbehandlung

a) Lider

Die Verbrennungen 1. und 2. Grades erfordern keine chirurgische Intervention. Es genügt, die Lider wiederholt mit einer milden, ein Oberflächenantisepticum enthaltenden Salbe zu bestreichen. Mischsalben dieser Art sind im Handel und werden nützlicherweise verwendet.

Die Behandlung von Verbrennungen 3. Grades wird sich je nach Erfahrung und Ermessen des Arztes verschieden gestalten. Zur Diskussion stehen die Transplantation eines freien Lappens ganzer Hautdicke, die „Thierschung" und die oben angegebenen konservativen Maßnahmen. Wir empfehlen die Transplantation des freien Hautlappens nur bei allerschwerster und ausgedehnter Zerstörung der Lider; bei tiefgreifender, aber umschriebener Zerstörung empfehlen wir die Transplantation nach Thiersch, während bei wenig tiefgreifenden Verbrennungen 3. Grades die konservativen Maßnahmen viel häufiger zu befriedigenden Resultaten führen, als man dem ersten Aspekt nach vermuten würde. Im Zweifelsfalle geben wir der konservativen Therapie den Vorzug, weil die Soforttransplantation häufig die Schrumpfung des unter dem Transplantat liegenden Gewebes nicht verhindert und später eine weitere Lidplastik notwendig wird. Unsere Entscheidung wird auch durch die Veränderung des Bulbus selbst beeinflußt. Die postoperative Ruhigstellung der Lider behindert im Falle von Bulbusverletzungen die geeignete Behandlung. Andererseits muß bei Lidzerstörungen, die ein Unbedecktbleiben der Hornhaut zur Folge haben, transplantiert werden.

b) Conjunctiva

Auch hier erfordern die Verbrennungen 1. und 2. Grades keine chirurgische Intervention. Doch sind die konservativen Maßnahmen je nach Schweregrad verschieden. Genügen im ersteren Falle milde, ein Antisepticum enthaltende Salben, häufig mit einem zusätzlichen, nicht reizenden Oberflächenanaestheticum, so sollten im zweiten Falle wegen der möglichen Beeinträchtigung der Ernährung der oberflächlichen Hornhautschichten durch das geschädigte conjunctivale Gefäßnetz neben den angegebenen Substanzen noch gefäßerweiternde zur Anwendung kommen.

Bei den Verbrennungen 3. Grades der Conjunctiva, bei denen auch die sklerale Gefäßversorgung leidet und dadurch die Hornhauternährung — auch der tiefen Schichten — gefährdet ist, kommt sowohl die konservative wie die operative Behandlung in Frage. Die Entscheidung richtet sich nach der Ausdehnung der Verbrennung in Tiefe und Fläche. Das durch eine umschriebene Nekrose zerstörte Gewebe kann vom umgebenden, gesunden revascularisiert und erneuert werden. Durch subconjunctivale Injektion gefäßerweiternder Substanzen in die Umgebung der nekrotischen Partie wird dieser Vorgang beschleunigt. Die Verklebung entepithelisierter Schleimhautflächen, besonders auch im Gebiet des unteren und oberen Fornix, wird durch das Eintropfen von sterilem Paraffinöl verhindert. Bei ausgedehnter und tiefer Nekrose der Conjunctiva, besonders der limbusnahen Teile, empfehlen wir nach sorgfältiger Entfernung allen nekrotischen Materials die Soforttransplantation von Mundschleimhaut.

c) Hornhaut

Die Sofortbehandlung der Verbrennungen der Hornhaut aller Grade ist rein konservativ. Antiseptische Augensalben sollen das epithelgeschädigte Hornhautgewebe vor Infektion schützen. Die Epithelregeneration günstig beeinflussende Salben sind zusätzlich zu empfehlen. Ein anaesthesierender Zusatz ist nötig; auch Mischsalben mit allen Komponenten sind nützlich.

Der Infektionsverhütung und -bekämpfung ist bei den Epithelverletzungen der Hornhaut besondere Aufmerksamkeit zu schenken. Eine mindestens zweimal täglich ausgeführte Kontrolle ist unumgänglich. Infektionsprophylaxe und -bekämpfung heißt in diesem Falle aber auch Umgebungskontrolle und Umgebungssanierung. Ein vereiterter kleiner Kalkinfarkt, ein beginnendes Hordeolum internum, eine übersehene Dakryostenose und Dakryocystitis, eine eitrige Sinusitis maxillaris können trotz aller Therapie, unentdeckt und nicht beseitigt, als ständig neue Infektionsquelle wirken. Bei Verbrennungen 3. Grades ist außer der erwähnten Therapie die vermehrte Ernährung des Hornhautparenchyms durch Hyperämisierung der Randschlingennetze von größter Wichtigkeit. Die subconjunctivale Injektion gefäßerweiternder Mittel muß hier zur Anwendung kommen und durch die Anwendung dieser Substanzen in Tropfen und Salbenform ergänzt werden.

Bei Verkohlung von Lidern und Bulbus sollen die vernichteten Gewebsteile abgetragen werden; später wird die Orbita plastisch ausgekleidet.

Es ist selbstverständlich, daß in die Bindehaut oder Hornhaut eingebrannte Fremdkörper sorgfältig entfernt werden. Mit großer Wucht gegen das Auge fliegende, glühende Körper können natürlich auch die bekannten Kontusionsschäden am Bulbus hervorrufen.

2. Spätbehandlung

a) Lider

Je nach dem Grad der Fehlstellungen, Lidverkürzungen und Entstellungen werden einfache Ectropiumoperationen oder plastische Eingriffe unter Verwendung freier Hautlappen zur Anwendung kommen.

b) Conjunctiva

Bei schweren nekrotischen Veränderungen der Conjunctiva, die notwendigerweise zu schweren Ernährungsstörungen und Trübungen des Hornhautgewebes geführt haben, soll, wenn versäumt, auch zu späterem Zeitpunkt die Transplantation von Mundschleimhaut ausgeführt werden. Durch diese Maßnahme ist schon manche, der Einschmelzung verfallene Cornea gerettet worden.

c) Hornhaut

Dank der Möglichkeit der Hornhauttransplantation kann auch eine in ihren zentralen Partien total getrübte, narbig veränderte Hornhaut wieder durchsichtig gemacht werden, wobei für die Prognosestellung das Vorhandensein klarer, unverändert gebliebener Hornhaut und der Grad der Hornhautvascularisierung von Bedeutung sind.

d) Linse

Wenn Fremdkörper mit sehr hohen Temperaturen längere Zeit auf den vorderen Bulbusabschnitt einwirken, so können sich auch Linsentrübungen durch Hitzeschädigung entwickeln, die unter Umständen eine operative Kataraktbehandlung erfordern.

3. Gebräuchliche Pharmaka

Lokalanaesthetica; z. B. Novesin $4^0/_{00}$, Larocain 2%, Holocain 2%, und bei Überempfindlichkeit von Patient oder Arzt, das Diäthylaminoacetoxylidid (Xylocain 1%).

Infiltrationsanaesthetica. Novocain (Procainum hydrochloricum 2%), Xylocain 2%, beide Substanzen besser ohne Adrenalinzusatz, da wir Interesse an einer Hyperämisierung und nicht an einer Anämisierung der Lidgegend haben.

Antiseptische und antibiotische Salben: z.B. Merfen (Phenylmercuriborat 1:8000). Solche polyvalente antiseptische Salben können in leichten Fällen ohne gezielte antibakterielle Therapie verwendet werden. In infektionsgefährdeten Fällen — bei Beginn eitriger Sekretion von seiten der Bindehaut, bei bestehenden Infektionsquellen in der Umgebung des Bulbus, bei beginnender Infektion der Hornhaut (deutliches Trübewerden von Rändern einer Erosio corneae, Hornhautinfiltrierung) — wird vorsorglich ein Breitspektrumantibioticum bevorzugt, Chloromycetin-, Tetracyclinaugensalbe (Achromycin, Tetracyn). Bei Beginn einer Infektion sollte, wo die Möglichkeit besteht, eine Resistenzprüfung der in Frage kommenden Erreger vorgenommen werden, wenn das Ergebnis dieser Prüfung auch nicht immer den klinischen Resultaten entspricht. Jedenfalls kann bei Unwirksamkeit des verwendeten Breitspektrumantibioticums ein gezielteres antibakterielles Vorgehen auf Grund der Resistenzprüfung versucht werden. Es empfiehlt sich, hier die handelsüblichen Originalpräparate von Penicillin-, Streptomycin-, Aureomycin-, Terramycinaugensalben oder Kombinationspräparate, enthaltend Penicillin-Streptomycin, Neomycin-Bacitracin, Neomycin-Gramicidin, Terramycin-Polymyxin anzuwenden.

Als *gefäßerweiternde Substanz* hat sich uns das Priscol, ein Imidazolinderivat, bewährt, und zwar als 10%ige Lösung für Augentropfen, als 10%ige Augensalbe und für die subconjunctivale Injektion Lösungen in Ampullen zu 10 mg/cm³. Bei Nekrose der Lider und der Conjunctiva tarsi, die bis auf den Tarsus reichen, sowie bei Verbrennungen der Übergangsfalten injizieren wir je nach Ausdehnung 2—4 cm³ der 10 mg/cm³ enthaltenden Ampullenlösung in die betroffene Lidregion. Es ist wichtig, bei Verbrennungen der Conjunctiva bulbi 3. Grades, bei der eine Mundschleimhauttransplantation zur Diskussion steht, die Entscheidung *vor* einer subconjunctivalen Priscolinjektion zu treffen, da infolge vorübergehender Gefäßerweiterung eine gute Durchblutung vorgetäuscht werden kann. Am Hornhautmikroskop erweisen sich die erweiterten Gefäßpartien als geschlossene Blutbehälter, in denen gar kein Blut zirkuliert.

Zur *Unterstützung der Epithelisation* kommen Unguentolanaugensalbe und eine Kombination von Vitamin A und Calcium Pantothenicum in Frage.

Zur *Behandlung der Hornhauttrübungen* stehen uns heute Steroidhormone und deren Derivate, z.B. Cortison in Tropfenform und als Augensalbe (1 und $2^1/_2$%), zur Verfügung. Es ist oft nicht leicht zu entscheiden, wann mit dieser Aufhellungstherapie begonnen werden soll. Als Regel mag gelten, daß bei bestehenden Defekten im Cornealepithel das Cortison nicht zur Anwendung kommen soll, weil in diesem Stadium Parenchymeinschmelzungen eintreten können. Das gilt um so mehr, wenn Sekundärinfektionen vorliegen. In diesen Fällen soll auf keinen

Fall plötzlich vom Antibioticum auf Cortisontherapie umgestellt werden, sondern zunächst das Cortison während einiger Tage in Kombination mit dem Antibioticum, das sich vorher bei der Infektionsbehandlung als wirksam erwiesen hatte, verwendet werden.

Da es bei Verbrennungen 2. und 3. Grades der Conjunctiva bulbi und der Cornea meist zu einer iritischen Reizung kommt, bei cornealer Infektion sogar zu schwerer Iridocyclitis, ist in allen Fällen von Verbrennungen dieser Schwere die Pupille weit zu halten: Scopolamin $^1/_4\,^0/_{00}$, Atropin 1%. Eine gewisse Vorsicht ist bei ausgedehnten Verbrennungen in der Gegend der Iriswurzel am Platze, da hier durch periphere vordere Synechien die Gefahr des Kammerwinkelverschlusses und damit eines Sekundärglaukoms besteht. Zur Ausbildung einer intraoculuren Drucksteigerung kommt es häufig erst nach einigen Tagen. Ein Symptom dieser Komplikation ist das erneute Auftreten von Schmerzen, auch als Ausdruck einer Ciliarkörperreizung mit konsekutiver Hypersekretion von Kammerwasser, die sich durch Lokalanaesthetica nicht beeinflussen lassen; die Angabe von Schmerzen hinter den Augen, in der Umgebung des Auges, auf der gleichseitigen Stirn- und Schläfenseite sind Hinweise für mögliche Tensionssteigerungen. In solchen Fällen ist das verwendete Mydriaticum abzusetzen und die Verabreichung eines die intraoculare Flüssigkeitsproduktion herabsetzenden Sulfonamidderivates (Diamox) 2mal 500 mg am ersten Tage, 2mal 250 mg in den folgenden Tagen, angezeigt.

4. Sofortmaßnahmen bei Verätzungen

Heiße, dampfförmige oder flüssige Chemikalien, die aufs Auge treffen, müssen nach den Grundsätzen der Therapie chemischer Verätzungen behandelt werden. Nach 2 Richtungen hin unterscheiden sich diese Verätzungen mit chemischen Substanzen, Säuren oder Laugen, von den Verbrennungen:

1. Aspektmäßig — wenn wir von den schwersten Verätzungen, die sofort zum Aussehen des „gekochten Fischauges" führen, absehen —: die zunächst unerheblichen Bulbus-Veränderungen können eine nur leichte Schädigung vortäuschen; die schweren, zur Gewebsnekrose führenden Veränderungen, werden erst nach Tagen sichtbar.

2. Erfordern die Verätzungen mit chemischen Substanzen eine Immediattherapie, die darin bestehen muß, sofort am nächsten Wasserhahn, am laufenden Wasser — nicht mit hartem Strahl — die Augen unter Anheben der Lider, auch bei Schmerzen und gegen Widerstand, während 10 min zu spülen und hierbei nach allen Richtungen wenden zu lassen. Die Anwendung von neutralisierenden Lösungen in den für den Verlauf und Endausgang der Verätzung so bedeutsamen ersten Minuten, besser Sekunden, ist nicht zu empfehlen. Diese Lösungen, deren Bedeutung für die Therapie überschätzt wird, sind meist in den entscheidenden Momenten nicht zu finden, wichtige Zeit geht verloren. — Bei schweren Laugenverätzungen wird sich jedoch — nach der Sofortspülung — das Eintropfen einer 2%igen, möglichst frisch bereiteten Tanninlösung als sehr wertvoll erweisen (vorherige Anaesthesie mit 3 Tropfen eines Lokalanaestheticums); 3%ige Borsäurelösung bei Laugen-, Natriumcarbonatlösungen bei Säureverätzungen, als Spülungen aus einer Undine, sollte möglichst für die zweite Hilfe bereitstehen.

VII. Kasuistik

Fall 1. B. M., 49jährige Frau. Verbrennung 2. Grades, 3 % Körperoberfläche (rechter Unterschenkel). Afebriler Verlauf. Hospitalisationsdauer 9 Tage.

Fall 2. B. J., 2jähriges Mädchen. Verbrennung 1. und 2. Grades, 4 % Körperoberfläche (Gesicht, linker Handrücken, rechter Unterschenkel). Afebriler Verlauf. Hospitalisationsdauer 21 Tage.

Fall 3. S. K., 22jährige Frau. Verbrennung 2. Grades, 4 % Körperoberfläche (rechter Unterbauch, linker Oberschenkel). Afebriler Verlauf. Hospitalisationsdauer 5 Tage.

Fall 4. P. K., $1^{3}/_{4}$jähriger Knabe. Verbrennung 2. Grades, 4 % Körperoberfläche (rechter Vorderarm und Hand). Salbenverbände (Löhr und Borvaseline). Verlauf subfebril während einer Woche. Hospitalisationsdauer 19 Tage.

Fall 5. A. K., 39jährige Frau. Tief zweitgradige Verbrennung von 4 % Körperoberfläche (rechter Unterschenkel dorsal). Subfebriler Verlauf während einer Woche (Maximaltemperatur 37,6°). Ablösung des dicken Schorfes mit Trypsinlösung. Spontane Epithelisation. Hospitalisationsdauer 23 Tage.

Fall 6. P. C., 18jähriger Mann. Verbrennung 2. und 3. Grades, 5 % Körperoberfläche (beide Hände und linker Unterschenkel). Afebriler Verlauf. Thiersch-Lappenplastik beider Handrücken nach 19 Tagen. Hospitalisationsdauer 43 Tage.

Fall 7. H. T., 21jähriger Mann. Verbrennung 2. Grades, 5 % Körperoberfläche (Gesicht und Hals). Afebriler Verlauf. Hospitalisationsdauer 19 Tage.

Fall 8. P. W., 36jähriger Mann. Verbrennung 2. Grades, 5 % Körperoberfläche (Gesicht). Afebriler Verlauf. Hospitalisationsdauer 14 Tage.

Fall 9. P. L., 39jähriger Mann. Verbrennung 2. und 3. Grades, 6 % Körperoberfläche (beide Hände). Subfebriler Verlauf. Hospitalisationsdauer 19 Tage.

Fall 10. B. B., 57jährige Frau. Verbrennung 2. und 3. Grades, 6 % Körperoberfläche (linke Gesäßhälfte und rechter Unterschenkel). Afebriler Verlauf. Hospitalisationsdauer 25 Tage.

Fall 11. B. R., 29jähriger Mann. Verbrennung 2. Grades, 6 % Körperoberfläche (Gesicht und linke Hand). Afebriler Verlauf. Hospitalisationsdauer 13 Tage.

Fall 12. E. Sch., 27jährige Frau. Verbrennung 1. und 2. Grades, 6 % Körperoberfläche (linker Arm, linke Brust, linker Oberschenkel). Afebriler Verlauf. Hospitalisationsdauer 11 Tage.

Fall 13. A. S., 49jähriger Mann. Verbrennung 2. und 3. Grades, 6 % Körperoberfläche (beide Hände). Afebriler Verlauf. Hospitalisationsdauer 14 Tage.

Fall 14. J. Sch., 24jährige Frau. Verbrennung 1. und 2. Grades, 6 % Körperoberfläche (linker Oberschenkel, rechter Unterschenkel). Afebriler Verlauf. Hospitalisationsdauer 12 Tage.

Fall 15. A. Sch., 31jähriger Mann. Verbrennung 1. und vorwiegend 2. Grades, 6 % Körperoberfläche (Gesicht, Hals, rechte Hand). Afebriler Verlauf. Hospitalisationsdauer 10 Tage.

Fall 16. W. U., 27jähriger Mann. Verbrennung 1. und 2. Grades, 6 % Körperoberfläche (Gesicht, Hals). Afebriler Verlauf. Hospitalisationsdauer 6 Tage.

Fall 17. G. B., 24jähriger Mann. Verbrennung 1. und 2. Grades, 7 % Körperoberfläche (Gesicht, Hals und rechte Hand). Afebriler Verlauf. Hospitalisationsdauer 4 Tage.

Fall 18. C. A., 25jährige Frau. Verbrennung 2. Grades, 8 % Körperoberfläche (rechter Ober- und Vorderarm, rechtes Knie). Verlauf zunächst afebril, später wegen Pneumonie kurze Fieberperiode. Hospitalisationsdauer 21 Tage.

Fall 19. O. M., 28jähriger Mann. Verbrennung 2. Grades, 8 % Körperoberfläche (linke Gesichtshälfte, linker Vorderarm und Hand). Afebriler Verlauf bis zum Auftreten eines Penicillinexanthems. Hospitalisationsdauer 28 Tage.

Fall 20. F. A., 25jähriger Mann. Verbrennung 2. und 3. Grades, 10 % Körperoberfläche (Gesicht, beide Hände und Unterarme). Afebriler Verlauf. Hospitalisationsdauer 18 Tage.

Fall 21. R. B., 19jähriger Mann. Verbrennung 1. und 2. Grades, 10 % Körperoberfläche (Gesicht, rechter Vorderarm, linke Hand). Afebriler Verlauf. Hospitalisationsdauer 9 Tage.

Fall 22. M. B., 1¹/₂jähriger Knabe. Verbrennung vorwiegend 3. Grades, 10 % Körperoberfläche (rechter Arm und Schulter). Reinigung der Brandwunden nach Tschmarke, Silberfolienverband. Nach 20 Tagen Thiersch-Lappenplastik am Oberarm. Febriler Verlauf während 17 Tagen (Maximaltemperatur 39⁰ C). Hospitalisationsdauer 53 Tage. Später Narbenkorrektur wegen desmogener Ellbogenkontraktur (Verschiebeplastik).

Fall 23. K. K., 19jähriger Mann. Verbrennung 2. Grades, 10 % Körperoberfläche (rechte Gesichtshälfte, Rücken, beide Vorderarme). Afebriler Verlauf. Hospitalisationsdauer 11 Tage.

Fall 24. H. K., 38jähriger Mann. Verbrennung 3. Grades, 10 % Körperoberfläche (Gesicht, beide Vorderarme, rechter Fuß). Hartnäckige Infektion (hämolytische Streptokokken und Staphylococcus aureus), wodurch Hauttransplantate immer wieder zerstört. Problem der Rekonstruktion des Gesichtes, insbesondere der Augenlider und der Nase.

Fall 25. K. M., 57jähriger Mann. Verbrennung 2. Grades, 10 % Körperoberfläche (Gesicht und beide Hände). Afebriler Verlauf. Hospitalisationsdauer 7 Tage.

Fall 26. E. M., 43jähriger Mann. Verbrennung 2. und 3. Grades, 10 % Körperoberfläche (Gesicht und beide Hände). Febriler Verlauf während 8 Tagen (Maximaltemperatur 38,6⁰ C). Am 11. Tag Débridement, am 13. Tag Thiersch-Lappenplastik beider Handrücken. Hospitalisationsdauer 27 Tage.

Fall 27. M. R., 18jährige Frau. Verbrennung 2. und 3. Grades, 10 % Körperoberfläche (rechter Vorderarm und rechtes Bein). Afebriler Verlauf. Hospitalisationsdauer 27 Tage.

Fall 28. K. S., 24jähriger Mann. Verbrennung 2. und 3. Grades, 10 % Körperoberfläche (Gesicht und beide Hände). Beinahe afebriler Verlauf. Hospitalisationsdauer 16 Tage.

Fall 29. F. S., 48jähriger Mann. Verbrennung 2. Grades, 10 % Körperoberfläche (Gesicht, Hals, Rücken, rechter Oberarm). Afebriler Verlauf. Hospitalisationsdauer 8 Tage.

Fall 30. M. S., 19jähriger Mann. Verbrennung 2. Grades, 10 % Körperoberfläche (Gesicht, Hals, beide Vorderarme). Afebriler Verlauf. Hospitalisationsdauer 19 Tage.

Fall 31. S. S., 57jähriger Mann. Verbrennung 2. Grades, 10 % Körperoberfläche (Gesicht und beide Hände). Afebriler Verlauf. Hospitalisationsdauer 7 Tage.

Fall 32. C. B., 32jähriger Mann. Verbrennung 1. und 2. Grades, 10 % Körperoberfläche (Gesicht und beide Vorderarme). Febriler Verlauf während 10 Tagen (Maximaltemperatur 38,2⁰ C). Hospitalisationsdauer 16 Tage.

13*

Fall 33. R. E., 36jähriger Mann. Verbrennung 2. Grades, 10 % Körperoberfläche (Gesicht und beide Vorderarme). Afebriler Verlauf. Hospitalisationsdauer 23 Tage.

Fall 34. G. R., 44jähriger Mann. Verbrennung 1. und 2. Grades, 10 % Körperoberfläche (Gesicht und beide Vorderarme). Subfebriler Verlauf während 3 Tagen (Maximaltemperatur 37,7⁰ C). Hospitalisationsdauer 11 Tage.

Fall 35. H. St., 45jähriger Mann. Verbrennung 1. und 2. Grades, 10 % Körperoberfläche (Gesicht, Hals, beide Hände, rechter Unterarm). Am 2. Tag Temperaturanstieg auf 39⁰, sonst afebriler Verlauf. Hospitalisationsdauer 9 Tage.

Fall 36. E. A., 20jährige Frau. Verbrennung 2. Grades, 12 % Körperoberfläche (Gesicht, beide Vorderarme, linker Unterschenkel). Afebriler Verlauf. Hospitalisationsdauer 20 Tage.

Fall 37. H. B., 65jähriger Mann. Verbrennung 1. und 3. Grades, 12 % Körperoberfläche (Gesicht, Hals und beide Vorderarme). Subfebriler Verlauf während einer Woche (Maximaltemperatur 37,6⁰). Hospitalisationsdauer 22 Tage.

Fall 38. F. B., 52jähriger Mann. Verbrennung 2. Grades, 12 % Körperoberfläche (rechte Thoraxhälfte, rechte Hand, rechtes Bein). Subfebriler Verlauf während 8 Tagen (Maximaltemperatur 37,6⁰). Hospitalisationsdauer 15 Tage.

Fall 39. E. F., 52jähriger Mann. Verbrennung 2. Grades, 13 % Körperoberfläche (Gesicht, rechte Schulter, beide Hände, linker Unterbauch). Afebriler Verlauf. Hospitalisationsdauer 13 Tage.

Fall 40. A. T., 23jähriger Mann. Verbrennung 2. Grades, 14 % Körperoberfläche (Gesicht, Hals, beide Vorderarme). Leicht febriler Verlauf während einer Woche (Maximaltemperatur 38⁰). Hospitalisationsdauer 25 Tage.

Fall 41. H. Z., 36jähriger Mann. Verbrennung 2. (bis 3.) Grades, 14 % Körperoberfläche (Gesicht, beide Vorderarme, linker Unterschenkel). Afebriler Verlauf. Hospitalisationsdauer 12 Tage.

Fall 42. A. B., 44jährige Frau. Verbrennung 2. und 3. Grades, 15 % Körperoberfläche (Gesicht, Hals, rechter Oberarm, beide Hände). Febriler Verlauf während 10 Tagen (Maximaltemperatur 38,6⁰). Am 40. Tag Thiersch-Lappenplastik am rechten Handrücken. Hospitalisationsdauer 57 Tage. Später Narbenkorrektur am Hals und rechten Handrücken notwendig (Keloidbildung).

Fall 43. R. G., 20jähriger Mann. Verbrennung 1.—3. Grades, 15 % Körperoberfläche (Rücken und rechtes Handgelenk). Afebriler Verlauf. Hospitalisationsdauer 18 Tage.

Fall 44. R. M., 25jähriger Mann. Verbrennung 2. Grades, 15 % Körperoberfläche (Gesicht, Hals und beide Vorderarme). Zunächst subfebriler Verlauf, später wegen Penicillinüberempfindlichkeit Temperaturanstieg bis 39⁰. Hospitalisationsdauer 23 Tage.

Fall 45. W. N., 41jähriger Mann. Verbrennung 1. und 2. Grades, 15 % Körperoberfläche (Gesicht, Hals und beide Vorderarme). Subfebriler Verlauf während einer Woche (Maximaltemperatur 37,9⁰). Hospitalisationsdauer 13 Tage.

Fall 46. E. Sch., 38jähriger Mann. Verbrennung 1. und 2. Grades, 15 % Körperoberfläche (Gesicht, beide Vorderarme, rechte Schulter). Subfebriler Verlauf während 5 Tagen (Maximaltemperatur 37,7⁰). Hospitalisationsdauer 13 Tage.

Fall 47. A. P., 45jähriger Mann. Verbrennung 1. und vorwiegend 2. Grades, 15 % Körperoberfläche (Gesicht, Hals, beide Vorderarme und Hände). Afebriler Verlauf. Hospitalisationsdauer 13 Tage.

Fall 48. P. F., 26jähriger Mann. Verbrennung 1. und 2. Grades, 16% Körperoberfläche (Gesicht, beide Vorderarme, linker Oberarm). Afebriler Verlauf. Hospitalisationsdauer 8 Tage.

Fall 49. W. S., 17jähriger Mann. Verbrennung 1. und 2. Grades, 20% Körperoberfläche (beide Vorderarme, beide Unterschenkel und Knie, rechte Hüftregion, Genitale). Afebriler Verlauf. Hospitalisationsdauer 15 Tage.

Fall 50. H. Th., 50jähriger Mann. Verbrennung 2. und 3. Grades, 20% Körperoberfläche (Gesicht, Hals, beide Vorderarme, beide Knie und Oberschenkelvorderseiten). Febriler Verlauf während 9 Tagen (Maximaltemperatur 39,1°). Hospitalisationsdauer 23 Tage.

Fall 51. H. T., 45jähriger Mann. Verbrennung 1.—3. Grades, 20% Körperoberfläche (Gesicht, Hals, beide Vorderarme). Subfebriler Verlauf während einer Woche (Maximaltemperatur 37,8°). Hospitalisationsdauer 23 Tage.

Fall 52. A. O., 38jähriger Mann. Verbrennung 2. und 3. Grades, 20% Körperoberfläche (Gesicht, Hals, beide Vorderarme). Febriler Verlauf während 10 Tagen (Maximaltemperatur 38,7°). Hospitalisationsdauer 65 Tage. Anläßlich des Unfalls erlitt Pat. auch eine Schnittwunde in der rechten Lumbalgegend mit Nierenverletzung.

Fall 53. P. C., 26jähriger Mann. Verbrennung 1. und 2. Grades, 20% Körperoberfläche (Nacken, Rücken, Dorsalseite beider Arme). Afebriler Verlauf. Hospitalisationsdauer 19 Tage.

Fall 54. W. Sch. Ein 47jähriger Mann erlitt anläßlich eines Hausbrandes Verbrennungen 2. und 3. Grades von 20% der Körperoberfläche (Gesicht, behaarter Kopf, Nacken, Hals und oberste Thoraxpartie, beide Hände). Unter entsprechender Flüssigkeitszufuhr und Schmerzbekämpfung erholte sich der Pat. rasch aus dem Schock. Die Nierenfunktion war von Anfang an gut. Nach anfänglich befriedigendem Verlauf, stieg die Temperatur am 6. Tag plötzlich auf 38,8° an. An den Brandwunden bestand nirgends eine manifeste Infektion. Das Chemotherapeuticum wurde gewechselt. Das am nächsten Tag angefertigte Thoraxröntgenbild ließ außer einer etwas verstärkten Lungenzeichnung in beiden Unterfeldern keinen pathologischen Befund erkennen. Die Temperatur stieg weiter an auf 39,6°, der Puls auf 172. Der Pat. delirierte zeitweise. Am 8. Tag wurde er wieder etwas ruhiger und hatte nur subfebrile Temperatur. Am 9. Tag plötzlicher Erregungszustand mit starker motorischer Unruhe und Todesangst. Anstieg der Temperatur auf 40° und des Pulses auf 180. Dolantin hatte keinerlei beruhigenden Effekt. Ungefähr 3 Std nach dem Beginn des Erregungszustandes wird der Pat. zunächst ruhig, dann rasch zunehmend dyspnoisch und cyanotisch. Es erfolgt der Exitus letalis unter dem Bild der Kreislaufinsuffizienz. Autoptisch fand man eine schwere Desquamativpneumonie (als Zeichen einer Rauchschädigung!) mit Lungenödem und starker passiver Hyperämie, an einzelnen Stellen kleine Blutungen in die Alveolen.

Fall 55. R. C. Der 18jährige Mann stürzte in einen mit heißem Teer gefüllten Bottich und zog sich dabei Verbrennungen 2. und 3. Grades in einer Ausdehnung von 20% der Körperoberfläche (15% davon drittgradig) zu. Betroffen waren beide Beine (insbesondere das rechte) sowie der rechte Vorderarm. Schon wenige Stunden nach dem Spitaleintritt geriet der Pat. in einen Zustand schwerer motorischer Unruhe und Verwirrtheit, weshalb er „hiberniert" wurde. In Anbetracht des andauernd schwer toxischen Zustandes mußte die Ganglienblockade und zentralnervöse Dämpfung während 8 Tagen aufrechterhalten werden. Nach Ablauf dieser Periode war der weitere Verlauf in bezug auf das Allgemeinbefinden des Pat. komplikationslos. Einzig eine mäßige Tachykardie blieb noch während weiteren 3 Wochen bestehen. Die Nierenfunktion des Pat. war von Anfang an sehr befriedigend. Die Flüssigkeitszufuhr erfolgte in der Zeit der „Hibernation" mit Hilfe eines Cavakatheters und bot keine wesentlichen Schwierigkeiten. Die Nekrosen der am rechten Bein bis Mitte

Oberschenkel reichenden drittgradigen Verbrennung wurden enzymatisch débridiert (Abb. 64—66). 3 Wochen nach dem Unfall wurde am ganzen, von frischroten Granulationen bedeckten Bein eine Thiersch-Lappenplastik vorgenommen. Sobald die Transplantate mit Sicherheit angewachsen waren, begann der Patient mit Bewegungsübungen im Bad, später intensive Physiotherapie. Nach einem Spitalaufenthalt von 10 Wochen wurde der Pat. entlassen. Das funktionelle Resultat am rechten Bein war befriedigend.

Fall 56. A. B., 46jähriger Mann. Verbrennung 2. und 3. Grades, 21% Körperoberfläche (Gesicht, Hals, Nacken, Rücken, rechter Vorderarm). Febriler Verlauf während einer Woche (Maximaltemperatur 38,6°). Am 32. Tag Thiersch-Lappenplastik auf beide Ohren. Hospitalisationsdauer 39 Tage.

Fall 57. F. R. Ein 17 Monate alter Knabe zog sich durch Sturz in ein mit heißem Wasser gefülltes Becken Verbrennungen 2. Grades in einer Ausdehnung von 25% Körperoberfläche zu (befallene Körperteile s. Schema 1).

Der Knabe kam erst etwa 4 Std nach dem Unfall in Spitalbehandlung und war deutlich schockiert. Sofortige Venenfreilegung zur Infusionstherapie. In den ersten 24 Std erhielt der Pat. insgesamt 500 cm³ Blut, 390 cm³ 5%ige Glucoselösung i.v.,

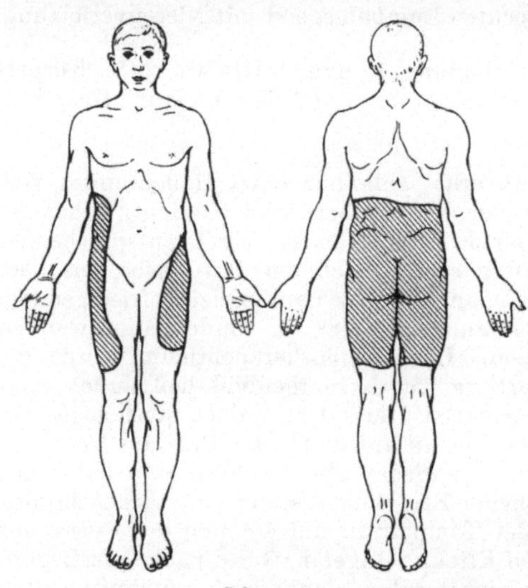

Schema 1

dazu 530 cm³ Haldane-Lösung peroral. Die Urinmenge betrug in der gleichen Zeit 650 cm³. Am 2. sowie auch nochmals am 3. Tag kam es zu einer verminderten Urinproduktion von weniger als 10 cm³ Stundenmenge. Beide Male promptes Ansprechen auf Bluttransfusion von 100 bzw. 200 cm³. Im weiteren Verlauf blieb die Nierenfunktion dauernd gut. Nach 5 Tagen wurde mit der Infusionstherapie aufgehört. Da aber der Pat. peroral fast nichts zu sich nehmen wollte, sah man sich am 10. Tag zu einer erneuten Venenfreilegung gezwungen, insbesondere weil der kleine Pat. exsikkotisch wurde (Anstieg des Hämatokritwertes auf 60%). 2 Tage nach dieser Venenfreilegung erhielt der Pat. aus Unachtsamkeit innerhalb 24 Std 2000 cm³ Glucoselösung i. v. neben der peroralen Flüssigkeitszufuhr von 450 cm³. Er wurde am Morgen ganz aufgedunsen und cyanotisch aufgefunden. Rasche Erholung des Kreislaufes im Anschluß an eine subcutane Injektion von Coramin. Es zeigt dies, daß der kindliche Organismus einem drohenden Lungenödem durch Kreislaufüberlastung gegenüber weit widerstandsfähiger zu sein scheint als der erwachsene.

Die lokale Behandlung bestand hier wie üblich im An-der-Luft-trocknen-Lassen (Kind in Bauchlage). Das Kind erhielt während 6 Tagen je 120000 E, während weiteren 4 Tagen je 80000 E Penicillin. Es wurde nie eine Infektion der Brandwunden manifest. Die Temperatur war in den ersten 3 Tagen febril bis 39°, später afebril. Rasche und narbenlose Abheilung der Brandwunden (Abb. 14, 15). Nach einer Hospitalisationsdauer von 17 Tagen konnte das Kind geheilt entlassen werden.

Fall 58. C. C. Ein 28jähriger Mann erlitt anläßlich einer Explosion in einer chemischen Fabrik folgende Verletzungen: Verbrennung 2. und 3. Grades in einer Ausdehnung von 25% der Körperoberfläche (s. Schema 2), mehrere Schnittwunden am Hinterkopf durch Glassplitter, traumatische Trommelfellperforation rechts, Erosionen beider Corneae.

Der Pat. gelangte in einem schweren Schockzustand ins Spital. Gute Erholung unter entsprechender Flüssigkeitszufuhr und Schmerzbekämpfung. Die Nierenfunktion war immer befriedigend. Der Pat. erhielt innerhalb der ersten 5 Tage insgesamt 2800 cm³ NaCl und 1000 cm³ Glucose i.v., dazu nahm er peroral reichlich Flüssigkeit auf, z.T. in Form von Haldane-Lösung. Blutchemisch wurden am 3. Tag folgende pathologische Werte gefunden: Harnstoff 54 mg-%, Bilirubin 1,84 mg-%, Alkalireserve 47,5 Vol.-%, Totalbasen 142 mÄq., Serumeiweiß 5,4 g-%, Hämoglobin im Serum 75 mg-%. Während sich die meisten Werte bald normalisierten, blieb eine geringgradige Hypoproteinämie bis zum Spitalaustritt bestehen. Im Urin war anfänglich Eiweiß spur opal, Zucker positiv, sonst kein pathologischer Befund zu erheben.

Der Fieberverlauf war vom 4. bis 10. Tag septisch mit Temperaturen bis 40,2⁰, während weiteren 5 Tagen subfebril. Lokal „open-air"-Behandlung. An beiden Armen entwickelte sich eine Infektion mit Staphylococcus aureus. Die infizierten Bezirke wurden 1 Woche nach dem Unfall débridiert, und mit Kamillenbädern und Salbenverbänden weiterbehandelt. Die übrigen Brandwunden heilten ohne manifeste Infektion ab. Bei Entlassung des Pat. nach einer Hospitalisationsdauer von 23 Tagen bestanden an den Armen noch vereinzelte trockene Borken, die restlichen Bezirke waren epithelisiert und wiesen keine Zeichen von Keloidbildung auf.

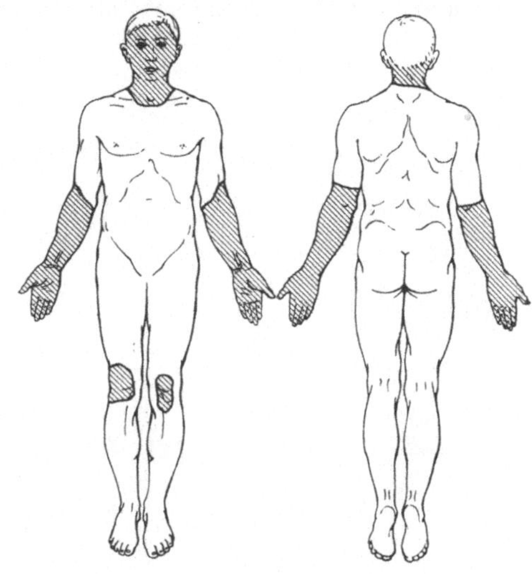

Schema 2

Fall 59. H. M. Der 35jährige Mann erlitt anläßlich einer Explosion in einem Laboratorium Verbrennungen 1. bis 3. Grades in einer Ausdehnung von 25 % der Körperoberfläche (s. Schema 3).

Der Pat. war bei Spitaleintritt nicht schockiert, und durch sofortigen Blutverlustersatz konnte auch die Entwicklung eines solchen verhindert werden. In den ersten 48 Std bekam der Pat. total 800 cm³ Blut, 1000 cm³ Plasma, 2500 cm³ NaCl und 3000 cm³ Glucose, dazu Haldane-Lösung peroral. Die Nierenfunktion war immer gut. Blutchemisch außer einer Hypokaliämie von 13,8 mg-% am 2. Tag und einer während 2 Wochen bestehenden leichten Hypoproteinämie keine pathologischen Befunde. Fieberverlauf während einer Woche febril bis 38,8⁰, und während weiteren 5 Tagen subfebril.

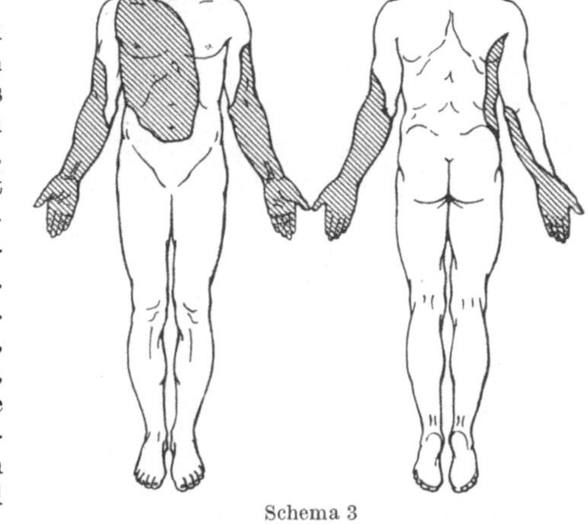

Schema 3

Lokal zunächst „open-air"-Behandlung, nach Ablauf von 8 Tagen Kamillenbäder zwecks Débridement der drittgradig verbrannten Partien, Blutpastenverbände. Nach einer Hospitalisationsdauer von 24 Tagen wird der Pat. mit völlig abgeheilten Brandwunden entlassen.

Fall 60. O. H. Der 41jährige Mann zog sich durch aus einem Dampfkessel ausströmenden Dampf eine Verbrennung 2. Grades in einer Ausdehnung von 26% der Körperoberfläche zu (s. Schema 4).

Der Pat. war bei Spitaleintritt nicht schockiert. Er erhielt in den ersten 48 Std insgesamt 800 cm³ Blut, 750 cm³ Plasma, 1000 cm³ NaCl und 1000 cm³ Glucose i.v., dazu reichlich Haldane-Lösung (5000 cm³) peroral. Die Nierenfunktion war von Anfang an gut. Fieberverlauf febril während 10 Tagen (Maximaltemperatur 38,4°). Chemotherapie mit Penicillin während 18 Tagen. Wundheilung bei offener Behandlung 4 Wochen nach dem Unfall abgeschlossen. Wegen einer stenosierenden Urethritis und einem später auftretenden Oberschenkelkarbunkel war ein verlängerter Spitalaufenthalt notwendig. Beim Pat. trat ferner Magenbrennen auf, keine Hyperacidität. Hospitalisationsdauer 56 Tage.

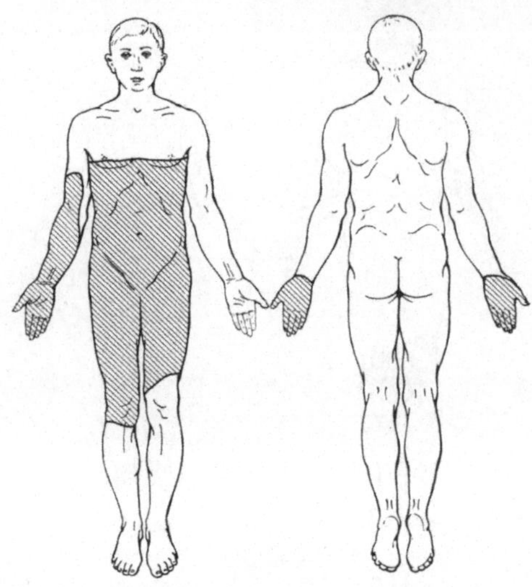

Schema 4

Fall 61. M. M. Das 11jährige Mädchen erlitt eine Verbrennung 1. und 2. Grades durch heißes Wasser in einer Ausdehnung von 30% der Körperoberfläche (s. Schema 5).

Das Kind war nicht schockiert, hat aber im Laufe des ersten Tages mehrmals erbrochen. In den ersten 3 Tagen bekam das Kind insgesamt 1200 cm³ Blut und 250 cm³ Plasma, dazu perorale Flüssigkeitszufuhr. Die Nierenfunktion war von Anfang an sehr gut. Die Pat. erhielt während 10 Tagen Penicillin und Streptomycin. Die Brandwunden wurden offen behandelt. Es kam nirgends zu einer manifesten Infektion. Afebriler Verlauf. Bei Spitalaustritt nach 24 Tagen bestanden noch vereinzelte trockene Krusten, im übrigen waren die Brandwunden abgeheilt.

Fall 62. O. K. Der 57jährige Pat. arbeitete in einer Sauerstoffabrik. Als er in eine sauerstoffhaltige Grube stieg, gingen plötzlich seine Kleider in Flammen auf. Er erlitt dabei Verbrennungen 1.—3. Grades in einer Ausdehnung von 30% der Körperoberfläche (s. Schema 6).

Der Pat. war bei Spitaleintritt nicht schockiert. Er erhielt in den ersten 24 Std 500 cm³ Plasma und 1000 cm³ NaCl, dazu 3600 cm³ Haldane-Lösung peroral. Die Urinausscheidung war quantitativ von Anfang an befriedigend. Im Sediment des Urins der ersten 24 Std fand man mäßig hyaline und granulierte Zylinder sowie frische und ausgelaugte Erythro-

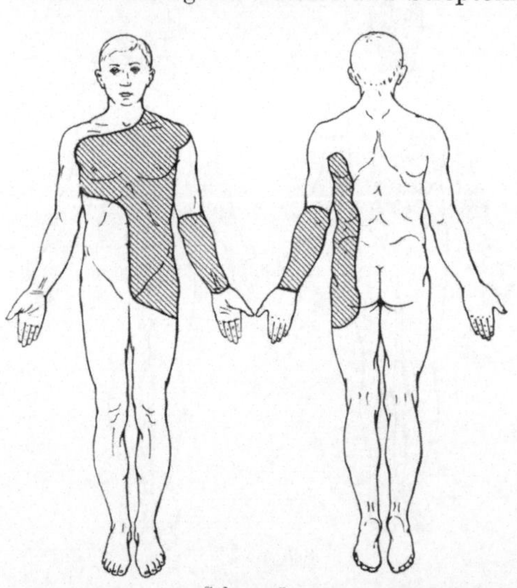

Schema 5

cyten. Im weiteren Verlauf keine pathologischen Befunde mehr im Urin. Lokal wurde die „open-air"-Behandlung durchgeführt. An einigen Stellen entwickelte sich eine Infektion. Nach Abstoßung der Nekrosen wurden am 65. Tag Thiersch-Lappenplastiken am rechten Oberarm und an der linken Wade vorgenommen. Der Fieberverlauf war febril während 9 Tagen (Maximaltemperatur 38,8⁰), dann afebril bis subfebril. Vom 30.—42. Tag war der Pat. wiederum febril.

Bei Spitalentlassung, 82 Tage nach dem Unfall, waren die Brandwunden bis auf einige kleine noch bestehende Krusten geheilt. Die Beweglichkeit im rechten Ellbogengelenk sowie im rechten Schultergelenk war noch ziemlich stark eingeschränkt, auch im linken Schultergelenk bestand noch eine geringe Beweglichkeitseinschränkung.

Fall 63. H. M. Der 15jährige Knabe erlitt Verbrennungen 1. und 2. Grades durch Wasserdampf in einer Ausdehnung von 30% der Körperoberfläche (s. Schema 7).

Es kam bei diesem Pat. nie zur Ausbildung eines Schocks. In den ersten 48 Std erhielt er 700 cm³ Blut, 250 cm³ Plasma, 500 cm³ NaCl i.v., dazu in den ersten 24 Std 4000 cm³, in den zweiten 24 Std 3000 cm³ Flüssigkeit (vorwiegend Haldane-Lösung) peroral. Die Nierenfunktion war von Anfang an sehr gut. Trotz der Chemotherapie mit Supracombin (2 Ampullen täglich) stieg die Temperatur an und erreichte am 5. Tag

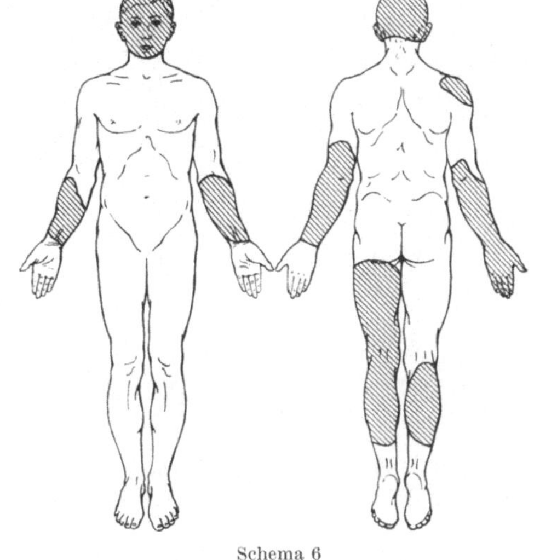

Schema 6

39,2⁰. Ein Anhaltspunkt für eine pulmonale Komplikation lag weder auskultatorisch noch im Röntgenbild vor. Die Chemotherapie wurde gewechselt auf Achromycin. Während weiteren 4 Tagen blieb die Temperatur auf 38⁰, um dann zur Norm abzusinken. An einzelnen Stellen wurden die Brandwunden infiziert. Die Schorfe wurden teils mechanisch, teils enzymatisch mit Jatrosin abgelöst. Hauttransplantationen wurden keine notwendig. 14 Tage nach dem Unfall trat beim Pat. ein diffuses papulös-urticarielles Exanthem auf, welches als Überempfindlichkeit gegenüber den Antibioticis gedeutet wurde. Die Chemotherapie wurde abgestellt, und unter Antihistaminica und Calciuminjektionen verschwand das Exanthem rasch.

Bei Spitalentlassung, 30 Tage nach dem Unfall, waren die Brandwunden zum größten Teil abgeheilt. Am Rücken sowie am linken Oberarm bestanden noch vereinzelte kleine Krusten (Abb. 12, 67, 68).

Fall 64. K. R. Der 29jährige Mann erlitt anläßlich einer Explosion in einer chemischen Fabrik Verbrennungen 1. und 3. Grades in einer Ausdehnung von 30% der Körperoberfläche (s. Schema 8).

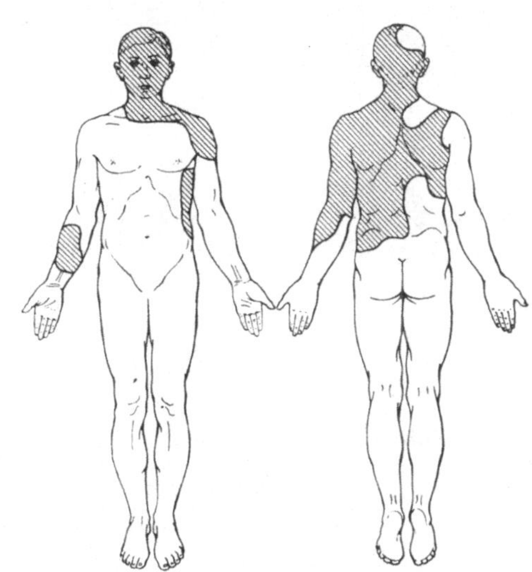

Schema 7

Der Pat. war bei Ankunft im Spital in einem leichten Schockzustand. Bei dem rothaarigen Pat. kam es zu viel stärkerer Ödembildung im verbrannten Gebiet als bei anderen ähnlich verbrannten Pat. mit braunem bis schwarzem Haar. Auch der Austrocknungsprozeß der offen behandelten Brandwunden war verzögert, und der Pat. klagte über sehr heftige Schmerzen, so daß man nach einer Woche gezwungen

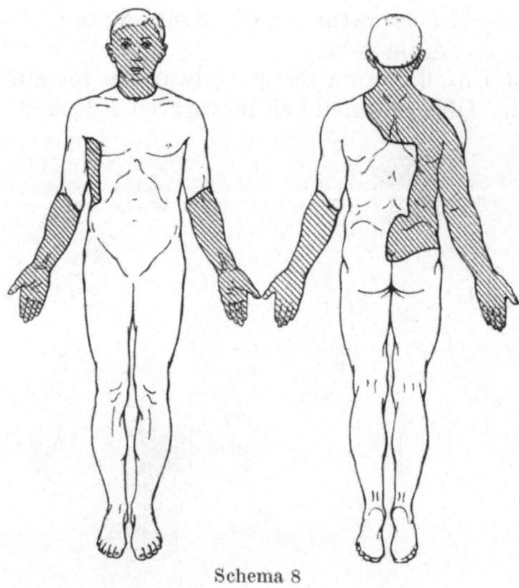

Schema 8

war, die offene Behandlung durch Salbenverbände (Bepanthen) zu ersetzen. In den ersten 24 Std erhielt der Pat. 800 cm³ Blut, 1500 cm³ Plasma, 1600 cm³ NaCl und 500 cm³ Glucose i.v., dazu reichlich perorale Flüssigkeitszufuhr. Die Nierenfunktion kam von Anfang an gut in Gang. Der Urin enthielt nur während 3 Tagen Eiweiß in Spuren, sonst war nie ein pathologischer Befund zu erheben. Der Blutchemismus zeigte am 4. Tag außer einer leichten Verminderung der Totalbasen (141,2 mÄq.) keine pathologischen Befunde. Im späteren Verlauf bestand eine geringe Hypoproteinämie von 5,94 g-%. Bei Spitalaustritt, nach einer Hospitalisationsdauer von 23 Tagen, waren die Brandwunden bis auf vereinzelte mit trockenen Krusten belegte Stellen abgeheilt. Gutes funktionelles Resultat.

Fall 65. H. C. Der 19 Monate alte Knabe erlitt durch Sturz in ein mit heißem Wasser gefülltes Becken Verbrennungen 2. Grades in einer Ausdehnung von 30% der Körperoberfläche (s. Schema 9).

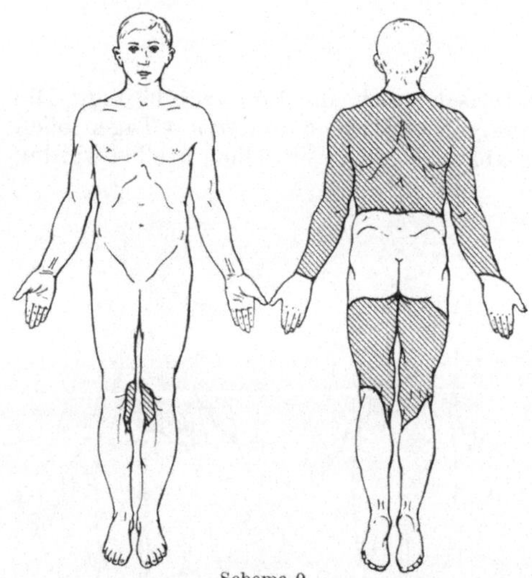

Schema 9

Bei Spitaleintritt war das Kind schockiert und hatte einen Schüttelfrost. Unter Plasmainfusion von 500 cm³ in den ersten 24 Std rasche Erholung. Rasche Abheilung der Brandwunden bei offener Behandlung. Unter Chemotherapie mit Supracombin während 10 Tagen kam es nirgends zu einer manifesten Infektion. Der Fieberverlauf war febril während 5 Tagen mit einer Maximaltemperatur von 38,6°, nachher afebril. Bei Spitalaustritt, nach einer Hospitalisationsdauer von 11 Tagen, waren die Brandwunden bis auf einige trockene Krusten abgeheilt.

Fall 66. G. R. Die 54jährige Frau erlitt durch eine Gasolinexplosion Verbrennungen 1.—3. Grades in einer Ausdehnung von etwa 35% der Körperoberfläche (s. Schema 10).

Bei Spitaleintritt war die Pat. nicht schockiert. Flüssigkeitszufuhr in den ersten 48 Std:

	Blut	Plasma	Haldane	Tee
Erste 24 Std	800	250	3350	2185
Zweite 24 Std			1580	2120

Die Urinproduktion war in den ersten 18 Std gering, kam aber dann auf eine Bluttransfusion richtig in Gang. Von seiten des Allgemeinzustandes war der ganze Krankheitsverlauf ungestört. An beiden Waden aber erwiesen sich im Verlaufe der Krankheit umschriebene Bezirke als drittgradig verbrannt. Da diese 7 Wochen nach dem Unfall keine Tendenz mehr zur Spontanheilung aufwiesen, entschloß man sich, die noch verbleibenden granulierenden Flächen mit Thiersch-Lappen zu decken. Leider sind diese zum größten Teil nicht angewachsen, sondern wurden durch einen Infekt „weggefressen". Im Wundabstrich wurden zunächst Staphylococcus aureus, später anhämolytische Streptokokken und noch später Staphylococcus albus gefunden. Es zeigte sich eine impetiginöse Infektion in der ganzen Wundumgebung. Mit lokaler Chemotherapie (nach Resistenzprüfung) konnte der Infekt schließlich bekämpft werden und in einem langen Krankenlager mußte die spontane Epithelialisation der Wundflächen abgewartet werden. Die Pat. war beinahe 6 Monate hospitalisiert (Abb. 94, 95).

Fall 67. W. Sch. Der 37jährige Mann hatte sich an seinem Hemd sowie an den Händen mit Benzol Flecken entfernt. Als er darauf aus Unachtsamkeit einen brennenden Schneidebrenner in die Hand nahm, gingen plötzlich seine Kleider in Flammen auf. Er erlitt dadurch Verbrennungen 1.—3. Grades in einer Ausdehnung von etwa 35% der Körperoberfläche (s. Schema 11).

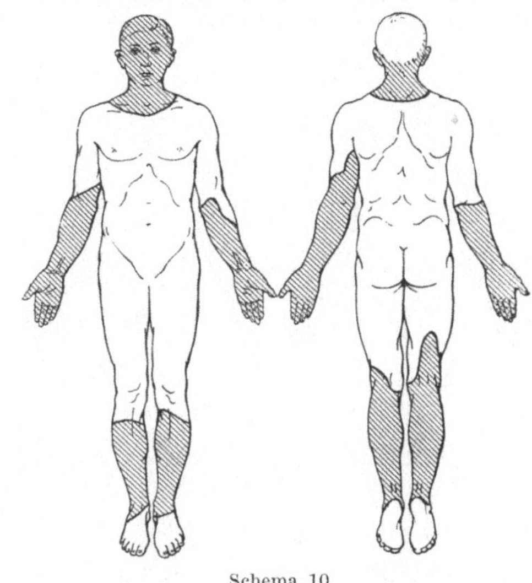

Schema 10

Der Pat. befand sich bei Spitaleintritt in einem schweren eretischen Schock. Da dieser durch die sofort eingeleitete Flüssigkeitstherapie und durch hohe Morphindosen (20 mg i.v.) nicht beeinflußt werden konnte, bekam der Pat. sofort die lytische Mischung (Largactil, Dolantin, Phenergan). Nach 12 Std konnte diese „Hibernation", nachdem sich der Allgemeinzustand wesentlich verbessert hatte, wieder aufgehoben werden. Der weitere allgemeine Krankheitsverlauf war befriedigend. Am linken Arm waren die Verbrennungen in ihrer ganzen Ausdehnung drittgradig. Diese Verbrennungsnekrosen wurden enzymatisch débridiert, wobei es zweimal zu massiven Blutungen aus arrodierten Gefäßen in der Subcutis kam. $4^{1}/_{2}$ Wochen nach dem Unfall wurden die frisch granulierenden Wunden am linken Arm mit Thiersch-Lappen bedeckt. Diese sind zum größten Teil angewachsen. Später mußte das mumifizierte Endglied des Zeigefingers amputiert werden. Nach einer Hospitalisationsdauer von 74 Tagen wurde der Pat. geheilt entlassen. Das funktionelle Resultat im Bereich der linken Hand war befriedigend und hat sich seither noch weiter verbessert (Abb. 13, 96—105).

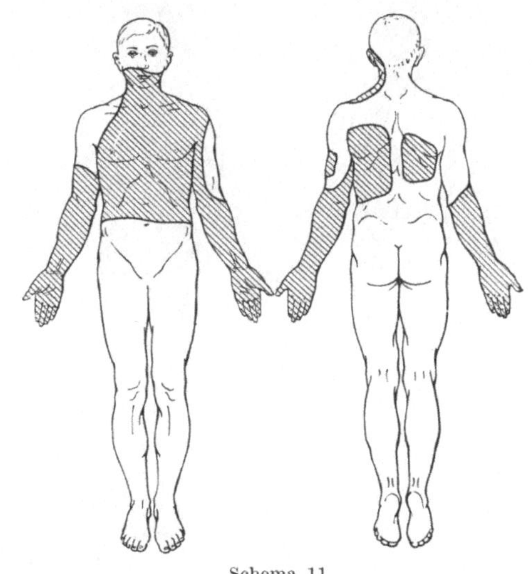

Schema 11

Fall 68. J. B. Der 44jährige Mann erlitt anläßlich einer Explosion durch Überspringen eines Funkens in ein Pulverfaß Verbrennungen 1.—3. Grades in einer Ausdehnung von 36% Körperoberfläche (s. Schema 12).

Der Pat. war nicht schockiert. Er erhielt in den ersten 24 Std nur 650 cm³ Plasma und 1000 cm³ Glucose i.v., daneben reichlich perorale Flüssigkeitszufuhr. Die Nierenfunktion war von Anfang an gut. Die Brandwunden wurden offen behandelt. An einzelnen Stellen bildeten sich eitrige Blasen, welche abgetragen wurden. Die übrigen Wundflächen trockneten rasch aus. Schon nach 10 Tagen begannen sich die Krusten zu lösen. Der Fieberverlauf war febril während 10 Tagen mit einer Maximaltemperatur von 39⁰. Chemotherapie (Penicillin und Streptomycin) erhielt der Pat. während 10 Tagen. Außer einer anfänglich geringen Verminderung der Totalbasen und einer leichten Hypoproteinämie während einer Woche waren alle Werte der blutchemischen Untersuchung normal. Bei Spitalaustritt nach einer Hospitalisationsdauer von 19 Tagen, waren die Brandwunden bis auf einige verbleibende Schorfbildungen, besonders im Bereich der Hände, abgeheilt.

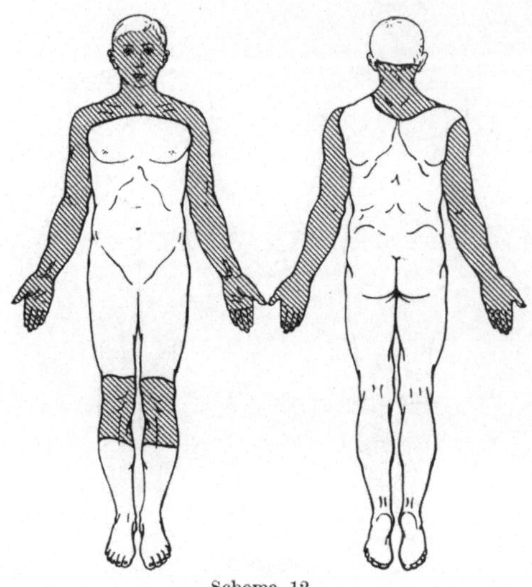

Schema 12

Fall 69. F. B. Der 47jährige Pat. erlitt anläßlich einer Explosion in einer chemischen Fabrik Verbrennungen, größtenteils drittgradig, über eine Ausdehnung von mindestens 40 % der Körperoberfläche (s. Schema 13).

Bei Spitaleintritt war der Pat. schwer schockiert. Er erhielt in den ersten 48 Std 2400 cm³ Blut, 2075 cm³ Plasma, 2150 cm³ NaCl und 1975 cm³ Glucose i.v., dazu nach Ablauf der ersten 24 Std reichlich perorale Flüssigkeitszufuhr. Die Urinproduktion kam rasch in Gang. Eiweiß war im Urin während 14 Tagen positiv, im Sediment fanden sich in den ersten 3 Tagen reichlich Erythrocyten und granulierte Zylinder. Der Höchstwert für Harnstoff im Blut wurde am 3. Tag gefunden und betrug 53 mg-%. Während 18 Tagen bekam der Pat. täglich 1,2 Mill. E Penicillin. Trotzdem wurde nach 5—6 Tagen an einigen Wundstellen eine Infektion manifest. Wegen des septischen Temperaturverlaufs mit Temperaturen bis zu 40,1⁰ wurden insbesondere an beiden Armen 14 Tage nach dem Unfall die Nekrosen chirurgisch entfernt. Trotzdem weiterhin septischer Temperaturverlauf, weshalb das Penicillin durch Terramycin ersetzt wurde. 2 Wochen nach dem Débridement wurde eine autoplastische Thiersch-Lappenplastik an beiden Armen vorgenommen. 3 Tage später wurde eine Thrombophlebitis im linken Bein manifest. Am 33. Tag nach dem Unfall wurden die Rückenwunden mit homoplastischen Thiersch-Lappen gedeckt, 2 Tage später in gleicher Weise

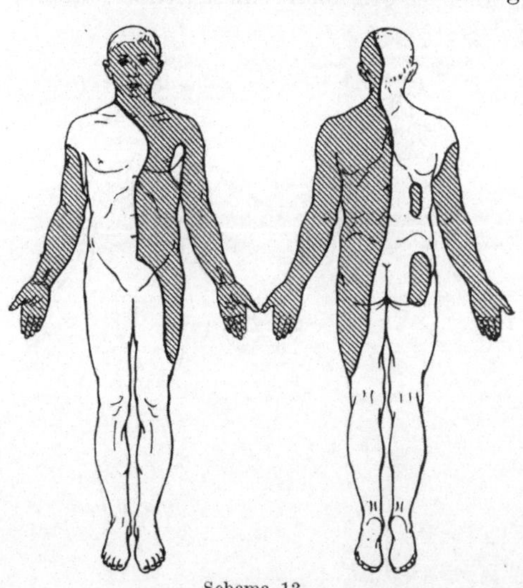

Schema 13

die noch nicht gedeckten Partien an den Armen. Am 36. Tag nach dem Unfall kam der Pat. infolge rezidivierender Lungenembolien ad exitum (Abb. 69—71).

Fall 70. F. R. Der 19jährige Mann erlitt anläßlich einer Explosion durch Überspringen eines Funkens in ein Pulverfaß Verbrennungen 1.—3. Grades in einer Ausdehnung von 42 % Körperoberfläche (s. Schema 14).

Bei Spitaleintritt bestanden beim Pat. keine Anzeichen von Schock. Er erhielt in den ersten 24 Std 200 cm³ Blut, 400 cm³ Plasma und 1000 cm³ Glucose i.v. neben reichlicher peroraler Flüssigkeitszufuhr. Die Nierenfunktion war von Anfang an gut. Am 3. und 4. Tag trat Erbrechen auf (wahrscheinlich weitgehend psychisch bedingt), weshalb während 24 Std wieder parenteral ernährt wurde. Die Brandwunden heilten bei offener Behandlung gut ab, nur an einzelnen Stellen kam es unter den Borken zu Eiteransammlung. Die Krusten über infizierten Partien wurden mechanisch, teils im Kamillenbad, entfernt. Chemotherapie (Penicillin und Streptomycin) während 6 Tagen, darauf wegen Auftreten eines stark juckenden Exanthems abgestellt. Fieberverlauf febril während 11 Tagen bis zu einer Maximaltemperatur von 38,5°. Bei Spitalaustritt, nach einer Hospitalisationsdauer von 19 Tagen, waren die Brandwunden bis auf vereinzelte trockene Krusten abgeheilt. Keine funktionellen Ausfallerscheinungen.

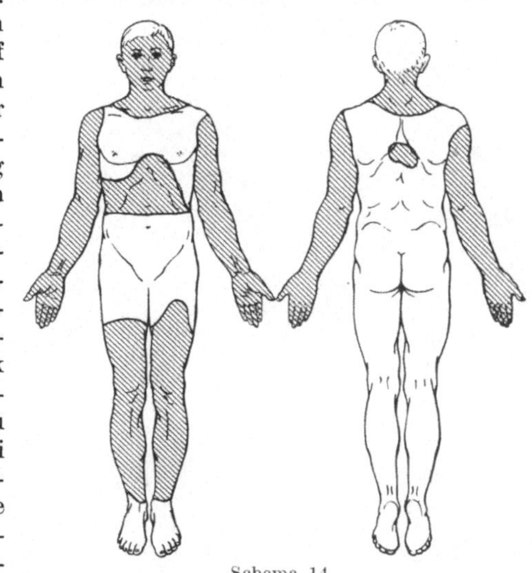

Schema 14

Fall 71. A. T. Der 35jährige Mann erlitt anläßlich einer Explosion in einer chemischen Fabrik Verbrennungen 2. und 3. Grades in einer Ausdehnung von 45 % der Körperoberfläche (s. Schema 15).

Zusätzlich zu den Verbrennungen hatte der Pat. noch folgende Verletzungen erlitten: Ausgedehnte, tiefe Schnittwunde am Rücken mit Eröffnung der rechten Pleurahöhle sowie eine tiefe Schnittwunde im Gebiet des rechten Ellbogengelenkes. Es wurde sofort die Schockbekämpfung mit Blut- und Plasmatransfusionen begonnen, dann sogleich in Äther-Lachgasnarkose die Wundversorgungen vorgenommen, wobei eine Saugdrainage der rechten Pleurahöhle angelegt wurde (Abb. 76—79).

Infusionstherapie in den ersten 4 Tagen:

	Blut	Plasma	NaCl	Glucose	Trinkmenge
1. Tag .	800	750	2000		500
2. Tag .	800	250	1700		1900
3. Tag .	400	250		1000	3200
4. Tag .	400	500	200		2950

Die Urinproduktion war von Anfang an sehr reichlich. Eiweiß und Zucker im Urin waren in den ersten Tagen positiv, im Sediment fanden sich neben Erythrocyten vereinzelt granulierte und hyaline Zylinder. Blutchemisch konnten außer einer anfänglich leichten Verminderung der Chloride und der Totalbasen sowie einer während 2 Wochen bestehenden Hämoglobinämie keine pathologischen Befunde erhoben werden. Auch eine Hämokonzentration trat bei diesem Pat. nicht auf; der höchste beobachtete Hämatokritwert betrug 39,5 % am 4. Tag nach dem Unfall.

Die Brandwunden heilten anfänglich bei offener Behandlung gut ab und waren nach Ablauf von 3 Wochen am Rücken und an der Brust größtenteils epithelisiert. An den Armen dagegen entwickelte sich zu diesem Zeitpunkt eine impetiginöse Infektion. Es wurde während weiteren 10 Tagen eine Behandlung mit Kamillenbädern und Bepanthensalbenverbänden durchgeführt und dann die granulierenden Flächen an beiden Armen durch Thiersch-Lappen gedeckt. Die Hauttransplantate am linken Oberarm und an beiden Vorderarmen wuchsen gut an. Am linken Handrücken kam es aber zu einer Pyocyaneusinfektion. Behandlung mit Salbenverbänden.

In der Folge kam es immer wieder zu umschriebenen Hautinfektionen, die sich im Anschluß an das Platzen von alle paar Tage neu entstehenden dystrophischen Blasen einstellten, bakteriologisch wurden hämolytische Streptokokken nachgewiesen. Inter-

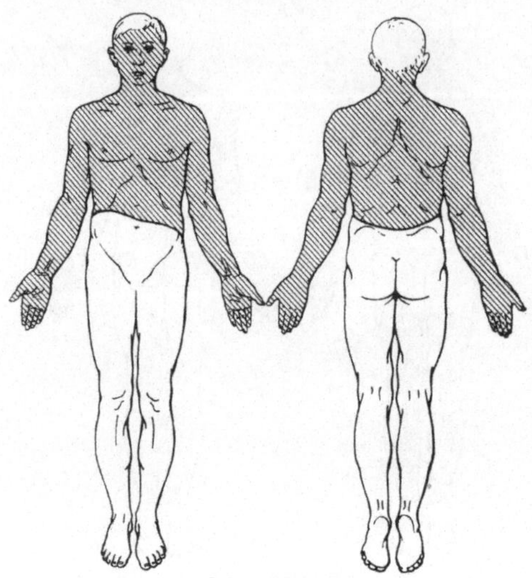

Schema 15

kurrent erkrankte der Pat. 7 Wochen nach dem Unfall an einer akuten Tonsillitis, die auf entsprechende Behandlung jedoch rasch zurückging.

Von Interesse war auch das psychische Verhalten des Pat. Er war von Anfang an sehr ängstlich, unruhig und litt unter Schlaflosigkeit, war auch sehr empfindlich auf jede Berührung. Die Symptome sahen denjenigen einer Hyperthyreose ähnlich. Es wurde 7 Wochen nach dem Unfall eine Grundumsatzbestimmung vorgenommen. Dieser war erhöht auf + 27 %. Das zu gleicher Zeit bestimmte Plasma-Eiweiß-Jod war jedoch nicht erhöht. 4 Wochen später war der Grundumsatz auf + 13 % gesunken.

Nach einer Hospitalisationsdauer von 89 Tagen wurde der Pat. zur weiteren Verbesserung des funktionellen Resultates in eine Badekur entlassen.

Da der Pat. keinen Appetit hatte, wurde bei ihm vom 5. Tag an ein Versuch mit Sondenernährung gemacht. Die Sondenkost war wie folgt zusammengesetzt:

Milch	1500 g
Butter.	50 g
Nesmida	100 g
Dextropur	200 g
Alkohol	75 g (wurde später weggelassen)
Schwarztee . . .	600 g
Protovit	0,5 g

Diese Sondenkost wurde aber nicht gut vertragen. Der Pat. klagte über Magenbrennen und sehr rasch eintretendes Völlegefühl.

Fall 72. H. I. Der 46jährige Mann erlitt anläßlich einer Explosion in einer chemischen Fabrik Verbrennungen 2. und 3. Grades in einer Ausdehnung von 45 % der Körperoberfläche (s. Schema 16).

Der bei Spitaleintritt ziemlich schockierte Pat. erholte sich rasch unter entsprechender Therapie. Flüssigkeitszufuhr in den ersten 48 Std wie folgt:

	Blut	Plasma	NaCl	Glucose	Trinkmenge
Erste 24 Std .	2000	1500	2200	1000	2000
Zweite 24 Std	1200	500	900	2000	380

Die Urinproduktion war von Anfang an befriedigend. Eiweiß und Zucker im Urin positiv, im Sediment reichlich Erythrocyten. In den ersten 48 Std war das Allgemeinbefinden des Pat. ziemlich gut, dann wurde er plötzlich sehr unruhig, der Puls stieg auf 140 und die Temperatur auf 39°. Es wurde die Indikation zur „Hibernation" gestellt. Die Nierenfunktion blieb weiterhin gut. Trotz fortgesetzter Applikation des lytischen Gemisches stieg die Temperatur weiter an, und der Pat. blieb unruhig und in schlechtem Allgemeinzustand. Am 5. Tag nach dem Unfall erfolgte der Exitus letalis unter den Zeichen des Kreislaufversagens. Bei der Autopsie fand man eine größere alte Infarktnarbe in der Vorderwand des linken Ventrikels bei

Coronarsklerose. Starke schleimige Bronchitis. Zeichen von Erbrechen und Aspiration des Erbrochenen in den Bronchialbaum. Terminale kleine Embolien in die rechte Lunge bei Thrombose der rechten V. femoralis. Die Leber zeigte sehr starke, fast diffuse Verfettung. In den Nieren starke postmortale Veränderung der Kanälchen.

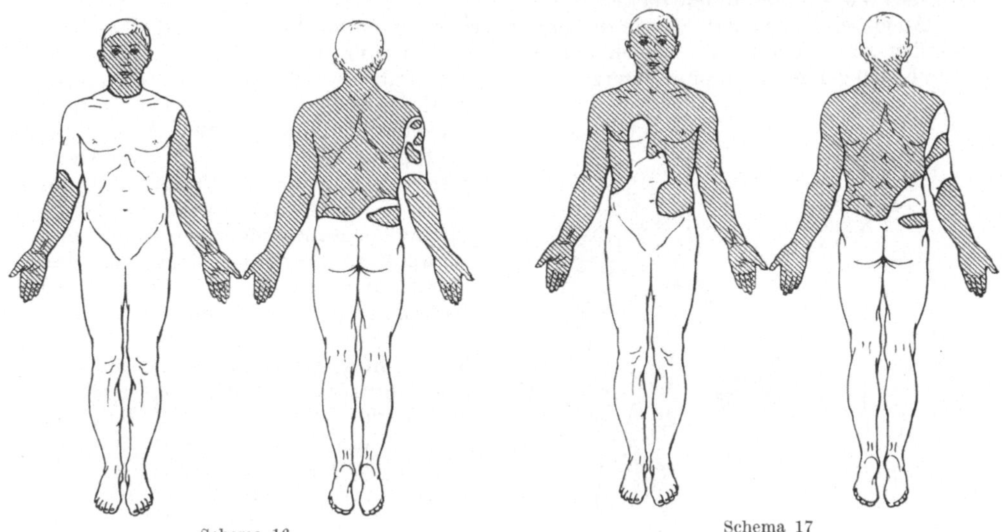

Schema 16   Schema 17

Fall 73. K. B. Der 40jährige Mann erlitt anläßlich einer Explosion in einer chemischen Fabrik Verbrennungen 1.—3. Grades in einer Ausdehnung von 50% der Körperoberfläche (s. Schema 17).

Der Pat. hatte neben seinen Verbrennungen auch eine offene Hirnverletzung erlitten. Es wurde sofort ohne Narkose die Wundversorgung vorgenommen, und sofort auch eine Tracheotomie durchgeführt. Der Pat. wurde durch Gaben einer lytischen Mischung von Largactil, Phenergan und Dolantin „hiberniert". Es gelang so während 2 Tagen die Temperatur um rund 37° zu halten. Die Urinausscheidung kam nach Ablauf der ersten 24 Std befriedigend in Gang. 3 Tage nach dem Unfall kam der Pat. unter Puls- und Temperaturanstieg (bis 40°) ad exitum.

Autoptisch wurden neben der Hirnverletzung, die wohl als unmittelbare Todesursache zu betrachten ist, eine pseudomembranöse Tracheobronchitis und in beiden Lungen frische Bronchopneumonien und Blutungsherde gefunden.

Fall 74. R. C. Der 40jährige Mann erlitt anläßlich einer Explosion in einer chemischen Fabrik Verbrennungen 1.—3. Grades in einer Ausdehnung von 50% der Körperoberfläche (s. Schema 18).

Bei Spitaleintritt war der Pat. in deutlichem Schockzustand. Rasche Besserung auf entsprechende Flüssigkeitszufuhr. Infusionen in den ersten Tagen:

	Blut	Plasma	NaCl	Glucose	Trinkmenge
1. Tag .	800	750	2000	1000	300
2. Tag .	1200	750	1500	500	2800
3. Tag .	400	250		1100	4300
4. Tag .	400	500			2650

Die Urinausscheidung war anfänglich vermindert, betrug in den ersten 24 Std nur 795 cm³, kam dann aber unter dem Einfluß von Blut- und Plasmatransfusionen richtig in Gang. Zucker im Urin war nur während 4 Tagen nachweisbar, Eiweiß dagegen während 12 Tagen; in dieser Zeit enthielt das Sediment reichlich Erythrocyten und vereinzelt granulierte und hyaline Zylinder. Noch nach 14 Tagen ergaben blutchemische Untersuchungen eine Hypoproteinämie von 5,47 g-% und eine Hämoglobinämie von 40 mg-%. Zu diesem Zeitpunkt waren die übrigen Werte alle normalisiert, nachdem anfänglich eine Harnstofferhöhung bis zu 110 mg-%, eine Verminderung der Totalbasen bis 138,3 mÄq. und eine Verminderung der Alkalireserve bis 44,7 Vol.-% bestanden hatten.

Auch bei diesem Pat. wurde die Sondenernährung versucht. Die Sondenkost war ähnlich zusammengesetzt wie diejenige bei Fall 71, nur wurde hier das Dextropur durch 250 g Laevosanhonig ersetzt. Auch dieser Pat. vertrug die Sondenernährung nicht sehr gut, sondern klagte über Übelkeit und Völlegefühl. Nach etwa 10 Tagen stieg bei diesem Pat. die Herzfrequenz an, und blieb dauernd auf Werten um 120/min. Auch wurde der anfänglich außerordentlich ruhige und vernünftige Pat. sehr aufgeregt. Man dachte an einen Schreckbasedow und bestimmte 3 Wochen nach dem Unfall den Grundumsatz, dieser betrug + 58%. Thiomidil wurde verabreicht, nach einigen Tagen aber wieder abgesetzt, da erstens das Plasma-Eiweiß-Jod niedrig war und die Grundumsatzerhöhung somit extrathyreoideal bedingt zu sein schien, und da das Thiomidil auch keinen Einfluß auf die Tachykardie hatte. 5 Wochen später betrug der Grundumsatz immer noch + 46%, weitere 4 Wochen später war er auf + 34% gesunken. Die Brandwunden heilten bei offener Behandlung im Gesicht und am Rücken ohne Komplikationen ab.

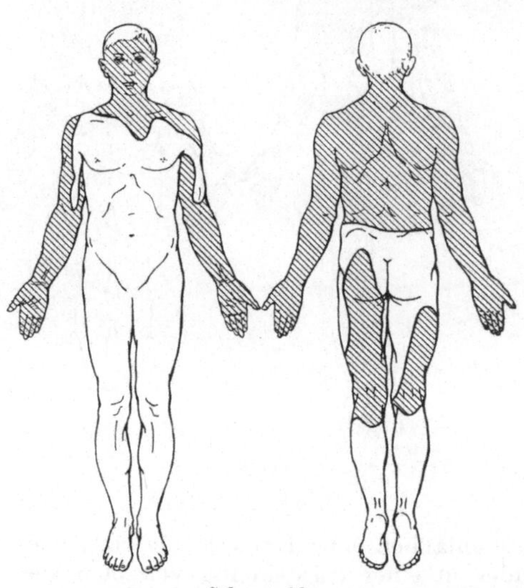

Schema 18

An den Armen dagegen entwickelte sich eine recht erhebliche Infektion. 33 Tage nach dem Unfall wurden granulierende Flächen am linken Arm und an der linken Thoraxseite mit Thiersch-Lappen gedeckt. Die Transplantate sind gut eingeheilt. Am 57. Tag mußte nochmals eine Operation vorgenommen werden zur plastischen Deckung eines Defektes am linken Oberschenkel oberhalb der Kniekehle. Auch dieses Transplantat heilte gut ein.

Nach einer Hospitalisationsdauer von 89 Tagen wurde der Pat. zur weiteren Verbesserung des funktionellen Resultates in eine Badekur entlassen.

Ein Jahr nach dem Unfall wurde der Pat. erneut hospitalisiert zur Vornahme von Narbenkorrekturen. In der linken Axilla wurde eine Z-Plastik gemacht. In der rechten Ellenbeuge und an beiden Handrücken wurden Narbenzüge reseziert und die entstandenen Defekte durch Thiersch-Lappen gedeckt. Der postoperative Verlauf war komplikationslos (Abb. 112—114).

Fall 75. E. F. Der 42jährige Mann erlitt anläßlich einer Explosion in einer chemischen Fabrik Verbrennungen 2. und 3. Grades (meist tief) in einer Ausdehnung von 55% der Körperoberfläche (s. Schema 19).

Der Pat. war bei Spitaleintritt in deutlichem Schock. Die Flüssigkeitszufuhr in den ersten 48 Std setzte sich wie folgt zusammen:

	Blut	Plasma	NaCl	Glucose	Trinkmenge
Erste 24 Std .	2000	1750	2500	1500	810
Zweite 24 Std	800	1000	1850	750	600

Die Urinausscheidung kam erst am 3. Tag in befriedigender Weise in Gang. Die Urinmenge betrug in den ersten 24 Std nur 285 cm³ (dabei ist aber zu erwähnen, daß der Pat. auch 1580 cm³ erbrochen hat), in den zweiten 24 Std wurden 752 cm³ Urin ausgeschieden. Eiweiß im Urin konnte während der ganzen Dauer der Erkrankung nachgewiesen werden, Zucker nur in den ersten 4 Tagen. Im Sediment fanden sich reichlich Erythrocyten, gelegentlich einzelne granulierte und selten hyaline Zylinder.

Die Brandwunden zeigten gute Austrocknungstendenz mit Ausnahme derjenigen am Gesäß, wo der Pat. immer auflag. Am 7. Tag wurde mit dem Débridement demarkierter Hautpartien begonnen. Unter dem Schorf fand man an den meisten Stellen sauberes Granulationsgewebe mit vereinzelten erhaltenen Epithelinseln. Nach 10 Tagen trat ein starkes diffuses urticarielles Hautexanthem auf (Allergie auf Penicillin oder Serumkrankheit infolge Tetanusprophylaxe). Gleichzeitig wieder starkes Nässen der Brandwunden am Rumpf und an den Oberschenkeln, an einzelnen Stellen massive Pyocyaneusinfektion. Therapie lokal mit Aerosporinpulver, allgemein wurden Penicillin und Streptomycin durch Aureomycin ersetzt.

Da der Pat. von Anfang an an einem hartnäckigen Singultus litt, war die perorale Ernährung außerordentlich schwierig. Auch ein Versuch, den Pat. mit der Sonde zu ernähren, war nicht sehr erfolgreich, da jeweilen nach Instillation des Nährgemisches ein starkes Völlegefühl, Magenbrennen und Aufstoßen auftraten. Wohl infolge der schlechten Ernährungsmöglichkeiten entwickelte der Pat. eine ausgesprochene Hypoproteinämie bis 4,7 g-%. Dementsprechend kam es auch zu starker Ödembildung. Die Nierenfunktion und Atmung blieben vorerst befriedigend. Am 9. Tag zeigte die Pulsfrequenz eine Tendenz zum Anstieg. In der Nacht auf den 10. Tag kam es im Bereich einer oberflächlichen Hauterosion zu einer massiven Blutung, bedingt durch Antikoagulantien zur Thromboseprophylaxe.

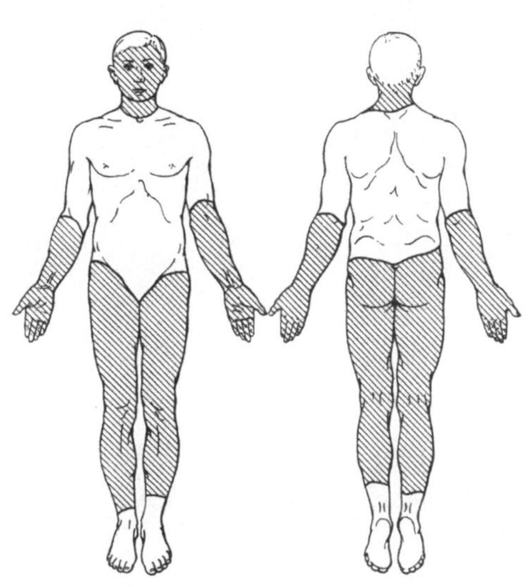

Schema 19

Der Allgemeinzustand des Pat. verschlechterte sich in der Folge von Tag zu Tag. Da die Temperatur anstieg bis zu 40°, der Puls trotz Strophosidtherapie auch weiter anstieg bis zu 160/min und der Pat. motorisch unruhig wurde und zu delirieren begann, entschloß man sich am 13. Tag zur Ganglienblockade und zentralnervösen Dämpfung mit Largactil, Phenergan und Dolantin. 3 Tage später bemerkte man nach Absetzen der „Hibernation" eine Tachypnoe, die jedoch willkürlich unterdrückt werden konnte. Ein Thoraxröntgenbild zeigte zu diesem Zeitpunkt noch keine wesentliche Verschattung der Lungenfelder. Am 17. Tag wurde wegen zunehmender Verminderung des Atemvolumens und verstärkter Verschattung der Lungen im Röntgenbild die Tracheotomie durchgeführt. Trotz Kreislaufstimulation, Herztherapie und sorgfältiger Absaugung der Luftwege kam der Pat. am 18. Tag an den Folgen der pulmonalen Komplikation ad exitum. Bei der Autopsie fand sich eine schwerste teilweise diphtheroide Laryngo-Tracheobronchitis, in den Lungen allerschwerste Bronchiolitis und bronchopneumonische Herde teils mit beginnender Einschmelzung. Die Nieren zeigten ausgesprochene Nephrose. In der Leber ziemlich starke herdförmige, meist zentrale Verfettung. Thrombose der linken Femoralvene und des Plexus prostaticus.

Fall 76. E. R. Der 44jährige Mann erlitt in einer Metzgerei durch aus einem unter Druck stehenden Kessel ausströmenden Dampf und Fleischbrühe Verbrennungen 2. und 3. Grades in einer Ausdehnung von 58% der Körperoberfläche (s. Schema 20).

Der 107 kg schwere Pat. war bei Spitaleintritt mäßig schockiert. Flüssigkeitszufuhr in den ersten 48 Std:

	i. v.		p. o.	
	Blut	Plasma	Haldane	sonst
Erste 24 Std . .	2400	1500	4500	1100
Zweite 24 Std . .	1200	750	2750	1800

Die Urinausscheidung kam schon bald befriedigend in Gang. Eiweiß im Urin war immer leicht positiv. Im Sediment fand man am 1. Tag, dann wieder ab 8. Tag vereinzelt granulierte und hyaline Zylinder, reichlich Erythrocyten. Der Pat. erholte

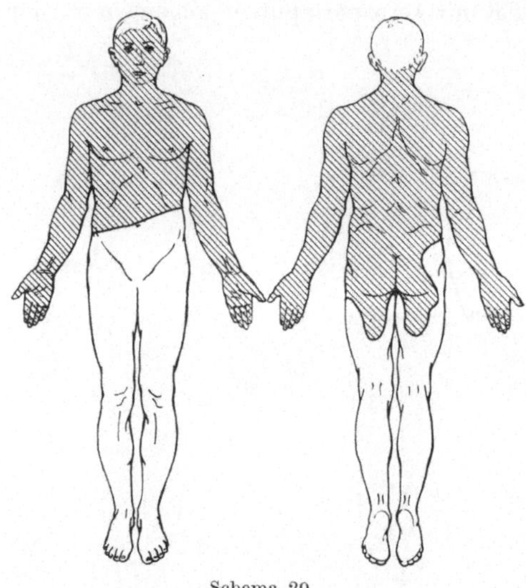

Schema 20

sich anfänglich recht gut. Am 3. Tag trat ein diffuses Hautexanthem auf, welches als Penicillinüberempfindlichkeitsreaktion aufgefaßt wurde, und die Chemotherapie wurde abgestellt. Wahrscheinlich handelte es sich dabei aber eher um ein Serumexanthem (Tetanusprophylaxe).

Am 5. Tag stieg der Puls auf 128/min an. Das EKG zeigte neben der Sinustachykardie eine Störung der Erregungsrückbildung. Wegen der andauernden Tachykardie diagnostizierte der Internist am 12. Tag eine toxische Myokardschädigung und verordnete Strophosid. Die Temperatur war zu diesem Zeitpunkt subfebril. Am 16. und 17. Tag nach dem Unfall erbrach der Pat. Trotz täglichem Wind- und Stuhlabgang nahm der Bauchumfang zu, das Abdomen wurde hart gespannt. Es wurde zur Entlastung eine Coecostomie angelegt, wobei sich massenhaft Gas und etwas flüssiger Stuhl entleerten. In den folgenden Tagen verschlechterte sich der Allgemeinzustand des Pat., und die Temperatur stieg trotz Chemotherapie (Terramycin, später Achromycin) bis auf 39,3°. Um sowohl die Temperatur etwas herunterzudrücken als auch den zeitweise verwirrten Pat. zu beruhigen, wurde die lytische Mischung (Largactil, Phenergan, Dolantin) verabreicht, jedoch ohne den erwünschten Effekt; der Pat. wurde im Gegenteil eher unruhiger. Am 21. Tag traten leicht sanguinolente Durchfälle auf, und am nächsten Tag kam es zu einer massiven Blutung (etwa 1300 cm³) aus der Coecostomie. Der Pat. hatte als Thromboseprophylaxe Marcoumar erhalten. Die Blutung konnte durch Bluttransfusionen und Konakion gestillt werden. Vom 22. Tag an bekam der Pat. täglich 1000 cm³ Aminosol und 200 cm³ Priston-N, da er sozusagen keine Nahrung mehr zu sich nahm. Der Zustand des Pat. verschlechterte sich aber weiterhin. Der Blut-Harnstoffgehalt stieg von 137 mg-% am 22. Tag trotz guter Ausscheidung von Harnstoff im Urin (57 g/24 Std) auf 366 mg-% am 25. Tag. Nach einer Krankheitsdauer von 26 Tagen kam der Pat. ad exitum.

Bei der Autopsie konnten folgende Befunde erhoben werden: Sepsis (wahrscheinlich ausgehend von einer phlegmonösen Entzündung des rechten M. pectoralis) mit septisch-embolischer Myokarditis. Starke schleimig-eitrige Tracheobronchitis und Bronchiolitis mit schwerster Bronchopneumonie, teilweise abscedierend und frische fibrinös-eitrige Pleuritis. Ulceröse, teilweise blutende Colitis. Zwei frische peptische Ulcera des Magens. Die Leber zeigte trübe Schwellung, mikroskopisch feintropfige zentrale Verfettung. Auch die Nieren waren trüb geschwollen und zeigten deutliche Dissoziation im Rindenbereich. Starkes Ödem des Gehirns und der weichen Hirnhäute.

Fall 77. A. W. Aus nicht ganz geklärten Gründen (wahrscheinlich fiel ein brennendes Streichholz auf die Kleider des Pat.) gerieten die Kleider des 61jährigen Mannes in Brand. Er erlitt dabei Verbrennungen 2. und 3. Grades in einer Ausdehnung von 70% der Körperoberfläche (s. Schema 21).

Der Mann war infolge einer früheren Erkrankung paraplegisch und kam in einem hoffnungslosen Zustand ins Spital. Zur Schmerzbekämpfung bekam der Pat. Mô. Ausdehnung der Verbrennung, vorbestehendes Leiden und Alter des Pat. ließen eine völlig infauste Prognose stellen, und es wurde deshalb auf eine adäquate Schocktherapie verzichtet. Aus diesem Grunde ist dieser Fall in unseren Ausführungen nicht berücksichtigt. Ungefähr 9 Std nach dem Unfall verschlechterte sich der Allgemeinzustand rasch, und der Pat. kam ad exitum.

Bei der Autopsie wurden folgende Befunde erhoben: Ödem und starke Trübung des Herzmuskels, Dilatation des ganzen Herzens. Hypostase der Lungen. Zeichen

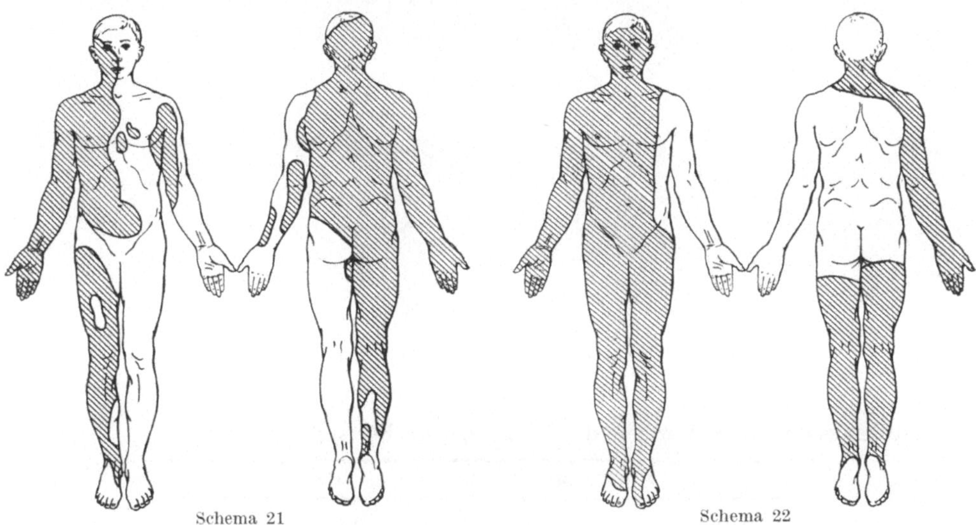

Schema 21   Schema 22

von Erbrechen und Aspiration in die Unterlappen. Schleimige Bronchitis. Hirntumor: weiches, leicht papillär gebautes Gliom am Boden des 3. Ventrikels mit starkem Hydrocephalus internus. Nierencysten. Leberverfettung.

Fall 78. A. P. Die 59jährige Frau hatte in suicidaler Absicht eine Benzinexplosion herbeigeführt. Sie erlitt dabei Verbrennungen 2. und vorwiegend 3. Grades in einer Ausdehnung von 70% der Körperoberfläche (s. Schema 22).

Bei Spitaleintritt befand sich die Pat. in schwerem Schock. Flüssigkeitszufuhr in den ersten 48 Std:

	Blut	Plasma	NaCl	Glucose	Trinkmenge
Erste 24 Std .	1600	1000	1500	750	—
Zweite 24 Std	1200	750	1500	1750	350

Im Verhältnis zur Ausdehnung der Verbrennung war diese Flüssigkeitszufuhr zu gering. Dementsprechend betrug auch die Urinmenge in den ersten 24 Std nur 245 cm³, in den zweiten 24 Std nur 93 cm³. In den folgenden Tagen wurde die Urinproduktion immer geringer. Novocain i.v. und Nierendiathermie hatten keinen Einfluß auf die Nierenfunktion. Dementsprechend stieg der Blutharnstoff auf 214 mg-% am 3. Tag. Am 4. Tag wurde bei einem Blutharnstoff von 276 mg-% (nachdem in 24 Std nur 18 cm³ Urin produziert worden waren) eine Peritonealdialyse angelegt; der Blutharnstoff hielt sich auf 274 mg-%. Die Urinproduktion blieb minimal. Verschlechterung des Allgemeinzustandes, am 6. Tag Exitus letalis infolge terminalen Erbrechens und Aspiration.

14*

Bei der Autopsie wurden folgende Befunde erhoben: Aspirationspneumonie in sämtlichen Lungenlappen. Trübe Schwellung und Oligämie des Nierenparenchyms, feine Kalkinfarkte beider Nieren. Starke trübe Schwellung des Leberparenchyms, terminales Lungenödem (Abb. 37).

Fall 79. W. D. Der 39jährige Mann erlitt anläßlich einer Explosion in einer chemischen Fabrik Verbrennungen 1.—3. Grades in einer Ausdehnung von 70% der Körperoberfläche (s. Schema 23).

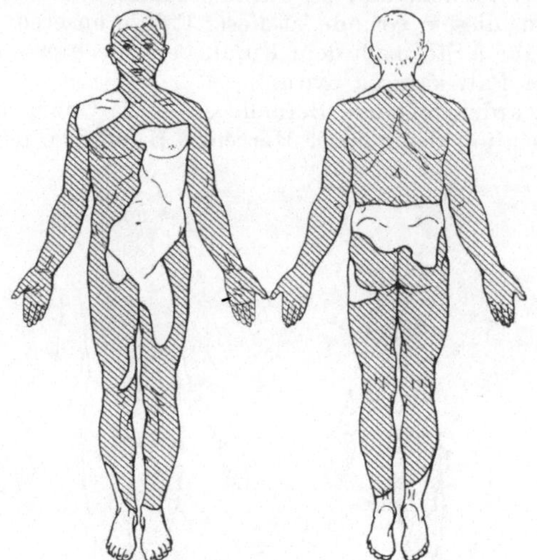

Schema 23

In den ersten 48 Std erhielt der Pat. folgende Flüssigkeitsmenge:

	Blut	Plasma	NaCl	Glucose
Erste 24 Std . .	2400	2000	1500	1000
Zweite 24 Std . .	800	750	1700	500

Da der Pat. seiner äußerst heftigen Schmerzen wegen sogleich „hiberniert" wurde, fehlte die perorale Flüssigkeitszufuhr. Die Urinmengen betrugen am ersten Tag 929 cm³, am 2. Tag 435 cm³. Am 3. Tag entglitt die Körpertemperatur unserer Kontrolle. Die Zufuhr des lytischen Gemisches (Largactil, Phenergan und Dolantin) wurde stark vermindert, am 5. Tag sogar ganz sistiert. Trotzdem sank die Temperatur unaufhaltsam weiter bis 25°, und der Pat. kam ad exitum.

Bei der Autopsie fand sich eine akute Cyanose aller inneren Organe. Ferner bestand eine frische Thrombose der A. carotis communis und der A. cerebri media links mit ausgedehnter frischer weißer Erweichung des linken Temporallappens. Thromben der rechten V. femoralis mit frischen Embolien in die Pulmonalgefäße.

Fall 80. L. G. Der 42jährige Pat. erlitt durch Funkenüberschlag von einer Starkstromleitung erst- bis drittgradige Verbrennungen in einer Ausdehnung von 75% der Körperoberfläche (s. Schema 24).

Bei Spitaleintritt war der Pat. in schwerem Schockzustand, erholte sich aber bei entsprechender Therapie rasch. Flüssigkeitszufuhr in den ersten 48 Std:

	Blut	Plasma	NaCl	Glucose	Trinkmenge
Erste 24 Std . .	2400	1750	—	—	6600 (Haldane)
Zweite 24 Std . .	1100	750	—	—	2950

Die Urinausscheidung betrug in den ersten 24 Std 1480 cm³, in den zweiten 24 Std 1450 cm³. Außer positiver Eiweißreaktion, wenigen Erythrocyten und am 1. Tage vereinzelten hyalinen Zylindern wurde im Urin kein pathologischer Befund erhoben. Der Pat. erhielt von Anfang an regelmäßig Antihistaminica. Nachdem sein Zustand in den ersten 2 Tagen außerordentlich gut war, stieg die Temperatur am 3. Tag auf 39,5⁰, der Pat. wurde stark erregt und motorisch unruhig, so daß man sich am Abend des 3. Tages zur Ganglienblockade und zentralnervösen Dämpfung entschloß. Der Pat. sprach auf die lytische Mischung (Largactil, Phenergan, Dolantin) gut an, seine Temperatur sank über Nacht auf rund 36⁰. Je nach Bedarf erhielt der Pat. nun von Zeit zu Zeit von dieser lytischen Mischung. In den folgenden Tagen kam es zu einer zunehmenden diffusen fleckigen Verschattung der Lungen, besonders links. Am 7. Tag wurde die Atmung mühsam, stridorös, besonders das Exspirium

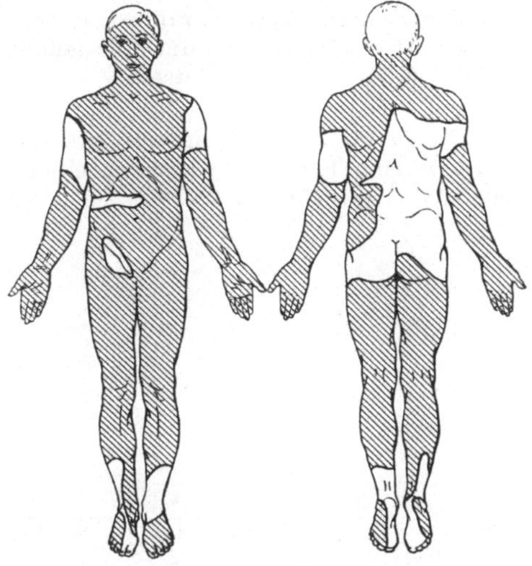

Schema 24

war erschwert, und es wurde eine Tracheotomie durchgeführt. Auch nach der Tracheotomie blieb ein gewisser Stridor bestehen. Es konnte nur sehr wenig, außerordentlich zähes, z.T. membranöses Sekret aus den Luftwegen abgesogen werden. In der Annahme, es könnte eine asthmatische Komponente mitbeteiligt sein, bekam der Pat. täglich 100 mg Hydrocortison in einer Infusion, was auf die Atmung sowohl subjektiv als auch objektiv einen guten Einfluß hatte. Durch Alevaire-Inhalationen wurde das Sekret in den Luftwegen etwas verflüssigt und konnte dann in reichlichem Maße abgesogen werden. Nach durchgeführter Tracheotomie ging es dem Pat. einen Tag lang ganz ordentlich, dann aber wurde er wieder sehr unruhig. Die ursprünglich verwendete lytische Mischung hatte keinen beruhigenden Effekt mehr und wurde deshalb durch eine andere ersetzt (Magnesium sulfuricum, Novocain, Spartein). Leider verlor auch diese Mischung rasch ihre Wirksamkeit, und der Pat. reagierte nur noch auf Mô.

Am Abend des 11. Tages kam er auch durch Mô nicht zur Ruhe. Es wurde zusätzlich Serpasil verabreicht, worauf der Pat. eine ruhige Nacht hatte. Seit der Tracheotomie beinahe ständige Sauerstoffzufuhr, immer reichliche Schleimabsaugung. Die Chemotherapie wurde anfänglich während 9 Tagen mit Supracombin durchgeführt, welches nachher durch Ilotycin ersetzt wurde. Am 12. Tag wurde der Pat. in der Frühe des Morgens zunehmend komatös, hatte auch keinen Hustenreflex mehr beim Absaugen des Trachealschleimes. Im Anschluß an eine i.v. Injektion von 0,3 g Coffein erholte er sich wieder. Es wurde in den folgenden Stunden weiter viel schleimigeitriges Sekret aus den Luftwegen abgesaugt, ohne daß aber der Stridor je ganz zum Verschwinden gebracht werden konnte. Gegen Mittag desselben Tages starb der

Pat. plötzlich im Anschluß an das Absaugen. Es wurde ein reflektorischer Herzstillstand angenommen und die Herzmassage durchgeführt. Sehr rasch kehrte die
Spontanatmung zurück, und etwa nach 5 min Massage schlug auch das Herz wieder
spontan. In der Folge dauernd assistierte Atmung, wobei inspiratorisch und exspira-
torisch gegen den gleichen Widerstand beatmet werden mußte. Ein Versuch mit
Adrenalin i.v. hatte keine Wirkung auf die Atmung. Etwas später wurde Anstistin-
Privin in die Luftwege gesprayt. Daraufhin hörte man Rasseln in den Luftwegen,
und es wurde wieder Schleim abgesaugt. Wenige Augenblicke später wurde der Pat.
spastisch und exspirierte zum letztenmal stark pressend und stridorös wie schon
4 Std früher zur Zeit des Herzstillstandes.

Die Autopsie ergab eine schwere ulceröse, z.T. pseudomembranöse Tracheobronchitis, eitrige Bronchiolitis und bronchopneumonische Herde in allen Lungenlappen. Sepsis mit stecknadelkopfgroßen Absceßherden im Myokard und in beiden
Nieren. Milzruptur (anläßlich Herzmassage entstanden, wobei zunächst irrtümlicherweise durch das völlig erschlaffte Diaphragma die Milz gefaßt wurde) mit massiver
Blutung in die Bauchhöhle. Hydrothorax beiderseits.

Fall 81. A. R. Der 54jährige Mann stürzte in eine mit Ätznatron gefüllte Wanne
und zog sich dabei Verbrennungen 1. und 2. Grades in einer Ausdehnung von 80%
der Körperoberfläche zu (s. Schema 25).

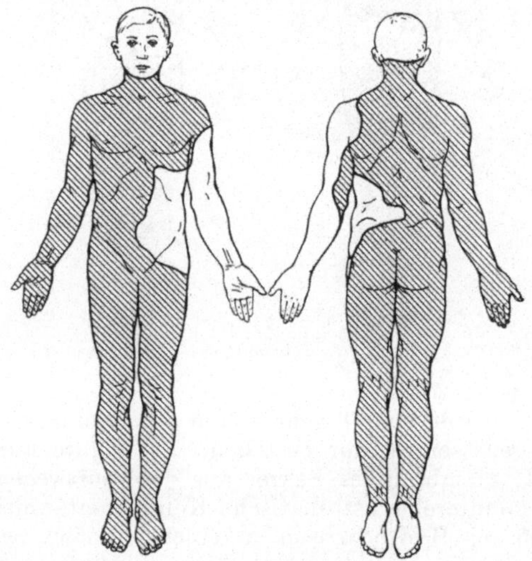

Schema 25

In den ersten 72 Std erhielt der Pat. folgende Flüssigkeitsmengen:

	Blut	Plasma	NaCl	Glucose	Trinkmenge
Erste 24 Std .	1600	500	1500	1500	3000
Zweite 24 Std	1200	1000	2000	1500	1900
Dritte 24 Std .	400	500	1500	1500	1700

Die Urinproduktion war anfänglich sehr gering, am 1. Tag nur 416 cm³, am
2. Tag 340 cm³, wobei noch zu erwähnen ist, daß der Pat. am 1. Tag 1200 cm³ erbrochen hat. Erst am 3. Tag war die Urinmenge mit 1330 cm³ befriedigend. Nach
anfänglich ordentlichem Krankheitsverlauf wurde der Pat. vom 5. Tag an zunehmend
somnolent. Am 8. Tag begann er zu delirieren und war sehr unruhig. Aus den Atem-
wegen wurde wiederholt reichlich Schleim abgesaugt. Leider blieben sämtliche
Therapieversuche erfolglos, und der Pat. kam am 10. Tag nach dem Unfall unter
den Zeichen der Kreislaufinsuffizienz ad exitum.

Die Autopsie ergab: Thrombose der rechten V. femoralis. Embolien und autochthone Thrombosen in den Ästen der rechten A. pulmonalis.

Fall 82. V. I. Der 27jährige Mann erlitt anläßlich einer Explosion in einer chemischen Fabrik Verbrennungen 1.—3. Grades in einer Ausdehnung von 80% der Körperoberfläche (s. Schema 26).

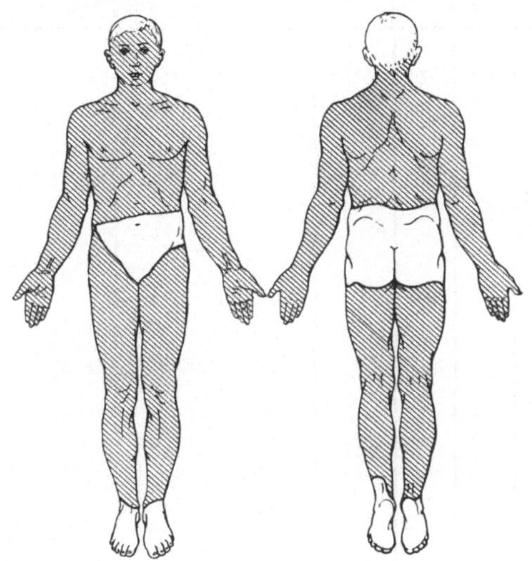

Schema 26

In Anbetracht der großen Ausdehnung der Verbrennung wurde der Pat. sogleich nach dem Spitaleintritt „hiberniert". In den ersten 48 Std erhielt der Pat. folgende Flüssigkeitsmengen:

	Blut	Plasma	NaCl	Glucose
Erste 24 Std . .	2400	1500	2000	2000
Zweite 24 Std . .	800	750	2700	1500

Die Urinmengen betrugen an diesen beiden Tagen 1040 bzw. 1525 cm³. Während der ersten 3 Tage war der Verlauf sehr befriedigend, die Nierenfunktion immer gut. Am 4. Tag sank die Körpertemperatur unter 34°, weshalb keine lytischen Medikamente mehr verabreicht wurden. Trotzdem sank die Temperatur immer weiter ab, und der Pat. kam 6 Tage nach dem Unfall ad exitum. Bemerkenswert war die trotz der tiefen Temperaturen immer gute Nierenfunktion.

Bei der Autopsie fand sich: Allgemeine hochgradige Cyanose der inneren Organe. Schweres Ödem und Emphysem der Lungen bei herdförmiger eitriger Bronchiolitis und umgebenden Bronchopneumonien, teilweise Desquamativpneumonie.

Tabelle 14. *Tabellarische Zusammenstellung des*

Therapie	Temperatur	Puls	Blutdruck	Blut			Blut					
				Hämoglobin %	Hämatokrit	Leukocyten	Eiweiß im Serum (g-%)	Alkalireserve Vol.-%	Totalbasen mÄq.	Kalium mg-%	Harnstoff mg-%	Bilirubin mg-%
Fall 55												
Eintritt	36^3	72	155/75	102	46	11250						
1. Tag 300 mg Dolantin 300 mg Phenergan 300 mg Largactil 10 mg Mô 20 mg Thiobarbityral 3 A Supracombin 3 A Synopen 1 A Anatoxal	36^2	80	125/75	109	51	7350	7,20	60,6	146,6	18,2	25	
2. Tag 600 mg Dolantin 600 mg Phenergan 600 mg Largactil 2 A Supracombin 4 A Synopen 2,5 g Magnes. sulf.	37^6	100		120	62							
3. Tag 600 mg Dolantin 600 mg Phenergan 600 mg Largactil 24 g Magnes. sulf. 150 mg Pendiomid 2 A Supracombin 4 A Synopen	37^8	128	125/65	110	52							
5. Tag 8,5 g Magnes. sulf. 4 g Novocain 80 mg Spartein 400 mg Largactil 400 mg Phenergan 300 mg Dolantin 0,6 mg Hydergin 420 mg Barbityral 3 A Supracombin	38^4	120	155/70	94	42	12400	6,48	45,1	143,4	20,8	33	
9. Tag 375 mg Dolantin 1 g Ilotycin 1 g Streptomycin 4 A Synopen	38^2	124	150/50	89	45	17400	6,66	53,0	146,5	18,5	45	
17. Tag 200 mg Dolantin 100 mg Largactil 1,2 cm³ Dilaudid 1 g Ilotycin 1 g Streptomycin	37^6	108	140/75	92	47	13700						
21. Tag 200 mg Nembutal 0,3 mg Bellafolin 0,6 cm³ Dilaudid 75 mg Dolantin 50 mg Largactil 1 g Ilotycin 1 g Streptomycin	38^4	128										
31. Tag 1 g Chloromycetin 4 Bellergal $^1/_8$ mg Strophosid	37^4	124		84	39	8850						
38. Tag	36^9	96		78		4150						
48. Tag	36^2	80										
71. Tag 3 Tabletten Dilatol	36^4	84		82		4800						

Krankheitsverlaufes bei den Fällen 55 und 57—82

Zufuhr						Urin			Klinische Bemerkungen
per os		intravenös							
Haldane-Lösung	sonst	Blut	Plasma	NaCl (0,9%)	Glucose	Menge	spezifisches Gewicht	Befund	
		800	750	1350	1850	1593	20	E Spur, Z —, 1 hyal. Zyl., wenig Leuko	Schon wenige Stunden nach Spitaleintritt starke Unruhe, psychisch und motorisch. Dämpfung mit lytischer Medikamentenmischung.
				350	2100	2231	10	E —, ganz selten 1 Erythro, wenig Leuko	
		400	250 200 Periston	1500	2000	1915	12	E —, Z —, ganz selten 1 Erythro, wenig Leuko	Wegen zunehmender Unruhe und Verwirrtheit weiterhin künstliche Hypothermie medikamentös und mit Eisblasen. EEG ergibt toxisches Bild (allg. Verlangsamung). Thorax-Rö: diffuse fleckige Verschattung. Tracheotomie. Cavakatheter. Jatrosinverband am rechten Bein.
			600		1600	2550	18	E Spur, Z—, selten 1 Erythro, mäßig Leuko	Pat. bleibt unruhig, weshalb Sedativa in hohen Dosen nötig sind. Lumbalpunktion ergibt keinen wesentlichen pathologischen Befund.
1000			250	750	2000	1310	20	E—, selten 1 Erythro, spärlich Leuko	Nach Hibernation während 8 Tagen ist Pat. jetzt ruhiger, sein AZ befriedigend. Die Nekrosen am rechten Bein lösen sich langsam ab.
1900	400					1100	17		Débridement am rechten Bein chirurgisch vervollständigt. Feuchter Verband mit physiologischer NaCl-Lösung auf die sauberen Granulationen.
2800	400				200	1200	10		Thiersch-Lappenplastik am rechten Bein.
									Thiersch-Lappen größtenteils angewachsen, an einzelnen Stellen unter Eiterung abgestoßen. Hier werden nach gründlicher Reinigung konservierte Hautlappen aufgelegt.
									Bewegungsübungen im Kamillenbad.
									Beginn mit intensiver Physiotherapie.
									Spitalentlassung. Pat. in gutem AZ. Funktionelles Resultat befriedigend. Später wurde wegen Tendenz zu Keloidbildung eine kombinierte Röntgen-Radiumtherapie vorgenommen.

| Therapie | Temperatur | Puls | Blutdruck | Blut | | | Blut | | | | | |
				Hämoglobin %	Hämatokrit	Leukocyten	Eiweiß im Serum (g-%)	Alkalireserve Vol.-%	Totalbasen mÄq.	Kalium mg-%	Harnstoff mg-%	Bilirubin mg-%
Fall 57												
Eintritt 1 mg Mô		136			42							
1. Tag 3 mg Mô 120 000 E Penicillin	39^0	140			60							
2. Tag 1 mg Mô 1 Kinder-Treupelsupp. 120 000 E Penicillin	38^4	128		111	51							
3. Tag 3 Kinder-Treupelsupp. 120 000 E Penicillin	37^2	100		116	52						18	
4. Tag 1 Kinder-Treupelsupp. 120 000 E Penicillin	37^2	98		119	59	6 600						
8. Tag 80 000 E Penicillin	37	84		129	60	10 600	8,64					
10. Tag	36^5			126	53	12 750					33	
13. Tag	37^2			113	52							
16. Tag	36^7	90										
Fall 58												
Eintritt 50 mg Dolantin	37^3	100		83								
1. Tag 1 A Supracombin	37^7	74		104	51	13 300						
2. Tag 12 mg Mô 60 mg Pendiomid 50 mg Percorten 1 A Supracombin	36^8	84		106	52						54	
3. Tag 10 mg Mô 90 mg Pendiomid 10 mg Percorten 1 A Supracombin 200 mg Pentobarbital	37	124		99	50,5		5,4	47,5	142,5	21,5	42	1,84
6. Tag 2 cm³ Dilaudid 3 cm³ Novalgin 1 A Supracombin 450 000 E Penicillin	40^2	112		86	41	8 550	5,94	52,9	143,6	20,6	44	0,66
10. Tag 0,8 cm³ Dilaudid 1 A Supracombin 450 000 E Penicillin 30 Tr. Cedilanid 2 Tabletten Synopen	38^7	106		86	43	7 700	5,82	59,6	143,6	20,6	65	0,48
14. Tag	37^5	80		85		15 200	5,90	58,7	148,1	24,9	37	
22. Tag	36^6	88										
Fall 59												
Eintritt 20 mg Mô	37^5	84	125/85	92			6,48	53,2	147,7		38	
1. Tag 2 cm³ Dilaudid 1 cm³ Anatoxin 300 000 E Penicillin 50 mg Percorten												
2. Tag 3 cm³ Dilaudid 600 000 E Penicillin	38	84		98		8 100	5,04	52,1	142,6	13,8	27	

| Zufuhr | | | | | | Urin | | | Klinische Bemerkungen |
| per os | | intravenös | | | | | | | |
Haldane-Lösung	sonst	Blut	Plasma	NaCl (0,9%)	Glucose	Menge	spezifisches Gewicht	Befund	
530	75	500	390	530	530	648			Venenfreilegung.
—	410	350	233	233	233	243			Oligurie, prompte Ausscheidung nach Bluttransfusion.
	270	200	100	100	700	402		E stark opal	
	60				1400	691			Brandwunden trocken.
	450					< 200	1030		Ungenügende Flüssigkeitsaufnahme. Venenfreilegung.
	640		275		530	?			Klinisch gut. Spitalentlassung. Guter AZ, Brandwunden abgeheilt.
500	200	2000	500	1000		3585		E Spur	
400	1650		250	1000	1000	1405		E Spur, frische Erythro	
400	1800		500			1360		E Spur, Z Spuren, frische Erythro	
	1020					1660		E Spur, frische Erythro	Infizierte Brandwunden an beiden Armen (Staph. aureus). Débridement, Kamillenbäder, Salbenverbände.
100	1850					1055		E Spur, wenig frische Erythro, wenig Leuko	Starke Ödeme.
	3000					2000		E Spur, wenig frische Erythro, wenig Leuko	Ödeme stark zurückgebildet. Spitalentlassung. Guter AZ, Brandwunden fast völlig epithelialisiert, keine Zeichen von Infektion mehr.
1500		800	750	1500	1500	1000	25		
	4500	400	250	1000	1500	4600	15	E Spur, viel ausgel. Erythro, wenig Leuko	

| | | | | Blut | | | Blut | | | | | |
Therapie	Temperatur	Puls	Blutdruck	Hämoglobin %	Hämatokrit	Leukocyten	Eiweiß im Serum (g-%)	Alkalireserve Vol.-%	Totalbasen mÄq.	Kalium mg-%	Harnstoff mg-%	Bilirubin mg-%
3. Tag 1 cm³ Dilaudid 600000 E Penicillin 1 Somnocodalsupp.	37⁴	76		107	51,5	6600	5,40		143,7			
7. Tag 0,5 cm³ Dilaudid 1,5 cm³ Novalgin 600000 E Penicillin	38⁸	104				13600						
11. Tag 0,5 cm³ Dilaudid 1,5 cm³ Novalgin 600000 E Penicillin 5 g Gantrisin	37⁸	100				7600						
18. Tag	35⁸	64					7,24	61,5	150,2			
24. Tag	35⁷	64										

Fall 60

Therapie	Temperatur	Puls	Blutdruck	Hämoglobin %	Hämatokrit	Leukocyten	Eiweiß im Serum (g-%)	Alkalireserve Vol.-%	Totalbasen mÄq.	Kalium mg-%	Harnstoff mg-%	Bilirubin mg-%
Eintritt 5 mg Mô	37⁶	88		97	46							
1. Tag 20 mg Mô 3 A Dromoran 600000 E Penicillin 1 A Anatoxin	37⁴	88		92								
2. Tag 20 mg Mô 3 A Dromoran 600000 E Penicillin	38⁴	96		94	46							
3. Tag 20 mg Mô 3 A Dromoran 600000 E Penicillin	37⁶	92										
7. Tag 30 mg Mô 1 A Dromoran 600000 E Penicillin	38	90										
24. Tag	36⁸	84		97		8850						

Fall 61

Therapie	Temperatur	Puls	Blutdruck	Hämoglobin %	Hämatokrit	Leukocyten	Eiweiß im Serum (g-%)	Alkalireserve Vol.-%	Totalbasen mÄq.	Kalium mg-%	Harnstoff mg-%	Bilirubin mg-%
Eintritt 10 mg Mô	36⁸	112										
1. Tag 5 mg Mô 1 Cliradonsupp. 600000 E Penicillin ¹/₂ g Streptomycin 1 A Anatoxal Tetanusserum	37⁷	120		83		13400	7,38	49,3	145,4	17,7	21	
2. Tag 1 Cliradonsupp. 600000 E Penicillin ¹/₂ g Streptomycin	37³	112		87	44	8800						
3. Tag 1 Somnocodalsupp. 600000 E Penicillin ¹/₂ g Streptomycin	37²	100	125/100									
6. Tag 600000 E Penicillin ¹/₂ g Streptomycin	36⁹	80		93	47	5900	7,38	57,7	144,7	19,2	39	
24. Tag	36⁴	84										

| Zufuhr | | | | | | Urin | | | Klinische Bemerkungen |
| per os | | intravenös | | | | | | | |
Haldanc-Lösung	sonst	Blut	Plasma	NaCl (0,9%)	Glucose	Menge	spezifisches Gewicht	Befund	
	3200					3000	11	E—, wenig frische Erythro	
	3000					2000		Leuko, Gram-negative Stäbchen	
	2000					1200	20	spärlich Leuko	Einige Stellen erweisen sich als drittgradig verbrannt. Kamillenbäder, Blutpasten-verbände.
								wenig Leuko	Brandwunden in Abheilung.
									Spitalentlassung. Guter AZ. Alle Brandwunden epithelisiert. Bewegungsausfall im rechten Schultergelenk, Arm kann aktiv nur wenig über die Horizontale gehoben werden.
2500		800	750			1550		E—, wenig Leuko, mäßig z.T. ausgel. Erythro	
4500				1000	1000	1750			
3000						3580			
									Brandwunden in Abheilung, nur noch umschriebene Stellen nicht epithelisiert.
									Wegen einer Urethrastriktur und eines Karbunkel am linken Oberschenkel war der Pat. noch weitere 4 Wochen hospitalisiert.
									Zweimal Erbrechen.
	2150	800	250			1945	10		
	2150	400				2105	10		
	1900					1290	13		
	2400					1600	10		Abtragung großer Blasen.
									Spitalentlassung. Guter AZ, Brandwunden fast völlig epithelisiert.

Therapie	Temperatur	Puls	Blutdruck	Blut			Blut					
				Hämoglobin %	Hämatokrit	Leukocyten	Eiweiß im Serum (g-%)	Alkalireserve Vol.-%	Totalbasen mÄq.	Kalium mg-%	Harnstoff mg-%	Bilirubin mg-%
Fall 62												
Eintritt 10 mg Mô 0,5 mg Atropin	37	88										
1. Tag 20 mg Mô 1,2 Mill. E Penicillin 2 A Anatoxal Tetanusserum	37²	80		100	51	15 100	6,12	54,1	147,0	15,9	41	0,84
2. Tag 0,5 cm³ Dilaudid 1,5 cm³ Novalgin 1,2 Mill. E Penicillin	37⁸	80										
3. Tag 0,5 cm³ Dilaudid 1,5 cm³ Novalgin 1,2 Mill. E Penicillin	37⁸	60		94	48	5 700						
6. Tag 1,5 cm³ Dilaudid 1,5 cm³ Novalgin 1,2 Mill. E Penicillin 1 g Streptomycin	38⁸	92					5,58	59,7	145,6		32	
10. Tag 1 cm³ Dilaudid 3 cm³ Novalgin 1,2 Mill. E Penicillin 1 g Streptomycin	37⁸	78		85	43	10 900						
20. Tag 0,5 cm³ Dilaudid 1,5 cm³ Novalgin	37²	76										
65. Tag	36⁹	56										
82. Tag	36²	68										
Fall 63												
Eintritt 14 mg Mô	37²	68	145/75	100	48							
1. Tag 16 mg Mô 2 A Supracombin	37²	80		103	49							
2. Tag 10 mg Mô 2 A Supracombin	37	88	120/60									
3. Tag 16 mg Mô 2 A Supracombin	37⁷	88	115/70	104	49	6 100						
4. Tag 16 mg Mô 100 mg Pentobarbital 2 A Supracombin	38	108	120/80	113	48		6,66		148,5	23,6	42	
5. Tag 8 mg Mô 4 cm³ Novalgin 100 mg Pentobarbital 200 mg Achromycin	39²	112	115/70	104	48							
10. Tag 75 mg Dolantin 90 Tr Cibalgin 200 mg Achromycin	37	80	120/65	97		9 250	7,38	73,5	143,6	20,1	48	0,51
13. Tag 5 mg Mô 2 Treupelpulver 200 mg Achromycin	36⁸	80	135/75	97	41							
30. Tag	36⁴	88	105/70	90		4 430						

| Zufuhr | | | | | | Urin | | | Klinische Bemerkungen |
| per os | | intravenös | | | | | | | |
Haldane-Lösung	sonst	Blut	Plasma	NaCl (0,9%)	Glucose	Menge	spezifisches Gewicht	Befund	
4450	350		500	1000		1430	23	E —, frische und ausgel. Erythro, mäßig hyal. und gran. Zyl.	
3400						990		mäßig Leuko, frische und ausgel. Erythro	
	2600					1400	15		
	2700					3200	10	selten ausgel. Erythro	
	2250					2400			Abtragung einzelner eitriger Blasen.
									Verbrennungen an beiden Oberarmen und Waden werden als drittgradig befunden, an übrigen Stellen Schorfe größtenteils abgestoßen. Kamillenbäder, Salbenverbände.
									Thiersch-Lappenplastik am rechten Oberarm und linker Wade.
									Spitalentlassung. Guter AZ. Thiersch-Lappen angewachsen, noch vereinzelte Krusten
3100	1200	400	250	500		2180			
1600	1350					2300			
1550	1350	300				2410	15		Brandwunden trocken.
950	2850					2550	15	E Spur, viel Erythro, wenig Leuko, reichlich Bakterien	
300	3200					3170	10	E Spur, wenig Erythro, mäßig Leuko, reichlich Bakterien	
	2400					1780	20	E —, spärlich Leuko, selten Erythro	Linker Oberarm dorsal von dicker Kruste bedeckt, wird mit Jatrosinverbänden gelöst.
	2200					1750	18	wenig Leuko, einige Erythro	Linker Oberarm sauber granulierende Wundfläche mit einzelnen Epithelinseln (tief zweitgradige Verbrennung).
									Spitalentlassung. Guter AZ, Brandwunden bis auf vereinzelte kleine Krusten am linken Oberarm und Rücken epithelialisiert.

| | Therapie | Temperatur | Puls | Blutdruck | Blut | | | Eiweiß im Serum (g-%) | Alkalireserve Vol.-% | Blut | | | |
					Hämoglobin %	Hämatokrit	Leukocyten			Totalbasm mÄq.	Kalium mg-%	Harnstoff mg-%	Bilirubin mg-%
Fall 64													
Eintritt	15 mg Mô	37⁵	88	130/85	89								
1. Tag	41 mg Mô 75 mg Dolantin 100 mg Pentobarbital 1 A Supracombin 1 A Anatoxal 50 mg Percorten	37⁶	88	130/90	96	50	11 500						
2. Tag	34 mg Mô 1 A Supracombin 10 mg Percorten	38²	108	110/65								34	
3. Tag	20 mg Mô 1 A Supracombin 10 mg Percorten	39²	104	125/70	86	48,5		6,38	55,1	141,2	19,8	22	0,47
6. Tag	4 A Dromoran 1 A Supracombin Vitamine	38²	120	115/60	84	41,5		6,66	56,7	139	20,7	21	0,64
11. Tag	50 mg Dolantin 6 Tabletten Synopen Vitamine	36	92		75	41		5,94	58,7	147,6	21,5	36	0,29
23. Tag		37	94										
Fall 65													
Eintritt	1 mg Mô	38⁵	140		83								
1. Tag	2 Kinder-Treupelsupp. 100 000 E Penicillin ¹/₄ g Streptomycin	38²	134										
2. Tag	2 Kinder-Treupelsupp. 100 000 E Penicillin ¹/₄ g Streptomycin	37⁷	140		92		12 800						
3. Tag	2 Kinder-Treupelsupp. 100 000 E Penicillin ¹/₄ g Streptomycin	37⁷	132										
5. Tag	100 000 E Penicillin ¹/₄ g Streptomycin	36⁵	108		77		13 450						
10. Tag		37	104										
Fall 66													
Eintritt	10 mg Mô	37²	80	120/70									
1. Tag	3 A Supracombin	37²	68	95/60	106	54							
2. Tag	2 A Supracombin 100 mg Pentobarbital	37⁵	80		129	53	12 750						
3. Tag	2 A Supracombin 100 mg Pentobarbital	37⁹	92	110/70	106	47	11 900	4,3		150,7	16,3	29	
7. Tag	6 mg Mô 300 mg Achromycin 4 Bellergal	38⁶	96		90	42	9 800				25,1	32	

Zufuhr						Urin			Klinische Bemerkungen
per os		intravenös							
Haldane-Lösung	sonst	Blut	Plasma	NaCl (0,9%)	Glucose	Menge	spezifisches Gewicht	Befund	
400	900	800	1500	1000		1890		E opal, vereinzelt Leuko und frische Erythro	
800	1000			600		1330		E opal, viel frische Erythro und Leuko und Bakterien	
800	1800					2000		E Spur, mäßig frische Erythro, wenig Leuko, viel Bakterien	
	3600					2000	10	E Spur, mäßig Leuko, frische Erythro	
	2750					800	21	E Spur, mäßig ausgel. und wenig frische Erythro, wenig Leuko	Wegen starker Schmerzhaftigkeit der Brandwunden an den Armen wurde die offene Behandlung durch Salbenverbände ersetzt.
									Spitalentlassung. Guter AZ, Brandwunden epithelisiert, an vereinzelten Stellen noch von dünnem Schorf bedeckt. Keine funktionellen Ausfälle.
									Schüttelfrost.
	350		500			?			
	600					250			
	600					300			
									Spitalentlassung. Noch vereinzelte Krusten am Rücken, im übrigen Brandwunden epithelisiert.
3350	2185	800	250			2775			
2080	1650					2325	05	E Spur, wenig Erythro und Leuko	
1650	1900	300	250	1000		2139	07	E —, vereinzelt Leuko	
	2000					1350	12	E Spur, ziemlich Leuko, etwas Bakterien	An Armen und Beinen werden vereinzelte eitrige Blasen abgetragen.

	Therapie	Temperatur	Puls	Blutdruck	Blut			Eiweiß im Serum (g-%)	Alkalireserve Vol.-%	Blut			
					Hämoglobin %	Hämatokrit	Leukocyten			Totalbasen mÄq.	Kalium mg-%	Harnstoff mg-%	Bilirubin mg-%
12. Tag	100 mg Dolantin 150 mg Achromycin 1 g Chloromycetin 4 Bellergal	39⁶	112		85	44		5,76	66,3	146,1	18,4		0,30
21. Tag	50 mg Dolantin 1 g Chloromycetin 4 Bellergal	37⁵	88		89	44	11050	5,94			18,5	21	
30. Tag	1 Treupelpulver 3 Bellergal	37³	80		86		5 400	5,94					
50. Tag	6 mg Mô 75 mg Dolantin 2 A Supracombin	36⁶	84										
52. Tag	1 Treupelpulver 3 Bellergal 2 A Supracombin	38⁸	112										
64. Tag	1 Treupelpulver 3 Bellergal	37²	80										
85. Tag		37²	88										
120. Tag		37	88		77		6 600						
160. Tag													
Fall 67													
Eintritt	20 mg Mô 1 A Synopen 100 mg Largactil 100 mg Phenergan 100 mg Dolantin			120/80	84	45	15 750						
1. Tag	30 mg Mô 40 mg Largactil 40 mg Phenergan 40 mg Dolantin 2 A Supracombin 1 Mill. E Penicillin Vitamine ¹/₄ mg Strophosid 1 A Anatoxal	38⁵	100		104	57	23 250	6,48	58,7	145,5	17,4	33	0,69
2. Tag	30 mg Mô 4 A Synopen 2 A Supracombin 250 000 E Penicillin 1 A Butazolidin Neo-Epinin Inhal.	37⁹	80	120/60	98	52							

| Zufuhr | | | | | | Urin | | | Klinische Bemerkungen |
| per os | | intravenös | | | | | | | |
Haldanc-Lösung	sonst	Blut	Plasma	NaCl (0,9 %)	Glucose	Menge	spezifisches Gewicht	Befund	
	2000					1120	16	E Spur, mäßig Leuko	Dicke Kruste in linker Kniekehle, wird aus funktionellen Gründen mit Jatrosin abgelöst.
	1550					1360	15		Nach septischem Fieberverlauf während 2 Wochen nur noch subfebril. Krusten beginnen sich abzulösen.
	1200					1400	10		An beiden Waden noch starke Krustenbildung, stellenweise leichte Infektion, übrige Brandwunden abgeheilt.
		400							Nachdem an beiden Waden alle Krusten mit Jatrosin abgelöst worden sind, autoplastische Thiersch-Lappenplastik.
									Infektion an gethierschten Stellen (anhämolytische Streptokokken). Eröffnung eiterhaltiger Blasen und weiterhin offene Behandlung.
									An den Waden wurden eitrige Blasen immer wieder abgetragen. Es zeigt sich, daß an vielen Stellen unter dem Eiter sich Epithel gebildet hat.
									An beiden Unterschenkeln treten immer wieder kleine Eiterpusteln auf, welche eröffnet werden. Kamillenbäder.
									Unter Bäderbehandlung zunächst gute Reinigung, wegen weiterbestehender impetiginöser Infektion (Staphylococcus aureus) jetzt Aureomycinsalbenverbände (nach Resistenzprüfung).
									In Anbetracht der äußerst hartnäckigen Infektion an beiden Unterschenkeln Verlegung der Pat. auf die dermatologische Klinik.
									Dermatologische Diagnose: erosiv-nässende Dermoepidermitis mit Pyodermien an beiden Unterschenkeln. Behandlung: feuchte Chloromycetinumschläge bis zur Reinigung, dann Tumenolschüttelmixtur. Entlassung nach weiteren 6 Wochen.
									Außerordentlich starke Unruhe, durch Mô nicht zu beeinflussen.
550	200	1200	1250	1850	1450	1490	24	vereinzelt Leuko und Erythro, ganz vereinzelt hyaline Zylinder	Tracheotomie.
600	1000		500	900	900	1508	24	E Spur, Z 0,8 % wenig Leuko, einige Erythro, sehr viel Bakterien	Pat. ruhig und cooperativ. Sehr zähes Sekret aus den Luftwegen abgesaugt. Phlebitis (Venaesectio).

	Therapie	Temperatur	Puls	Blutdruck	Blut			Blut					
					Hämoglobin %	Hämatokrit	Leukocyten	Eiweiß im Serum (g-%)	Alkalireserve Vol.-%	Totalbasen mÄq.	Kalium mg-%	Harnstoff mg-%	Bilirubin mg-%
3. Tag	40 mg Mô 4 A Synopen 2 A Supracombin Alevaire-Inhal. 1 A Butazolidin	38²	96		92	45	18 100						
6. Tag	28 mg Mô 3 Treupelpulver 4 Synopen-Tabletten 100 mg Pentobarbital 2 A Supracombin	38¹	84		82	41		6,12	60,4	146,5	18,6	29	
11. Tag	18 mg Mô 4 Treupelpulver 1 g Ilotycin Vitamine 4 Bellergal 100 mg Pentobarbital	38²	92		81	47	22 150	7,20	64,5	144,3	23,2	49	0,28
21. Tag	8 mg Mô 1 g Ilotycin Vitamine 4 Bellergal 100 mg Pentobarbital	37³	92										
31. Tag	2 cm³ Dilaudid 1 g Ilotycin 6 Neurotrasentin	37	84										
36., 39., 43. Tag													
50. Tag													
62. Tag													
75. Tag					89		4 600						
Fall 68													
1. Tag	30 mg Mô 1 cm³ Dilaudid 1,2 Mill. E Penicillin 1 g Streptomycin	37⁷	108										
2. Tag	5 cm³ Dilaudid 1,2 Mill. E Penicillin 1 g Streptomycin	38	92		106	53	14 800	6,66		146,6		32	
3. Tag	3,3 cm³ Dilaudid 1,5 cm³ Novalgin 1,2 Mill. E Penicillin 1 g Streptomycin	38⁶	96										
7. Tag	2 cm³ Dilaudid 6 cm³ Novalgin 1,2 Mill. E Penicillin 1 g Streptomycin	37³	88		88	46,5	18 400	5,58					
12. Tag	1,5 cm³ Dilaudid 1,5 cm³ Novalgin	37⁷	72										
19. Tag		36⁸	80										

| Zufuhr | | | | | | Urin | | | Klinische Bemerkungen |
| per os | | intravenös | | | | | | | |
Haldane-Lösung	sonst	Blut	Plasma	NaCl (0,9%)	Glucose	Menge	spezifisches Gewicht	Befund	
1200	900	800	250	1250	1450	1103	24	E opal, Z 1,4%, mäßig Leuko, massenhaft Bakterien	
100	1350	800				1515	24	E Spur, Z Spur massenhaft Bakterien	Trachealkanüle entfernt.
	2700					2200	22	E Spur, Z —, wenig Leuko, vereinzelt Erythro	Linker Arm in Jatrosinverband zwecks Débridement.
	2200	800				1900	16		Starke Blutung am linken Handrücken (arrodierte Venen). Jatrosin stop., feuchte Verbände mit Ringerlösung.
		800							Thiersch-Lappenplastik am linken Arm.
									Je Verbandwechsel unter Verwendung konservierter autoplastischer Haut zur Dekkung von Stellen, an welchen Thiersch-Lappen primär nicht angewachsen. Kamillenarmband mit Bewegungsübungen. Beginn der Turnsaalbehandlung. Spitalentlassung. Guter AZ, Brandwunden überall epithelisiert. Zeigefingerendglied links mumifiziert. Minime Beweglichkeit der Metacarpophalangeal- und Interphalangealgelenke links, im übrigen keine wesentlichen funktionellen Ausfälle. Weiterhin physikalische Therapie und Stellatumanaesthesien.
	3550		650		1000	1835		E —, Z Spur, vereinzelt Leuko	
	3250					1580		ziemlich ausgel. Erythro, wenig Leuko	
	4300					3880		spärlich Leuko und frische und ausgel. Erythro	
	2400					1600	20		Brandwunden größtenteils ausgetrocknet; einige eitrige Blasen werden abgetragen.
	2250					1400	21		Kamillenbad, wobei sich die Schorfe größtenteils ablösen. Spitalentlassung. Guter AZ, Brandwunden meist reizlos abgeheilt, im Bereich der Hände noch wenig Schorfbildung.

	Therapie	Temperatur	Puls	Blutdruck	Blut			Blut					
					Hämoglobin %	Hämatokrit	Leukocyten	Eiweiß im Serum (g-%)	Alkalireserve Vol.-%	Totalbasen mÄq.	Kalium mg-%	Harnstoff mg-%	Bilirubin mg-%
Fall 69													
Eintritt	10 mg Mô	37⁴	68										
1. Tag	2 cm³ Dilaudid 50 mg Percorten 800 000 E Penicillin Tetanusserum	37⁶	76			65						32	
2. Tag	4 cm³ Dilaudid 50 mg Percorten 1,2 Mill. E Penicillin Vitamine	38	112			67,5						47	
3. Tag	4 cm³ Dilaudid 1,2 Mill. E Penicillin	38⁶	120			66,5						53	
6. Tag	3 cm³ Dilaudid 1,2 Mill. E Penicillin	39³	128			51						39	
14. Tag	1 cm³ Dilaudid 1,2 Mill. E Penicillin	40⁴	160			46		6,54	57,8	147,1	26,4	33	
21. Tag	3,5 cm³ Dilaudid 150 mg Dolantin 1 g Terramycin 10 mg Percorten 1 Cedilanidsupp.	39³	120		61	30	16100					38	
29. Tag	2 cm³ Dilaudid 20 mg Mô 1 g Terramycin 10 mg Percorten	38⁸	88		63	35	20100					23	
31. Tag	2,5 cm³ Dilaudid 225 mg Dolantin 1 g Terramycin 10 mg Percorten 1 Cedilanidsupp.	39	128		69	35	11850					43	
35. Tag		38⁷	118		59		29000						
36. Tag		39⁹											
Fall 70													
1. Tag	40 mg Mô 1,2 Mill. E Penicillin ¹/₂ g Streptomycin 100 mg Pentobarbital 1 A Anatoxal Tetanusserum	37⁴	88										
2. Tag	4 cm³ Dilaudid 1,2 Mill. E Penicillin 1 g Streptomycin	37⁹	100		102	54	20200		51,4			32	
3. Tag	5 cm³ Dilaudid 1 Antipyrin- Belladonnasupp. 1,2 Mill. E Penicillin 1 g Streptomycin	38⁶	100					5,22		137,3			

| Zufuhr | | | | | | Urin | | | Klinische Bemerkungen |
| per os | | intravenös | | | | | | | |
Haldane-Lösung	sonst	Blut	Plasma	NaCl (0,9%)	Glucose	Menge	spezifisches Gewicht	Befund	
									Zweimal Erbrechen.
1350		1600	1825	1650	725	887	28	E +, reichlich frische und ausgel. Erythro	
3550		800	250	500	1250	1164	20	E stark opal, ziemlich viel granulierte Zylinder	
	5550					1316	20	E Spur, viel Leuko, wenig ausgel. Erythro, selten granulierte Zylinder	
	3850					1605	20	E Spur, massenhaft Bakterien, wenig frische Erythro	Brandwunden stellenweise infiziert.
	2800	1000			1500	1330	22	E opal, massenhaft Bakterien, vereinzelt Leuko	Chirurgisches Débridement in Narkose; an beiden Handrücken freiliegende Sehnen. Weitere Behandlung mit Kamillenbädern und Salbenverbänden.
	3000					1385	22		Seit Operation starke Zunahme der Schmerzen, besonders im Bereich der Hände.
	2700					1115	22		Autoplastische Thierschung beider Arme.
	3150					1190	22		Thrombophlebitis linkes Bein, Verschlechterung des AZ.
	1440					610	20		Homoplastische Hauttransplantation an beiden Armen.
									Homoplastische Hauttransplantation am Rücken, Gesäß und linker Seite.
									Exitus letalis.
	2100	200	400		1000	2200	12		
	4000					1500	16	mäßig Leuko, frische und ausgel. Erythro	
	3500			500	500	2000	15	spärlich frische und ausgel. Erythro	Wiederholtes Erbrechen (psychogen?).

	Therapie	Temperatur	Puls	Blutdruck	Blut			Blut					
					Hämoglobin %	Hämatokrit	Leukocyten	Eiweiß im Serum (g-%)	Alkalireserve Vol-%	Totalbasen mÄq.	Kalium mg-%	Harnstoff mg-%	Bilirubin mg-%
7. Tag	7,5 cm³ Novalgin 0,5 cm³ Dilaudid 4 Bellergal	36⁶	88			37	20100						
12. Tag	1,5 cm³ Dilaudid 1,5 cm³ Novalgin 4 Bellergal	36⁹	80					6,3		141,5		30	
19. Tag	4 Bellergal	36⁴	88										
Fall 71													
Eintritt	50 mg Dolantin 5 mg Mô	36⁸	100										
1. Tag	7 mg Mô 1 A Supracombin 50 mg Percorten	37⁸	76	120/80	80	37	17200						
2. Tag	20 mg Mô 1 A Supracombin 50 mg Percorten 60 mg Pendiomid Vitamine	37²	72		70	38							
3. Tag	7 mg Mô 1 A Supracombin 120 mg Pendiomid 10 mg Percorten 100 mg Pentobarbital	37⁹	84		71	39,5		6,30	55,1	144,2	18,0	32	0,73
6. Tag	1 cm³ Dilaudid 1 A Supracombin 450000 E Penicillin 4 Synopen-Tabletten Vitamine	39	100		71	34		7,02	51,0	144,5	19,1	37	0,38
10. Tag	3 cm³ Dilaudid 2 cm³ Novalgin 1 A Supracombin 450000 E Penicillin 30 Tr Cedilanid Vitamine	37⁶	88		54	32,5		6,12	54,0	140,8	22,4	40	0,42
23. Tag	30 Tr Cedilanid Vitamine 100 mg Pentobarbital 2¹/₂ Belladenal	37²	92										
32. Tag	0,5 cm³ Dilaudid 1,5 cm³ Novalgin 4 g Gantrisin 300000 E Penicillin	35⁶	88		73		6050						
40. Tag	600000 E Penicillin Vitamine	37²	80		71		15050						
47. Tag	4 g Elkosin	40	100		66		15100						
54. Tag		37²	90		96		11650						
68. Tag		37⁶	70		78		13700						

| Zufuhr | | | | | | Urin | | | Klinische Bemerkungen |
| per os | | intravenös | | | | | | | |
Haldane-Lösung	sonst	Blut	Plasma	NaCl (0,9%)	Glucose	Menge	spezifisches Gewicht	Befund	
	2450					1200	21		Brandwunden ausgetrocknet, Abtragung einzelner eitriger Blasen.
	3250					3400	10		Kamillenbad, wobei sich die Krusten größtenteils abstoßen.
									Spitalentlassung. Guter AZ, Brandwunden größtenteils epithelisiert, noch vereinzelte Krusten vorhanden, kein funktioneller Ausfall.
									Ausgedehnte tiefe Schnittwunde am Rücken mit Eröffnung der rechten Pleurahöhle; sofortige Wundversorgung in Äthernarkose.
450	750	800	750	2500		2145		E ?, Z 1,4%, wenig Leuko und frische Erythro, einzelne hyaline Zylinder	
300	2200	800	500	1200		1140		E —, mäßig Erythro, wenig Leuko, viel Bakterien	
500	1550			1200		2080		Z 0,3%, wenig frische Erythro, selten Leuko	
	2300					1680		E opal, viel frische Erythro, massenhaft Bakterien, wenig Leuko	Freiliegende Brandwunden trocknen gut aus, Rücken noch stark nässend.
300	2500					1400	25	E Spur, ziemlich viel Leuko, wenig frische Erythro, einzelne gran. Zyl.	Abdomen aufgetrieben und gespannt, seltene und wenig ausgiebige Stuhlentleerungen. Sondenkost schlecht vertragen, Magenbrennen, Völlegefühl.
	2500					2400	07		Rückenwunde weitgehend epithelisiert, an beiden Armen impetiginöse Infektion (Coli, Enterokokken). Kamillenbäder, Salbenverbände. Patient unruhig.
									Autoplastische Thiersch-Lappenplastik an beiden Vorderarmen und Handrücken.
									Pyocyaneusinfektion am rechten Handrücken, übrige Transplantate angewachsen.
									Tonsillitis.
									Pat. wieder unruhig, überempfindlich. Grundumsatz + 27%.
									Auftreten von dystrophischen Hautblasen, welche aufplatzen und sich infizieren (hämolytische Streptokokken).

Therapie	Temperatur	Puls	Blutdruck	Blut			Blut					
				Hämoglobin %	Hämatokrit	Leukocyten	Eiweiß im Serum (g-%)	Alkalireserve Vol.-%	Totalbasen mÄq.	Kalium mg-%	Harnstoff mg-%	Bilirubin mg-%
88. Tag $\quad$ 36^8		72										
Fall 72												
Eintritt $\quad$ 37^3		84 irreg.	170/110	105								
1. Tag 61 mg Mô 100 mg Pendiomid 50 mg Percorten 100 mg Pentobarbital 1 A Supracombin 1 A Anatoxal	37^8	88	140/105	113	57	19100						
2. Tag 200 mg Dolantin 200 mg Phenergan 200 mg Largactil 100 mg Pendiomid 50 mg Percorten 1 A Supracombin	38^2	88		111	59						49	
3. Tag 400 mg Dolantin 400 mg Phenergan 400 mg Largactil 1 A Supracombin $^1/_2$ mg Strophosid 50 mg Percorten	40	144		113	60		6,66	45,7	148,7	23,5	41	
4. Tag 12 mg Mô 500 mg Thiobarbityral 1 A Supracombin	40^8	156		105	53							
5. Tag 12 mg Mô 300 mg Dolantin 300 mg Phenergan 300 mg Largactil 1 A Supracombin $^1/_2$ mg Strophosid 3 cm^3 Somnifen	40	160		100	46							
Fall 73												
Eintritt 20 mg Mô	37	?	?	86								
1. Tag 100 mg Largactil 225 mg Dolantin 50 mg Phenergan 150 mg Pendiomid 1 A Supracombin	37^6			91	49	18800						
2. Tag 100 mg Largactil 100 mg Phenergan 100 mg Dolantin 100 mg Pendiomid $^1/_2$ mg Strophosid 50 mg Percorten 1 A Supracombin 100 mg Pentobarbital	37	134 ausk.		91	46							

Haldane-Lösung	sonst	Blut	Plasma	NaCl (0,9%)	Glucose	Menge	spezifisches Gewicht	Befund	Klinische Bemerkungen
									Spitalentlassung. Ordentlicher AZ, auch psychisch gebessert. Grundumsatz + 13%. Brandwunden epithelisiert, am linken Vorderarm noch vereinzelte Eiterpusteln. Funktionell: linke Hand: Fingerspitzen-Handballenabstand 8 cm. Rechte Hand: Faustschluß. Ellbogen bds. Streckausfall von 20—30°. Linke Schulter: Elevation und Abduktion auf 70°. Rechte Schulter: frei beweglich. Entlassung in Bäderkur.
2000		2000	1500	2200	1000	677	35	E opal, Z 2,2%, massenhaft frische Erythro, wenig Leuko	
380		1200	500	900	1800	1540		E Spur, viel frische Erythro	Gegen Abend wird Pat. sehr unruhig, Ansteigen von Temperatur und Pulsfrequenz. Künstliche Hypothermie wird eingeleitet.
			1000	1250	1250	1475	23	E opal, Z 0,4%, sehr viel frische Erythro, mäßig Leuko, massenhaft Bakterien	
			500	1000	1000	1400	23	E Spur, viel frische Erythro, massenhaft Bakterien	
		400	500	1000	1000	1122		E opal, reichlich frische und ausgel. Erythro, mäßig Leuko, wenig hyaline und granulierte Zyl.	Trotz lytischer Mischung weiterhin hohe Temperatur, und Exitus letalis unter den Zeichen der Kreislaufinsuffizienz.
		1600	2250	2000	1500	127			Schädelimpressionsfraktur in linker Zentralgegend mit Hirnprolaps. Sofortige Wundversorgung und Tracheotomie in Pentobarbitalnarkose. Sofortige Einleitung der künstlichen Hypothermie.
		800	1500	1500	1500	966	20	E opal, viel frische Erythro, einzelne granulierte Zylinder, wenig Leuko	

| Therapie | Temperatur | Puls | Blutdruck | Blut | | | Blut | | | | | |
				Hämoglobin %	Hämatokrit	Leukocyten	Eiweiß im Serum (g-%)	Alkalireserve Vol.-%	Totalbasen mÄq.	Kalium mg-%	Harnstoff mg-%	Bilirubin mg-%
3. Tag 150 mg Largactil 150 mg Phenergan 150 mg Dolantin 125 mg Pendiomid $^1/_2$ mg Strophosid 50 mg Percorten 1 A Supracombin	39			94	44		5,76	43,8	157,3	22,6	170	0,85
4. Tag 150 mg Largactil 150 mg Phenergan 150 mg Dolantin 75 mg Pendiomid	40³						5,40	56,9	164,3	24,8	235	0,71
Fall 74												
Eintritt 50 mg Dolantin	36¹	80	125/80	123								
1. Tag 100 mg Pendiomid 1 A Supracombin 50 mg Percorten 1 A Anatoxal	38²	80		119	71	17800						
2. Tag 250 mg Pendiomid 50 mg Percorten 100 mg Pentobarbital 1 A Supracombin	37⁴	100		138	71,5						110	
3. Tag 60 mg Pendiomid 10 mg Percorten 100 mg Pentobarbital 1 A Supracombin Vitamine	39¹	112		136	68,5		5,58	44,7	142,9	19,9	65	
6. Tag 5 mg Mô 1,5 cm³ Novalgin 1 A Supracombin 450000 E Penicillin 45 Tr Cedilanid Vitamine	39²	120		100	56	10650	5,40	53,8	138,3	26,6	57	0,77
10. Tag 0,5 cm³ Dilaudid 1,5 cm³ Novalgin 1 A Supracombin 450000 E Penicillin 12 Tr Digitaline Nativelle Vitamine	38⁸	128		69	44	12800	5,15	51,2	143,4	24,3	81	0,63
21. Tag 8 Tabl. Thiomidil Vitamine	37⁶	128		73	29							
32. Tag 4 g Gantrisin 300000 E Penicillin	37⁴	120		65		14350						
39. Tag 600000 E Penicillin	37⁶	104		48		13900						
56. Tag	37¹	104										
70. Tag	36⁹	90		84		11650						

| Zufuhr | | | | | | Urin | | | Klinische Bemerkungen |
| per os | | intravenös | | | | Menge | spezifisches Gewicht | Befund | |
Haldane-Lösung	sonst	Blut	Plasma	NaCl (0,9%)	Glucose				
			500	1200	1200	1120		E opal, Z Spuren, wenig ausgel. Erythro, wenig Leuko	Gute Austrocknung der Wundflächen.
			550	550 800 NaHCO₃		515			Exitus letalis unter Temperaturanstieg (trotz lytischer Medikamentenmischung).
750	1500	1200	1000	2500	1500	766		E Spur, Z 2,0%, sehr viel, meist frische Erythro, wenig Leuko, vereinzelt granulierte und hyaline Zylinder	
700	2250	800	750	1000	1100	940		E —, viel frische Erythro, wenig Leuko	
600	1800	400	500			1120		E Spur, Z 0,1% ziemlich viel frische Erythro, wenig Leuko, viel Bakterien	Rückbildung der Ödeme.
	3090					1780		E opal, mäßig Leuko und Erythro, reichlich gran. Zylinder, massenhaft Bakterien	
	3650					1400	25	E Spur, viel frische Erythro, mäßig Leuko, Bakterien	
	2250					1800	13		Pat. unruhig, nervös, hohe Pulsfrequenz: Schreck-Basedow? Grundumsatz +58%. Rücken und Gesicht epithelialisiert, an den Armen ausgebreitete Infektion.
									Autoplastische Thiersch-Lappenplastik am linken Oberarm und linker Thoraxseite.
		400							Anämie infolge starker Blutung am Ellbogen. Hauttransplantate wachsen gut an.
									Autoplastische Thiersch-Lappenplastik am linken Oberschenkel. Grundumsatz +46%. Arbeitstherapie zur Förderung der Beweglichkeit der Hände.
									Alle Transplantate angewachsen, keine nicht epithelisierten Wundflächen mehr.

| Therapie | Temperatur | Puls | Blutdruck | Blut | | | Blut | | | | | |
				Hämoglobin %	Hämatokrit	Leukocyten	Eiweiß im Serum g-%	Alkalireserve Vol.-%	Totalbasen mÄq	Kalium mg-%	Harnstoff mg-%	Bilirubin mg-%
89. Tag	36^8	84										
Fall 75												
Eintritt 50 mg Dolantin	36^8	60	115/80	131								
1. Tag 12 mg Mô 100 mg Pendiomid 1 A Supracombin	38	100		145	70	23000						
2. Tag 200 mg Dolantin 200 mg Phenergan 200 mg Largactil 100 mg Pendiomid 50 mg Percorten 25 mg Apresolin $^1/_4$ mg Strophosid 1 A Supracombin 100 mg Pentobarbital Vitamine	36^8	116 ausk.		132	64						130	
3. Tag $^1/_2$ mg Strophosid 50 mg Percorten 100 mg Pentobarbital 1 A Supracombin Vitamine	38	112		125	69						96	
6. Tag 12 mg Mô 1,8 cm³ Dilaudid 10 mg Percorten 1 A Supracombin 600000 E Penicillin Vitamine 1 Dramamine-Supp.	39^2	92	150/90	111	57	24300	5,58	53,8	145,6	21,1	60	0,81
9. Tag 2 cm³ Dilaudid 10 mg Percorten 1 A Supracombin 600000 E Penicillin 4 Tabletten Synopen Vitamine	39^2	88	105/70	94	46	21600						
11. Tag 2,1 cm³ Dilaudid 10 mg Percorten 1 A Supracombin 600000 E Penicillin 8 Tabletten Synopen 10 Tr. Digitaline Nat.	37^6	116	105/70	69	40	39400	4,71	65,2	156,3	15,35	79	0,67
13. Tag 2,4 cm³ Dilaudid 1 mg Atropin 20 cm³ Sandosten 10 mg Percorten Vitamine	39^4	132		77	32,5	45000	6,30			16,4	35	

| Zufuhr | | | | | | Urin | | | Klinische Bemerkungen |
| per os | | intravenös | | | | | | | |
Haldane-Lösung	sonst	Blut	Plasma	NaCl (0,9%)	Glucose	Menge	spezifisches Gewicht	Befund	
									Spitalentlassung. Guter AZ. Grundumsatz + 14%. Brandwunden alle epithelisiert, Narbenstränge in Ellenbeugen und Axillen. Funktionell: rechte Hand: Faustschluß fast vollständig. Linke Hand: geringe Beweglichkeit. Ellbogen bds. bis 150° streckbar. Armheben bds. bis zur Horizontalen. Entlassung in Bäderkur. Später Narbenkorrekturen.
460	350	2000	1750	2500	1500	285		E opal, Z 5,4%, massenhaft Erythro, vereinzelt granulierte Zylinder	Wiederholtes Erbrechen, total 1580 cm³.
250	350	800	1000	1850	750	752		E opal, massenhaft frische und ausgel. Erythro	Vorübergehende Anurie (12 Std), durch Plasma und Apresolin behoben. Pat. leicht somnolent.
750	4400	400	750	200		1682		E Spur, Z 0,5%, viel ausgel. Erythro, wenig hyaline und granulierte Zylinder, wenig Leuko	Brandwunden mit trockenem Schorf bedeckt.
	2050		500		500	1570		E Spur, vereinzelt frische Erythro und granulierte Zylinder, wenig Leuko	Singultus, wiederholtes Erbrechen. Rückbildung der Ödeme.
	3200					1000	30	E opal, wenig frische und ausgel. Erythro	Débridement, wobei sich zeigt, daß zahlreiche Epithelinseln erhalten sind.
	3100	2000	500			1200	31	E Spur, viel Leuko, mäßig frische und ausgel. Erythro, wenig granulierte Zylinder	In der Nacht massive Blutung (etwa 1,5 Liter) aus Hautdefekt am Knie. Wundabstrich: Pyocyaneus, Staphylococcus aureus, anhämolytische Streptokokken.
	3200	600	500			1400	20	E Spur, viel Leuko, wenig frische und ausgel. Erythro und granulierte Zylinder	Urticarielles Hautexanthem an allen nicht verbrannten Körperpartien: Serumkrankheit. Wiederholtes Erbrechen.

	Therapie	Temperatur	Puls	Blutdruck	Blut			Blut					
					Hämoglobin %	Hämatokrit	Leukocyten	Eiweiß im Serum (g-%)	Alkalireserve Vol-%	Totalbasen mÄq.	Kalium mg-%	Harnstoff mg-%	Bilirubin mg-%
14. Tag	3 cm³ Dilaudid 20 cm³ Sandosten 20 mg Percorten 750 mg Aureomycin $^1/_2$ mg Strophosid 400 mg Dolantin 200 mg Phenergan 200 mg Largactil	40²	160										
16. Tag	500 mg Dolantin 250 mg Phenergan 250 mg Largactil 20 mg Percorten $^1/_2$ mg Strophosid	36⁸	116	105/60				5,03	62,5	152,3	15,3	54	
18. Tag	Sympatol Coffein Cardiazol 1 mg Strophosid 1 g Aureomycin 50 mg Cortison 3 mg Neo-Synephrin	36²	100		64	31	8800						
Fall 76													
Eintritt	75 mg Dolantin												
1. Tag	52 mg Mô 100 mg Largactil 2 A Supracombin Tetanusserum Anatoxal	37	100		115	56	16450						
2. Tag	36 mg Mô 100 mg Largactil 2 A Supracombin	38¹	108		126	64							
3. Tag	48 mg Mô 100 mg Largactil 1 A Supracombin 20 cm³ Sandosten	38²	104		137	64						38	
8. Tag	2,4 cm³ Dilaudid 100 mg Largactil	38¹	104		92	54		6,12	53,9	139,5	24,4	43	0,80
12. Tag	2 cm³ Dilaudid 50 mg Largactil $^1/_4$ mg Strophosid Vitamine	38	112										
17. Tag	2,4 cm³ Dilaudid 50 mg Pendiomid $^1/_4$ mg Strophosid Vitamine	36	120										
19. Tag	1 cm³ Dilaudid 50 mg Largactil 300 mg Terramycin $^1/_4$ mg Strophosid Vitamine	38³	120		97	45		6,84	48,3	153,0	19,7	137	3,11

| Zufuhr | | | | | | Urin | | | Klinische Bemerkungen |
| per os | | intravenös | | | | | | | |
Haldane-Lösung	sonst	Blut	Plasma	NaCl (0,9%)	Glucose	Menge	spezifisches Gewicht	Befund	
	3200		500		500	2100	15		Tachykardie trotz Strophosid. Pat. wird unruhig und deliriert, Temperaturanstieg, man entschließt sich zur künstlichen Hypothermie.
	1300	800	500	1000 Aminosol		3000	18		Künstliche Hypothermie abgesetzt. Pat. bei klarem Bewußtsein. Tachypnoe. Thorax-Rö zeigt keine wesentliche Verschattung der Lungenfelder.
									Tracheotomie zur Erleichterung der Bronchialreinigung. Exitus letalis an den Folgen der pulmonalen Komplikation.
4500	1100	2400	1500			900	20		
2750	1800	1200	750	200		1530	12	E Spur, wenig Leuko, einige kleine hyaline Zylinder	
	3600	800				940	20	E —, Z —, wenig Leuko, viel Bakterien	Auftreten eines Hautexanthems, weshalb die Chemotherapie abgesetzt wird.
	3400	800				1720	28	E Spur, spärlich hyaline und granulierte Zylinder, vereinzelt ausgel. Erythro, wenig Leuko	
	3550	400				1760	17		Vom Internisten wird toxische Myokardschädigung angenommen und Strophosid verordnet.
	600	400	250	1375	1375	1600	12		Coecostomie wegen zunehmend aufgetriebenem Abdomen und Erbrechen (Subileus). Magensonde zur Dauerabsaugung.
	2350					1260	15		Zunehmende Somnolenz. Brandwunden am Rücken noch stark nässend und infiziert, an den übrigen Körperteilen zeigen sie gute Heilungstendenz.

	Therapie	Temperatur	Puls	Blutdruck	Blut			Blut					
					Hämoglobin %	Hämatokrit	Leukocyten	Eiweiß im Serum (g-%)	Alkalireserve Vol.-%	Totalbasen mÄq.	Kalium mg-%	Harnstoff mg-%	Bilirubin mg-%
22. Tag	2,4 cm³ Dilaudid 10 mg Percorten 500 mg Achromycin ¹/₂ mg Strophosid Vitamine	38	112		82	43	15050						
25. Tag	1,6 cm³ Dilaudid 200 mg Terramycin ¹/₂ mg Strophosid 250 mg Achromycin Vitamine	38¹	112		76	37	15100	7,74	48,3	167,2	19,5	366	1,35
27. Tag													
Fall 78													
Eintritt	10 mg Mô												
1. Tag	10 mg Mô 50 mg Percorten 450000 E Penicillin	36⁶			115							63	
2. Tag	30 mg Mô 2 cm³ Novalgin 10 cm³ Novocain ¹/₂% 2 A Antistin Tetanusserum 900000 E Penicillin 50 mg Percorten	36⁶											
3. Tag	20 mg Mô 0,1 Luminal 1 A Antistin 900000 E Penicillin	36⁶											
4. Tag	20 mg Mô 900000 E Penicillin	37⁴			110	56						214	
5. Tag	20 mg Mô 900000 E Penicillin	37²										276	
6. Tag	30 mg Mô	36⁶			116							274	
Fall 79													
Eintritt	50 mg Dolantin		104	150/85									
1. Tag	100 mg Largactil 100 mg Phenergan 100 mg Dolantin 130 mg Pendiomid 1 A Supracombin Anatoxal	38			129	62	16850						
2. Tag	200 mg Largactil 200 mg Phenergan 200 mg Dolantin 125 mg Pendiomid 1 A Supracombin	36⁹			138	61							

Zufuhr						Urin			Klinische Bemerkungen
per os		intravenös							
Haldane-Lösung	sonst	Blut	Plasma	NaCl (0,9%)	Glucose	Menge	spezifisches Gewicht	Befund	
	550	1500		1000 Aminosteril		820	14	E opal, vereinzelt Erythro und hyaline Zylinder, wenig Leuko	Weiterhin Verschlechterung des AZ, gestern leicht sanguinolente Durchfälle, heute massive Blutung aus der Coecostomie.
			200 Periston						
	650	400		1000 Aminosteril 1000		1290	16	E Spur, reichlich Leuko	Zunehmende Somnolenz.
									Exitus letalis.
		1600	1000	1500	750	245	10		
350		1200	750	1500	1750	93	20		Verbrannte Partien lederartig trocken.
	200	400		1500	1500	30	20		
	850	400	250	1000	250	18			Zunehmende ödematöse Schwellung. Versuch mit Nierendiathermie zur Verbesserung der Urinproduktion.
	1000	400		500	1500	22			Wegen der zunehmenden Urämie wird Peritonealdialyse angelegt.
			400	500	600				Sensorium stark getrübt, im Peritonealdialysat 6,71 g Harnstoff ausgeschieden. Exitus letalis unter den Zeichen der terminalen Aspiration.
		2400	2000	1500	500	919		E opal, Z 1,6%, ziemlich viel ausgel. Erythro und granulierte Zylinder, einzelne Leuko	In Anbetracht der ausgedehnten Verbrennung, welche stärkste Schmerzen verursacht, wird Pat. sofort in künstliche Hypothermie versetzt.
		800	750	1200		435	30	E Spur, einzelne granulierte Zylinder, viel frische und ausgel. Erythro, wenig Leuko	

Therapie	Temperatur	Puls	Blutdruck	Blut			Blut					
				Hämoglobin %	Hämatokrit	Leukocyten	Eiweiß im Serum (g-%)	Alkalireserve Vol.-%	Totalbasen mÄq.	Kalium mg-%	Harnstoff mg-%	Bilirubin mg-%
3. Tag 100 mg Largactil 100 mg Phenergan 200 mg Dolantin 50 mg Pendiomid $^1/_2$ mg Strophosid 1 A Supracombin Vitamine	33⁸			135	51		6,12	40,0	159	24,8	189	
4. Tag 300 mg Pentobarbital $^1/_4$ mg Strophosid 50 mg Percorten 1 A Supracombin	33⁸			125	57							
5. Tag 200 mg Pentobarbital							7,26	55,9	167,8	30,9	120	
Fall 80 Eintritt 15 mg Mô	37⁶	92										
1. Tag 40 mg Mô 200 mg Pyribenzamin 2 A Supracombin 1 A Anatoxal	37⁹	96		94	45	16100	6,84	59,8	142,0	18,0	18	1,07
2. Tag 38 mg Mô 250 mg Pyribenzamin 2 A Supracombin	38¹	96		107	51	11900						
3. Tag 340 mg Dolantin 390 mg Phenergan 440 mg Largactil $^1/_2$ mg Strophosid 2 A Supracombin 2 A Sandosten 0,2 Luminal 1 A Guphen	39⁵	96	145/90	109	52							
5. Tag 450 mg Dolantin 450 mg Phenergan 250 mg Largactil 2,4 mg Hydergin $^1/_2$ mg Strophosid 0,2 Luminal 2 A Supracombin 3 g Kaliumchlorid 1 A Guphen Vitamine	36	112		97	50	4300	6,66	42,8	147,5	15,2	24	0,97
7. Tag 500 mg Largactil 500 mg Phenergan 500 mg Dolantin $^1/_4$ mg Strophosid 2 A Supracombin 4 g Kaliumchlorid	36⁶	100		78	44	9500	5,58	60,7	145,0	12,3	37	1,65
10. Tag 54 mg Mô 6 g Magnes. sulf. 3 g Novocain 100 mg Spartein 100 mg Hydrocortison 1 g Ilotycin $^1/_2$ mg Strophosid 1 mg Serpasil	37⁸	124		84	44	23250	6,12	66,3	153,9	14,8	55	1,84

Zufuhr						Urin			Klinische Bemerkungen
per os		intravenös							
Haldane-Lösung	sonst	Blut	Plasma	NaCl (0,9%)	Glucose	Menge	spezifisches Gewicht	Befund	
		400	1000	1500		475	30	E Spur, viel frische Erythro, einzeln granulierte Zylinder, wenig Leuko, viel Bakterien	
			1250 100 Periston	1500	500	460	30	sehr viel frische Erythro, wenig hyaline und granulierte Zylinder, wenig Leuko	
		400	500	700	700				Exitus letalis nach unaufhaltsamem Absinken der Körpertemperatur.
6600		2400	1750			1480	12	E +, Z —, mäßig Erythro und Leuko, wenig hyaline Zylinder	
1100	1850	1100	750			1450	14	E opal, mäßig Leuko, wenig Erythro, viel Bakterien	
	1200		200 Periston-N	200	800	994	32	selten Leuko, wenig Erythro, massenhaft Bakterien	Gegen Abend starke motorische Unruhe und psychische Verwirrung, außerdem hoher Temperaturanstieg, so daß man den Pat. in künstliche Hypothermie versetzt.
	600			1350 1000 Natr. bic.	3940 (2%)	1250	25	E stark opal, vereinzelt Erythro, massenhaft Bakterien	Pat. wird immer noch sehr unruhig, sobald ein Versuch gemacht wird, die Sedativa abzusetzen. Thorax-Röntgen ergibt fleckige Verschattung der linken Lunge. Die Wunden an den freiliegenden Körperpartien sind gut ausgetrocknet, an aufliegenden Stellen jedoch noch stark nässend.
			500	840	3350	1310	22	E opal, Urobilin +, Urobilinogen + +, reichlich Erythro, mäßig Leuko, etwas Bakterien	Gestern Pat. deutlich besser, tagsüber ohne jegliche Sedativa ruhig und orientiert. Heute zunehmende Atemnot und exspiratorischer Stridor, im Röntgenbild Zunahme der Verschattung der Lungenfelder. Tracheotomie zur Erleichterung der Atmung und der Bronchialreinigung.
	900		400		3130	1240	18	E Spur, Urobilin + +, Urobilinogen + + + mäßig Erythro und Leuko, reichlich Bakterien	Nach zwei ordentlichen Tagen Pat. heute wieder unruhig. Zunahme der Lungenverschattung im Röntgenbild und des Stridor. Inhalation mit Neo-Epinin, worauf reichlich schleimig-eitriges, leicht hämorrhagisches Sekret, teils pseudomembranös, abgesaugt werden kann. Sauerstoffzufuhr.

Therapie	Temperatur	Puls	Blutdruck	Blut			Blut					
				Hämoglobin %	Hämatokrit	Leukocyten	Eiweiß im Serum (g-%)	Alkalireserve Vol.-%	Totalbasen mÄq.	Kalium mg-%	Harnstoff mg-%	Bilirubin mg-%
11. Tag 8 mg Mô 6 g Magnes. sulf. 3 g Novocain 100 mg Spartein 100 mg Hydrocortison 1 g Ilotycin 1 mg Serpasil 2 A Asthmolysin 0,3 g Coffein	35⁹	96		55	38							
Fall 81												
Eintritt 13 mg Mô		80										
1. Tag 20 mg Mô 100 mg Nembutal 50 mg Pendiomid 50 mg Percorten 400 000 E Penicillin 2 A Dromoran Vitamine	37³	76	85/70	104	68	12 400						
2. Tag 5 A Dromoran 210 mg Pendiomid 600 000 E Penicillin 100 mg Percorten 2 cm³ Corphyllamin	37²	84	95/65	143	73	16 000						
3. Tag 4 A Dromoran 600 000 E Penicillin Tetanusserum Vitamine	37⁷	76	95/70	94	65		5,40	58,8	145,5	21,1	101	
6. Tag 5 A Dromoran 600 000 E Penicillin	38⁹	128		116	59,5							
8. Tag 1 cm³ Dilaudid 10 mg Mô 1 A Dromoran 200 mg Dolantin 100 mg Phenergan 600 000 E Penicillin	38²	120		104	55	18 800	4,68	52,1	135,4	24,9	103	
10. Tag	36	140		104	52	20 250						
Fall 82												
Eintritt	39	120										
1. Tag 150 mg Dolantin 150 mg Phenergan 150 mg Largactil 1 A Supracombin 1 A Anatoxal	37⁸	140		124	66	7 000						
2. Tag 300 mg Dolantin 300 mg Phenergan 300 mg Largactil 100 mg Pentobarbital 1 A Supracombin	35⁹			125	62						47	

| Zufuhr | | | | | | Urin | | | Klinische Bemerkungen |
| per o⁻ | | intravenös | | | | | | | |
Haldane-Lösung	sonst	Blut	Plasma	NaCl (0,9 %)	Glucose	Menge	spezifisches Gewicht	Befund	
	300	800	100		3600	1540	13		Zur Verflüssigung des zähen Sekretes in den Luftwegen Inhalationen mit Alevaire. Der Pat. wird zunehmend comatös, nach Coffein vorübergehende Besserung. Später kommt es im Anschluß an das Absaugen von Trachealsekret zum Herzstillstand.
2000	1000	1600	500	1500	1500	416	32	E opal, mäßig Leuko, vereinzelt granulierte Zylinder, wenig ausgel. Erythro	Wiederholtes Erbrechen von insgesamt 1200 cm³.
600	1300	1200	1000	1500	1500 500 Natr.bic.	340	33	E Spur, ziemlich viel frische Erythro, vereinzelt granulierte Zylinder, wenig Leuko	
250	1450	400	500	1500	1500	1332	29	E —, mäßig frische und ausgel. Erythro, vereinzelt Leuko	
	3550					1220	15	E Spur, sehr viel frische und ausgel. Erythro, einzeln granulierte Zylinder	Zunehmende Somnolenz. Pulsfrequenzsteigerung. Hautoberfläche stellenweise rot verfärbt, jedoch keine zunehmende Nekrotisierung zu erkennen. Erbrechen 500 cm³.
	1350	400	250	1000 100 Periston-N	1000	1159	18	E opal, viel Erythro und gran. Zylinder	Pat. deliriert dauernd und ist auch motorisch unruhig. Aus den Luftwegen wird reichlich Schleim abgesaugt. Exitus letalis unter den Zeichen der Kreislaufinsuffizienz.
		2400	1500	2000	2000	1040		E opal, Z 0,8 %, ziemlich viel hyaline, einzeln gran. Zylinder, wenig frische Erythro und Leuko	In Anbetracht der Ausdehnung der Verbrennung und der dadurch verursachten heftigen Schmerzen, wird der Pat. sofort in künstliche Hypothermie versetzt.
		800	750	2700	1500	1525		E Spur, ziemlich viel hyaline Zylinder, wenig Leuko	

Therapie	Temperatur	Puls	Blutdruck	Blut			Blut					
				Hämoglobin %	Hämatokrit	Leukocyten	Eiweiß im Serum (g-%)	Alkalireserve Vol.-%	Totalbasen mÄq.	Kalium mg-%	Harnstoff mg-%	Bilirubin mg-%
3. Tag 700 mg Dolantin 300 mg Phenergan 350 mg Largactil 200 mg Pentobarbital $^3/_4$ mg Strophosid 1 A Supracombin	36³			113	57,5		5,58	57,0	153,9	25,6	36	0,65
4. Tag 500 mg Pentobarbital 100 mg Largactil 50 mg Percorten $^1/_4$ mg Strophosid 1 A Supracombin Vitamine	34³	90		106	53							
5. Tag 50 mg Largactil 2 A Somnifen 1 A Supracombin	< 34			94	51							
6. Tag 3,75 cm³ Somnifen $^1/_2$ mg Strophosid 1 A Supracombin	32	96		100	50		5,76	59,5	163,0	15,5	39	0,69
7. Tag 0,3 g Coffein	32	84					2,55	53,9	176,9	26,0	100	0,39

Tabelle 15. *Organgewichte:*

Fall-Nr.	54	72	73	75	76
Sektions-Nr. . . .	657/55	694/54	684/54	741/54	1325/54
Überlebenszeit .	9 Tage	5 Tage 3 Std	3 Tage 15 Std	17 Tage 15 Std	26 Tage
Alter, Geschlecht	47, ♂	46, ♂	40, ♂	42, ♂	45, ♂
Körperlänge . .	176,4	166,7	169,7	175,3	175,7
Körpergewicht .	73,1	78,8	71,0	68,7	83,5
Herz	430	400	330	405	440
Linke Lunge . .	695	670	630	840	920
Rechte Lunge .	860	750	630	970	890
Nieren	345	270	330	390	400
Leber	2350	1910	1970	2010	2740
Gehirn	1490	1400	1570	1370	1390
Milz	335	220	170	340	310
Schilddrüse . . .	75	30	30	95	100
Nebennieren . .	—	19	—	22	—

| Zufuhr | | | | | | Urin | | | Klinische Bemerkungen |
| per os | | intravenös | | | | | | | |
Haldane-Lösung	sonst	Blut	Plasma	NaCl (0,9%)	Glucose	Menge	spezifisches Gewicht	Befund	
		400	1000	1200	1000	835		E —, Z Spuren, wenig frische Erythro und Leuko, viel Bakterien	
			500	500	1500	745		E Spur, Z 1,2%, mäßig viel frische Erythro, viel Bakterien	Unaufhaltsames Absinken der Körpertemperatur. Gutes Austrocknen der freiliegenden Brandwunden, aufliegende Partien noch stark nässend.
			100 Periston						
			1000	1800	1800	765		E Spur, viel frische Erythro, mäßig Leuko, viel Bakterien	
			200 Periston						
			750	750	750	1785		E opal, viel frische Erythro, wenig Leuko, massenhaft Bakterien	
			250	500					Exitus letalis.

Verbrennungstodesfälle

78	79	80	82	Normalwerte[1]
169/52	690/54	933/55	700/54	♂ mittleren
7 Tage	4 Tage 10 Std	11 Tage	6 Tage 5 Std	Alters
59, ♀	39, ♂	42, ♂	27, ♂	
154,7	173,5	170	174,5	
75	76,7	70,6	61,4	
390	400	480	365	350
450	510	860	1160	700—800
530	670	950	770	700—800
300	350	430	270	280
1350	1860	2980	1820	1500—1650
1080	1490	1280	1380	1350—1450
165	200	250	315	120—150
60	30	40	40	30
—	—	20	20	14

[1] Nach RÖSSLE, R., und F. ROULET, Maß und Zahl in der Pathologie. Berlin: Springer 1932.

Literatur

ABBOTT, M. D., and J. R. GEPFERT: Topical use of medicated human plasma in treatment of burns. U. S. Nav. Med. Bull. 42, 193 (1944).

ABBOTT, W. E., and J. W. HIRSHFELD: Present concepts concerning care of burned patient. Amer. J. Surg. 74, 296 (1947).

— — and F. L. MEYER: Metabolic alterations following thermal burns. Changes in plasma volume and plasma protein in convalescent phase. Surg., Gynec. Obstetr. 81, 25 (1945).

— F. L. MEYER, J. W. HIRSHFELD and G. E. GRIFFIN: Metabolic alterations following thermal burns. Effect of treatment with whole blood and electrolyte solution or with plasma following experimental burn. Surgery 17, 794 (1945).

— M. A. PILLING, G. E. GRIFFIN, J. W. HIRSHFELD and F. L. MEYER: Metabolic alterations following thermal burns. Use of whole blood and electrolyte solution in treatment of burned patients. Ann. Surg. 122, 678 (1945).

— u. Mitarb.: Metabolic alterations following thermal burns. Effect of altering nitrogen and caloric intake or of administering testosterone propionate on nitrogen balance. Surgery 20, 284 (1946).

ABELL, R. G., and I. H. PAGE: Study of smaller blood vessels in burned dogs and cats. Surg., Gynec. Obstetr. 77, 348 (1943).

ACKMAN, D., J. W. GERRIE, J. E. PRITCHARD and E. S. MILLS: Report on management of burns using occlusive compression dressing, with sulfathiazole emulsion. Ann. Surg. 119, 161 (1944).

—, and F. SMITH: Role of chemotherapy in wounds and surgical infections. Amer. J. Surg. 79, 483 (1948).

ADAMS, F. H., E. BERGLUND, S. E. BALKIN and T. CHISHOLM: Pituitary adrenocorticotrophic hormone in severely burned children. J. Amer. Med. Assoc. 146, 31 (1951).

AEBI, H.: Die Dynamik des Elektrolyt- und Wasserhaushaltes. Dtsch. med. J. 7, 429 (1956).

AINSLIE, J. P.: Modern treatment of burns. Med. J. Austral. 2, 339 (1942).

AINSWORTH-DAVIS, J. C.: Preservation of function in burnt hand. Brit. Med. J. 1, 724 (1942).

ALDRICH, R. H.: Role of infection in burns. Theory and treatment with special reference to gentian violet. New England J. Med. 208, 299 (1933).

— Forensic aspects of burns. Special reference to appraisal of terminal disability. Ann. Surg. 117, 576 (1943).

ALEXANDER, H. H.: Burns and compound fractures. Review of their closed treatment. Industr. Med. 12, 434 (1943).

ALEXANDER, R. S.: Functional properties of blood vessels. 3. Conf. on Shock and Circulatory Homeostasis. Josiah Macy Jr. Foundation, New York 1953.

ALLEN, A. C.: The kidney. New York: Grune & Stratton 1951.

ALLEN, F. M., L. W. CROSSMAN and F. K. SAFFORD jr.: Reduced temperature treatment for burns and frostbite. New York State J. Med. 43, 951 (1943).

—, and F. K. SAFFORD: Experiments on local hypothermia for treatment of burns and frostbite. Arch. Surg. 61, 515 (1950).

ALLEN, H. S., and S. L. KOCH: Treatment of patients with severe burns. Surg., Gynec. Obstetr. 74, 914 (1942).

— Symposium on minor surgery. Local treatment of whole thickness burn surface. Surg. Clin. N. Amer. 28, 125 (1948).

— Management of whole thickness burns with involvement of bones and tendons. Quart. Bull. Northwest. Univ. Med. School 22, 115 (1948).

— Treatment of the burned wound based on the experience of 1000 hospital patients. Ann. Surg. 134, 566 (1951).

— J. L. BELL and S. W. DAY: Experimental study of the treatment of whole thickness burns complicated by open fracture. Surg., Gynec. Obstetr. 97, 541 (1953).

ALLEN, J. G., F. M. OWENS jr., B. H. EVANS and L. R. DRAGSTEDT: Sulfathiazole ointment in treatment of burns. Arch. Surg. 44, 819 (1942).

ALLEN, J. W., F. BURGESS and G. R. CAMERON: Toxic effects of propamidine, with special reference to treatment of burns. J. of Path. Bact. 56, 217 (1944).

ALLGÖWER, M.: Die Verwendungsmöglichkeiten von Blut und Blutbestandteilen in der Wundbehandlung. Helvet. chir. Acta 16, 249 (1949).

ALLGÖWER, M.: Neuere Gesichtspunkte in der Behandlung des Frischverbrannten. Helvet. chir. Acta 19, 380 (1952).
— Verbrennungen und ihre Behandlung. Vjschr. schweiz. San.offiz. 30, 120 (1953).
— Vollblut in der Therapie des Verbrennungsschocks. Langenbecks Arch. u. Dtsch. Z. Chir. 282, 124 (1955).
— Das Crushsyndrom traumatischen Ursprungs. Neuralmedizin 3, 313 (1955). — Regensburger Jb. ärztl. Fortbildg 4, 1 (1956).
— The cellular basis of wound repair. Springfield, Ill. Ch. C. Thomas 1956.
—, and T. G. BLOCKER: Viability of skin in relation to various methods of storage. Texas Rep. Biol. a. Med. 10, 3 (1952).
ALPEN, E. L., J. A. ALEXANDER and A. K. DAVIS: Combined effects of total body X-irradiation and radiant energy thermal burns on the osmotic and mechanical fragility of the erythrocyte. Amer. J. Physiol. 179, 541 (1954).
—, and G. E. SHELINE: The combined effects of thermal burns and whole body X-irradiation on survival time and mortality. Ann. Surg. 140, 113 (1954).
ALRICH, E. M.: Studies on burns. Observations on vasoconstrictor substance in lymph from burned area. Surgery 15, 908 (1944).
— The effect of heparin on the circulating blood plasma and proteins in experimental burns. Surgery 25, 676 (1949).
—, and E. P. LEHMAN: Studies on burns. Effect of plaster confinement applied at varying intervals after burning. Surgery 15, 899 (1944).
ALTEMEIER, W. A.: Hemorrhage complicating cutaneous burn. Cincinnati J. Med. 23, 176 (1942).
— Antibiotic treatment of severe cutaneous burns. Symposium on burns. Nat. Acad. Sci. Nat. Res. Council, Washington D. C. 1951.
—, and B. N. CARTER: Infected burns with hemorrhage. Ann. Surg. 115, 1118 (1942).
— R. L. COITH, W. CULBERTSON and A. TYTELL: Enzymatic débridement of burns. Ann. Surg. 134, 581 (1951).
— — and A. A. TYTELL: Collagenase débridement of burn slough. Symposium on burns. Nat. Acad. Sci. Nat. Res. Council, Washington D.C. 1951.
ALTMANN, H. W.: Über Leberveränderungen bei allgemeinem Sauerstoffmangel nach Unterdruckexperimenten an Katzen. Frankf. Z. Path. 60, 376 (1949).
AMOUDRU, C.: Traitement général de la maladie du brûlé. J. sci. méd. 69, 84 (1951).
— Deux observations françaises de brûlés graves traités par l'ACTH. Semaine méd. 28, 54 (1952).
ANDERSEN, M. N., J. D. STEWART, R. S. HUBBARD, W. H. POTTER and J. M. GARVEY: The effect of variation in hepatic blood flow on the course of shock. Surgical Forum 4, 499 (1953).
ANDREESEN, R., u. E. KRÜGER: Praktische Erfahrungen in der Behandlung von schweren Körperverbrennungen bei Explosionsunglücken im Bergbau. Chirurg 23, 193 (1952).
ANDRUS, M. DE W., W. F. NICKEL and F. C. SCHMELKES: Treatment of burns with chemotherapeutic membranes. Arch. Surg. 46, 1 (1943).
ANDRUS, W. DE W., and J. A. DINGWALL III: Further experience with treatment of burns with sulfonamide-impregnated membranes. Ann. Surg. 119, 694 (1944).
ANGEVINE, D. M., u. J. W. HARMAN: Personal communication. Zit. nach LUCKÉ.
D'ANTONA, D.: La vaccination contre le tétanos. Rev. d'Immunol. 16, 1 (1952).
ANTOS, R. J., R. M. DWORKIN and H. D. GREEN: Shock associated with deep muscle burns. Proc. Soc. Exper. Biol. a. Med. 57, 11 (1944).
ARDEN, G. P.: Local treatment of burns by dibrompropamidine. Brit. J. Plast. Surg. 2, 109 (1949).
ARIANOFF, A. A.: Note sur le traitement des brûlés. Acta chir. belg. Nr 4, 238 (1948).
ARNDT, G.: Zit. nach BAUER, Beitr. klin. Chir. 157, 305 (1933).
ARTZ, C. P.: Persönliche Mitteilung 1955.
— C. REISS, J. H. DAVIS and W. H. AMSPACHER: The problems of burns in disaster. U. S. Armed Forc. Med. J. 4, 39 (1953).
— — — — The exposure treatment of burns. Ann. Surg. 137, 456 (1953).
—, u. Mitarb.: Surgical Research Unit Brooke Army Medical Center Fort Sam Houston, Texas. Annual Report 1954.

Aschieri, F., u. M. Allgöwer: Unveröffentlichte Versuche.

Ashe jr., W. F., and L. B. Roberts: Experimental human burns. Partial report. War Med. 7, 82 (1945).

Ashworth, C. T., and L. A. Kregel: Changes in body water partition and extracellular electrolytes in shock. Arch. Surg. 44, 829 (1942).

Askanasy, M.: Schädigungen durch thermische Einflüsse. In L. Aschoff, Lehrbuch der pathologischen Anatomie, Bd. 1, S. 66. Jena: Gustav Fischer 1928.

Astwood, E. B., and M. U. Stanley: Use of radioactive iodine in study of thyroid function in man. West. J. Surg. 55, 625 (1947).

Atkins, H. J. B.: War surgery of extremities. Management of burns. Brit. Med. J. 1, 704, 729 (1942).

Aub, J. C., H. Pittman and A. M. Brues: The pulmonary complications: A clinical description. Symposium on management of Cocoanut Grove burns at Massachusetts General Hospital. Ann. Surg. 117, 834 (1943).

Augusti, Y.: Numération globulaire et formule leucocytaire dans les brûlures de l'enfant. Afrique franç. chir. 2, 279 (1953).

Aviado jr., D. M., and C. F. Schmidt: Respiratory burns with special reference to pulmonary edema and congestion. Circulation (New York) 6, 666 (1952).

Axelrod, A. E., and C. J. Martin: Biochemical changes in thermally injured cutaneous tissues, susceptibility to proteolytic enzymes, and extractability of collagen. Proc. Soc. Exper. Biol. a. Med. 83, 463 (1953).

Bahamoude, Q. A.: Aire libre, immobilización y protección en al tratamiento de las quemaduras. Arch. Soc. cirurjanos hosp. 14, 476 (1944).

Baker, R. D.: Internal lesions in burns with special reference to liver and to splenic nodules. Analysis of 96 autopsies. Amer. J. Path. 21, 717 (1945).

—, and P. Handler: Animal experiments with tannic acid suggested by tannic acid treatment of burns. Ann. Surg. 118, 417 (1943).

Balch, H. H.: Observations on the surgical care of patients with posttraumatic renal insufficiency. Surg., Gynec. Obstetr. 100, 439 (1955).

Baltin, W.: Tanninbehandlung der Verbrennungen aller Grade. Mschr. Unfallheilk. 49, 65 (1942).

Barac, G.: Brûlure cutanée et diurèse aqueuse chez le chien. C. R. Soc. Biol. Paris 140, 580 (1946).

— Mise en évidence de l'action antidiurétique du sang de chien brûlé à l'égard des reins innervés. C. R. Soc. Biol. Paris 140, 1107 (1946).

— Effet antidiurétique du sang veineux céphalique de chien brûlé à l'égard des reins innervés. C. R. Soc. Biol. Paris 140, 1125 (1946).

— Sur le débit de la jugulaire externe du chien brûlé. C. R. Soc. Biol. Paris 140, 1127 (1946).

— Sur le mécanisme de l'oligurie du chien brûlé. Experientia (Basel) 3, 200 (1947).

— Brûlure cutanée, diurèse aqueuse et débit veineux des reins in situ et des reins au cou. C. R. Soc. Biol. Paris 143, 546 (1949).

— Histamine, antihistaminiques et diurèse aqueuse chez le chien normal et chez le chien brûlé. C. R. Soc. Biol. Paris 143, 550 (1949).

— Recherches sur la brûlure; système nerveux et oligurie aiguë du chien brûlé. J. physiol. (Paris) 43, 636 (1951).

— Recherches sur la brûlure: sympathicolytiques, adrénaline, l-artérénol et diurèse aqueuse chez le chien normal et le chien brûlé. Arch. int. Pharmacodyn. Thérap. 86, 245 (1951).

— Recherches sur la brûlure: l'action antidiurétique du sang chauffé. C. R. Soc. Biol. Paris 145, 1903 (1951).

—, et E. Nizet: Altérations morphologiques des hématies de chien, chauffées in vitro, ainsi que chez l'animal brûlé. C. R. Soc. Biol. Paris 140, 1213 (1946).

— G. R. de Vleeschhouwer et R. Verbeke: Effets immédiats de la brûlure cutanée sur la pression artérielle et son homéostasie chez le chien. C. R. Soc. Biol. Paris 143, 548 (1949).

Barclay, T. L., and A. B. Wallace: Management of burns. II. Fluid replacement in burned patients. Lancet 1, 98 (1954).

Bardeen, C. R.: A study of the visceral changes in extensive superficial burns. J. of Exper. Med. 2, 501 (1897).

BARKER, S. B., M. J. HUMPHREY and M. H. SOLEY: The determination of protein bound iodine. J. Clin. Invest. **30**, 55 (1951).

BARNES, J. M.: Treatment of burns. Brit. Med. J. 1, 408 (1943).

—, and R. J. ROSSITER: Toxicity of tannic acid. Lancet **2**, 218 (1943).

BARRON, J., and L. S. FALLIS: Tube feeding with liquefied whole food. Surgical Forum **4**, 519 (1953).

BARSOUM, G. S., and J. H. GADDUM: Zit. nach WIGGERS, Clin. Sci. **2**, 357 (1936).

BASSET, A., F. DUCOUX et H. MARTINEAU: Présence d'une substance cardiodépressive dans les extraits de muscles brûlés de grenouille. C. R. Soc. Biol. Paris **144**, 1048 (1950).

BATCHELOR, A. D., and A. B. SUTHERLAND: Management of burns. III. Nutritional care of the burned patient. Lancet **1**, 152 (1954).

BATTLE, R. J. V.: Management of burns. IV. Technical problems of free skin-grafts. Lancet **1**, 206 (1954).

—, and H. E. S. MARSHALL: Attempted suicide by burning. Brit. Med. J. **2**, 1397 (1952).

BAUER, K. H.: Das Krebsproblem. Berlin-Göttingen-Heidelberg: Springer 1949.

BAXTER, H., J. A. DRUMMOND, L. G. STEPHENS-NEWSHAM and R. G. RANDALL: Reduction of mortality in swine from combined radiation and thermal burns by streptomycin. Ann. Surg. **137**, 450 (1953).

— — — — Studies on acute total body irradiation in animals. Effect of streptomycin following exposure to a thermal burn and irradiation. Plast. Reconstr. Surg. **12**, 439 (1953).

—, and R. H. MORE: Effect of local reduction of temperature on scald burns in rat. Ann. Surg. **125**, 177 (1947).

— J. A. F. STEVENSON, V. SCHENKER and J. S. L. BROWNE: Effect of different agents on rate of epithelial regeneration. Use of dermatome donor area in obtaining clinical data. Canad. Med. Assoc. J. **50**, 411 (1944).

BAYLISS, W. M.: Zit. nach WIGGERS, J. of Physiol. **14**, 303 (1893).

BEATTY, C. H.: The effect of hemorrhage on the lactate pyruvate ratio and arterial-venous differences in glucose and lactate. Amer. J. Physiol. **143**, 579 (1945).

BECK, L. V., and W. LINKENHEIMER: Effects of shock and cold on mouse liver sulfhydryl. Proc. Soc. Exper. Biol. a. Med. **81**, 291 (1952).

BEECHER, H. K.: Resuscitation and sedation of patients with burns which include the airway. Some problems of immediate therapy. Symposium on management of Cocoanut Grove burns at Massachusetts General Hospital. Ann. Surg. **117**, 825 (1943).

—, and J. D. McCARRELL: Reduction of fluid loss from damaged (burned) tissues by a barbiturate. J. of Pharmacol. Exper. Therap. **78**, 39 (1943).

BEHRMANN, V. G., V. SCHELLING and F. W. HARTMAN: Blood histamine levels in experimental burns. Amer. J. Physiol. **145**, 483 (1946).

BEKAURI, N. V., A. A. DANILOV i E. A. MOISSEJEFF: On question as to mechanism of death caused by burns. C. R. Acad. Sci. URSS. **42**, 238 (1944).

BEKKUM, D. W. VAN, G. H. LATHE and R. A. PETERS: Note upon stability of rate of para-amino-hippurate formation of rat liver and kidney slices and of oxygen consumption in vitro after burning. Quart. J. Exper. Physiol. **35**, 321 (1950).

—, and R. A. PETERS: Observations upon a change in an enzymatic process in burns. Quart. J. Exper. Physiol. **36**, 127 (1951).

BELL, J. L., S. W. DAY and H. S. ALLEN: The management of burn shock in children at Cook County Hospital. Quart. Bull. Northwest. Univ. Med. School **27**, 14 (1953).

BELOFF, A., and R. A. PETERS: The proteinase of skin. J. of Physiol. **103**, 2 (1944).

— — Observations upon thermal burns. Influence of moderate temperature burns upon proteinase of skin. J. of Physiol. **103**, 461 (1945).

— — Investigation for presence of skin protease inhibitory factor in burned skin. J. of Physiol. **105**, 54 (1946).

BELT, T. H.: Liver necrosis following burns simulating lesions of yellow fever. J. of Path. Bact. **48**, 493 (1939).

BENDER, L.: Burn encephalopathies in children. Arch. of Pediatr. **60**, 75 (1943).

BENTHIEN, C.: Klinische Erfahrungen bei der Anwendung neuer Mittel zur örtlichen Behandlung von Verbrennungen. Med. Klin. **46**, 576 (1951).

BERGMAN, H. C., O. HECHTER and M. PRINZMETAL: Effect of short-term nutritional stress upon resistance to scald shock. Amer. Heart. J. **29**, 513 (1945).
— H. E. KRUGER and M. PRINZMETAL: Mechanism of delayed death following thermal trauma. J. Labor. a. Clin. Med. **33**, 506 (1948).
—, and M. PRINZMETAL: Influence of environmental temperature on shock. Arch. Surg. **50**, 201 (1945).
— — Antishock action of ethanol in burned mice. Effect on edema formation and capillary atony. J. Labor. a. Clin. Med. **31**, 654 (1946).
— — Antishock action of certain drugs in burned mice. J. Labor. a. Clin. Med. **31**, 663 (1946).
— D. D. ROSENFELD, O. HECHTER and M. PRINZMETAL: Ineffectiveness of adrenocortical hormones, thiamine, ascorbic acid, nupercaine and posttraumatic serum in shock due to scalding burns. Amer. Heart J. **29**, 506 (1945).
BERKOW, S. G.: A method of estimating the extensiveness of lesions (burns and scalds) based on surface area proportions. Arch. Surg. **8**, 138 (1924).
BERMAN, J. K., L. PETERSON and J. BUTLER: Treatment of burn shock with continuous hypodermoclysis of physiological saline solution into burned area. Experimental study. Surg., Gynec. Obstetr. **78**, 337 (1944).
— G. S. PIERCE and M. M. BEST: Burn shock; its treatment with continuous hypodermoclysis of isotonic solution of sodium chloride into burned areas. Clinical studies in 2 cases. Arch. Surg. **53**, 577 (1946).
BERNHARD, E.: Experimenteller Beitrag zur Frage des Spättodes bei Verbrennungen. Z. exper. Med. **98**, 278 (1936).
BERNSTEIN, R. E.: Burns II. Fluid therapy in relation to burn shock and healing. S. Afric. Med. J. **26**, 416 (1952).
BERSON, S. A., R. S. YALOW, J. SORRENTINO and B. ROSWIT: Determination of thyroidal and renal plasma J^{131} clearance rates as routine diagnostic of thyroid dysfunction. J. Clin. Invest. **31**, 141 (1952).
BEST, R. R., J. D. COE and G. B. MCMURTREY: Effect of soaps containing hexachlorophene on wounds and burned surfaces. Arch. Surg. **62**, 895 (1951).
BETTMAN, A. G.: Causes of death in burned patients. Report of 23 deaths in 744 burned patients. Amer. J. Surg. **71**, 26 (1946).
— Contraindications for plasma as the first fluid in severe shock after burns. Amer. J. Surg. **91**, 937 (1956).
BETZEL, F.: Erfahrungen in der Behandlung von Verbrennungen mit Aktiv-Puder. Med. Welt **20**, 531 (1951).
BIBBER, H. L.: Immediate care and follow-up of burns in the field. Med. Technicians Bull. **2**, 258 (1951).
BIELSCHOWSKY, M., and H. N. GREEN: Shock producing factor(s) from striated muscle. Fractionation, chemical properties and effective doses. Lancet **2**, 153 (1943).
— — Organic and inorganic pyrophosphates as shock-inducing agents. Nature (Lond.) **153**, 524 (1944).
BILLINGHAM, R. E.: The storage of skin. Ciba Foundation, Symposium on Preservation and Transplantation of Normal Tissues 1954.
—, and J. REYNOLDS: Transplantation studies on sheets of pure epidermal epithelium and on epidermal cell suspensions. Brit. J. Plast. Surg. **5**, 25 (1952).
BINGOLD, K.: Zum Wesen der Hämaturie nach Weichteilquetschungen (infolge von Verschüttungen) und Verbrennungen. Münch. med. Wschr. **91**, 39 (1944).
BISSON, C., et A. ROYER: Brûlures et choc (désastre de la rue Mentana [Montréal] septembre 1945). Ann. méd.-chir. Hôp. Sainte-Justine, Montréal **5**, 5 (1946).
BLALOCK, A.: Principles of surgical care, shock and other problems. St. Louis: C. V. Mosby Comp. 1940.
—, and G. W. DUNCAN: Traumatic shock — consideration of several types of injuries. Surg., Gynec. Obstetr. **75**, 401 (1942).
BLANDFORD jr., S. E., and F. A. GARCIA: Case report: Successful homogenous skin graft in a severe burn using an identical twin as donor. Plast. Reconstr. Surg. **11**, 31 (1953).
BLOCK, M. A., and M. TSUZUKI: Observations of burn scars sustained by atomic bomb survivors. Preliminary study. Amer. J. Surg. **75**, 417 (1948).

Block, M. A., K. G. Wakim and F. C. Mann: Effect of severe acute hemorrhage on kidney of rat. Arch. of Path. 54, 443 (1952).
Blocker, T. G.: Local and general treatment of acute extensive burns. The open-air régime. Lancet 1, 498 (1951).
— jr.: Present status of treatment of severe burns. Texas Rep. Biol. a. Med. 7, 484 (1949).
— Newer concepts in the treatment of severe extensive burns. Surgery 29, 154 (1951).
— Nutrition in the severely burned. Kansas City Med. J. 31, 5 (1955).
— V. Blocker, S. R. Lewis and C. C. Snyder: An approach to the problem of burn sepsis with the use of open-air therapy. Ann. Surg. 134, 574 (1951).
— W. C. Levin, S. R. Lewis and C. C. Snyder: The use of radioactive sulphur labeled methionine in the study of protein catabolism in burn. Ann. Surg. 140, 519 (1954).
— — W. W. Nowinski, S. R. Lewis and V. Blocker: Nutrition studies in the severely burned. Ann. Surg. 141, 589 (1955).
— — C. C. Snyder, S. R. Lewis and W. R. Hurst: Radioactive techniques in the study of protein metabolism of severe burn patients. Surgical Forum 4, 428 (1953).
Bloom, H.: „Cellophane" dressing for second-degree burns. Lancet 2, 559 (1945).
Blüthgen, H.: Beitrag zur Pathologie der Verbrennungen. Frankf. Z. Path. 58, 85 (1943).
Blum, A.: Zit. nach Wiggers, Arch. gén. méd. 1, 5 (1876).
Bodenham, D. C.: Problem of fractures with associated burn injuries. Principles in treatment. Proc. Roy. Soc. Med. 36, 657 (1943).
— Infected burns and surface wounds; the value of penicillin. Lancet 2, 725 (1943).
Bope, F. W., E. M. Cranston and O. Gisvold: Preliminary pharmacological investigation of tannin obtained from Pinus caribaea. J. of Pharmacol. Exper. Therap. 94, 209 (1948).
Bornemeier, W. C., and L. Parsons: Treatment of burns. Report of 155 cases. Surg., Gynec. Obstetr. 82, 311 (1946).
Bosse, M. D., P. Gross and M. L. Hagan: Unreliability of blood findings as criteria of burn shock in rabbits. Surg., Gynec. Obstetr. 75, 665 (1942).
Bourdillon, R. B., and L. Colebrook: Air hygiene in dressing-rooms for burns or major wounds. Lancet 1, 561, 601 (1946).
Boyce, F. F.: Hepatic (hepatorenal) factor in burns. Arch. Surg. 44, 799 (1942).
Braasch, J. W., J. H. Bell and S. M. Levenson: Excretion of nitrogen and electrolytes following thermal burns in rat. Surgery 27, 743 (1950).
— G. E. Wakerlin, J. H. Bell and S. M. Levenson: Effect of testosterone propionate on total urinary nitrogen excretion of rat following burns. Proc. Soc. Exper. Biol. a. Med. 75, 183 (1950).
Brady, L., D. Y. Cooper, M. Coldzin, J. E. McClenathan, E. R. King and R. Williams: Blood volume studies in normal humans. Surg., Gynec. Obstetr. 97, 25 (1953).
Braithwaite, F.: Plasma and blood transfusions in treatment of burned patients. Brit. J. Plast. Surg. 2, 95 (1949).
—, and F. T. Moore: Some observations an anemia in patients with burns. Brit. J. Plast. Surg. 1, 81 (1948).
Brancati, R.: Sulla patogenesei della morte per ustione. Arch. Hematol. Sierol. 4, 206 (1923). Zit. Zbl. Path. 34, 124 (1923/24).
— Policlinico Sez. chir. 31, 233 (1924). Zit. nach L. Madow u. B. J. Alpers 1954.
Branch, C. D., G. F. Wilkins and F. P. Ross: Coagulum contract method (Sano) of skin grafting in treatment of burns and wounds. Surgery 19, 460 (1946).
Brantigan, O. C., and D. Hebb: Compression treatment of burns. Bull. School Med. Univ. Maryland 28, 12 (1943).
Braunmühl, A. v.: Zur Pathogenese örtlicher elektiver Gehirnveränderungen. Krkh.forsch. 6, 458 (1928).
Brenner, F.: Geringgradige Verbrennungen als Ursache schwerer Organveränderungen. Zbl. Path. 65, 97 (1936).
Brock, J.: Zur Klinik der schweren Verbrühung im Kindesalter. Kinderärztl. Prax. 19, 353 (1951).
Brod, I., and I. H. Sirota: Renal clearance of endogenous creatinine in man. J. Clin. Invest. 27, 645 (1948).
Brooke, E. M.: Burns and their treatment among EMS hospital in-patients. Brit. Med. J. 1, 259 (1945).

BROOKS, F., L. R. DRAGSTEDT, L. WARNER and M. H. KNISELY: Sludged blood following severe thermal burns. Arch. Surg. 61, 387 (1950).

BROOKS, J. W., E. I. EVANS, W. T. HAM jr. and J. D. REID: The influence of external body radiation on mortality from thermal burns. Ann. Surg. 136, 533 (1952).

— P. ROBINETT, T. L. LARGEN and E. I. EVANS: A standard contact burn. Method of production and observations on the blood picture following its production in dogs. Surg., Gynec. Obstetr. 93, 543 (1951).

BROWN, A.: Morphological changes in red cells in relation to severe burns. J. of Path. Bact. 58, 367 (1946).

— E. LEWIS-FANING and M. M. WHITTET: Some social aspects of burns in Glasgow. Brit. Med. J. 1, 144 (1945).

BROWN, C. E., and G. L. CRANE: Bilateral cortical necrosis of kidneys following severe burns. J. Amer. Med. Assoc. 122, 871 (1943).

BROWN, H. S.: Treatment of low-voltage burns. Industr. Med. 21, 575 (1952).

BROWN, J. B.: Rehabilitation of patients with deep burns. J. Amer. Med. Assoc. 148, 1405 (1952).

—, and F. McDOWELL: Plastic repair of burns with free skin grafts. Clinics 1, 25 (1942).

— — Massive repairs of burns with thick split-skin grafts; emergency "dressings" with homografts. Ann. Surg. 115, 658 (1942).

— — Skin grafting. Philadelphia: J. B. Lippincott Company 1949.

BROWN, R. K., and J. M. DZIOB: Primary treatment of extensive burns. Amer. J. Surg. 79, 288 (1950).

BROWN, W. A., A. W. FARMER and W. R. FRANKS: Local application of aluminium foil and other substances in burn therapy. Amer. J. Surg. 76, 594 (1948).

BRUN, C.: Acute anuria. Copenhagen: Ejnar Munksgaard 1954.

BRUNNER, W.: Starkstromunfälle mit Schock, ausgedehnten Muskelnekrosen und tubulärer Schädigung der Nieren. Helvet. chir. Acta 16, 318 (1949).

BRUSH, B. E., C. R. LAM and J. L. PONKA: Wound healing studies on several substances recommended for treatment of burns. Surgery 21, 662 (1947).

BUCHER, R.: Milieubad und Alkaliplasma-Transfusion in der Behandlung der Verbrennungskrankheit. Schweiz. med. Wschr. 80, 633 (1950).

BÜCHNER, F.: Allgemeine Pathologie, 2. Aufl. München u. Berlin: Urban & Schwarzenberg 1956.

—, u. W. LUCADOU: Elektrocardiographische Veränderungen und disseminierte Nekrosen des Herzmuskels bei experimenteller Coronarinsuffizienz. Beitr. path. Anat. 93, 169 (1934).

BUFF, H. U.: Hautplastiken. Indikation und Technik. Stuttgart: Georg Thieme 1952.

BULL, J. P.: Shock caused by burns and its treatment. Brit. Med. Bull. 10, 9 (1954).

— Fluid and electrolyte exchange in burns. Proc. Roy. Soc. Med. 47, 229 (1954).

—, and A. J. FISHER: Study of mortality in a burns unit: a revised estimate. Ann. Surg. 139, 269 (1954).

—, and D. M. JACKSON: Treatment of burns. I. and II. Brit. Med. J. 1, 1018, 1078 (1952).

— — E. J. L. LOWBURY and E. TOPLEY: Letters to the editor: The recent burn. Lancet 1, 161 (1954).

—, and J. E. LENNARD-JONES: Impairment of sensation in burns and its clinical application as test of depth of skin loss. Clin. Sci. 8, 155 (1949).

—, and J. R. SQUIRE: A study of mortality in a burns unit. Ann. Surg. 130, 160 (1949).

BUNYAN, J.: Treatment of wounds and burns by envelope method. Gen. Practitioner 14, 190 (1943).

BURNETT, C. H.: Clinical and therapeutic aspects of acute renal insufficiency due to lower nephron or hemoglobinuric nephrosis. Amer. Pract. 2, 6 (1947).

BURNETT, J. H.: Gas bacillus infections, burns and tetanus. Amer. J. Orthodontics (Oral Surg. Sect.) 27, 698 (1941).

BURNETT, W. E., and H. T. CASWELL: Severe burns from inflammable cowboy pants. J. Amer. Med. Assoc. 130, 935 (1946).

BURSTON, S.: Mass management of burns: Organization of the medical services. Med. J. Austral. 2, 875 (1952).

BURT, L. I.: Trial of method of management of severe burns, with reports of cases and commentary. Med. J. Austral. 1, 342 (1944).

Butterfield, W. J. H.: The endocrine response to burning injury. Proc. Roy. Soc. Med. 47, 228 (1954).

Bywaters, E. G. L.: Anatomical changes in the liver after trauma. Clin. Sci. 6, 19 (1946).

—, and J. H. Dible: The renal lesions in traumatic anuria. J. of Path. 54, 111 (1942).

—, and J. K. Stead: Production of renal failure following injection of solutions containing myohemoglobin. Quart. J. Exper. Physiol. 33, 53 (1944).

Caby, F.: Un cas d'homo-greffe chez une brûlée. Mém. Acad. Chir. 76, 429 (1950).

Callahan, G. B.: Burns treated by cod liver oil ointment — paper tissue dressing. Peacetime dressing brought to war. Mil. Surgeon 92, 439 (1943).

Cameron, F. R, R. F. Milton and J. W. Allen: Toxicity of tannic acid. Lancet 2, 179 (1943).

Cameron, G. R.: Experimental pathology of burns. Brit. Med. Bull. 3, 88 (1945).

— Sudden shifts of body fluids. President's address. Proc. Roy. Soc. Med. 40, 1 (1946).

— J. W. Allen, R. F. G. Coles and J. P. Rutland: Study of effects of applying pressure to experimental thermal burns. J. of Path. Bact. 57, 37 (1945).

— — — — Acceleration of healing by pressure application to experimental thermal burns. J. of Path. Bact. 58, 1 (1946).

— F. Burgess and V. Trenwith: Experimental study of some effects of acute anhydraemia. J. of Path. Bact. 58, 213 (1946).

Caneghem, P. van: Influence de la température sur la toxicité du sérum. Arch. int. Pharmacodyn. Thérap. 87, 99 (1951).

Cannon, B.: Procedures in rehabilitation of the severely burned. Symposium on management of Cocoanut Grove burns at Massachusetts General Hospital. Ann. Surg. 117, 903 (1943).

— Rehabilitation following severe burns. Experiences with victims of Boston night club fire (Cocoanut Grove). Surgery 15, 178 (1944).

—, and O. Cope: Rate of epithelial regeneration. Clinical method of measurement, and effect of various agents recommended in treatment of burns. Ann. Surg. 117, 85 (1943).

Cannon, I.: Social service activities. Symposium on management of Cocoanut Grove burns at Massachusetts General Hospital. Ann. Surg. 117, 809 (1943).

Cannon, W. B., and W. M. Bayliss: Schocktoxine. Special Report Ser. No 26. Med. Res. Comm. London 1919.

Cantor, H.: Cancer following burn scars. Virginia Med. Monthly 75, 197 (1948).

Carey, E. J., L. C. Massopust, W. Zeit and E. Haushalter: Studies on ameboid motion and secretion of motor end-plates. Experimental pathology of secretory mechanism of motor end-plates in thermal shock. Amer. J. Path. 22, 175 (1946).

Carrel, A., and A. Hartmann: Cicatrization of wounds. I. The relation between the size of a wound and the rate of its cicatrization. J. of Exper. Med. 24, 429 (1916).

Carrié, C.: Zur Behandlung von Hautdefekten unter besonderer Berücksichtigung der Verbrennungsfolgen. Z. Hautkrkh. 13, 182 (1952).

Castiglioni, G. C., e E. Macchitella: Modificazioni histochimiche nel rene da ustione. Pat. sper. e chir. 1, 518 (1953).

Chaikoff, J.-L., A. Taurog and W. O. Reinhardt: Metabolic significance of protein-bound iodine of plasma. Study of its concentration under various conditions and of its rate of formation as measured with radioactive iodine. Endocrinology 40, 47 (1947).

Chanutin, A., and S. Ludewig: Effects of protein and methionine on nitrogen balance of burned rats. Surgery 21, 593 (1947).

Chase, C. H.: New eschar technique for local treatment of burns. Surg., Gynec. Obstetr. 85, 308 (1947).

Chasis, H.: The use of sodium p-aminohippurate for the functional evaluation of the human kidney. J. Clin. Invest. 24, 583 (1945).

Chisholm, T. C., and E. Hardenbergh: Some effects of experimental thermal burns on vascular endothelium employing perfusion technic in anesthetized dogs. Ann. Surg. 127, 75 (1948).

Choy, D. S. J.: Rates of wound healing when standard and experimental burn dressings were used. U. S. Armed Forc. Med. J. 4, 559 (1953).

— Clinical trials of a new plastic dressing for burns and surgical wounds. Arch. Surg. 68, 33 (1954).

Choy, S. J., and W. E. Wendt: A new local treatment of burns. U. S. Armed Forc. Med. J. 3, 1241 (1952).

CHRIST, C.: Experimentelle Kohlenoxydvergiftung, Herzmuskelnekrosen und Elektrocardiogramm. Beitr. path. Anat. **94**, 111 (1934).

CLARK, A. M., L. COLEBROOK, T. GIBSON, M. L. THOMPSON and A. FOSTER: Penicillin and propamidine in burns. Elimination of haemolytic streptococci and staphylococci. Lancet **1**, 605 (1943).

CLARK, E. J., R. A. PETERS and R. J. ROSSITER: Nitrogen metabolism after burning. Quart. J. Exper. Physiol. **33**, 113 (1945).

—, and R. J. ROSSITER: Metabolism of liver slices after burning. Quart. J. Exper. Physiol. **32**, 269 (1944).

— — Carbohydrate metabolism after burning. Quart. J. Exper. Physiol. **32**, 279 (1944).

CLARKSON, P.: Burns; a review of their management. Lancet **1**, 460 (1951).

— Prophylaxis against tetanus in burns. Lancet **1**, 690 (1951).

— Emergency surgery in the early treatment of burns and scalds. Practitioner **168**, 400 (1952).

—, and R. S. LAWRIE: Management and surgical resurfacing of serious burns. Brit. J. Surg. **33**, 311 (1946).

—, and D. A. C. REID: Use of the electrodermatome, with special reference to its value in serious burns. Brit. Med. J. **2**, 763 (1953).

CLOWES jr., G. H. A., C. C. LUND and S. M. LEVENSON: Surface treatment of burns. Comparison of results of tannic acid, silver nitrate, triple dye, and vaseline or boric ointment in 150 cases. Ann. Surg. **118**, 761 (1943).

COAKLEY, W. A.: Care and treatment of burns. Med. Times (New York) **70**, 267 (1942).

COBB, S., and E. LINDEMANN: Neuropsychiatric observations. Symposium on management of Cocoanut Grove burns at Massachusetts General Hospital. Ann. Surg. **117**, 814 (1943).

CODE, C. F., and A. D. McDONALD: Zit. nach WIGGERS, Lancet **2**, 730 (1937).

COLEBROOK, L.: Burns unit at Birmingham Accident Hospital and rehabilitation centre. Bull. War Med. **5**, 548 (1945) (Abstr.).

— Burns and scalds in home. Monthly Bull. Min. Health a. Emerg. Publ. Health Lab. Serv. **5**, 214 (1946).

— Care of burned people. Plea for new policy. Lancet **2**, 217 (1947).

— A new approach to the treatment of burns and scalds. London: Fine Technical Publ. 1950.

— Outstanding problems in the treatment of burns. Lancet **2**, 273 (1951).

— Prophylaxis against tetanus in burns. Lancet **1**, 586 (1951).

— The prevention of burning accidents in England and America. Bull. New York Acad. Med. **27**, 425 (1951).

—, and V. COLEBROOK: Prevention of burns and scalds. Review of 1000 cases. Lancet **2**, 181 (1949).

— — A suggested national plan to reduce burning accidents based on a study of 2000 cases. Lancet **2**, 579 (1951).

— J. M. DUNCAN and W. J. H. BUTTERFIELD: Added infections in burns. Study of 233 cases. Lancet **1**, 321 (1947).

— — and W. P. DALLAS ROSS: Control of infection in burns. Lancet **1**, 893 (1948).

—, and A. M. HOOD: Infection through soaked dressings. Lancet **2**, 682 (1948).

COLLINGS jr., G. H.: Chlorophyll and adrenal cortical extract in local treatment of burns. Amer. J. Surg. **70**, 58 (1945).

COLSON, P., P. STAGNARA et HOUOT: Limites du traitement conservateur dans les brûlures profondes des membres. Lyon chir. **48**, 231 (1953).

COMBES, F. C., M. RESCHKE and R. B. SAPERSTEIN: Topical anesthesia. Effect on tissue regeneration. Amer. J. Surg. **74**, 45 (1947).

CONNELL jr., J. F., and L. M. ROUSSELOT: Early débridement of a burn wound. Enzymatic agents. Symposium on burns. Nat. Acad. Sci. Nat. Res. Council, Washington D. C. 1951.

— — The use of enzymatic agents in the débridement of burn and wound sloughs. Surgery **30**, 43 (1951).

— — The use of proteolytic enzymes in the débridement of the burn eschar. Surgical Forum **4**, 422 (1953).

— — Further observations on the use of proteolytic enzymes in the removal of the burn eschar. Surgical Forum **5**, 774 (1954).

CONNOR, G. J., and S. C. HARVEY: Healing of deep thermal burns. Preliminary report. Ann. Surg. **120**, 362 (1944).

CONNOR, G. J., and S. C. HARVEY: Pyruvic acid method in deep clinical burns. Ann. Surg. **124**, 799 (1946).

CONVERSE, J. M., and A. H. T. ROBB-SMITH: Healing of surface cutaneous wounds; its analogy with healing of superficial burns. Ann. Surg. **120**, 873 (1944).

COOPER, SIR ASTLEY: Dictionary of practical Surgery, 7. Aufl. London: Longman 1838.

COOPER, G. R., G. B. HODGE and J. W. BEARD: Enzymatic débridement in local treatment of burns, preliminary report. Amer. J. Dis. Childr. **65**, 909 (1943).

COPE, O.: The treatment of the surface burns. Symposium on management of Cocoanut Grove burns at Massachusetts General Hospital. Ann. Surg. **117**, 885 (1943).

— Deep burns and penicillin. Bull. New England Med. Center **6**, 255 (1944).

— Chemical aspects of burn treatment. J. Amer. Med. Assoc. **125**, 536, 731 (1944). (Correction.)

— Anemia in burns. Surg., Gynec. Obstetr. **84**, 999 (1947).

— J. B. GRAHAM, G. MIXTER jr. and M. R. BALL: Threshold of thermal trauma and influence of adrenal cortical and posterior pituitary extracts on capillary and chemical changes. Experimental study. Arch. Surg. **59**, 1015 (1949).

— — F. D. MOORE and M. R. BALL: The nature of the shift of plasma protein to the extracellular space following thermal trauma. Ann. Surg. **128**, 1041 (1948).

— J. L. LANGOHR, F. D. MOORE and R. C. WEBSTER jr.: Expeditious care of full-thickness burn wounds by surgical excision and grafting. Ann. Surg. **125**, 1 (1947).

—, and F. D. MOORE: Study of capillary permeability in experimental burns and burn shock using radioactive dyes in blood and lymph. J. Clin. Invest. **23**, 241 (1944).

— — Redistribution of body water and fluid therapy of burned patient. Ann. Surg. **126**, 1010 (1947).

— G. L. NARDI, M. QUIJANO, R. L. ROVIT, J. B. STANBURY and A. WIGHT: Metabolic rate and thyroid function following acute thermal trauma in man. Ann. Surg. **137**, 165 (1953).

— I. T. NATHANSON, G. M. ROURKE and H. WILSON: Metabolic observations. Symposium on management of Cocoanut Grove burns at Massachusetts General Hospital. Ann. Surg. **117**, 937 (1943).

—, and F. W. RHINELANDER: The problem of burn shock complicated by pulmonary damage. Symposium on management of Cocoanut Grove burns at Massachusetts General Hospital. Ann. Surg. **117**, 915 (1943).

COPELAND, W. P.: The treatment of burns. Med. Rec. **31**, 518 (1887).

CORCORAN, A. C., and I. H. PAGE: Post-traumatic renal injury. Summary of experimental observations. Arch. Surg. **51**, 93 (1945).

CORDICE, J., J. E. SUESS and J. SCUDDER: Polyvinylpyrrolidone in severe burn shock. Surg., Gynec. Obstetr. **97**, 39 (1953).

CORDIER, D., G. CORDIER, A. DUVEAU and G. PÉRÈS: Troubles de la phosphorolyse hépatique du glycogène consécutifs aux brûlures cutanées chez le rat. J. physiol. (Paris) **43**, 700 (1951).

—, and G. DESSAUX: Modifications du taux du glycogène cardiaque consécutives aux brûlures cutanées et à l'intoxication histaminique chez le rat. C. R. Soc. Biol. Paris **145**, 397 (1951).

— — Influence de l'anoxie aiguë sur le taux du glycogène cardiaque chez le rat brûlé et chez le rat intoxiqué par l'histamine. C. R. Soc. Biol. Paris **147**, 689 (1953).

— — et G. PÉRÈS: Influence du percortène (β-d-glucoside du DOC) sur les variations de la réserve glucogénique du myocarde consécutives aux brûlures cutanées. C. R. Soc. Biol. Paris **143**, 273 (1952).

—, and G. PÉRÈS: Etude spectrale du sang à la suite des brûlures cutanées; spectres d'absorption de l'hémoglobine dans les hématies et en solution après hémolyse. C. R. Soc. Biol. Paris **144**, 1517 (1950).

— — Troubles du transit gastrique et de l'absorption intestinale des solutions isotoniques de glucose à la suite des brûlures cutanées chez le rat. C. R. Soc. Biol. Paris **145**, 399 (1951).

— — Actions comparées de la cortisone, du β-glucoside de DOC et de l'association de ces deux substances sur l'absorption intestinale de glucose chez le rat brûlé. J. physiol. (Paris) **44**, 697 (1952).

CORDIER, D., and Y. PIERY: Influence de l'anesthésie au pentothal sur le transit gastrique et l'absorption intestinale des solutions de glucose chez le rat soumis à des températures extérieures élevées. Experientia (Basel) 6, 195 (1950).

— — Modifications de l'absorption intestinale des phosphates minéraux chez le rat au cours du choc traumatique, des brûlures cutanées et de l'intoxication histaminique. C. R. Soc. Biol. Paris 147, 694 (1953).

Co TUI, WRIGHT, MULHOLLAND, BARCHAM and BREED: Nutritional care of cases of extensive burns; with special reference to oral use of amino-acids (amigen) in 3 cases. Ann. Surg. 119, 815 (1944).

COURNAND, A., R. P. NOBLE, E. S. BREED, H. D. LAUSON, E. DE F. BALDWIN, G. B. PINCHOT and D. W. RICHARDS jr.: Clinical use of concentrated human serum albumin in shock, and comparison with whole blood and rapid saline infusion. J. Clin. Invest. 23, 491 (1944).

COURTICE, F. C.: Effect of local temperature on fluid loss in thermal burns. J. of Physiol. 104, 321 (1946).

CRAM, R. H.: The management of burns. Lancet 1, 263 (1951).

CRASILNECK, H. B., J. A. STIRMAN, B. J. WILSON, E. J. McCRANIE and M. J. FOGELMAN: Use of hypnosis in the management of patients with burns. J. Amer. Med. Assoc. 158, 103 (1955).

CRASSWELLER, P. O., A. W. FARMER and W. R. FRANKS: Experimental burn studies: Including treatment with cortisone active material extracted from urine. Brit. Med. J. 2, 242 (1950).

— — — and C. R. McCOMB: Studies in the pressure of closed burn dressings. Plast. Reconstr. Surg. 10, 408 (1952).

— — — and D. D. McLACHLIN: Three cases of severe burn treated with cortisone. Brit. Med. J. 2, 977 (1950).

CRILE, G. W.: An experimental research into surgical shock. Philadelphia: J. B. Lippincott Company 1899.

CROFT, P. B., and R. A. PETERS: Nitrogen loss after thermal burns. Effects of adding protein and methionine to diet of rats. Lancet 1, 266 (1945).

— — Effect of methionine upon nitrogen losses in urine following severe burns. Nature (Lond.) 155, 175 (1945).

CROSSMAN, L. W., and F. K. SAFFORD jr.: Refrigeration for anesthesia and therapy. Modern Hosp. 64, 86 (1945).

CRUICKSHANK, C. N. D., and E. J. L. LOWBURY: The effect of pyocyanin on human cells and leucocytes. Brit. J. Exper. Path. 34, 583 (1952).

— — Effect of Antibiotics on tissue cultures of human skin. Brit. Med. J. 2, 1070 (1952).

CRUICKSHANK, R.: The bacterial infection of burns. J. of Path. Bact. 41, 367 (1935).

CUEIG, M. E., and W. E. DE TURK: Studies on shock induced by hemorrhage. XIV. The effects of injections into dogs of amino acid oxydase inhibitors. J. of Pharmacol. 84, 154 (1954).

CULLUMBINE, H.: Influence of cutaneous burning and leukotaxine on adenosine equivalent of blood of rabbits. J. of Path. Bact. 59, 477 (1947).

— F. McDONALD and M. M. SIMPSON: Role of leukotaxine in production of anhydraemia of burn shock. J. of Path. Bact. 59, 467 (1947).

CULPEPPER, W. S., and T. FINDLEY: Renal decapsulation for oliguria and anuria. Amer. J. Med. Sci. 294, 100 (1947).

CURTILLET, E.: A propos des plaies viscérales de l'abdomen en chirurgie de guerre. Les brûlures de l'intestin. Mém. Acad. Chir. 73, 34 (1947).

CURTIS, R. M., and J. H. BREWER: Casein in local treatment of burns and wounds. Arch. Surg. 48, 130 (1944).

— — and J. W. ROSE jr.: New technique for local treatment of burns. J. Amer. Med. Assoc. 147, 741 (1951).

DALE, H. H., and A. N. RICHARDS: Zit. nach WIGGERS, J. of Physiol. 52, 144 (1918).

DAVIDSON, C. S., J. H. LEWIS, H. J. TAGNON, M. A. ADAMS and F. H. TAYLOR: Medical shocks: Abnormal biochemical changes in patients with severe acute medical illnesses with and without peripheral vascular failure. New England J. Med. 234, 279 (1946).

DAVIDSON, E. C.: Tannic acid in the treatment of burns. Surg., Gynec. Obstetr. 41, 202 (1925).

Davis, A. K., E. L. Alpen and G. E. Sheline: The combined effects of thermal burns and whole-body X-irradiation. II. Anemia. Ann. Surg. **140**, 726 (1954).

Davis, H. A.: Shock and allied forms of failure of the circulation. New York: Grune & Stratton 1949.

Davis jr., J. H., C. P. Artz, E. Reiss and W. H. Amspacher: Practical technics in the care of the burn patient. Amer. J. Surg. **86**, 713 (1953).

Davis, J. S.: Late plastic care of burn scars and deformities. J. Amer. Med. Assoc. **125**, 621 (1944).

Davis, W. M., E. L. Alpen and A. K. Davis: Studies of radioiron utilization and erythrocyte life span in rats following thermal injury. J. Clin. Invest. **34**, 67 (1955).

Dawes, G. S.: Reflex factors in the regulation of the circulation. 3. Conf. on Shock and Circulatory Homeostasis. Josiah Macy jr. Foundation, New York 1953.

Deaver, J. M., E. P. Cronkite and R. B. Phillips: Severe burn: Case report. Notes on abnormal nitrogen metabolism. U. S. Nav. Med. Bull. **42**, 1162 (1944).

Dekanski, J.: Effect of cutaneous burns on histamine in mice. J. of Physiol. **104**, 151 (1945).

— Effect of severe burns and some protein-precipitants on skin-histamine in cats. J. of Physiol. **106**, 33 (1947).

Delarue, J., et A. Monsaingeon: Métaplasies myeloïdes dans la cortico-surrénale des brûlés. C. R. Soc. Biol. Paris **144**, 777 (1950).

— — et R. Laumonier: Les surrénales des brûlures; évolution de leur structure histologique. Presse méd. **58**, 1446 (1950).

Denman, F. R.: Simplified method of dressing and skin-grafting extensive burns. Surgery **27**, 740 (1950).

Depré, C.: Toxicité du sérum de cheval et de différentes fractions protéiques du plasma après chauffage. Arch. int. Pharmacodyn. Thérap. **92**, 71 (1952).

Desmarais, A., et L. P. Dugal: Hépatectomie partielle et résistance aux brûlures; variations de la glycémie au cours des 24 premières heures. Rev. canad. de biol. **6**, 368 (1947).

— — Hépatectomie partielle et résistance aux brûlures; variations de l'azote α-aminé du sang total. Rev. canad. de biol. **7**, 207 (1948).

— — Hépatectomie partielle et résistance aux brûlures; influence du jeûne sur la survie. Rev. canad. de biol. **8**, 240 (1949).

— — Hépatectomie partielle et résistance aux brûlures; variation de la glycémie aus cours des 5 jours suivant les brûlures. Rev. canad. de biol. **8**, 243 (1949).

Deterts, U.: Ein perforiertes Duodenalgeschwür nach Verbrennung. Zbl. Path. **86**, 147 (1950).

Dingwall III., J. A.: Clinical test for differentiating second from third degree burns. Ann. Surg. **118**, 427 (1943).

—, and W. de W. Andrus: Comparision of various types of local treatment in controlled series of experimental burns in human volunteers. Ann. Surg. **120**, 377 (1944).

Dobson, E. L., and G. F. Warner: Early circulatory disturbances following experimental thermal trauma. Radiation Lab. Univ. California **1955**.

Dohrn, K.: Zur pathologischen Anatomie des Frühtodes nach Hautverbrennungen. Dtsch. Z. Chir. **60**, 469 (1901).

Dorfman, R. J., and F. Ungar: Metabolism of steroid hormones. Minneapolis: Burgess Publ. Co. 1953.

Dotzauer, G., u. H. Jakob: Über Hirnschäden unter akutem Verbrennungstod. Dtsch. Z. gerichtl. Med. **41**, 129 (1952).

Dragstedt, L. R., F. Brooks, M. H. Knisely and L. Warner: Physical alterations of circulation blood following burn. Proc. Amer. Federat. Clin. Res. **2**, 108 (1945).

Dran, H. F. le: A treatise, or reflections drawn from practice on gunshot wounds. London: Clarke 1743. Zit. nach Wiggers.

Dreosti, A. E.: Triple dye treatment of burns and scalds. S. Afric. Med. J. **16**, 181 (1942).

Duclos, I., P. Fourrier et P. Dumas: Brûlure grave de la face; greffes. Lyon chir. **46**, 867 (1951).

Duffin, J. D.: Liver necrosis following burns. Canad. Med. Assoc. J. **47**, 138 (1942).

Dugal, L. P., et A. Desmarais: Influence des brûlures sur la régénération et le taux de matières sèches du foie après hépatectomie partielle. Rev. canad. de biol. **7**, 212 (1948).

— — L. Desaulniers et M. Rinfret: Hépatectomie partielle et résistance aux brûlures. Rev. canad. de biol. **3**, 474 (1944).

DUNN, J. S. M.. M. GILLESPIE and J. S. F. NIVEN: Renal lesions in two cases of crush syndrom. Lancet 2, 549 (1941).

DUYN II., J. VAN: Degenerative white blood cell picture as indication of toxemia from burns. Arch. Surg. 50, 242 (1945).

ECKMANN, L., u. E. BISAZ: Tetanusprobleme in der Schweiz. Schweiz. med. Wschr. 86, 641 (1956).

EHLERT, H.: Richtlinien zur Behandlung von Verbrennungen. Langenbecks Arch. u. Dtsch. Z. Chir. 270, 424 (1951).

EISENSTODT, L. W.: Skin grafting in moribund burned patient. Amer. J. Surg. 69, 168 (1945).

ELKINTON, J. R., T. S. DANOWSKI and A. W. WINKLER: Salt depletion and dehydratation as shock factors. J. Clin. Invest. 25, 120 (1946).

ELLISON, E. H., B. C. MARTIN, R. D. WILLIAMS, H. W. CLATWORTHY, G. HAMWI and R. M. ZOLLINGER: The effect of ACTH and cortisone on the survival of homologous skin grafts. Ann. Surg. 134, 495 (1951).

ELMAN, R.: Early mortality of burns as influenced by rapid tanning and by transfusions. Ann. Surg. 117, 327 (1943).

— Influence of ether, morphine and nembutal on mortality in experimental burns. Ann. Surg. 120, 211 (1944).

— Physiologic problems of burns. J. Missouri Med. Assoc. 41, 1 (1944).

—, and F. L. BROWN jr.: Experimental burns. Methods, mortality and hemoconcentration curves. War Med. 3, 477 (1943).

— W. M. COX jr., C. E. LISCHER and A. J. MUELLER: Mortality in severe experimental burns as affected by environmental temperature. Proc. Soc. Exper. Biol. a. Med. 51, 350 (1942).

—, and C. LISCHER: Local skin lesion in experimental burns and its relation to systemic manifestations. Surg., Gynec. Obstetr. 78, 346 (1944).

— C. R. MERRY, C. E. BEGUESSE and R. TISDALE: Severe burns. Clinical findings with simplified plan for early treatment. Surg., Gynec. Obstetr. 83, 187 (1946).

ELMAUTHALER, F.: Brandwundenbehandlung mit fettfreiem Tanningelee. Wien. med. Wschr. 97, 249 (1947).

ELROD, P. D., R. S. McCLEERY and C. O. T. BALL: An experimental study of the effect of heparin on survival time following lethal burns. Surg., Gynec. Obstetr. 92, 35 (1951).

ELY, J. O.: Experimental burns. Changes in phosphorus content and moisture content of muscle. J. Franklin Inst. 235, 416 (1943).

— Experimental burns. Summary of work. J. Franklin Inst. 237, 170 (1944).

—, and A. W. ANGULO: Experimental burns. Influence of gelatin-glucose-salts solution on hemoconcentration of burns. J. Franklin Inst. 235, 197 (1943).

ENGEL, F. L.: The significance of metabolic changes during shock. Ann. New York Acad. Sci. 55, 381 (1952).

— Metabolic aspects of hemorrhagic and traumatic shock. 2. Conf. on Shock and Circulatory Homeostasis. Josiah Macy jr. Foundation, New York 1952.

—, and M. G. ENGEL: Urea synthesis from amino acids during hemorrhagic shock in the nephrectomized rat. Amer. J. Physiol. 147, 165 (1946).

— H. C. HARRISON and C. N. H. LONG: Biochemical studies on shock. III. The role of the liver and the hepatic circulation in the metabolic changes during hemorrhagic shock in the rat and the cat. J. of Exper. Med. 79, 9 (1944).

— M. G. WINTON and C. N. H. LONG: Biochemical studies on shock. I. The metabolism of amino acids and carbohydrate during hemorrhagic shock in the rat. J. of Exper. Med. 77, 397 (1943).

ENGLEY jr., F. B., M. ALLGÖWER and C. D. SNYDER: The role of wound healing in relation to the tissue and humoral responses in homotransplantation. Ann. New York Acad. Sci. 59, 326 (1955).

ENYART, J. L., and D. W. MILLER: Treatment of burns resulting from disaster. J. Amer. Med. Assoc. 158, 95 (1955).

EPPINGER, H.: Die Permeabilitäts-Pathologie als die Lehre vom Krankheitsbeginn, Bd. VI. Wien: Springer 1949.

ERB, I. H., E. M. MORGAN and A. W. FARMER: Pathology of burns. Pathologic picture as revealed at autopsy in series of 61 fatal cases treated at Hospital for Sick Children (with and without tannic acid). Ann. Surg. 117, 234 (1943).

ERDHEIM, J.: Medionecrosis aortae indiopathica. Virchows Arch. **273**, 454 (1929).

ESCARRAS, P.: Epithélioma sur cicatrice de brûlure ancienne. Mém. Acad. Chir. **77**, 797 (1951).

EULER, U. S. v.: Distribution and possible physiologic functions of epinephrine and nor-epinephrine. 2. Conf. on Shock and Circulatory Homeostasis. Josiah Macy jr. Foundation, New York 1952.

EVANS, E. I.: Plastic surgery. Early repair of skin defects caused by severe burns and wounds. Bull. Amer. Coll. Surgeons **28**, 142 (1943).

— The burn problem in atomic warfare. J. Amer. Med. Assoc. **143**, 1143 (1950).

— Symposium on shock. Army Medical Center, Washington 12 D.C. 1951.

— Atomic bomb injury. J. Amer. Med. Assoc. **145**, 1342 (1951).

— Treatment of high intensity burns. Arch. Surg. **62**, 335 (1951).

— The early management of the severely burned patient. Surg., Gynec. Obstetr. **94**, 273 (1952).

— Horizons in burn surgery. Surg., Gynec. Obstetr. **95**, 642 (1952).

— Use of the Humby knife in the excision of burns. Brit. Med. J. 2, 979 (1952).

—, and I. A. BIGGER: The rationale of whole blood therapy in severe burns. Ann. Surg. **122**, 693 (1945).

—, and W. J. H. BUTTERFIELD: The stress response in the severely burned; an interim report. Ann. Surg. **134**, 588 (1951).

—, and M. J. HOOVER: Sulfanilamide ointment treatment of severe burns. Surg., Gynec. Obstetr. **77**, 367 (1943).

— — and G. W. JAMES III.: Absorption of sulfonamides from burn surface. Surg., Gynec. Obstetr. **80**, 297 (1945).

—, and M. M. MARTIN: The successful use of dextran in the treatment and prevention of shock in the burned patient. Surgical Forum 5, 743 (1954).

— O. J. PURNELL, P. W. ROBINETT, A. BATCHELOR and M. MARTIN: Fluid and electrolyte requirements in severe burns. Ann. Surg. **135**, 804 (1952).

—, and H. S. RAFAL: Studies on traumatic shock. Treatment of clinical shock with gelatin. Ann. Surg. **121**, 478 (1945).

— — Studies on traumatic shock. Treatment of clinical shock with gelatin. Trans. South Surg. Assoc. **56**, 94 (1945).

EWIG: Verh. dtsch. Ges. Kreislaufforsch. **1938**. Zit. nach ZINCK 1940.

FARGEL, H.: Farbstoffilmbehandlung von Brandwunden. Zbl. Chir. 78, 1569 (1953).

FARMER, A. W.: Pathology of burns. Amer. Acad. Orthop. Surgeons **1943**, 182.

— Experience with burns at Hospital for Sick Children. Amer. J. Surg. **59**, 195 (1943).

—, u. Mitarb.: A scarlatiniform rush after burns. Canad. Med. Assoc. J. **73**, 297 (1955).

FARR, J.: „Cellophane" for treatment of burns. Brit. Med. J. 1, 749 (1944).

FAXON, N. W.: The problems of the hospital administration. Symposium on management of Cocoanut Grove burns at Massachusetts General Hospital. Ann. Surg. **117**, 803 (1943).

—, and E. D. CHURCHILL: Cocoanut Grove disaster in Boston. Preliminary account. J. Amer. Med. Assoc. **120**, 1385 (1942).

FEDOROVICH, D. P.: Blood transfusion in therapy of burns. Sovet. Med. 7, 28 (1943).

FEIGEN, G. A., and H. J. DEUEL jr.: Comparative effects of thromboplastin, lecithin, and saline on mortality of mice following experimental burn shock. Proc. Soc. Exper. Biol. a. Med. **58**, 81 (1945).

FELL, H. B., and J. F. DANIELLI: Enzymes of healing wounds. Distribution of alkaline phosphomonoesterase in experimental wounds and burns in rat. Brit. J. Exper. Path. **24**, 196 (1943).

FERGUSON, L. K.: Treatment of burns and war wounds. Bull. New York Acad. Med. **21**, 127 (1945).

FÈVRE: Traitement local des brûlures par les sulfamides en poudre et le sérum physiologique. Mém. Acad. Chir. **69**, 164 (1943).

FICARRA, B. J., and E. A. NACLERIO: Physiochemical disturbance in severe burn. Surgery **16**, 529 (1944).

FINCKE, B.: Die kindliche Verbrühung und Verbrennung sowie ihre Behandlung. Mschr. Kinderheilk. **86**, 73 (1941).

FINE, J.: The infectious element in shock. 1. Conf. on Shock and Circulatory Homeostasis. Josiah Macy jr. Foundation, New York 1951.
— 3. Conf. on Shock and Circulatory Homeostasis: Experiences with Shock in the Korean Theater. Josiah Macy jr. Foundation, New York 1953.
— The bacterial factor in traumatic shock. Amer. Lect. Ser. No 219. Springfield, Ill.: Ch. C. Thomas 1954.
— Host resistance to bacteria and to bacterial toxins in traumatic shock. Ann. Surg. 142, 361 (1955).
—, and A. M. SELIGMAN: Traumatic shock. Study of problem of "Lost Plasma" in hemorrhagic, tourniquet, and burn shock by use of radioactive iodo-plasma protein. J. Clin. Invest. 23, 720 (1944).
— — and H. A. FRANK: Traumatic shocks: an experimental study including evidence against the capillary leakage hypothesis. Ann. Surg. 118, 238 (1943).
FINLAND, M., C. S. DAVIDSON and S. M. LEVENSON: Chemotherapy and control of infection among victims of Cocoanut Grove disaster. Surg., Gynec. Obstetr. 82, 151 (1946).
— — — Effects of plasma and fluid on pulmonary complications in burned patients. Study of effects in victims of Cocoanut Grove fire. Arch. Int. Med. 77, 477 (1946).
FISCHER, H.: Über den Schock. Slg klin. Vortr. (R. VOLKMANN) 1870, Nr 10.
— R. FRÖHLICHER u. H. P. ROSSIER: Starkstromunfälle mit schweren Muskelschädigungen und Myoglobinurie. Schweiz. med. Wschr. 77, 826 (1947).
—, u. P. H. ROSSIER: Starkstromunfälle mit schweren Muskelschädigungen und Myoglobinurie. Helvet. med. Acta 14, 212 (1947).
FISCHER-WASELS, B.: Experimentelle Untersuchungen über die blasige Entartung der Leberzellen und die Wasservergiftung der Zelle im allgemeinen. Frankf. Z. Path. 28, 201 (1922).
FISCHLER, F.: Die Anwendung von 6%igem Salicylsäurealkohol bei Furunkulose und Verbrennungen. Med. Klin. 44, 1444 (1949).
FITTS jr., W. T., B. ROBERTS, W. J. GRIPPE, M. W. MUIR and M. W. ALLAM: The treatment of fractures complicated by contiguous burns. An experimental study in dogs. Surg., Gynec. Obstetr. 97, 551 (1953).
FLACK, H. L., D. A. CLARKE and L. F. TICE: Preliminary report of new gelatin product "Sulfagel". J. Amer. Pharmaceut. Assoc., Sci. Ed. 34, 187 (1945).
FLEMMING, C. W.: Treatment of burns. Plea for simplicity. Brit. Med. J. 2, 314 (1945).
FLORY, W.: Macrodex bei Verbrennungen. Ther. Gegenw. 91, 209 (1952).
FLÜGEL, F.: Polyneuritis nach Verbrennung. Nervenarzt 18, 499 (1947).
FOGELMAN, M. J., and B. J. WILSON: Internal water exchange rates in burns and other forms of trauma. Surgical Forum 4, 473 (1953).
— — Blood, extracellular fluid and total body water volume relationships in the early stages of severe burns. Surgical Forum 5, 762 (1954).
FOURRIER, P.: Etude clinique et thérapeutique des complications articulaires des brûlures. Rev. de Chir. 69, 247 (1950).
— Intérêt des inclusions de DOC au cours du traitement des brûlés graves. Lyon chir. 45, 226 (1950).
— La protéinémie et l'indication des greffes dermo-épidermiques chez les brûlés graves. Lyon chir. 46, 366 (1951).
— Greffes cutanées en timbre-poste (simples et fractionnées). Lyon chir. 48, 502 (1953).
FOX jr., C. L.: Oral sodium lactate in treatment of burn shock. J. Amer. Med. Assoc. 124, 207 (1944).
—, and H. BAER: Redistribution of potassium, sodium and water in burns and trauma, and its relation to phenomena of shock. Amer. J. Physiol. 151, 155 (1947).
—, and A. S. KESTON: Mechanism of shock from burns and trauma traced with radio-sodium. Surg., Gynec. Obstetr. 80, 561 (1945).
— S. E. LASKER, J. M. WINFIELD and W. L. MERSHEIMER: Albumin, potassium, sodium, and chloride redistribution and erythrocyte loss after surgical trauma and extensive burns. Ann. Surg. 140, 524 (1954).
— W. L. MERSHEIMER, S. LASKER and J. M. WINFIELD: Comparative experimental studies on the treatment of traumatic shock. Amer. J. Surg. 85, 359 (1953).

Fox, J., and E. J. L. Lowbury: Immunity to pseudomonas pyocyanea in man. J. of Path. Bact. **65**, 519 (1953).

— — Immunity and antibody to pseudomonas pyocyanea in rabbits. J. of Path. Bact. **65**, 553 (1953).

Fox, T. A.: Newer concepts in treatment of burns with suggestions for management of wartime thermal injuries. J. Labor. a. Clin. Med. **28**, 474 (1943).

Fränkel, E.: Über anatomische Befunde bei akuten Todesfällen nach ausgedehnten Verbrennungen. Dtsch. med. Wschr. **15**, 22 (1889).

Frank, G.: Fibrinkoagulationsmethode, ein neues Verfahren zur Behandlung ausgedehnter Verbrennungen. J. internat. Chir. **9**, 443 (1949).

Frawley, J. P., C. P. Artz and J. M. Howard: Plasma retention and urinary excretion of dextran and modified fluid gelatin in combat casualties. Surgery **37**, 384 (1955).

French, A. J.: Hypersensitivity in the pathogenesis of the histopathologic changes associated with sulfonamide chemotherapy. Amer. J. Path. **22**, 679 (1946).

Friederwitzer, H. H.: Cast treatment for severe burns of extremities influenced by physiological pharmacodynamic viewpoint of burns. Med. Rec. **159**, 352 (1946).

Friesen, S. R.: The genesis of gastroduodenal ulcer following burns; an experimental study. Surgery **28**, 123 (1950).

—, and O. H. Wangensteen: Experimental burns accompanied by histamine administration abets ulcer diathesis. Proc. Soc. Exper. Biol. a. Med. **63**, 245 (1946).

— — Role of hemoconcentration in production of gastric and duodenal ulcer following experimental burns. Proc. Soc. Exper. Biol. a. Med. **64**, 81 (1947).

Frommel, E., M. Thalheimer, A. D. Herschberg et J. Piquet: Choc traumatique et cholinestérase sérique; le rôle médiateur de l'acétylcholine dans la pathogénie du choc. Helvet. physiol. Acta **1**, 451 (1943).

Fuchs, H. K., u. W. Lutzeyer: Klinische Ergebnisse der Aluminiumtherapie bei Verbrennungen. Ärztl. Wschr. **6**, 447 (1951).

— — Zur Klinik der schweren Verbrühung im Kindesalter. Kinderärztl. Prax. **20**, 246 (1952).

Fuhs, H.: Verbrennungen. Wien. klin. Wschr. **57**, 120 (1944).

Funck, L.: Ist der „Verbrennungsscharlach" ein echter Scharlach? Dtsch. med. Wschr. **72**, 230 (1947).

Gallagher, J. L.: Definitive treatment of severe wounds, large surface to small area (with special reference to first aid compression dressings). J. Amer. Med. Assoc. **123**, 675 (1943).

Garland, L. H.: X-ray burns resulting from fluoroscopy of gastrointestinal tract. Report of four cases incurred in one day. J. Amer. Med. Assoc. **129**, 419 (1945).

Gay, E. C.: Treatment of burns. Mil. Surgeon **91**, 298 (1942).

Geist, D. C.: Management of burned patient. Amer. J. Surg. **57**, 20 (1942).

Gelin, L. E.: Macrodex and oxygen in the primary treatment of extensive burns. Acta chir. scand. (Stockh.) **103**, 351 (1952).

Georges, A.: Troubles circulatoires après brûlure. Arch. int. Pharmacodyn. Thérap. **77**, 85 (1948).

— Modifications du choc circulatoire précoce après brûlures par divers agents pharmacodynamiques. Arch. int. Pharmacodyn. Thérap. **87**, 255 (1951).

— Etude de la concentration sanguine immédiate après brûlure. Arch. int. Pharmacodyn. Thérap. **87**, 275 (1951).

Gerebtzoff, M. A., et L. Christophe: Etude histopathologique des cervaux de brûlés. Acta neurol. et psychiatr. belg. **53**, 238 (1953).

Gerhardt, P. E.: Severe burn treated with cortisone and without skin-grafting. Arch. Surg. **67**, 769 (1953).

Gerrie, J.: The significance of gram-negative pathogens in reconstructive surgery. Amer. J. Surg. **79**, 490 (1948).

Gey, R.: Behandlung der Brandverletzungen mit Lebertran oder Tannin? Der Versuch eines Vergleiches. Dtsch. Mil.arzt **6**, 287 (1941).

Gibson II., J. G., W. C. Peacock, A. M. Seligman and T. Sack: Measurement of circulating red cell volumes by means of 2 radioactive isotopes of iron. J. Clin. Invest. **25**, 616 (1946).

Gibson, T., and P. B. Medawar: Fate of skin homografts in man. J. of Anat. **77**, 299 (1943).

GIRALDI, E., L. W. PETERSON and W. H. COLE: Cross transfusions as means of determining toxic factors in blood from burned animals. Proc. Soc. Exper. Biol. a. Med. **66**, 277 (1947).

GISSANE, W., and D. JACKSON: The principles of the treatment of burns. Ann. Roy. Coll. Surgeons **10**, 357 (1952).

GJESSING, E. C., and A. CHANUTIN: Electrophoretic study of plasma and plasma fractions of normal and injured rats. J. of Biol. Chem. **169**, 657 (1947).

GLENN, W. W. L.: Physiologic analysis of nature and treatment of burns. Ann. Surg. **119**, 801 (1944).

— H. H. GILBERT and C. K. DRINKER: Treatment of burns with closed-plaster method, with certain physiological considerations implicit in success of this technique. J. Clin. Invest. **22**, 609 (1943).

— J. MUUS and C. K. DRINKER: Observations on physiology and biochemistry of quantitative burns. J. Clin. Invest. **22**, 451 (1943).

— D. K. PETERSON and C. K. DRINKER: Flow of lymph from burned tissue, with particular reference to effects of fibrin formation upon lymph drainage and composition. Surgery **12**, 685 (1942).

GLOBUS, J. H., and M. B. BENDER: Disseminated toxic degenerative encephalopathy secondary to extensive severe burns. J. Nerv. Ment. Dis. **83**, 518 (1936).

GLORIEUX, H.: Lésions thermiques et mécaniques de la bombe atomique. Presse méd. **58**, 902 (1950).

— Le traitement des brûlures. Presse méd. **60**, 1164 (1952).

— Le traitement des brûlures. Méd. et Hyg. **10**, 439 (1952).

— Le traitement des brûlures. Bull. internat. Serv. Santé **25**, 250 (1952).

GLOVER, D. M.: Transition in burn treatment. War years. Amer. J. Surg. **76**, 547 (1948).

GLYNN, L. E., and H. P. HIMMSWORTH: The intralobular circulation in acute liver injury by carbon tetrachlorid. Clin. Sci. **6**, 235 (1948).

GODFRAIND, T.: Toxicité du fibrinogène bovin après chauffage. Arch. int. Pharmacodyn. Thérap. **96**, 480 (1954).

GOLDBERG, H. M.: Extensive burns treated in open irrigation chamber. Lancet **1**, 371 (1944).

GOLDRING, W., and H. CHASIS: Hypertension and hypertensive disease. New York: The Commonwealth Fund 1944.

GOLTZ, F.: Zit. nach WIGGERS, Virchows Arch. **29**, 394 (1864).

GOODPASTOR, W. E., S. M. LEVENSON, C. C. LUND-TAGNON and F. H. L. TAYLOR: Clinical and pathologic study of kidneys in patients with thermal burns. Surg., Gynec. Obstetr. **82**, 652 (1946).

GORDIENKO, A. N.: Blood changes in shock following burns. Byull. Eksper. Biol. i Med. Moscow **19**, 37 (1945). — Bull. War Med. **6**, 473 (1946). (Abstr.)

GORDON, J., R. A. HALL, R. M. HEGGIE and E. A. HORNE: Histological and bacteriological study of healing burns with enquiry into significance of local infection. J. of Path. Bact. **58**, 51 (1946).

GORDON, R. A.: Intravenous novocaine for analgesia in burns. Canad. Med. Assoc. J. **49**, 478 (1943).

— Significance of blood changes in treatment of burned patient. Anesth. a. Analg. **24**, 78 (1945).

—, and V. H. BOWERS: Toxic blood-level of sulphanilamide from local application. Lancet **2**, 484 (1942).

GORDON, S. D., and R. A. GORDON: Blood changes following thermal burns. J. Canad. Med. Serv. **1**, 312 (1944).

GORE, J., and N. H. ISAACSON: The pathology of hyperpyrexia. Amer. J. Path. **25**, 1029 (1949).

GOSSET, J.: Les progrès récents dans la thérapeutique des brûlures. Presse méd. **53**, 539 (1945).

— Remarques sur la technique des greffes cutanées minces dans le recouvrement des grandes pertes de substance. Mém. Acad. Chir. **78**, 800 (1952).

GRANT, R. T., and E. B. REEVE: Observations on the general effects of injury in man. (With special reference to wound shock). Med. Res. Council, Spec, Rep. Ser. No 277, London 1951.

GRAY, R. S., and A. E. AXELROD: Application of thermistor to measurement of subcutaneous temperatures during hydrothermal injury in the rat. Proc. Soc. Exper. Biol. a. Med. **83**, 269 (1953).

GREELEY, P. W.: Plastic repair of extensor hand contractures following healed deep second degree burns. Trans. Amer. Soc. Plast. a. Reconstr. Surg. **12**, 79 (1943).
— Current experiences in plastic surgery among naval personnel. Amer. J. Surg. **67**, 401 (1945).
— Persönliche Erfahrungen mit der plastischen Wiederherstellung von Komplikationen nach verheilten Verbrennungen. Langenbecks Arch. u. Dtsch. Z. Chir. **267**, 290 (1951).
GREEN, F. H. K.: Local treatment of thermal burns. Bull. War Med. **5**, 605 (1945).
GREEN, J. R.: Burns — surgical problem. Amer. J. Surg. **79**, 733 (1950).
GREENE, L. C., E. G. STUART and J. JORALEMON: Survival study of thermally injured rats treated with piromen. Proc. Soc. Exper. Biol. a. Med. **82**, 39 (1953).
GREUER, W.: Studien zur Biologie und Therapie des Verbrennungsschadens. Beitr. klin. Chir. **177**, 213 (1948).
— Über die Behandlung der Verbrennungskrankheit. Dtsch. med. Wschr. **74**, 1205 (1949).
— Ist die Intoxikationstheorie der Verbrennung als widerlegt zu betrachten? Beitr. klin. Chir. **180**, 493 (1950).
— Neue Behandlungsmethode bei schweren Verbrennungen. Arch. f. Dermat. **191**, 489 (1950).
GRIBBLE, M. DE G., R. A. PETERS and R. W. WAKELIN: The influence of thyroidectomy on post-burn N loss in rats. Quart. J. Exper. Physiol. **36**, 119 (1951).
GRIESSER, G.: Die offene Aluminiumpuder-Behandlung der Verbrennungswunden. Dtsch. med. Wschr. **80**, 1029 (1955).
GRIFFITH, F.: A study of burns with a plea for their more rational treatment. Med. News **79**, 283 (1901).
GROB, M.: Über die lokale Behandlung der Verbrennungen 2. Grades mit Merkurochrom. Helvet. paediatr. Acta **1**, 267 (1946).
GROENINGEN, G. H.: Über den Schock. Wiesbaden: Bergmann 1885.
GROMAKOVSKAYA, M. M., i L. E. KAPLAN: Biologic properties of blood and spinal fluid in traumatic shock complicated by burns. Byull. eksper. biol. i med. **15**, 12 (1943).
GROSS, S. D.: System of Surgery, 5. Aufl., Bd. 1, S. 426. Philadelphia: H. C. Lea 1872. Zit. nach WIGGERS.
GROSSE-BROCKHOFF, F.: Handbuch für innere Medizin, Bd. 6, Teil 2. VI. Örtliche Verbrennungen, S. 45.
—, u. W. SCHOEDEL: Das Bild der akuten Unterkühlung im Tierexperiment. Arch. exper. Path. u. Pharmakol. **201**, 417, 443 (1943).
GSELL, O.: Wandnekrosen der Aorta als selbständige Erkrankung und ihre Beziehungen zur Spontanruptur. Virchows Arch. **270**, 1 (1928).
GÜNTHER, G. W.: Beitrag zur Pathologie des Verbrennungskollapses. Arch. klin. Chir. **194**, 539 (1939).
GUÉRIN, J.: Un traitement pratique des brûlures. Presse méd. **53**, 424 (1945).
GUILBERT, Y.: Greffes de peau conservées dans le traitement des brûlures. Bull. internat. Serv. Santé **24**, 315 (1951).
GUISS, J. M.: Physiology applied to modern surgery. Symposium; fluid therapy in burns. Northwest. Med. **45**, 488 (1946).
GURD, F. B., D. ACKMAN, J. W. GERRIE and J. E. PRITCHARD: Practical concept for treatment of major and minor burns. Importance of timing therein. Ann. Surg. **116**, 641 (1942).
—, and J. W. GERRIE: Early plastic care of deep burns. J. Amer. Med. Assoc. **125**, 616 (1944).
GUZMAN, A. V., and M. G. STEIN DE GUZMAN: The enzymatic débridement of suppurations, necrotic lesions and burns with papain. J. Internat. Coll. Surgeons **20**, 695 (1953).
HAAS, S.: The treatment of burns in children. Amer. J. Surg. **29**, 61 (1915).
HACKRADT, A.: Über akute tödliche vasomotorische Nephrosen nach Verschüttung. Inaug.-Diss. München 1917.
HAIST, R. E., and J. I. HAMILTON: Reversibility of carbohydrate and other changes in rats shocked by a clamping technique. J. of Physiol. **102**, 471 (1949).
HAITINGER, M., u. P. GEISER: Über ein neues Fluorochromierungsverfahren und seine Anwendung. Virchows Arch. **312**, 116 (1944).
HAM, A. W.: Experimental study of histopathology of burns, with particular reference to sites of fluid loss in burns of different depths. Ann. Surg. **120**, 689 (1944).

Ham, A. W.: Experimental study of tannic acid treatment of burns with particular reference to its effect on local fluid loss and healing. Ann. Surg. 120, 698 (1944).

Ham, T. H., S. C. Shen, E. M. Fleming and W. B. Castle: Studies on destruction of red blood cells; thermal injury: Action of heat in causing increased spheroidicity, osmotic and mechanical fragility and hemolysis of erythrocytes. Observations in mechanisms of destruction of such erythrocytes in dogs and in patient with fatal thermal burns. Blood 3, 373 (1948).

Hamburg, D. A., C. P. Artz, E. Reiss, W. H. Amspacher and R. E. Chambers: Clinical importance of emotional problems in the care of patients with burns. New England J. Med. 248, 355 (1953).

Hamilton, J. E.: Comparative study of local burn treatments. Amer. J. Surg. 58, 350 (1942).

Hardy, J. D.: Physiological responses to heat and cold. Annual Rev. Physiol. 12, 119 (1950).

— E. Jarbour, J. R. Lovelace, W. A. Neely and F. C. Wilson: Thermal burns in man. (Body weight changes during therapy.) Surgery 38, 685 (1955).

— W. A. Neely and F. C. Wilson: Thermal burns in man. (Insensible fluid loss.) Surgery 38, 692 (1955).

— — — J. R. Lovelace and E. Jarbour: Thermal burns in man. V. Cardiac output during early therapy. Surg., Gynec. Obstetr. 101, 94 (1955).

— — F. C. Wilson jr., E. P. Milnor and H. Wilson: Fluid kinetics following thermal burns. Preliminary report. Surgery 34, 457 (1953).

Harkins, H. N.: Local treatment of thermal burns. Ann. Surg. 115, 1140 (1942).

— Treatment of burns in wartime. J. Amer. Med. Assoc. 119, 385 (1942).

— Physiological aspects of treatment of burns. Amer. Acad. Orthop. Surgeons 1943, 186.

— Problem of thermal burns 1944. J. Amer. Med. Assoc. 125, 533 (1944).

— Recent research in pathology of burns. Arch. of Path. 38, 147 (1944).

— Present status of problem of thermal burns. Physiologic. Rev. 25, 531 (1945).

— O. Cope, E. I. Evans, Phillips and Richards: Fluid and nutritional therapy of burns. J. Amer. Med. Assoc. 128, 475 (1945).

— C. R. Lam and H. Romence: Plasma therapy in severe burns. Surg., Gynec. Obstetr. 75, 410 (1942).

—, and C. N. H. Long: Metabolic changes in shock after burns. Amer. J. Physiol. 144, 661 (1945).

Harrison, W. G., and A. Blalock: A study of the cause of the death following burns. Ann. Surg. 96, 36 (1932).

Hartman, F. W.: Curling's ulcer in experimental burns. Ann. Surg. 121, 54 (1945).

— Curling's ulcer in experimental burns. Effect of penicillin therapy. Correlation of observations with other recent evidence regarding pathogenesis of peptic ulcer. Gastroenterology 6, 130 (1946).

—, and H. L. Romence: Liver necrosis in burns. Ann. Surg. 118, 402 (1943).

Hartmann, F.: Versuche über die Ausnützung intravenös gegebenen Humanalbumins. Dtsch. med. Wschr. 77, 801 (1952).

Harvey, S. C., and E. L. Howes: Effect of high protein diet on the velocity of growth of fibroblasts in the healing wound. Ann. Surg. 91, 641 (1930).

Hasche-Klünder, R.: Über periphere Nervenschäden nach Verbrennungen. Beitr. klin. Chir. 178, 589 (1949).

Haughton, H.: Chlorophyll: Preliminary report of its use in two cases of second and third degree burns. Med. J. Austral. 1, 337 (1950).

Hawn, C. V., E. A. Bering jr., O. T. Bailey and S. H. Armstrong jr.: Note on use of fibrinogen and thrombin in surface treatment of burns. J. Clin. Invest. 23, 580 (1944).

Hay, E. B., and T. B. Cronin: Factors influencing the morbidity and mortality in burns. Amer. J. Surg. 87, 84 (1954).

Hayden, R.: Comments on care of battle casualties. Activities of Naval Hospital at Pearl Harbor Following Japanese Air Raid of Dec. 7th 1941. Amer. J. Surg. 60, 161 (1943).

Haynes jr., B. W.: Treatment of mass burns. South Med. J. 45, 545 (1951).

— M. E. de Bakey and F. R. Denman: Renal function studies of severely burned patients; a preliminary report. Ann. Surg. 134, 617 (1951).

HAZAN, S. J., and C. R. TREADWELL: Saline and methionine-saline effects on survival rate of rats receiving standardized burn shock. Proc. Soc. Exper. Biol. a. Med. 68, 684 (1948).

HECHTER, O., H. C. BERGMAN and M. PRINZMETAL: Comparison of therapeutic effectiveness of serum and sodium-chloride in scald shock. Amer. Heart J. 29, 484 (1945).

— — — Role of renal pressor system in burn shock. Amer. Heart J. 29, 493 (1945).

— — SAPIRSTEIN, FISK, FEIGEN and PRINZMETAL: Further studies on liver principle which is effective against burn shock. Amer. Heart J. 29, 499 (1945).

HEDINGER, CH.: Zur Pathologie der Skelettmuskulatur. Muskelveränderungen bei Kohlenoxydvergiftung. Ihre Beziehungen zum Verschüttungssyndrom. Schweiz. med. Wschr. 78, 145 (1948).

HEGEMANN, G.: Untersuchungen über tierische Wundhormone. Arch. klin. Chir. 266, 515 (1950).

HEGGIE, R. M., E. A. GERRARD and J. F. HEGGIE: Superficial granulating areas treated with antiseptic emulsions. Lancet 1, 347 (1942).

—, and J. F. HEGGIE: Infected burns in naval personnel. Lancet 2, 664 (1942).

HEILBRUNN, L. V. u. Mitarb.: Heat death, heat injury and toxic factor. Physiologic. Zool. 19, 404 (1946).

HEIM, U.: Wertung der Decapsulation. Helvet. chir. Acta 21, 18 (1954).

HEINEMANN, H. O., C. M. SMYTHE and P. A. MARKS: The effect of hemorrhage on estimated hepatic blood flow and renal bood flow in dogs. Amer. J. Physiol. 174, 352 (1953).

HEINLEIN, H.: Organveränderungen durch körpereigene kreislaufwirksame Substanzen. Verh. dtsch. Ges. Path. (29. Tagg) 1936, 93.

HENDERSON, Y.: Zit. nach WIGGERS, Amer. J. Physiol. 21, 126 (1908).

HENDRY, E. B.: Effect of changes of temperature on hemolysis of erythrocytes. Edinburgh Med. J. 56, 320 (1949).

HENRIQUES jr., F. C.: Studies of thermal injury. Predictability and significance of thermally induced rate processes leading to irreversible epidermal injury. Arch. of Path. 43, 489 (1947).

—, and A. R. MORITZ: Studies of thermal injury. Conduction of heat to and through skin and temperatures attained therein. Theoretical and experimental investigation. Amer. J. Path. 23, 531 (1947).

HENRY, C. L.: The role of epinephrine in hyperkalemia of acute experimental burns. Surgical Forum 5, 753 (1954).

HENSCHEN, C.: Die Behandlung der Friedens- und Kriegsverbrennungen. Helvet. med. Acta 8, 77 (1941).

HERRLIN jr., J. O., and R. T. GLASSER: Symposium on medical aspects of chemical warfare. Treatment of burns. Bull. New York Med. Coll. 5, 79 (1942).

HERRMAN, CH.: A note on the open method of treating burns. Amer. J. Surg. 29, 63 (1915).

HERRMANN, W., u. T. PÜTZ: Über das Vorkommen von Diphtherie- und Pseudodiphtheriebakterien auf Brandwunden. Dtsch. med. Wschr. 69, 744 (1943).

HERSHEY, F. B., and B. J. MENDLE: Quantitative histochemistry of burned and normal skin. Surgical Forum 5, 745 (1954).

HERZOG, H., u. A. PLETSCHER: Die Wirkung von industriellen Reizgasen auf die Bronchialschleimhaut des Menschen. Schweiz. med. Wschr. 85, 477 (1955).

HETZEL, B. S., D. DE LA HABA and C. HINKLE: Life stress and thyroid function in human subjects. J. Clin. Endocrin. a. Metabolism 12, 941 (1952).

HEYMANN, J.: Zum heutigen Stand der Behandlung von Verbrennungen. Beitr. klin. Chir. 184, 451 (1952).

— Lokale Schmerzbekämpfung bei Verbrennungen. Med. Klin. 5, 559 (1954).

HIRSHFELD, J. W., ABBOTT, PILLING, HELLER, MEYER, WILLIAMS, RICHARDS and OBI: Metabolic alterations following thermal burns. Effect of variations in food intake on nitrogen balance of burned patients. Arch. Surg. 50, 194 (1945).

— H. HAROLD, W. E. ABBOTT, C. G. HELLER and A. P. MATTHEW: Significance of nitrogen loss in exudate from surface burns. Surgery 15, 766 (1944).

— M. A. PILLING, C. W. BUGGS and W. E. ABBOTT: Penicillin and skin grafting. J. Amer. Med. Assoc. 125, 1017 (1944).

— — and M. E. MAUN: Comparison of effects of tanning agents and of vaseline gauze of fresh wounds of man. Surg., Gynec. Obstetr. 76, 556 (1943).

— — — Use of bio-dyne ointment for burns. J. Amer. Med. Assoc. 123, 476 (1943).

HOET, J. P., J. BUISSERET et J. VANDENBROUCKE: Le taux de prothrombine dans les brûlures. C. r. Soc. Biol. et Méd. **139**, 86 (1945).

HOFF, E. C., J. F. KELL jr., N. HASTINGS, D. M. SHOLES and E. H. GRAY: Vasomotor, cellular and functional changes produced in kidney by brain stimulation. J. of Neurophysiol. **14**, 317 (1951).

HOFFMAN, J. M.: Burns and scalds. Their etiology and prognosis. Amer. J. Surg. **56**, 463 (1942).

HOFFMAN, L., and A. W. BROWNELL: Survival after almost complete body surface burn. Relation to newer concepts of treatment and report of a case. U. S. Armed. Forc. Med. J. **2**, 577 (1951).

HOGE, W. G.: Presence of clostridia in burns with reference to tetanus. Quart. Bull. Northwest. Univ. Med. School **19**, 111 (1945).

HOGG, L., J. T. PAYNE and H. E. PEARSE: Experimental flash burns; the pathologic aspects. Arch. of Path. **49**, 267 (1950).

HOHMANN, G.: Hand- und Fingerstreckkontrakturen durch Verbrennung. Chirurg **14**, 289 (1942).

HOLLMANN, K. H.: Nierenveränderungen nach orthostatischem Kollaps beim Kaninchen. Frankf. Z. Path. **67**, 210 (1956).

HORTON, W. S. S.: Implant skin grafting. Case report. Amer. J. Surg. **55**, 597 (1942).

HOUOT, A.: Brûlure grave chez une petite fille, décès au 52e jour par amaigrissement progressif. Union méd. Canada **72**, 25 (1943).

— Brûlure grave chez un bébé. Guérison par l'action de la cortine associée à la technique de BETTMANN. Union méd. Canada **72**, 169 (1943).

— L'action de la cortine chez les brûlures. Union méd. Canada **74**, 289 (1945).

HOWARD, J. M.: Experiences with shock in the Korean theater. 3. Conf. on Shock and Circulatory Homeostasis. Josiah Macy jr. Foundation, New York 1953.

HOWES, E. L., and W. ACKERMANN: The physiological approach to the local treatment of burns. Bull. Amer. Coll. Surgeons **32**, 93 (1947). (Abstr.)

HRAD, O.: Zur Lokalbehandlung von Verbrennungen mit Sulfonamidhaltigen Salben. Dtsch. med. Wschr. **67**, 1147 (1941).

HUBER, J., et C. DURAND: Sur un cas d'anurie mortelle des brûlés. Bull. Soc. méd. Hôp. Paris **61**, 170 (1945).

HÜLLSTRUNG, H.: Zur Nachbehandlung von Verbrennungen. Med. Klin. **40**, 164 (1944).

HUGUENARD, P.: Encyl. méd. chir., vol. Thérapeutique. 1954.

— Der künstliche Winterschlaf in den Jahren 1955 und 1956. Sandoz-Z. med. Wiss. (Triangel) **2**, 217 (1956).

HULLIGER, L.: Über die unterschiedlichen Entwicklungsfähigkeiten der Zellen des Blutes und der Lymphe in vitro. Virchows Archiv **329**, 289 (1956).

HUMBLET, M., et G. BARAC: Brûlure cutanée, infusion intraveineuse de liquide physiologique et données ophthalmoscopiques chez le chien. C. R. Soc. Biol. Paris **140**, 1210 (1946).

HUMMEL, R. P., J. A. RIVERA, H. S. SOROFF, R. D. PILLSBURY and C. P. ARTZ: Studies in septicemia in burned patients. Surg. Res. Unit, Brooke Army Med. Center. Annual Report, p. 35, 1954.

HUNZINGER, W., A. MEIER und H. WILLENEGGER: Bestimmung der Verweildauer von Plasmaersatzstoffen mit Hilfe von radioaktiven Isotopen. Communications Journées Transfusionnelles Genève 1953, p. 62.

HURD, A. H.: Pediatric care of burned children. Plast. Reconstr. Surg. **12**, 260 (1953).

INGLE, D. J.: Problems relating to the adrenal cortex. Endocrinology **31**, 419 (1942).

— Some studies on the role of the adrenal cortex in organic metabolism. Ann. New York Acad. Sci. **50**, 576 (1949).

— The functional interrelationship of the anterior pituitary and adrenal cortex. Ann. Int. Med. **35**, 652 (1951).

—, and M. H. KUIZENGA: Survival of non-adrenalectomized rats in burn shock with and without adrenal cortical hormone treatment. Amer. J. Physiol. **145**, 203 (1945).

IVERSEN, P., and C. BRUN: Aspiration biopsy of the kidney. Amer. J. Med. **11**, 324 (1951).

IVY, A. C., H. GREENHARD, I. F. STEIN jr., F. S. GRODINS and D. F. DUTTON: The effect of various blood substitutes in resuscitation after an otherwise fatal hemorrhage. Surg., Gynec. Obstr. **76**, 85 (1943).

JACKSON, A. W.: Liver necrosis in burns treated with tannic acid. Med. J. Austral. 2, 352 (1944).

JACKSON, D. M.: The diagnosis of the depth of burning. Brit. J. Surg. 40, 588 (1953).

— The treatment of burns; an exercise in emergency surgery. Ann. Roy. Coll. Surgeons 13, 236 (1953).

— Persönliche Mitteilung 1955.

— E. J. L. LOWBURY and E. TOPLEY: Pseudomonas pyocyanea in burns; its role as a pathogen and the value of local polymyxin therapy. Lancet 2, 137 (1951).

— — — Chemotherapy of streptococcus pyogenes infection of burns. Lancet 2, 705 (1951).

JACKSON, D. M. G.: Burns and scalds among children. J. Roy. Inst. Publ. Health 15, 32 (1952).

JADOUL, P., et V. JADOUL: L'hyperthermie dans les brûlures expérimentales. Arch. int. Pharmacodyn. Thérap. 73, 106 (1946).

JAKOB, H.: Hirnschäden infolge schwerster Körperverbrennungen und Verbrühungen. In Handbuch der speziellen pathologischen Anatomie und Histologie, Bd. 13, Teil 3, S. 289. Berlin: Springer 1955.

JAMES III., G. W., L. D. ABBOTT jr., J. W. BROOKS and E. I. EVANS: The anemia of thermal injury. III. Erythropoiesis and hemoglobin metabolism studied with N^{15}-glycine in dog and man. J. Clin. Invest. 33, 150 (1954).

— O. J. PURNELL and E. I. EVANS: The anemia of thermal injury. I. Studies of pigment excretion. J. Clin. Invest. 30, 181 (1951).

— — — The anemia of thermal injury. II. Studies of liver function. J. Clin. Invest. 30, 191 (1951).

JASMIN, G., et H. SELYE: Effet de l'hormone somatotrope et de la cortisone sur la brûlure expérimentale. Ann. d'Endocrin. 13, 849 (1952).

JAULMES, C.: L'hibernation artificielle, étude expérimentale. C. R. Soc. internat. transfusion sanguine, Journées transfusionnelles Genève. Méd. et Hyg. 1953, 56.

— H. LABORIT et A. BENITTE: Prévention du choc hémorrhagique par l'hypothermie associée à la stabilisation neuro-végétative. C. R. Acad. Sci. Paris 234, 372 (1952).

JAYESURIA, L. W., and A. T. H. MARSDEN: Case of Curling's ulcer. Brit. Med. J. 1, 1123 (1949).

JENKINS, H. P., ALLEN, OWENS, SCHAFER and DRAGSTEDT: Further studies on preparation and use of sulfathiazole ointment in treatment of burns. Surg., Gynec. Obstetr. 80, 85 (1945).

JENNY, F.: Über Hitzeschäden nach elektrischen Unfällen. Schweiz. med. Wschr. 77, 780 (1947).

JIRZIK, H.: Weitere Erfahrungen mit Gel-Behandlung bei Brandwunden. Med. Klin. 48, 339 (1953).

JOHN, D. S.: The open air treatment of burns. Amer. J. Surg. 24, 255 (1910).

JOHNE, H. O.: Über den heutigen Stand der Therapie von Verbrennungen. Münch. med. Wschr. 93, 219 (1951).

JOHNSON, J. R.: Eighty-three percent body surface burn with recovery. U. S. Nav. Med. Bull. 45, 163 (1945).

JOHNSTON, C. C.: Treatment of burns in forward areas. Bull. U. S. Army Med. Dept. 1944, No 76, 109.

JOHNSTON, E. V., and J. S. LUNDY: Use of dextran (macrodex) in burns. I. Review of the physiology of dextran. Amer. J. Surg. 85, 713 (1953).

— — W. A. BENNETT and J. M. JANES: Use of dextran (macrodex) in burns. II. Clinical evaluation in eight cases. Amer. J. Surg. 85, 720 (1953).

JONES, E. L.: Treatment of burns with special reference to aetiological factors in shocks as it occurs in burns. Indian J. Surg. 8, 87 (1946).

JÜRGENS, R.: Pharmakologische Beeinflussung der Blutgerinnung. Arch. Exper. Path. u. Pharmakol. 222, 107 (1954).

JUNG, H. D., u. G. WOLFRAM: Lebensrettende Wirkung von Periston-N bei schwerer Verbrennung eines Kleinkindes. Med. Klin. 48, 268 (1953).

JUNG, W.: Versuch einer Homoiotransplantation bei schwersten Verbrennungen 2. und 3. Grades. Zbl. Chir. 78, 599 (1953).

KABAT, H., and R. F. HEDIN: Nervous factor in etiology of shock in burns. Surgery 11, 766 (1942).

—, and M. LEVINE: Capillary emboli as lethal factor in burns. Science (Lancaster, Pa.) 96, 476 (1942).

Kaiser, G.: Über Verbrennungen und ihre Behandlung. Zbl. Gewerbehyg. 19, 201 (1942).

Kalk, H., u. E. Wildhirt: Die Bedeutung der Leberfunktionsproben im Vergleich zum bioptischen Befund der Leber. Med. Klin. 1951, 585.

Kamen, G. F.: Acrolein and shock. Possible relationship of lipoid breakdown products to shock associated with burns. Proc. Soc. Exper. Biol. a. Med. 52, 363 (1943).

Kaufmann, E.: Lehrbuch der speziellen pathologischen Anatomie. Berlin: W. de Gruyter & Co. 1922.

Kayashima, K.: Clinical and experimental studies on electrocardiograms. Effect of burns upon EKG. EKG and histopathological changes in heart after experimental burns. Far East Sci. Bull. 3, 7 (1943). (Abstr.)

Kazanjian, V. H.: Treatment of deformity from burns. Connecticut Med. J. 8, 661 (1944).

Keith, N. M.: Blutvolumen im Schock. Special Report Ser. No 26, No 27. Med. Res. Comm. London 1919.

Kellaway, C. H., and W. A. Rawlinson: Studies on tissue injury by heat. Influence of anoxia. Austral. J. Exper. Biol. a. Med. Sci. 22, 63 (1944).

Kendrick jr., D. B., J. Reichel jr. and J. J. McGraw jr.: Human serum albumin concentrated. Clinical indications and dosage. Army Med. Bull. 1943, No 68, 107.

Kettler, L. H.: Über die vakuolige Degeneration der Leberzellen. Virchows Arch. 315, 587 (1948).

— Zur Pathogenese hydropischer Zellveränderungen in Leber und Niere. Virchows Arch. 321, 326 (1952).

— Parenchymschädigungen der Leber. Erg. Path. 37, 1 (1954).

Keyser, J. W.: Metabolic study of burn cases. Preliminary communication. Lancet 1, 217 (1947).

— Metabolic study of burn cases. Ann. Surg. 127, 605 (1948).

Kimmelstiel, P.: Acute hematogenous interstitial nephritis. Amer. J. Path. 14, 737 (1938).

Kirkham, H. L. D.: Plastic procedures in burns. Bull. Amer. Coll. Surgeons 28, 144 (1943).

— Observations on management of burns. Amer. J. Surg. 73, 210 (1947).

Klasson, D. H.: Ascorbic acid in the treatment of burns. New York State Med. J. 51, 2388 (1951).

Klein, E.: Die Bestimmung kleinster Jodmengen im Blut. Biochem. Z. 322, 388 (1952).

Kline, D. L.: The effect of hemorrhage on the plasma amino nitrogen of the dog. Amer. J. Physiol. 146, 654 (1946).

Knobloch, W. H., P. Nagle, C. L. Shetlar and M. R. Shetlar: Effect of epidermal damage upon serum polysaccharids. Proc. Soc. Exper. Biol. a. Med. 81, 417 (1952).

Knoepp, L. F.: Military burns. Analysis of 308 cases. Amer. J. Surg. 57, 226 (1942).

Koch, S. L.: Panel discussions. Treatment of burns. Bull. Amer. Coll. Surgeons 27, 106 (1942).

— Treatment of burns. Quart. Bull. Northwest. Univ. Med. School 16, 191 (1942).

— Surgical cleanliness, compression and rest as primary surgical principles in treatment of burns. J. Amer. Med. Assoc. 125, 612 (1944).

Koch, V. W., and W. A. Fischer: Duodenal ulcer with perforation following cutaneous burn. Report of case. Ann. Int. Med. 22, 719 (1945).

Kock, W.: Extreme hyperpyrexia in small children after burns. Nord. Med. 43, 175 (1950).

Koeppen, S.: Magengeschwür und Unfall. Mschr. Unfallheilk. 49, 129 (1942).

Körlof, B.: Investigations into different methods of treating pyocyaneus infected burns. Acta chir. scand. (Stockh.) 107, 244 (1954).

Kohn, F., M. H. Hall and C. D. Cross: Propamidine at an EMS Hospital. Lancet 1, 140 (1943).

Konrad, J.: Ferdinand v. Hebra und die Therapie der Verbrennungen. Wien. klin. Wschr. 62, 241 (1950).

Korpássy, B.: Hepatic lesions due to treatment of burns with tannic acid. Excerpta med. 3, 2960 (1949).

— Leberschädigung durch Gerbsäure. Schweiz. Z. Path. u. Bakter. 12, 13 (1949).

Koslowski, L.: Formalinkurzgerbung der Brandwunden. Chirurg 19, 357 (1948).

Kostrubala, J. G.: Burns of the nose. Amer. J. Surg. 83, 617 (1952).

Koszweski, B. J., u. K. Kaiser: Zur Frage der Nierenschädigung (Crush-Syndrom) nach Kohlenoxydintoxikation. Schweiz. med. Wschr. 81, 1149 (1951).

Kristjansen: On the treatment of thermal burns in a dermatological department. Acta dermato-vener. (Stockh.) **31**, 91 (1951).

Kruif, H. de, and N. H. Baker: Early use of ACTH in a severe burn. Report of a case. Minnesota Med. **34**, 1092 (1951).

Kruse, F.: Encephalitis und Amaurose nach Verbrennung. Dtsch. med. Wschr. **54**, 1039 (1928).

Kühn, H. A.: Die formale Pathogenese der Hepatitis epidemica nach Untersuchungen an Leberpunktaten. Beitr. path. Anat. **109**, 589 (1947).

Kumer, L.: Zur Tanninbehandlung von Verbrennungen. Wien. med. Wschr. **97**, 503 (1947).

Kuwabara, S.: Nebennierenveränderungen unter künstlichem Winterschlaf im Verbrennungsschock (tierexperimentelle Untersuchung). Langenbecks Arch. u. Dtsch. Z. Chir. **278**, 61 (1954).

Laborit, H.: Réaction organique à l'agression du choc. Paris: Masson & Cie. 1952.

— Etudes de quelques travaux récents concernant les brûlures graves. Presse méd. **60**, 450 (1952).

— Syndrome lésionnel et syndrome réactionnel en pathologie générale. C. r. 20. Congr. Coll. internat. chir. Méd. et Hyg. **1955**, 613.

—, et A. Escudié: Recherches sur le mécanisme de l'exclusion corticale des brûlés. Presse méd. **58**, 922 (1950).

Labrecque, R.: Choc par brûlures superficielles étendues. Ann. méd.-chir. Hôp. Sainte-Justine, Montréal **4**, 131 (1942).

Lacassagne, A.: Les cancers produits par les rayonnements corpusculaires. Actualités scientifiques et industrielles, p. 981. Paris: Hermann & Cie. 1945.

Lagrot, F.: Les principes du traitement des grands brûlés. Rev. méd. Nancy **73**, 287 (1948).

—, et Bisquerra: Une observation d'hibernation artificielle sur un grand brûlé. Afrique franç. chir. **3/4**, 121 (1952).

— I. Greco et N. Py: Greffes cutanées en grands lambeaux: vaste brûlure de la face, scalp du cuir chevelu. Lyon chir. **46**, 359 (1951).

—, et N. Py: Mains de brûlées monstrueuses; formes palmaires. Afrique franç. chir. **1**, 54 (1952).

Lagrot, M. F.: Traitement des brûlures de l'aviation. Mém. Acad. Chir. **71**, 161 (1945).

— Le traitement chirurgical des brûlures. Semaine Hôp. **26**, 4596 (1950).

Lam, C. R.: General care of burned patient. J. Amer. Med. Assoc. **125**, 543 (1944).

— Antibiotics in surgery of trauma. Amer. J. Surg. **74**, 302 (1947).

—, and H. N. Harkins: Panel discussions. Treatment of burns. Bull. Amer. Coll. Surgeons **27**, 109 (1942).

—, and R. D. McClure: Penicillin as adjunct in skin grafting of severe burns. Proc. Amer. Federat. Clin. Res. **1**, 56 (1944).

—, and M. Puppendahl: Pyruvic acid method of burn slough removal; experimental investigation. Ann. Surg. **121**, 866 (1945).

Lange, H. J., K. N. Campbell and F. A. Coller: Present policies in treatment of severely burned patient. Outline of treatment including use of whole blood transfusions. J. Michigan Med. Soc. **45**, 619 (1946).

Langer, P.: Die Probleme des Schocks bei Verbrennungen. Bratislav. lék. Listy **33**, 207 (1953).

Langohr, J. L., C. R. Owen and O. Cope: Bacteriologic study of burn wounds. Ann. Surg. **125**, 452 (1947).

— L. Rosenfeld, C. R. Owen and O. Cope: Effect of therapeutic cold on circulation of blood and lymph in thermal burns. Experimental study. Arch. Surg. **59**, 1031 (1949).

Latta, J.: Zit. nach Wiggers, A Practical System of Surgery, vol. II, chap. 12, sect. 6. Edinburgh: Mudie 1795.

Lauber, H. J.: Vitamine und Wundheilung. Beitr. klin. Chir. **158**, 293 (1934).

Lausecker, H.: Der Penicillinschutz bei Verbrennungen. Med. Klin. **46**, 646 (1951).

Lauson, H. D., S. E. Bradley and A. Cournand: The renal circulation in shock. J. Clin. Invest. **23**, 381 (1944).

Lavender, H. J.: Management of burns in children. Analytic study of 250 cases. J. Amer. Med. Assoc. **118**, 344 (1942).

Laver, M. B.: The effect of ganglion-blocking agents on survival of rats subjected to acute thermal injury. Surgery **40**, 520 (1956).

LAWRENCE, E. A.: Carcinoma arising in the scars of thermal burns, with special reference to the influence of the age at burn on the length of the induction period. Surg., Gynec. Obstetr. **95**, 579 (1952).

LEACH, E. H., R. A. PETERS and R. J. ROSSITER: Experimental thermal burns; especially moderate temperature burn. Quart. J. Exper. Physiol. **32**, 67 (1943).

LEE, W. E., and J. E. RHOADS: Present status of tannic acid method in treatment of burns. J. Amer. Med. Assoc. **125**, 610 (1944).

— W. A. WOLFF, H. SALTONSTALL and J. E. RHOADS: Recent trends in therapy of burns. Ann. Surg. **115**, 1131 (1942).

LEITNER, M. J.: Perforated gastric ulcer associated with external burns. Gastroenterology **24**, 109 (1953).

LEMIEUX, J. M.: Le traitement du choc dans les brûlures. Union méd. Canada **76**, 132 (1947).

LEONARD, J. C.: Symposium on burns from Hartford circus disaster. Bacteriostatics employed and medical problems. Occupat. Med. **1**, 116 (1946).

LEROY, R.: Le traitement des brûlures par le massage. Presse méd. **49**, 535 (1941).

LEVENSON, S. M., M. A. ADAMS, R. W. GREEN, C. C. LUND and F. H. L. TAYLOR: Plasma-α-amino nitrogen levels in patients with thermal burns. New England J. Med. **235**, 467 (1946).

— F. R. BIRKHILL, M. A. MALONEY and J. A. BELL: Metabolic fate of infused erythrocyte. Ann. Surg. **130**, 723 (1949).

— C. S. DAVIDSON, C. C. LUND and F. H. L. TAYLOR: Nutrition of patients with thermal burns. Surg., Gynec. Obstetr. **80**, 449 (1945).

—, u. Mitarb.: ADDISON's disease associated with amyloidosis following thermal burns. Report of case. New England J. Med. **237**, 152 (1947).

LEVEUF, J., et G. LAURENCE: Quelques précisions sur la technique de la perfusion dans le traitement des accidents généraux chez les brûlés. Mém. Acad. Chir. **71**, 157 (1945).

LEVINE, B.: Use of hexene-ol in burns of limited areas. Amer. J. Med. Sci. **205**, 125 (1943).

LEWIS, G. K.: The use of the patch graft in extensive skin loss. Plast. Reconstr. Surg. **12**, 116 (1953).

LEYDEN, E.: Klinik der Rückenmarkskrankheiten, Bd. 2, S. 106. Berlin: August Hirschwald 1875. Zit. nach WIGGERS.

LIDWELL, O. M.: Production of skin burns by hot gases. Nature (Lond.) **156**, 298 (1945).

LIEDBERG, N. C. F., L. R. KUHN, B. A. BARNES, E. REISS and W. H. AMSPACHER: Infection in Burns. II. The Pathogenicity of streptococci. Surg., Gynec. Obstetr. **98**, 693 (1954).

— E. REISS and C. P. ARTZ: Infection in Burns. III. Septicaemia a common cause of death. Surg., Gynec. Obstetr. **99**, 151 (1954).

— — L. R. KUHN, W. H. AMSPACHER and C. P. ARTZ: Infection in burns. IV. Evaluation of the local use of chloramphenicol ointment and furacin soluble dressing on granulating surfaces following extensive full-thickness burns. Surg., Gynec. Obstetr. **100**, 219 (1955).

LISCHER, C. E., and R. ELMAN: Experimental burns. Effect of elastic pressure applied to burned area. War Med. **3**, 482 (1943).

— — and H. W. DAVEY: Experimental burns. Changes in plasma albumin and globulin. War Med. **5**, 43 (1944).

LOCKWOOD, J. S.: War-time activities of Nat. Res. Council and Comm. on M. Res.; with particular reference to team-work on studies of wounds and burns. Ann. Surg. **124**, 314 (1946).

LÖWEN, C. H.: Die schwere Verbrennung. Med. Klin. **44**, 736 (1949).

LOEWENTHAL, M.: Phosphorwasserstoffvergiftung. Schweiz. Z. Path. u. Bakter. **12**, 313 (1949).

LOGIE, N. J.: Burns in warfare. Lancet **2**, 138 (1944).

LOMBARD, P.: A la recherche d'un traitement des brûlures étendues. Echec d'une perfusion 8 jours prolongée en plasma de sérum artificiel. Afrique franç. chir. **1**, 375 (1943).

— Note sur le traitement des brûlures par la balnéation prolongée discontinuée et les sels d'ammonium. Bull. Acad. Nat. Med. **135**, 327 (1951).

LONDON, P. S. The burnt foot. Brit. J. Surg. **40**, 293 (1953).

LOPES DE FARIA, J.: Medionekrose der großen und mittelgroßen Arterien nach orthostatischem Kollaps des Kaninchens. Beitr. path. Anat. **115**, 373 (1955).

Loustalot, P.: Beitrag zur Frage des Crush-Syndromes. Schweiz. med. Wschr. 80, 1045 (1950).
Lowbury, E. J. L.: Infection of burns. Proc. Roy. Soc. Med. 47, 231 (1954).
— Air conditioning with filtered air for dressing burns. Lancet 1, 292 (1954).
—, and J. S. Cason: Aureomycin and erythromycin therapy for streptococcus pyogenes in burns. Brit. Med. J. 2, 915 (1954).
— D. J. Crockett and D. M. Jackson: Bacteriology of burns treated by exposure. Lancet 2, 1151 (1954).
—, and J. Fox: The epidemiology of infection with pseudomonas pyocyanea in a burns unit. J. of Hyg. 52, 403 (1954).
— E. Topley and A. M. Hood: Chemotherapy for staphylococcus aureus in burns. Lancet 1, 1036 (1952).
Lucké, B.: Lower nephron nephrosis (renal lesions of crush syndrome, of burns' transfusions, and other conditions affecting lower segments of nephrons). Mil. Surgeon 99, 371 (1946).
Ludwig, F. E.: Use of saline solution, glycerin, acetic acid in care of burns. Odorless method of treating burns. Surgery 19, 486 (1946).
Luft, U. C.: Irreversible Organveränderungen durch Hypoxämie im Unterdruck. Beitr. path. Anat. 98, 323 (1936).
Lumière, A.: Les lois de la cicatrisation des plaies cutanées. I. Considérations générales. Rev. de Chir. 53, 656 (1917).
Lund, C. C., and N. C. Browder: Estimation of areas of burns. Surg., Gynec. Obstetr. 79, 352 (1944).
— R. W. Green, F. H. L. Taylor and S. M. Levenson: Burns. Collective review. Surg., Gynec. Obstetr. 82, 443 (1946).
— u. Mitarb.: Ascorbic acid, thiamine, riboflavin and nicotinic acid in relation to acute burns in man. Arch. Surg. 55, 557 (1947).
Lundy, J. S., R. C. Adams and T. H. Seldon: Plasma and blood in treatment of shock from burns. Surg. Clin. N. Amer. 24, 798 (1944).
Lupton, C. H.: Treatment of burns. J. Internat. Coll. Surgeons 17, 354 (1952).
Lyle, F. M.: Mangle burn injuries. Amer. J. Surg. 61, 148 (1943).
Lyons, C.: Problems of infection and chemotherapy. (Symposium on the management of the Cocoanut Grove burns at the Massachusetts General Hospital.) Ann. Surg. 117, 894 (1943).
Maciel, H.: De emprego de albuminoterapia, de plasmoterapia e da transfusão de sangue nos choques e nas queimaduras. Rev. brasil. Cir. 12, 375 (1943). Bol. Col. brasil. cirurgiões 18, 195 (1943).
Macomber, M. H.: Adequate nutrition gains emphasis as vital factor in burn surgery. Hospitals 19, 73 (1945).
Madow, K., and B. J. Alpers: Brain changes in patients with extensive body burns. A. M. A. Arch. of Neur. Psychiatr. 72, 440 (1954).
Magee, P. N., and W. G. Spector: Body water and electrolytes in acute anhydraemia. Proc. Roy. Soc. Lond., Ser. B 139, 584 (1952).
Mahoney, E. B., and J. W. Howland: Treatment of severely burned patient with special reference to controlled protein therapy. New York State J. Med. 43, 1307 (1943).
Maitland, H. I. L.: War burns. Survey of treatment and results in 100 cases. J. Roy. Nav. Med. Serv. 28, 3 (1942).
Mallory, T. B.: Hemoglobinuric nephrosis in traumatic shock. Amer. J. Clin. Path. 17, 427 (1947).
—, and W. J. Brickley: Pathology: with special reference to the pulmonary lesions. Symposium on management of Cocoanut Grove burns at Massachusetts General Hospital. Ann. Surg. 117, 865 (1943).
Mann, F. C.: Zit. nach Wiggers. (Nerve stimulation and shock). Bull. Johns Hopkins Hosp. 25, 207 (1914).
Mansfield, O. T.: Excision and repair of deep thermal necrosis. Brit. J. Surg. 34, 128 (1946).
Marchand, F.: In L. Krehl u. F. Marchand, Handbuch der allgemeinen Pathologie, Bd. 1. Leipzig: S. Hirzel 1908.
Marcks, K. M.: Treatment of burns for medical defense unit, with reference to early and late therapy. Amer. J. Surg. 58, 174 (1942).
Marquardt, P.: Brandverletzungen und deren Behandlung. Fortschr. Ther. 18, 27 (1942).

MARSHALL, W., and E. GREENFIELD: Modified non-adherent gauze pressure treatment for burns. Amer. J. Surg. 63, 324 (1944).

MARTIN, M. M., and E. I. EVANS: The treatment of acute burns. Med. Clin. N. Amer. 37, 1119 (1953).

MARTIN jr., R. S.: Present concepts of treatment of severe burns. Amer. Pract. 1, 1263 (1950).

MARTINEAU, P. C., and F. W. HARTMAN: Renal lesions in extensive cutaneous burns. J. Amer. Med. Assoc. 134, 429 (1947).

MATTHEWS, D. N.: Value of local chemotherapy in wounds and burns. Lancet 2, 271 (1942).

— Storage of skin for autogenous grafts. Lancet 1, 775 (1945).

— Technique and value of tatooing in plastic surgery. Proc. Roy. Soc. Med. 40, 881 (1947).

— Burns. Ann. Roy. Coll. Surgeons 10, 114 (1952).

MATTOCKS, A. M., and W. A. LAZIER: Hydrophilic acid ointments for débridement of burns. J. Amer. Pharmaceut. Assoc. 35, 275 (1946).

MAY, H.: Treatment of burns; symposium. Amer. J. Surg. 63, 34 (1944).

MCCARTHY, M. D.: Standardized back burn procedure for white rat suitable for study of effects ot therapeutic and toxic agents on long-term survival. J. Labor. a. Clin. Med. 30, 1027 (1945).

— A comparison of plasma expanders with blood and plasma as a supplement to electrolyte solutions in the treatment of rats undergoing third degree burns of 50% of the body surface. Ann. Surg. 136, 546 (1952).

—, and R. E. BODKIN: Survival of rats given methionine before and after thermal injury. Proc. Soc. Exper. Biol. a. Med. 63, 377 (1946).

—, and J. W. DRAHEIM: Survival of thermally injured rats infused with saline, polyvinyl-pyrrolidone, dextran and oxypolygelatin. Proc. Soc. Exper. Biol. a. Med. 79, 346 (1952).

—, and N. NEWLIN: The range of efficacy of NaCl solution in treating severe thermal injury in the rat. J. Labor. a. Clin. Med. 41, 416 (1953).

—, and W. M. PARKINS: Comparative efficacy of blood from normal and from burned donors in experimental burns. Arch. Surg. 53, 570 (1946).

— — Comparative effectiveness of albumin, globin, hemoglobin, gelatin, oxypolygelatin, saline, Ringer's, blood and plasma upon survival of rats subjected to standardized scald burns. Amer. J. Physiol. 150, 428 (1947).

MCCLEERY, R. S., W. R. SCHAFFARZICK and R. A. LIGHT: Experimental study of effect of heparin on local pathology of burns. Surgery 26, 548 (1949).

MCCLURE, R. D., and C. R. LAM: Statistical study of minor industrial burns. J. Amer. Med. Assoc. 122, 909 (1943).

— — Shock factor in burns and its treatment. Univ. Hosp. Bull. Ann Arbor 9, 62 (1943).

— — and H. ROMENCE: Tannic acid and treatment of burns. An obsequy. Ann. Surg. 120, 287 (1944).

MCCORKLE, H., and H. SILVANI: Selection of time for grafting of skin to extensive defects resulting from deep thermal burns. Ann. Surg. 121, 285 (1945).

MCCOY, F. J.: Value of homografts. Case report. Plast. Reconstr. Surg. 4, 389 (1949).

MCDONALD, A. H. u. Mitarb.: Studies on peripheral blood in patients with thermal burns. Thrombocytopenia. Science (Lancaster, Pa.) 99, 519 (1944).

MCDONALD, J. J., E. F. CADMAN and J. SCUDDER: Importance of whole blood transfusions in management of severe burns. Ann. Surg. 124, 332 (1946).

MCDOWELL, A. J.: Mass treatment of burns in atomic warfare. Plast. Reconstr. Surg. 9, 223 (1952).

MCDOWELL, F.: Accelerated excision and grafting of small deep burns. Amer. J. Surg. 85, 407 (1953).

MCFARLANE, R. G.: Human fibrin as dressing for burns. Brit. Med. J. 2, 541 (1943).

MCINDOE, A. H.: Total facial reconstruction following burns. Postgrad. Med. 6, 187 (1949).

MCLAREN, D. S.: Prophylaxis against tetanus in burns. Lancet 1, 1325 (1951).

MCLAUGHLIN jr., C. W.: Treatment of major burns in naval warfare. Trans. West. Surg. Assoc. 53, 308 (1945).

—, and D. K. NEIS: Recent advances in the management of burns. Amer. J. Surg. 83, 746 (1952).

MCLAUGHLIN, R. S.: Chemical burns of the eye. South. Med. J. 44, 446 (1951).

McLean, R., A. R. Moritz and A. Roos: Studies of thermal injury. Hyperpotassemia caused by cutaneous exposure to excessive heat. J. Clin. Invest. **26**, 497 (1947).

McNichol, J. W.: Experience with a case of simultaneous autograft and homograft of skin in third degree burns on ACTH. Plast. Reconstr. Surg. **9**, 437 (1952).

McShan, W. H., U. R. Potter, A. Goldman, E. G. Shippley and R. K. Meyer: Biological energy transformations during shock as shown by blood chemistry. Amer. J. Physiol. **145**, 93 (1945).

Medawar, P. B.: Chemical coagulants in treatment of burns. Lancet **1**, 350 (1942).

Meessen, H.: Über Coronarinsuffizienz nach Histaminkollaps und nach orthostatischem Kollaps. Beitr. path. Anat. **99**, 329 (1937).

— Experimentelle Untersuchungen zum Kollapsproblem. Beitr. path. Anat. **102**, 191 (1939).

Mégevand, R. P.: Unveröffentlichte Versuche.

Meleney, F. L.: Chemotherapy in prevention and treatment of infection in war wounds and burns. Amer. Acad. Orthop. Surgeons **1943**, 314.

— Study of prevention of infection in wounds, fractures and burns. Bull. U. S. Army Med. Dept. **72**, 41 (1944).

— A treatise on surgical infections. New York 1948.

—, and A. O. Whipple: Statistical analysis of study of prevention of infection in soft part wounds, compound fractures, and burns with special reference to sulfonamides. Surg., Gynec. Obstetr. **80**, 263 (1945).

Meloy, W. C.: Histopathology, chemistry and supportive treatment of burns. Med. Ann. Distr. Columbia **16**, 426 (1947).

Mendelssohn, K., and R. J. Rossiter: Subcutaneous temperatures in moderate temperature burns. Quart. J. Exper. Physiol. **32**, 301 (1944).

Meyer, F. L., J. W. Hirshfeld and W. E. Abbott: Metabolic alterations following thermal burns. Effect of force-feeding, methionine, and testosterone propionate on nitrogen balance in experimental burns. J. Clin. Invest. **26**, 796 (1947).

— S. Joseph, J. W. Hirshfeld and W. E. Abbott: Metabolic alterations following thermal burns. Nitrogen balance in experimental burns. J. Clin. Invest. **24**, 579 (1945).

Meyer, K. A., and R. Gradman: Sulfadiazine treatment of burns. Comparative study. Surg., Gynec. Obstetr. **76**, 584 (1943).

Meyer, O.: Treatment of burns. Pressure ointment method. Industr. Med. **12**, 727 (1943).

— Phlebitis and burns (role of pressure bandages). Industr. Med. **14**, 440 (1945).

Miller, H., and J. L. Posch: Acute burns of the hand. Amer. J. Surg. **80**, 784 (1950).

Millican, C. R., E. F. Stohlman and R. W. Mowry: A comparison of plasma substitutes (dextran, polyvinylpyrrolidon, oxypolygelatine) with saline therapy in treatment of experimental burn shock in mice. Amer. J. Physiol. **170**, 173 (1952).

— H. Tabor and S. M. Rosenthal: Traumatic shock in mice. Comparison of survival rates following therapy. Amer. J. Physiol. **170**, 179 (1952).

— — E. F. Stohlman and S. M. Rosenthal: Traumatic shock in mice. Acute hemodynamic effects of therapy. Amer. J. Physiol. **170**, 187 (1952).

Minami, S.: Über Nierenveränderungen nach Verschüttung. Virchows Arch. **245**, 247 (1923).

Miscall, L., and A. Joyner: Hemostatic globulin and plasma clot dressings in local treatment of burns. Surgery **16**, 419 (1944).

Mitchell, A. D., R. Owens and W. L. Valk: Clinical value of urea clearance and phenolsulfonphthalein test. J. of Urol. **71**, 230 (1954).

Monan, L. P., and A. Einheber: Greater resistance of the female to experimental burns following starvation. Science (Lancaster, Pa.) **116**, 425 (1952).

Monke, J. V., and C. L. Yuile: The renal clearance of hemoglobin in the dog. J. of Exper. Med. **72**, 149 (1940).

Monsaingeon, A.: La diurèse des grands brûlés; élément pronostique et guide thérapeutique. Semaine Hôp. **25**, 3253 (1949).

— Phénomènes de diffusion et facteurs d'anti-diffusion dans les brûlures. C. R. Soc. Biol. Paris **145**, 891 (1951).

— Phénomènes de diffusion dans les brûlures; modifications apportées par le cortisone. C. R. Soc. Biol. Paris **145**, 895 (1951).

— Documents pour l'étude de la nutrition des brûlés. Mém. Acad. Chir. **78**, 197 (1952).

Monsaingeon, A., P. Tanret et M. Daussy: La circulation intra-rénale des brûlés (étude expérimentale). Presse méd. 57, 1221 (1949).

Moon, V. H.: Origin and pathology of common terminal pneumonia. Arch. of Path. 26, 132 (1938).

— Shock. Its dynamics, occurence and management. Philadelphia: Lea a. Febiger 1942.

— The pathology of secondary shock. Amer. J. Path. 24, 235 (1948).

— Hemoglobinuric or tubular nephrosis. (Acute parenchymatous nephritis.) North Carolina Med. J. 9, 238 (1948).

Moore, D. H., and D. L. Worf: Effect of temperature on the transfer of serum proteins into tissues injured by tourniquet and by scald. Amer. J. Physiol. 170, 616 (1952).

Moore, F. D.: A note on the thrombophlebitis encountered. Symposium on management of Cocoanut Grove burns at Massachusetts General Hospital. Ann. Surg. 117, 931 (1943).

— The therapeutic implications of current concepts of shock. 1. Conf. on Shock and Circulatory Homeostasis. Josiah Macy jr. Foundation, New York 1951.

— Burns, an annotated outline for practical treatment. Med. Clin. N. Amer. 36, 1201 (1952).

—, and M. R. Ball: The metabolic response to surgery. Springfield, Ill.: Charles C. Thomas 1952.

— R. D. Evans and M. R. Ball: Histochemistry of burned human skin, with note on base exchange in traumatized tissue. Ann. Surg. 128, 266 (1948).

— J. L. Langohr, M. Ingebretsen and O. Cope: The role of exsudate losses in the protein and electrolyte imbalance of burned patients. Ann. Surg. 132, 1 (1950).

— W. C. Peacock, E. Blakely and O. Cope: Anemia of thermal burns. Ann. Surg. 124, 811 (1946).

Moorhead, J. J., and L. J. Unger: Human red cell concentrate for surgical dressings. Amer. J. Surg. 59, 104 (1943).

Morani, A. D.: Burn therapy. Consideration of burns in industry. Amer. J. Surg. 64, 361 (1944).

More, R. H., C. G. McMillan and G. L. Duff: The pathology of sulfonamie allergy in man. Amer. J. Path. 22, 703 (1948).

Morel-Fatio, D.: Deux nouveaux types de greffes libres. Presse méd. 59, 524 (1951).

Moriame, G.: Kystes épidermiques sur cicatrices de brûlure. Arch. belg. Dermat. 7, 165 (1951).

Moritz, A. R.: Studies of thermal injury. Pathology and pathogenesis of cutaneous burns. Experimental study. Amer. J. Path. 23, 915 (1947).

—, and F. C. Henriques jr.: Studies of thermal injury. Relative importance of time and surface temperature in causation of cutaneous burns. Amer. J. Path. 23, 695 (1947).

— — F. R. Dutra and J. R. Weisiger: Studies of thermal injury; exploration of casualty-producing attributes of conflagrations. Local and systemic effects of general cutaneous exposure to excessive circumambient (air) and circumradiant heat of varying duration and intensity. Arch. of Path. 43, 466 (1947).

— — and R. McLean: The effects of inhaled heat on the air passages and lungs. Amer. J. Path. 21, 311 (1945).

Morley, G. H., and J. P. Bentley: Propamidine in burns. Lancet 1, 138 (1943).

Morrison, B.: Study of burns and scalds in children. Arch. Diss. Childh. 22, 129 (1947).

Morton, J. H., and H. D. Kingsley: Thermal burns from an atomic explosion. N. Y. State Med. J. 51, 2221 (1951).

— — and H. E. Pearse: Studies on flash burns. Threshold burns. Surg., Gynec. Obstetr. 94, 317 (1952).

Mowlem, R., and R. Dawson: Management of burns. I. The recent burn. Lancet 1, 39 (1954).

Moyer, C. A.: An assessement of the therapy of burns; a clinical study. Ann. Surg. 137, 628 (1953).

— The treatment of burns. Surgery 38, 806 (1955).

— F. A. Coller, V. Iob, H. H. Vaughan and D. Marty: Study of interrelationship of salt solutions, serum and defibrinated blood in treatment of severely scalded, anesthetized dogs. Ann. Surg. 120, 367 (1944).

Müller, E., u. W. Rotter: Über histologische Veränderungen beim akuten Höhentod. Beitr. path. Anat. 107, 156 (1942).

— — G. Carow u. K. F. Kloos: Über Untersuchungsergebnisse bei Todesfällen nach allgemeiner Unterkühlung des Menschen in Seenot. Beitr. path. Anat. 108, 551 (1943).

MÜLLER, M.: Neue Erkenntnisse über Wesen und Behandlung der Verbrennungskrankheit. Dtsch. med. Wschr. 78, 1071 (1953).

MUUS, J., and E. HARDENBERGH: Oxygen consumption of normal rat liver slices in serum and in lymph taken from legs before and after severe burns. J. of Biol. Chem. 152, 1 (1944).

— — and C. K. DRINKER: Oxygen consumption of normal rat liver and diaphragm muscle in lymph taken from dogs before and after severe burns. Amer. J. Physiol. 142, 284 (1944).

MUYLDER, E. DE, et R. REUL: ,,Clearance" du sodium, du potassium et du chlore chez le lapin, au cours de modifications de concentrations ioniques sanguines. C. R. Soc. Biol. Paris 140, 576 (1946).

NARDI, G. L.: The amino-aciduria of trauma. Surgical Forum 5, 757 (1954).

NEAL jr., W. B., E. R. WOODWARD, A. E. KARK, J. M. ZURIBAN and J. A. MONTALBETTI: Effect of ACTH, cortisone and DOCA on survival of burned rat. Arch. Surg. 65, 774 (1952).

NEATHERY, E. J.: Treatment of extensive burns. Texas State J. Med. 4, 229 (1909).

NECHELES, H., and W. H. OLSON: Experimental investigation of gastrointestinal secretions and motiliy following burns and their relation to ulcer. Surgery 11, 751 (1942).

— — Studies on pathological physiology of burns. Illinois Med. J. 84, 379 (1943).

— E. PRESCOTT and W. H. OLSON: Effect of atropine on gastric secretion following thermal trauma. Surgery 20, 382 (1946).

NETSKY, M. G., and S. S. LEITER: Capillary permeability to horse proteins in burn shock. Amer. J. Physiol. 140, 1 (1943).

NEUMANN, H.: Über Verbrennungen, einschließlich Phosphorbrandwunden, und ihre Behandlung. Med. Klin. 40, 245 (1944).

NICKERSON, J. L.: Local fluid loss in trauma. Amer. J. Physiol. 144, 429 (1945).

NIKOLSKY: Zit. nach HENSCHEN 1882.

NIZET, E., et G. BARAC: Aspects histologiques du rein après injection de sang chauffé. C. R. Soc. Biol. Paris 145, 1906 (1951).

— — Aspects histologiques du rein après brûlures thermiques chez le chien. C. R. Soc. Biol. Paris 145, 1909 (1951).

NOBLE, R. P., and M. I. GREGERSON: Blood volume in clinical shock. Extent and cause of blood volume reduction in traumatic, hemorrhagic and burn shock. J. Clin. Invest. 25, 172 (1946).

NORTH, J. P.: Electric burns of head and arm with residual damage to eyes and brain. Amer. J. Surg. 76, 631 (1948).

— A middle course in blood and fluid replacement in trauma. Amer. J. Surg. 85, 386 (1953).

NORWICH, I.: Burns. I. Recent advances in management. S. Afric. Med. J. 26, 393 (1952).

NOUY, P. LECOMTE DU: Mathematical expression of the curve representing cicatrization. J. of Exper. Med. 24, 451 (1916).

NOVY jr., F. E.: Survivors of bombing of Hiroshima 3 years later. Arch. of Dermat. 61, 379 (1950).

NYLIN, G., et R. PANNIER: L'influence de l'orthostatisme et du choc sur la vitesse circulatoire déterminée à l'aide du phosphore radioactif. Arch. internat. Pharmacodynamie 73, 401 (1947).

OHEIM, L.: Herzmuskelveränderungen bei Diphtherie, ihre zeitliche Aufeinanderfolge und topographische Verteilung. Beitr. path. Anat. 100, 195 (1938).

OLIVER, J.: New directions in renal morphology. A method, its results and its future. Harvey Lect. 40, 102 (1945).

— M. MCDOWEL and A. TRACY: The pathogenesis of acute renal failure associated with traumatic and toxic injury, renal ischemia, nephrotoxic damage and ischemuric episode. J. Clin. Invest. 30, 1305 (1951).

OLLINGER, P.: Ist die Tanninbehandlung bei Verbrennungen schädlich? Chirurg 17/18, 629 (1947).

OLSON, W. H., and H. NECHELES: Experimental studies on burns. J. Amer. Med. Assoc. 122, 198 (1943).

— — Vasopressor effect of thermal trauma. Amer. J. Physiol. 139, 574 (1943).

— — Experimental study of anuria in burns. J. Labor. a. Clin. Med. 30, 371 (1945).

— — Studies on anuria: Effect of infusion fluids and diuretics on anuria resulting from severe burns. Surg., Gynec. Obstetr. 84, 283 (1947).

OPDYKE, D. F., and R. C. FOREMAN: Coronary flow in hemorrhagic shock. Amer. J. Physiol. 148, 726 (1947).

ORMOND, J. K., and M. E. KLINGER: Treatment of "Shock Kidney". Arch. Surg. 59, 398 (1949).

OSBORNE, R. P.: Treatment of burns and wounds with skin loss by envelope method. Brit. J. Surg. 32, 24 (1944).

— Burns. I. Initial treatment local and general. Brit. Med. J. 2, 1025 (1950).

— Management of burns. V. Treatment of the neglected burn. Lancet 1, 257 (1954).

OVUBØL, A.: Severe burns treated by blood transfusion, adrenal cortical hormone and ascorbic acid. Ugeskr. Laeg. (dän.) 105, 1331 (1943).

OWENS, N.: Surgical treatment of burns. Use of pressure dressings. Plast. Reconstr. Surg. 2, 226 (1947).

OXENIUS, K.: Antistin bei Verbrennung im Kindesalter; eine kurze Anregung. Kinderärztl. Prax. 18, 29 (1950).

PACK, G. T.: The pathology of burns. Arch. of Path. 1, 767 (1926).

PAGE, G. A. LE: Biological energy transformations during shock or burn by tissue analyses. Amer. J. Physiol. 146, 267 (1946).

— The effects of hemorrhage on tissue metabolites. Amer. J. Physiol. 147, 446 (1946).

PAGE, I. H.: Occurence of vasoconstrictor substance in blood during shock induced by trauma, hemorrhage and burns. Amer. J. Physiol. 139, 386 (1943).

PARKINS, W. M., KOOP, RIEGEL, VARS and LOCKWOOD: Gelatin as plasma substitute, with particular reference to experimental hemorrhage and burn shock. Ann. Surg. 118, 193 (1943).

PARROT, J. L.: Sur le mécanisme périphérique de la douleur; intervention de l'histamine dans la brûlure et le prurit. C. R. Soc. Biol. Paris 137, 620 (1943).

PARSONS jr., R., E. M. ALRICH and E. P. LEHMAN: Studies on burns. V. Experimental study of the effect of heparinization and gravity on tissue loss resulting from third degree burns. Surg., Gynec. Obstetr. 90, 722 (1950).

PATEY, D. H., and R. W. SCARFF: Diagnosis of depth of skin destruction in burns and its bearing on treatment. Brit. J. Surg. 32, 32 (1944).

— — Treatment of burns with partial skin destruction. Illustrative case. Lancet 1, 146 (1945).

PAUL, P.: Die Gefahren der Tanninbehandlung bei Verbrennungsschäden im Kindesalter. Kinderärztl. Prax. 18, 122 (1950).

PAYNE, J. T., and K. KRAUEL: Lymphatic lipid alterations in thermal injury. Surgical Forum 5, 750 (1954).

PEARSE, H. E., and J. T. PAYNE: Medical progress. Mechanical and thermal injury from atomic bomb. New England J. Med. 241, 647 (1949).

— — and L. HOGG: Experimental study of flash-burns. Ann. Surg. 130, 774 (1949).

PELKONEN, A., E. VEHUIÄINEN u. K. VEHUIÄINEN: Dextran. Nord. Med. 44, 1339 (1950).

PENBERTHY, G. C., and C. N. WELLER: Treatment of burns. Surg., Gynec. Obstetr. 74, 428 (1942).

— — Treatment of burns. (Including shock.) Amer. Acad. Orthop. Surgeons 1943, 188.

PENDLETON, R. C.: Paraffin wax open air treatment of burns. J. Amer. Med. Assoc. 122, 414 (1943).

PERDRUP, A.: The dermatological treatment of thermal burns. Acta dermato-vener. (Stockh.) 31, 94 (1951).

PERLMAN, G. E., W. W. L. GLENN and D. KAUFMAN: Changes in electrophoretic pattern in lymph and serum in experimental burns. J. Clin. Invest. 22, 627 (1943).

PETERS, G.: Spezielle Pathologie der Krankheiten des zentralen und peripheren Nervensystems. Stuttgart: Georg Thieme 1951.

PETERS, R. A.: Biochemical lesions in thermal burns. Brit. Med. Bull. 3, 81 (1945).

PETTAVEL, C. A.: A propos des brûlures et de leur traitement. Rev. méd. Suisse rom. 62, 769 (1942).

PFEIFFER, C. C., L. F. HALLMAN and I. GERSH: Boric acid ointment. Study of possible intoxication in treatment of burns. J. Amer. Med. Assoc. 128, 266 (1945).

PHEMISTER, D. B., and R. J. SCHACHTER: Neurogenic shock. Effects of prolonged lowering of blood pressure by continuous stimulation of carotid sinus in dogs. Ann. Surg. 116, 610 (1942).

PICHOTKA, J.: Tierexperimentelle Untersuchungen zur pathologischen Histologie des akuten Höhentodes. Beitr. path. Anat. 107, 117 (1942).

PICKRELL, K. L., C. R. STEPHEN, T. R. BROADBENT, F. W. MASTERS and N. G. GEORGIADE: Self induced trilene analgesia in plastic surgery, with special reference to the burned patient. Plast. Reconstr. Surg. 9, 345 (1952).

PIERCE, G. W., and E. H. KLABUNDE: Experiences with ACTH in treatment of burns. Plast. Reconstr. Surg. 12, 265 (1953).

PILLEMER, L., M. D. SCHOENBERG, L. BLUM and L. WURZ: Properdin system and immunity. II. Interaction of the properdin system with polysaccharides. Science (Lancaster, Pa.) 122, 545 (1955).

PINCUS, G., G. HECHTER and O. ZAFFARONI: Proc. 2. Clin. ACTH Conf. Philadelphia: Blakiston Son & Co. 1951.

PLANTA, P. v., u. M. KLINGLER: Behandlung der Schlafmittelintoxikation mit Daptazole und Megimide. Schweiz. med. Wschr. 86, 691 (1956).

PLETSCHER, A.: Über Erythrocytenresistenz bei hepatischem Icterus. Schweiz. med. Wschr. 83, 1229 (1953).

POCHIN, E. E.: Investigation of thyroid function and disease with radioactive iodine. Lancet 2, 41, 84 (1950).

PONFICK, E.: Über plötzliche Todesfälle nach Verbrennungen. Berl. klin. Wschr. 17, 225 (1876).

POPPER, H.: Über Drosselvorrichtungen an den Lebervenen. Klin. Wschr. 1931, 2129.

— Significance of agonal changes in the human liver. Arch. of Path. 46, 132 (1948).

PORRITT, A. E.: New methods with burns. Mil. Surgeon 94, 227 (1944).

PORTER, W. T.: Zit. nach WIGGERS, Amer. J. Physiol. 20, 500 (1908).

—, and W. C. QUINBY: Zit. nach WIGGERS, Boston Med. a. Surg. J. 149, 455 (1903).

POSER, E., and E. HAAS: Phosphates in therapy of chemical burns. J. Amer. Med. Assoc. 123, 630 (1943).

PRENDERGAST, J. J., R. L. FENICHEL and M. D. BYRNE: Albumin and globulin changes in burns as demonstrated by electrophoresis. Arch. Surg. 64, 733 (1952).

PRESMAN, D. L.: Intensive human serum treatment of burn shock and modified formula for calculating amount of infusion. J. Amer. Med. Assoc. 122, 924 (1943).

PRICE, PH. B., D. E. CALL, F. L. HANSEN and C. J. ZERWICK: Penetration of heat in thermal burns. Surgical Forum 4, 433 (1953).

PRINZMETAL, M., and H. C. BERGMAN: Nature of circulatory changes in burn shock. Clin. Sci. 5, 205 (1945).

— — and O. HECHTER: Demonstration of 2 types of burn shock. Surgery 16, 906 (1944).

— — and H. E. KRUGER: Demonstration of toxic factor in blood of rats shocked by burn. J. Clin. Invest. 25, 781 (1946).

— O. HECHTER, C. MARGOLES and G. FEIGEN: Principle from liver effective against shock due to burns. Preliminary report. J. Amer. Med. Assoc. 122, 720 (1943).

— — — — Principle from liver effective against shock due to burns. J. Clin. Invest. 23, 795 (1944).

— H. E. KRUGER and H. C. BERGMAN: Effect of various lethal procedures and thermal injury on capillaries. J. Labor. a. Clin. Med. 33, 497 (1948).

PRIOR, A. P.: Pathology of liver in deaths from thermal burns. J. Roy. Army Med. Corps 90, 101 (1948).

PRITCHARD, J. E.: Biopsy as accurate guide to decision of early skin-grafting. Ann. Surg. 121, 164 (1945).

PROSINGER, F.: Nekrotisierende ulceröse Ileitis terminalis und Oesophagitis nach Verbrennungen. Münch. med. Wschr. 92, 279 (1950).

PROYARD, G.: Sur la thérapeutique des brûlures. Acta chir. belg. 51, 338 (1952).

PULASKI, E. I., C. P. ARTZ, I. R. SCHAEFFER, W. E. HUCKABEE, R. C. WITCHELL and I. P. RUSSELL: Exposure (open) treatment lf burns. U. S. Armed Forc. Med. J. 2, 769 (1951).

QUESNE, L. P. LE: Fluid balance in surgical practice. London: Lloyd-Luke Ltd. 1954.

QUINBY jr., W. C., and O. COPE: Blood viscosity and the wohle blood therapy of burns. Surgery 32, 316 (1952).

RABINOWITZ, H. M., and L. PELNER: Topical application of horse serum in treatment of extensive burns. Amer. J. Surg. 64, 55 (1944).

Rae, S. L., and A. W. Wilkinson: Liver function after burns in childhood. Changes in laevulose tolerance (especially in relation to tannic acid therapy). Lancet 1, 332 (1944).

Raker, J. W., and R. L. Rovit: The acute red cell destruction following severe thermal trauma in dogs based on the use of radioactive chromate tagged red blood cells. Surg., Gynec. Obstetr. 98, 169 (1954).

— A. Wight, A. J. D. Michel and O. Cope: A clinical and experimental evaluation of the influence of ACTH on the need for fluid therapy of the burned patient. Ann. Surg. 134, 614 (1951).

Ramb, H.: Zur Behandlung der ausgedehnten Verbrennung beim Kind. Dtsch. med. Wschr. 76, 412 (1951).

Randall, H. T.: The shifts of fluid and electrolytes in shock. Ann. New York Acad. Sci. 55, 413 (1952).

Rankin, L. M.: Perforated ulcer of esophagus following burn. Amer. J. Surg. 67, 134 (1945).

Ranque, J.: Un cas de vaste épithélioma développé sur une ancienne brûlure. J. Radiol. et Electrol. 31, 91 (1950).

Ravdin, I. S.: General considerations of burn problem. Clinics 1, 1 (1942).

— Burn problem. Amer. J. Surg. 59, 330 (1943).

Raven, R. W.: Proflavine (acridine-dye) powder in wounds. Lancet 2, 73 (1944).

— Treatment of patient with burns, with reference to proflavine powder technique. Brit. Med. J. 1, 261 (1945).

Reese, E. C.: Local treatment of burns with pressure dressings and films containing sulfonamide. Amer. J. Surg. 67, 524 (1945).

Rehn, J., u. M. J. Whitelaw: Die lokale Behandlung von leichten Verbrennungen mit Cortison-Salbe. Medizinische 1953, 388.

— — Die Verbrennungsbehandlung mit ACTH und Cortison. Langenbecks Arch. u. Dtsch. Z. Chir. 274, 175 (1953).

Reidy, I. P.: Burns. II. Skin cover for full-thickness skin loss. Brit. Med. J. 2, 1030 (1950).

Reilly, J., et R. Laplane: Système végétatif. II. Encycl. méd. chir. 1945.

Reiss, E., and C. P. Artz: Treatment of burns. Mil. Surgeon 114, 187 (1954).

— J. A. Stirman, C. P. Artz, J. H. Davis and W. H. Amspacher: Fluid and electrolyte balance in burns. J. Amer. Med. Assoc. 152, 1309 (1953).

Remington, J. W.: The nervous system in shock. 1. Conf. on Shock and Circulatory Homeostasis. Josiah Macy jr. Foundation, New York 1951.

Reubi, F.: Le flux sanguin rénal. Aspects physiopathologiques, cliniques et thérapeutiques. Helvet. med. Acta 17, Suppl. 26 (1950).

— La signification de la pression intrarénale en pathologie médicale. Schweiz. med. Wschr. 86, 385 (1956).

Rhinelander, F. W., J. L. Langohr and O. Cope: Explorations into physiologic basis for therapeutic use of restrictive bandages in thermal trauma. Experimental study. Arch. Surg. 59, 1056 (1949).

Rhoads, J. E., W. A. Wolff, H. Saltonstall and W. E. Lee: Use of plasma in treatment of shock due to burns. Clinics 1, 37 (1942).

— — — — Further experiences with adrenal cortical extract in treatment of burn shock. Ann. Surg. 118, 982 (1943).

Rhode, C. M., M. F. Morales and E. L. Lozner: Studies on quantitative evaluation of certain treatments in healing of experimental third degree burns. J. Clin. Invest. 24, 372 (1945).

Richard, N. F.: Simplified dressing for burned hands. Arch. Surg. 66, 700 (1953).

Richards jr., D. W., and A. Cournand: Circulation in shock. Mechanical and vasomotor factors. Harvey Lect. 1943/44, 111.

— — Circulation in shock. Mechanical and vasomotor factors. Trans. Amer. Assoc. Phys. 1944.

Richardson, F. M.: Modern treatment of burns. Med. J. Austral. 2, 337 (1942).

Riehl jr., G.: Experimentelle Untersuchungen über den Verbrennungstod. Arch. exper. Path. u. Pharmakol. 135, 369 (1928).

Roback, R. A., and A. C. Ivy: Therapy of burns. Comparative experimental study including medicated pliable gelatin film, and note on effect of firm dressings on rate of healing. Surg., Gynec. Obstetr. 79, 469 (1944).

ROBERT, P.: Perichondritis der rechten Ohrmuschel nach Verbrennung 2.—3. Grades des Gesichtes und der Ohren. Dermatologica (Basel) 101, 269 (1950).

ROBERTSON, O. H., u. A. V. BOCK: Blutvolumen im Schock. Spec. Rep. Ser. Med. Res. Comm. No 25, London 1919.

ROBINSON, D. W., and T. R. HAMILTON: Investigations into the role of heparin in proliferative tissue reactions. I. Increased heparin tolerance in patients with burns and keloids. Surgery 34, 470 (1953).

ROBSON, L. C.: Perforated oesophagus following burns. Brit. Med. J. 1, 414 (1943).

RODDIS, L. H.: Wellcome prize essay. Burns incident to war. Measures for their prevention and treatment. Mil. Surgeon 94, 65 (1944).

ROMANI, J. D.: Action du ganglioplégique Ciba 9295 sur les dommages viscéraux déterminés par une brûlure cutanée étendue. C. R. Soc. Biol. Paris 146, 1511 (1952).

— Les infiltrats éosinophiliques précoces locaux et généraux au cours des brûlures cutanées étendues; essai d'interprétation. C. R. Soc. Biol. Paris 146, 1565 (1952).

— Action de la substance ganglioplégique Ciba 9295 (pendiomid) sur les modifications morphologiques du cortex surrénal au cours de la réaction d'alarme par brûlure chez le rat. C. R. Soc. Biol. Paris 146, 1568 (1952).

— L'activation thyroïdienne au cours de la réaction d'alarme; étude des modifications thyroïdiennes consécutives aux brûlures chez le cobaye. C. R. Soc. Biol. Paris 146, 1685 (1952).

— Les lésions pulmonaires au cours des brûlures expérimentales chez le cobaye. C. R. Soc. Biol. Paris 147, 262 (1953).

ROMENCE, H. L.: Common errors in burn treatment. Amer. J. Surg. 73, 340 (1947).

ROOK, J. R.: Management of anaesthesia of the severely burned patient. Lancet 1, 1214 (1953).

ROOS, A., J. R. WEISIGER and A. R. MORITZ: Studies of thermal injury. Physiological mechanisms responsible for death during cutaneous exposure to excessive heat. J. Clin. Invest. 26, 505 (1947).

ROSE, B., and J. S. L. BROWNE: Studies on blood histamine in cases of burns. Ann. Surg. 115, 390 (1942).

ROSEN, H., and S. M. LEVENSON: Non-protein nitrogen changes in serum and plasma of rats following thermal injuries. Proc. Soc. Exper. Biol. a. Med. 83, 91 (1953).

ROSENBERG, E., C. R. McCOMB, A. W. FARMER and W. R. FRANKS: Effect of hyaluronidase on the mortality from experimental burns. Nature (Lond.) 171, 431 (1953).

ROSENQVIST, H.: The primary treatment of extensive burns. A clinical study. Acta chir. scand. (Stockh.) 95, Suppl. 124 (1947).

— Verbrennungsbehandlung (für Laienpublikum). Idŭn 1952, Nr 26.

—, and H. G. R. THORSEN: Macrodex in the treatment of extensive burns. Arch. Surg. 62, 524 (1951).

ROSENTHAL, O., and M. D. McCARTHY: Post-burn azotemia. Its characteristics and relationship to severity of thermal injury. Amer. J. Physiol. 148, 365 (1947).

— — Plasma non-protein nitrogen distribution and its correlation with efficacy of fluid replacement therapy following thermal injury. J. Clin. Invest. 26, 827 (1947).

ROSENTHAL, S. M.: Experimental chemotherapy of burns and shock. Effects of systemic therapy on early mortality. Publ. Health Rep. 58, 513 (1943).

— Experimental chemotherapy of burns and shock. Production of traumatic shock in mice (by tourniquet method). Therapy with mouse serum and sodium salts. Publ. Health Rep. 58, 1429 (1943).

— Experimental chemotherapy of burns and shock. Methods. Effects of local therapy upon mortality from shock. Publ. Health Rep. 57, 1923 (1942).

—, and H. TABOR: Electrolyte changes and chemotherapy in experimental burn and traumatic shock and hemorrhage. Arch. Surg. 51, 244 (1945).

ROSS, O. A., and C. J. WALKER: Histochemical studies of thermal injury on rat skin. Proc. Soc. Exper. Biol. a. Med. 82, 379 (1952).

ROSSITER, R. J.: Plasma loss in burns. (Review of literature.) Bull. War Med. 4, 181 (1943).

—, and R. A. PETERS: Controlled external pressure and oedema formation. Lancet 1, 9 (1944).

ROTH, N.: Encephalopathy to burns. Arch. of Neur. Psychiatr. 45, 980 (1941).

ROTHMAN, M., J. TAMERIN and J. G. M. BULLOWA: Treatment of burns with 2,5% sulfadiazine in 8% triethanolamine solution. J. Amer. Med. Assoc. 120, 803 (1942).

ROUSSELOT, L. M., J. F. CONNELL jr. and W. P. WHALEN: The exposure method in the treatment of severe second and third degree burns. Surgery 33, 673 (1953).

ROWNTREE, L. G., and I. T. GERAGHTY: An experimental and clinical study of the functional activity of the kidneys by means of phenolsulfonephthalein. J. of Pharmacol. Exper. Therap. 1, 579 (1910).

ROZENFELD, I. H.: Methemoglobinemia resulting from the absorption of sodium nitrite. J. Amer. Med. Assoc. 152, 706 (1953).

RUSH, J. T.: Treatment of burns and their complications. Amer. J. Surg. 85, 187 (1953).

RUSSELL, J. A., and C. N. H. LONG: Amino nitrogen in liver and muscle of rats in shock after hemorrhage. Amer. J. Physiol. 147, 175 (1946).

— — and F. L. ENGEL: Biochemical studies on shock. II. The role of the liver and the hepatic circulation in the metabolic changes during hemorrhagic shock in the rat and the cat. J. of Exper. Med. 79, 9 (1944).

— — and A. E. WILHELMI: Biochemical studies on shock. The oxygen consumption of liver and kidney tissue from rats in hemorrhagic shock. J. of Exper. Med. 79, 23 (1944).

SAFFORD jr., F. K., J. R. LISA and F. M. ALLEN: Local and systemic effects of heat and cold in rats. Arch. Surg. 61, 499 (1950).

SALTONSTALL, H., and W. E. LEE: Modified technic in skin grafting of extensive deep burns. Ann. Surg. 119, 690 (1944).

— J. WALKER jr., J. E. RHOADS and W. E. LEE: Influence of local treatment of burns on liver function. Ann. Surg. 121, 291 (1945).

SALZBERG, A. M., and E. I. EVANS: Blood volumes in normal and burned dogs. A comparative study with P^{32} tagged red cells and T-1824 dye. Ann. Surg. 132, 746 (1950).

SANDBLOM, P.: Tensile strength of wound healing. Acta chir. scand. (Stockh.) 90, Suppl. 89 (1944).

SANDERS, G. B., and R. H. MOORE jr.: Use of homografts in extensively burned patients. Amer. J. Surg. 80, 637 (1950).

SCHACHTER, M.: Insomnie rebelle passagère, complication diencéphalique de brûlure intense, localisée. Méd. inf. 54, 36 (1947).

— Les encéphalopathies infantiles consécutives à des brûlures. A propos de deux observations cliniques. Ann. paediatr. (Basel) 168, 105 (1947).

— Encéphalopathies et troubles caractériels à la suite des brûlures chez l'enfant. Acta psychiat. (Københ.) 25, 285 (1950).

SCHATZKI, R.: Roentgenologic report of the pulmonary lesions. Symposium on management of Cocoanut Grove burns at Massachusetts General Hospital. Ann. Surg. 117, 841 (1943).

SCHEIDEGGER, S.: Sulfanilamid = (p-amino-phenyl-sulfamid). Pyridin: Dagénan-Vergiftung (Todesfall). Fühner-Wielands Slg Vergift.fälle 11, 195 (1940).

SCHJERNING, F.: Über den Tod infolge Verbrennung und Verbrühung vom gerichtsärztlichen Standpunkt. Vjschr. gerichtl. Med. 41, 24 (1884).

SCHMITT, W.: Zur Behandlung von Verbrennungen bei Säuglingen und Kleinkindern. I. Zur Behandlung des Verbrennungsschocks. Ärztl. Wschr. 1956.

—, u. S. ORTEL: Zur Behandlung von Verbrennungen bei Säuglingen und Kleinkindern. II. Zur Lokalbehandlung der Verbrennungswunden. Ärztl. Wschr. 1956.

SCHMITTER, G.: Neue Möglichkeiten in der Wundheilung. Med. Welt 20, 1481 (1951).

SCHOLZ, R.: Beiträge zur Therapie der Verbrennungen im Kindesalter. Wien. med. Wschr. 101, 242 (1951).

SCHOTTE, J. P., et F. VAN ROY: Toxicité de γ-globulines chauffées. Arch. int. Pharmacodyn. Thérap. 96, 479 (1954).

SCHÜMMELFEDER, N.: Untersuchungen über Cholinesterase im Blut nach experimentellen Schädigungen; Verhalten der Cholinesterase im Blut von Hunden bei experimenteller Verbrennung. Arch. exper. Path. u. Pharmakol. 204, 567 (1947).

— Untersuchungen über Cholinesterase im Blut nach experimentellen Schädigungen; das Verhalten der Cholinesterase im Blutserum nach örtlicher Verbrennung. Arch. exper. Path. u. Pharmakol. 204, 626 (1947).

— „Polypeptid"- und Reststickstoff des Blutserums im experimentellen Verbrennungsschock. Arch. exper. Path. u. Pharmakol. 207, 82 (1949).

Schürmann, P., u. H. E. MacMahon: Die maligne Nephrosklerose, zugleich ein Beitrag zur Frage der Bedeutung der Blutgewebsschranke. Virchows Arch. **291**, 47 (1933).

Schuessler, H.: Beitrag zur Morphologie der Hämolyse- und Crush-Niere. Frankf. Z. Path. **67**, 196 (1956).

Schultz, E.: Unveröffentlichte Versuche.

Schultz, L. W.: Burns of the mouth. Amer. J. Surg. **83**, 619 (1952).

Schwartz, L., and H. S. Mason: Cleansing of oil-covered skin and burns. Arch. Surg. **51**, 55 (1945).

Schweitzer, R. J., and J. T. Bradsher jr.: Acid débridement of burns with phosphoric-acid gel. New England J. Med. **244**, 705 (1951).

Schwiegk, H., u. W. H. A. Schöttler: Veränderungen der Kapillarpermeabilität durch Hitzeeinwirkung. Klin. Wschr. **24/25**, 360 (1947).

Scoville, A. de: Le problème du traitement des grands brûlés. Rev. méd. Liège **6**, 584 (1951).

— Considérations sur la pathogénie et le traitement des brûlures graves. Bruxelles méd. **32**, 495 (1952).

Scudder, J.: Shock. Blood studies as a guide to therapy. Philadelphia: J. B. Lippincott Company 1940.

Selkurt, E. E.: Comparison of renal clearance with direct renal blood flow under control conditions and following renal ischemia. Amer. J. Physiol. **145**, 376 (1946).

— Renal blood flow and renal clearance during hemorrhagic shock. Amer. J. Physiol. **145**, 699 (1946).

Sellers, E. A., and C. H. Best: Effects of certain diets on loss of nitrogen in urine after experimental burns. Brit. Med. J. 1, 522 (1947).

—, and E. S. Goranson: Closed plaster method in prevention of shock after burns. Canad. Med. Assoc. J. **51**, 111 (1944).

—, and J. M. Parker: Effect of closed plaster treatment on urinary loss of nitrogen after experimental burning. Canad. Med. Assoc. J. **55**, 41 (1946).

—, and J. W. Willard: Effect of plaster bandages and local colling on haemoconcentration and mortality rate in burns. Canad. Med. Assoc. J. **49**, 461 (1943).

— S. S. You and R. W. You: Influence of adrenal cortex and thyroid on loss of nitrogen in urine after experimental burns. Endocrinology **47**, 148 (1950).

Selye, H.: Stress. Acta Int. Med. Publ. Montreal **1950**.

—, and C. Dasne: Influence of traumatic shock on blood sugar of adrenalectomized rats treated with adrenal cortical extract. Proc. Soc. Exper. a. Biol. Med. 48, 452 (1941).

Sevitt, S.: Leucocyte changes in burns. Lancet 1, 390 (1951).

— Eosinophil and other leucocyte changes in burned patients with special reference to adreno-cortical activity. Brit. Med. J. 1, 976 (1951).

— Local vascular changes in burned skin. Proc. Roy. Soc. Med. **47**, 225 (1954).

— J. P. Bull, C. N. D. Cruickshank, D. M. Jackson and E. J. L. Lowbury: Failure of an antihistamine drug to influence the course of experimental human burns. Brit. Med. J. **2**, 57 (1952).

Sewell, S. A.: Rational treatment of burns. Med. J. Austral. **2**, 590 (1944).

Seymour, W. B., W. H. Pritchard, L. P. Longley and I. M. Hayman: Cardiac output, blood and interstitial fluid volumes, total circulating serum protein and kidney function during cardiac failure and after improvement. J. Clin. Invest. **21**, 229 (1942).

Sharpey-Schafer, E. P.: Acute and chronic hypotension after hemorrhage in man. 1. Conf. on Shock and Circulatory Homeostasis. Josiah Macy jr. Foundation, New York 1951.

Shedlovsky, T., and J. Scudder: Comparison of erythrocyte sedimentation rates and electrophoretic patterns of normal and pathological human blood. J. of Exper. Med. **75**, 119 (1942).

Sheehan, J. E.: Burns as war wounds. Amer. J. Surg. **61**, 331 (1943).

Shen, S. C., and T. H. Ham: Studies on destruction of red blood cells. Mechanism and complications of hemoglobinuria in patients with thermal burns. Spherocytosis and increased osmotic fragility of red blood cells. New England J. Med. **229**, 701 (1943).

Shorr, E., u. B. W. Zweifach: Siehe Zweifach 1951.

Shute, E. V.: Notes on use of α-tocopherol in management of acute and subacute vascular obstructions, as well as in burns. Ann. New York Acad. Sci. **52**, 358 (1949).

Siebenmann, R. E.: Über eine tödlich verlaufende Anorexia nervosa mit Hypokaliämie. Schweiz. med. Wschr. 85, 468 (1955).

Siedek, H., R. Wenger u. H. Zehetner: Kreislaufuntersuchungen nach schweren Verbrennungen. Wien. klin. Wschr. 62, 880 (1950).

Siegmund, H.: Veränderungen der Leber beim Ikterus epidemicus. Virchows Arch. 311, 180 (1944).

Siegrist, J., P. Miescher und M. Allgöwer: Unveröffentlichte Versuche.

Siler, V. E.: Primary cleansing, compression and rest treatment of burns. Surg., Gynec. Obstetr. 75, 161 (1942).

— Management of heat burns. J. Amer. Med. Assoc. 124, 486 (1944).

— Collective review: General principles and management of complications in treatment of burns. Surg., Gynec. Obstetr. 90, 313 (1950).

—, and M. R. Reid: Clinical and experimental studies with Koch method of treatment of heat burns. Ann. Surg. 115, 1106 (1942).

Simeone, F. A.: Blood and plasma in surgical emergencies. Rhode Island Med. J. 31, 291 (1948).

Simonart, A.: Diététique des brûlés graves. Méd. et Hyg. 10, 111 (1952).

— New advances in the pathology of burns. Trans. Coll. Physicians Philadelphia 20, 50 (1952).

— Au sujet de l'auto-intoxication après brûlure. Bull. Acad. Roy. Méd. Belg. 20, 75 (1955).

Simonart, M. A.: Conceptions actuelles sur les brûlures. Bull. Acad. Roy. Méd. Belg. 12, 116 (1947).

Slyke, D. D. van: Effect of shock on the kidney. Trans. Assoc. Amer. Physicians 58, 119 (1944).

— The effect of shock on the kidney. Ann. Int. Med. 28, 701 (1948).

Smelser, G. K., and V. Ozanics: Effect of local anesthetics on cell division and migration following thermal burns of cornea. Arch. of Ophthalm. 34, 271 (1945).

Smith, A. D.: Modern treatment of burns. Med. J. Austral. 2, 335 (1942).

Smith, H. C.: Infected burns. Amer. J. Surg. 74, 216 (1947).

Smith, H. W.: The kidney, structure and function in health and disease. New York: Oxford Univ. Press 1951.

Sneve, H.: The treatment of burns and skin grafting. J. Amer. Med. Assoc. 45, 1 (1905).

Snyder, H. E., and J. W. Culbertson: Zit. nach Zollinger 1952, Arch. Surg. 56, 651 (1948).

Soutter, L.: A note on the blood bank. Symposium on management of Cocoanut Grove burns at Massachusetts General Hospital. Ann. Surg. 117, 928 (1943).

Spaeth, E. B.: Replacement of skin graft by a basal cell carcinoma. A case presentation. Arch. of Ophthalm. 46, 100 (1951).

Spielmeyer, W.: Histopathologie des Nervensystems. Berlin: Springer 1922.

State, D., and J. Lichtenstein: A study of the genesis of shock associated with experimentally induced hepatic necrosis in dogs. Surgery 39, 12 (1956).

Stein, F.: Über die Bedeutung der Methylcellulose in der Behandlung von thermischen Schäden, eiternden Wunden und Abscessen. Chirurg 23, 471 (1952).

— F. E., L. T. Wright and A. Prigot: Streptokinase–Streptodornase in the local treatment of burns. Harlem Hosp. Bull. 5, 134 (1953).

Stephenson, K. L.: The effect of hyaluronidase and plasma administered subcutaneously to burned rats. Surgery 30, 845 (1951).

Stevenson, T. W.: The surgical treatment of burns. New York State Med. J. 51, 2223 (1951).

Stirman, J. A., J. F. Prudden and M. K. Young: Comparison of the volumes of distribution of sucrose and sodium thiosulfate as an estimate of extracellular fluid in burned humans. Surgical Forum 5, 770 (1954).

Stoelzner, W.: Untersuchungen über die Haffkrankheit. Die Ursachen der Haffkrankheit. Dtsch. med. Wschr. 58, 1929 (1932).

Stör, O. u. Mitarb.: Die Verbrennungskrankheit. Zbl. Chir. 76, 897 (1951).

— Die Verbrennungskrankheit und ihre Behandlung. Vorträge aus der praktischen Chirurgie, H. 35. Stuttgart: Ferdinand Enke 1952.

Stoner, H. B., and H. N. Green: Effect of fatal cutaneous burns on adenosine equivalent of blood of rabbits. J. of Path. Bact. 61, 114 (1949).

Strauss, M. B.: Acute renal insufficiency due to lower-nephron nephrosis. New England J. Med. **239**, 693 (1948).

Strong, W. R.: The tissue bank, its operation and management. Ciba Foundation, Symposium on Preservation and Transplantation of Normal Tissues 1954.

Stubenbord III., J. G.: Immediate treatment of burns at naval air stations. J. Aviation Med. **16**, 192 (1945).

Stucke, K.: Zur Pankreasfermentbehandlung schwerer Verbrennungen. Chirurg **25**, 289 (1954).

— Das Bluteiweißbild bei Verbrennungen unter besonderer Berücksichtigung der Pankreasfermentbehandlung. Langenbecks Arch. klin. Chir. **278**, 603 (1954).

— Zur Klinik und Behandlung schwerer Verbrennungen. Langenbecks Arch. u. Dtsch. Z. Chir. **282**, 108 (1955).

— Die allgemeine und örtliche Behandlung schwerer Verbrennungen. Therapiewoche **6**, 1 (1956).

Stüttgen, G.: Zur Frühbehandlung von ausgedehnten Verbrennungen. Z. Hautkrkh. **14**, 228 (1953).

Sturgis, S. H.: Observations on physiology, metabolism, and treatment of severe burn. Mil. Surgeon **97**, 215 (1945).

Sullivan, B. J., and W. K. Masterson: Peripheral vascular responses to remote thermal burns and frostbite as influenced by heparin and paritol. Amer. J. Physiol. **175**, 56 (1953).

Sulzberger, M. B., A. Kanof and R. L. Baer: Studies on acid débridement of burns. Ann. Surg. **125**, 418 (1947).

Surmont, J., et S. Fajbisowicz: Action remarquable d'une nouvelle pommade à base de méthionine et d'inositol dans la cicatrisation des lésions cutanées consécutives aux brûlures et aux diverses irradiations. J. Radiol. et Electrol. **33**, 577 (1952).

Tabor, H., H. Kabat and S. M. Rosenthal: Chemotherapy of burns and shock. Standardized hemorrhage in mouse. Therapy of experimental hemorrhage. Publ. Health Rep. **59**, 637 (1944).

Tanzer, R. C.: Correction of interdigital burn contractures of hand. Plast. Reconstr. Surg. **3**, 533 (1948).

Taurog, A., and J. L. Chaikoff: Nature of circulating thyroid hormone. J. of Biol. Chem. **176**, 639 (1948).

Taylor, F. H. L.: Abnormal nitrogen metabolism in burns. Science (Lancaster, Pa.) **97**, 423 (1943).

— Nitrogen requirement of patients with thermal burns. J. Industr. Hyg. a. Toxicol. **26**, 152 (1944).

— C. S. Davidson and S. M. Levenson: Problem of nutrition in presence of excessive nitrogen requirement in seriously ill patients with particular reference to thermal burns. Connecticut Med. J. **8**, 141 (1944).

— S. M. Levenson and M. A. Adams: Abnormal carbohydrate metabolism in human thermal burns. Preliminary observations. New England J. Med. **231**, 437 (1944).

— — C. S. Davidson and M. A. Adams: Abnormal nitrogen metabolism in patients with thermal burns. New England J. Med. **229**, 855 (1943).

— — — N. C. Browder and C. C. Lund: Problems of protein nutrition in burned patients. Ann. Surg. **118**, 215 (1943).

Tenery, R. M.: Cutaneous burns. Amer. J. Med. Sci. **203**, 293 (1942).

Thiele, W.: Die moderne Behandlung schwerer Verbrennungen, unter besonderer Berücksichtigung unserer Erfahrungen mit Pankreasferment-Tyloseschleim nach Greuer-Göttingen. Zbl. Chir. **77**, 561 (1952).

Thiessen, N. W., and O. S. Steinreich: Local treatment of burns in army. Mil. Surgeon **91**, 208 (1942).

Thomson, M. L.: Delayed effects of ultra-violet burns in man. Lancet **1**, 1347 (1951).

Tillett, W. S.: Early débridement of a burn wound. Streptokinase — Streptodornase. Symposium on Burns. Nat. Acad. Sci. — Nat. Res. Council, Washington D.C. 1951.

Titze, A.: Penetrierende Verletzungen mit glühenden Stäben. Wien. med. Wschr. **100**, 283 (1950).

Töppich, G.: Zur Pathologie der subakuten Blausäure-Inhalationsvergiftung. Arch. Gewerbepath. **12**, 10 (1943).

Tolins, S. H.: Modern burn therapy. U. S. Armed Forc. Med. J. **2**, 569 (1951).

Tonutti, E.: Zur Analyse der pathophysiologischen Reaktionsmöglichkeiten des Organismus.

Vorläufige Mitteilung. Diphtherietoxin und Intoxication nach Verbrennung. Klin. Wschr. **27**, 569 (1949).

Topley, E.: The fate of red cells following burns. Proc. Roy. Soc. Med. **47**, 230 (1954).

— E. J. L. Lowbury and L. Hurst: Bacteriological control of aureomycin therapy. Lancet **1**, 87 (1951).

Toulant, P., A. Larmande et M. Toulant: Les instillations de sang frais dans le traitement des brûlures de la cornée. Bull. Acad. Nat. Méd. **135**, 279 (1951).

Trendtel, F.: Verbrennungsbehandlung im Kindesalter ohne Narbenbildung. Ärztl. Wschr. **5**, 659 (1950).

Truman, G. C.: A case of severe burns involving 65% of body area. Industr. Med. a. Surg. **22**, 132 (1953).

Trusler, H. M., and T. B. Baver: Observations on local treatment of burns. Quart. Bull. Indiana Univ. Med. Center **8**, 75 (1946).

— S. Glanz and T. B. Baver: An evaluation of pituitary adrenocorticotrophic hormone (ACTH) in the treatment of severe burns. Relationship to skin grafting. Plast. Reconstr. Surg. **9**, 478 (1952).

— — — Reconstruction of burn scar deformity. Arch. Surg. **66**, 496 (1953).

Turk, W. E. de, and M. E. Cueig: Studies on shock induced by hemorrhage. IX. The inhibition of amino acid oxydation in shock induced by hemorrhage. J. of Pharmacol. **83**, 220 (1945).

Underhill, F. P.: Changes in blood concentration with special reference to the treatment of extensive superficial burns. Ann. Surg. **86**, 840 (1927).

— The significance of anhydremia in extensive superficial burns. J. Amer. Med. Assoc. **95**, 852 (1930).

— G. L. Carrington, R. Kapsinow and G. T. Pack: Blood concentration changes in extensive superficial burns and their significance for systemic treatment. Arch. Int. Med. **32**, 31 (1923).

Urechia, C. J., J. Manta u. Bumbacescu: Quelques recherches (expérimentales) biologiques et histologiques chez les brûlés. Mschr. Psychiatr. u. Neurol. **102**, 143 (1939).

Urkov, J. C.: Critically burned patient. Amer. J. Surg. **71**, 242 (1946).

— Critically burned child. Amer. J. Surg. **75**, 821 (1948).

Vail, D.: Treatment of burns of the eyes. Amer. J. Surg. **83**, 615 (1952).

Vallance-Owen, J.: The renal excretion of phenolsulphophthalein as an aid to the diagnosis of previous hypertension. Lancet **1**, 721 (1953).

Vandenberghe, P.: Toxicité des produits de digestion pepsinique de la sérumalbumine chauffée. Arch. int. Pharmacodyn. Thérap. **98**, 66 (1954).

Verdan, C.: L'ulcère gastro-duodénal consécutif aux brûlures cutanées; considérations pathogéniques. Gastroenterologia (Basel) **70**, 57 (1945).

Virenque, J., et J. Sécail: Traitement moderne des brûlures étendues. Presse méd. **57**, 688 (1949).

Vogl, A.: Chirurgische Behandlung schwerer Verbrennungen. Zbl. Chir. **78**, 1330 (1953).

Vogt, W.: Über histologische Befunde beim Verbrennungstod. Virchows Arch. **273**, 140 (1929).

Vries, P. J. de, and H. A. Albertson: Blood disturbances and anuria resulting from severe burns. Virginia Med. Monthly **75**, 173 (1948).

Waal, H. L. de: Wound infection. Preliminary note on combined clinical and bacteriological investigation of 708 wounds. Edinburgh Med. J. **50**, 577 (1943).

Wagner, H.: Die Behandlung von granulierenden Hautwunden. Zbl. Chir. **50**, 1361 (1903).

Wakeley, C. P. G.: Late end-results of war burns. Lancet **1**, 410 (1942).

— u. Mitarb.: Discussion on burns of eyelids and conjunctiva. Proc. Roy. Soc. Med. **37**, 29 (1943).

Walker jr., J.: Pathologic physiology of extensive superficial burns. Surg. Clin. N. Amer. **26**, 1488 (1946).

— Study of azotemia observed after severe burns. Surgery **19**, 825 (1946).

— H. Saltonstall, J. E. Rhoads and W. E. Lee: Toxemia syndrome after burns. Biochemical and pathologic observations and studies. Arch. Surg. **52**, 177 (1946).

—, and H. Shenkin: Studies on toxemia syndrome after burns. Central nervous system changes as cause of death. Ann. Surg. **121**, 301 (1945).

Walker, J. M.: The problem of the extensive cutaneous burn. Amer. J. Med. Sci. **221**, 223 (1951).

WALKER, J. M., M. T. BARNES, A. R. WALKER, E. M. BARNETT and B. BAROL: Changes in tissue sodium and potassium of rats following a severe burn. Surgical Forum 4, 431 (1953).
WALLACE, A. B.: Treatment of burns. A return to basic principles. Brit. J. Plast. Surg. 2, 232 (1949).
— The exposure treatment of burns. Lancet 1, 501 (1951).
— The treatment of burns. Practitioner 170, 109 (1953).
WALSER, A., H. LUDWIG u. G. V. ORTELLI: Der diagnostische Wert der Bestimmung des Plasma-Eiweiß-Jodes und des Schlafgrundumsatzes. Helvet. med. Acta 21, 413 (1954).
WANG, S. C.: Importance of afferent nervous factor in experimental traumatic shock. Effect of chronic deafferentation. Amer. J. Physiol. 148, 547 (1947).
—, and R. R. OVERMAN: A neurogenic factor in experimental traumatic shock. Ann. Surg. 129, 207 (1949).
— — J. W. FERTIG, W. S. ROOT and M. I. GREGERSEN: Relation of blood volume reduction to mortality rate in hemorrhagic and traumatic shock in dogs. Amer. J. Physiol. 148, 164 (1947).
WARDLAW, H. S. H.: Biochemical observations on casualties burned in a petrol explosion. Med. J. Austral. 2, 899 (1950).
WARNER, G. F., and E. L. DOBSON: Disturbances in the RES following thermal injury. Amer. J. Physiol. 179, 93 (1954).
WARTHEN jr., H. J.: Treatment of burns complicated by fractures of extremities. Ann. Surg. 119, 526 (1944).
WASE, A. W., H. J. EICHEL and E. REPPLINGER: Relation of thyroid status to nitrogen excretion following exposure to thermal radiation. Proc. Soc. Exper. Biol. a. Med. 84, 152 (1953).
—, and E. REPPLINGER: Effect of thermal burns on thyroid activity. Endocrinology 53, 451 (1953).
WATKINS, A. L.: A note on physical therapy. Symposium on management of Cocoanut Grove burns at Massachusetts General Hospital. Ann. Surg. 117, 911 (1943).
WATRONS, R. M., H. W. HODGES and M. J. MCANDREW: Radiation burns from diffraction apparatus simulating infections. Report of cases. J. Amer. Med. Assoc. 152, 513 (1953).
WATSON, E. F., W. G. HOGE and S. L. KOCH: Burns in children. Quart. Bull. Northwest. Univ. Med. School 20, 286 (1946).
WATSON-JONES, R.: Fractures and joint injuries. Baltimore: Williams & Wilkins Company 1952.
WEBER, G.: Il problema del sarcoma in sorto su cicatrice da ustione. Arch. „De Vecchi" (Firenze) 19, 1143 (1953).
WEIDENBACH, W.: Therapie kleiner Verbrennungen. Ther. Gegenw. 91, 347 (1952).
WEIDENFELD, ST., u. L. ZUMBUSCH: Weitere Beiträge zur Pathologie und Therapie schwerer Verbrennungen. Arch. f. Dermat. 76, 163 (1905).
WEINSHEL, L. R.: Treatment of burns at an army air forces advanced flying school. Mil. Surgeon 93, 389 (1943).
WEISKOTTEN, H. G.: Histopathology of superficial burns. J. Amer. Med. Assoc. 72, 259 (1919).
WEISS, D., and K. E. HAINES: Burn trauma precipitating acute leukemia or leukemoid condition. Amer. J. Med. Sci. 208, 490 (1944).
WELLS, D. B.: Circus disaster and Hartford Hospital. New England J. Med. 232, 613 (1945).
— H. M. HUMPHREY and J. J. COLL: Relation of tannic acid to liver necrosis occuring in burns. New England J. Med. 226, 629 (1942).
WELTI, E.: Über Todesursachen nach Hautverbrennungen. Beitr. path. Anat. 4, 581 (1889).
WERTHEIM: Zit. nach MARTINEAU u. HARMAN 1947, Wien. med. Presse 8, 1237 (1867).
WERTHEMANN, A., u. W. RÖSSIGER: Über gewebliche Veränderungen bei wiederholten mehrzeitigen Verbrennungen der Haut der weißen Maus. Z. exper. Med. 73, 631 (1930).
WHIGHAM, J. R. M.: Severe burns associated with duodenal ulceration. Brit. J. Surg. 30, 178 (1942).
WHIPPLE, A. O.: Basic principles in treatment of thermal burns. Ann. Surg. 118, 187 (1943).
WHITELAW, I. M.: Physiological reaction to pituitary adrenocorticotropic hormone (ACTH) in severe burns. J. Amer. Med. Assoc. 145, 85 (1951).
WHITELAW, M. J., and T. W. WOODMAN: The treatment of severe burns with ACTH. J. Clin. Endocrin. 10, 1171 (1950).
WHITTAKER, A. H.: Treatment of burns by excision and immediate skin grafting. Amer. J. Surg. 85, 411 (1953).

WHITTAKER, A. H., and W. D. BUTT: Some observations on the treatment of burns. J. Internat. Coll. Surgeons **19**, 349 (1953).

WIGGERS, C. J.: Physiology of Shock. Commonwealth Fund, New York 1950.

WIGHT, A.: The adrenal cortical hormones and homografting. Ann. Surg. **134**, 506 (1951).

— J. W. RAKER, W. R. MERRINGTON and O. COPE: The ebb and flood of the eosinophils in the burned patient and their use in the clinical management. Ann. Surg. **137**, 175 (1953).

— P. A. WEISMAN, R. L. ROVIT and O. COPE: Adrenal hormones and increased capillary permeability of burns. An experimental evaluation. Arch. Surg. **65**, 309 (1952).

WILDE, N. J., and G. DERRY: Enzymatic débridement of burns: Tryptar. Plast. Reconstr. Surg. **12**, 131 (1953).

WILHELMI, A. E., J. A. RUSSELL, M. G. ENGEL and C. N. H. LONG: Some aspects of the nitrogen metabolism of liver tissue from rats in hemorrhagic shocks. Amer. J. Physiol. **144**, 674 (1945).

WILKINSON, A. W.: Burns and scalds in children. Cause and first-aid treatment. Brit. Med. J. **1**, 37 (1944).

WILLIAMS, D. W.: Review of burned hands in children. Brit. J. Plast. Surg. **7**, 313 (1955).

WILLIAMS, R. H.: Textbook of Endocrinology, 2. Aufl. London: W. B. Saunders Company 1955.

WILMS, M.: Studien zur Pathologie der Verbrennung. Die Ursache des Todes nach ausgedehnter Hautverbrennung. Mitt. Grenzgeb. Med. u. Chir. **8**, 393 (1901).

WILSON, H.: Burn shock. Consideration of its mechanism and management. Memphis Med. J. **17**, 3 (1942).

WILSON, T. E.: Treatment of burns. Med. J. Austral. **1**, 131 (1942).

WILSON, W. C., A. R. MACGREGOR and C. P. STEWART: The clinical course and pathology of burns and scalds under modern methods of treatment. Brit. J. Surg. **25**, 826 (1937/38).

WOLFE, H. R. J., and H. W. CLEGG: Use of plasma in hospital ship. Lancet **1**, 191 (1942).

WOLFF, W. A., and W. E. LEE: Simple method for estimating plasma protein deficit after severe burns. Ann. Surg. **115**, 1125 (1942).

WOLFRAM, S.: Ärztliche Versorgung von Phosphor- und Brandwunden. Wien. klin. Wschr. **57**, 142 (1944).

WRIGHT, L. T., J. A. TAMERIN, W. I. METZGER and A. L. GARNES: Aureomycin as an adjunct in the treatment of major burns. Surgery **29**, 763 (1951).

WRIGHT, M. T.: Relation of burning injuries to social circumstances. Lancet **1**, 155 (1945).

WYNN, S. K.: Preparation for skin grafting of the burn wound. Med. Times **81**, 667 (1953).

YOFFEY, J. M.: The regeneration of lymphatics. XV. Congr. Soc. Internat. Chir. Lisbonne 1953, S. 589.

YOU, S. S., and E. A. SELLERS: Effect of DOCA and adrenal cortical extracts on survival of adrenalectomized and intact rats after burning. Amer. J. Physiol. **160**, 83 (1950).

— R. W. YOU and E. A. SELLERS: Effect of thyroidectomy, adrenalectomy and burning on the urinary nitrogen of the rat maintained in a cold environment. Endocrinology **47**, 156 (1950).

YOUNG, F.: Immediate skin grafting in treatment of burns. Preliminary report. Ann. Surg. **116**, 445 (1942).

YUILE, C. L., M. A. GOLD and E. A. HINDS: Hemoglobin precipitation in renal tubuls. J. of Exper. Med. **82**, 361 (1945).

ZAMECNIK, P. C., M. L. STEPHENSON and O. COPE: Peptidase activity of lymph and serum after burns. J. of Biol. Chem. **158**, 135 (1945).

ZEHETNER, H., u. E. MEISTER: Die Hauttransplantation im Rahmen der modernen Verbrennungsbehandlung. Wien. klin. Wschr. **62**, 864 (1950).

ZIFFREN, S. E.: Neuere Auffassungen in der Behandlung von Verbrennungen. Wien. klin. Wschr. **65**, 205 (1953).

ZINCK, K. H.: Pathologische Anatomie der Verbrennung zugleich ein Beitrag zur Frage der Blutgewebsschranke und zur Morphologie der Eiweißzerfallsvergiftungen. Veröff. Konstit.- u. Wehrpath. **1940**, H. 46.

— Die Verbrennungskrankheit. Hefte Unfallheilk. **47**, 10 (1954).

ZOLLINGER, H. U.: Anurie bei Chromoproteinurie (Haemolyseniere, Crush-Niere). Stuttgart: Georg Thieme 1952.

— Pathogenese und funktionelle Folgen der intrarenalen Drucksteigerung. Schweiz. med. Wschr. **86**, 382 (1956).

ZWAHLEN, P.: Le priscol dans les brûlures oculaires. Ophthalmologica (Basel) 114, 241 (1947).
ZWEIFACH, B. W.: Humoral vasoactive and other metabolic derangements in shock. 1. Conf. on Shock and Circulatory Homeostasis. Josiah Macy jr. Foundation, New York 1951.
—, and D. B. METZ: Relation of blood-borne agents on mesenteric bed to general circulatory reactions. J. Clin. Invest. 34, 653 (1955).

Arbeiten ohne Autorenangaben und Symposien

Burns. S. Afric. Med. J. 18, 3 (1944).
Editorial: New York Med. J. 99, 541 (1914).
— Burns. Med. Times 78, 255 (1950).
— Research on burns. An american symposium from a correspondent. Lancet 2, 635 (1950).
— Saline solution in the treatment of burn shock. Publ. Health Rep. 65, 1317 (1950).
— The treatment of burns in large numbers. Proc. Roy. Soc. Med. 44, 581 (1951).
— Burns and a new vasoconstrictor. South Med. J. 45, 1103 (1952).
— Carcinoma arising in the scars of thermal burns. J. Amer. Med. Assoc. 151, 389 (1953).
— Exposure treatment of burns. Brit. Med. J. 2, 665 (1953).
— New and non-official remedies: Zincasate burn dressing. J. Amer. Med. Assoc. 152, 611 (1953).
First aid and early treatment of burns in RAF. Bull. War Med. 5, 1 (1944). (Abstr.)
Glandular Physiology and Therapy, 5. Aufl. London: J. B. Lippincott Company 1954.
Hormone und ihre Wirkungsweise. 5. Kolloquium der Gesellschaft für Physiol. Chemie. Berlin: Springer 1955.
Hospital treatment of burns. Emergency medical services, Memorandum No 8, Edinburgh, H. M. Stationery Office 1942.
The Human Adrenal Cortex. Ciba Foundation: Colloquia on Endocrinology, vol. III.
Local treatment of thermal cutaneous burns. Report of Council on Industrial Health and Council on Pharmacy and Chemistry. J. Amer. Med. Assoc. 125, 969 (1944).
Medical progress. Treatment of thermal burns. General outline. Nat. Res. Council. New England J. Med. 229, 817 (1943).
New recommendations on treatment of burns and wound infections (Medical Division of Office of Civilian Defense). J. Amer. Med. Assoc. 122, 815 (1943).
Pathologische Physiologie und Klinik der Nierensekretion. Drittes Freiburger Symposion. Berlin: Springer 1955.
Prevention of infections in wounds and burns. Prepared under auspices of Committee on Chemotherapeutic and Other Agents and Committee on Surgery of Division of Medical Sciences of National Research Service. War Med. 2, 488 (1942).
Sharp & Dohme Inc.: Seminar, Bd. IX, Nr. 3 (1947).
Shock and circulatory homeostasis. Trans. of the first Conference. 1951. Josiah Macy jr. Foundation.
— and circulatory homeostasis. Trans. of the second Conference. 1952. Josiah Macy jr. Foundation.
— and circulatory homeostasis. Trans. of the third Conference. 1953. Josiah Macy jr. Foundation.
Studies of burns and scalds (Reports of the burns unit, Royal Infirmary, Glasgow, 1942/43). Med. Res. Council, Spec. Rep. Ser. No 249, London 1945.
Surgical Forum 4 (1953). Clinical Congress of the American College of Surgeons. Philadelphia: W. B. Saunders Company 1954.
— Forum 5 (1954). Clinical Congress of the American College of Surgeons. Philadelphia: W. B. Saunders Company 1955.
Symposium on Burns. Nat. Res. Council — Nat. Acad. Sci. Washington D.C. 1951.
— on management of Cocoanut Grove burns at Massachusetts General Hospital. Ann. Surg. 117, 801 (1943).
— on the Kidney, Ciba Foundation. London: J. & A. Churchill Ltd. 1954.
Treatment of burns (army). J. Amer. Med. Assoc. 121, 682 (1943).
Treatment of burns. (E. M. S. Memorandum.) Med. J. Austral. 1, 356 (1942).
Treatment of burns, prepared for Committee on Surgery of National Research Council. War Med. 2, 334 (1942).

Namenverzeichnis

Sachverzeichnis

Die *kursiv* gesetzten Seitenzahlen weisen auf die für das jeweilige Stichwort
wichtigste Textstelle hin